"十四五"高等职业教育创新教材

供临床、基础、预防、护理、口腔、药学、检验、康复等专业使用

遗传与优生

U0217290

主　编　张进忠　胡立磊

副主编　石　科　王　君　左秀凤　闫秀明
　　　　黄会霞　赵　洋　邱　冬

编　委　(以姓氏笔画为序)
　　　　于文竹（河南省人民医院）
　　　　王　君（河南医学高等专科学校）
　　　　王东东（河南省第二人民医院）
　　　　王莉娜（河南省人民医院）
　　　　左秀凤（河南医学高等专科学校）
　　　　石　科（河南医学高等专科学校）
　　　　闫秀明（河南医学高等专科学校）
　　　　李晓娜（郑州颐和医院）
　　　　邱　冬（河南医学高等专科学校）
　　　　张进忠（河南医学高等专科学校）
　　　　陈　林（郑州外国语学校）
　　　　赵　洋（河南医学高等专科学校）
　　　　胡立磊（河南医学高等专科学校）
　　　　黄会霞（河南医学高等专科学校）
　　　　魏　凯（浙江大学医学院附属第二医院）

北京科学技术出版社

图书在版编目（CIP）数据

遗传与优生 / 张进忠，胡立磊主编 . -- 北京：北京科学技术出版社，2023.9

ISBN 978-7-5714-3166-2

Ⅰ.①遗… Ⅱ.①张… ②胡… Ⅲ.①医学遗传学②优生学 Ⅳ.①R394②R169.1

中国国家版本馆 CIP 数据核字（2023）第 141255 号

策划编辑： 马　驰
责任编辑： 张慧君
责任校对： 贾　荣
图文制作： 舒斋文化
责任印制： 李　茗
出 版 人： 曾庆宇
出版发行： 北京科学技术出版社
社　　址： 北京西直门南大街 16 号
邮政编码： 100035
电　　话： 0086-10-66135495（总编室）　　0086-10-66113227（发行部）
网　　址： www.bkydw.cn
印　　刷： 北京捷迅佳彩印刷有限公司
开　　本： 889 mm×1194 mm　1/16
字　　数： 655 千字
印　　张： 27.25
版　　次： 2023 年 9 月第 1 版
印　　次： 2023 年 9 月第 1 次印刷
ISBN 978-7-5714-3166-2

定　　价： 127.50 元

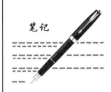

前　　言

党中央、国务院高度重视出生缺陷综合防治等社会服务紧缺领域事业发展，在教育、人才、产业方面出台了一系列配套支持政策。职业教育是培养技术人才、促进就业及创业创新、提高我国制造业和服务业水平的重要基础。遗传与优生作为交叉课程和桥梁课程，衔接基础医学和临床医学，其基础理论和临床应用涉及医学各专业方向。根据习近平总书记重要指示和全国职业教育大会精神，在贴合我省医疗卫生的发展趋势，结合校级精品课程数字化教学资源的前提下，编写组以培养出生缺陷遗传咨询医生所需知识、能力和素质为核心，开发了本教材。

河南医学高等专科学校作为高职高专类院校，携手河南省人民医院、浙江大学医学院附属第二医院、河南省第二人民医院和郑州颐和医院等省内外三级综合公立医院，共同编写新形态校本教材《遗传与优生》。《遗传与优生》内容对接出生缺陷遗传咨询师和生殖健康咨询师的国家职业技能标准，融合出生缺陷遗传咨询师和生殖健康咨询师（遗传咨询方向）的培训和考评内容，紧扣出生缺陷相关遗传检验和基因检测前后的遗传咨询工作任务，设置工作领域。每个领域包括任务导入、任务目标、任务分析、任务实施、实施流程、任务评价（工作流程考核表）、任务小结和测试题，建构教材新形态，努力适应新技术背景下的线上线下混合式学习需求。

本教材设置工作领域和综合应用两大部分。第一部分内容分为 5 个工作领域：工作领域 1 属于职业发展领域，帮助学生通过岗位定位明确课程目标和学习路径；工作领域 2 至工作领域 5 涵盖当前临床常见遗传检验和基因检测的遗传咨询项目，包括苯丙酮尿症的新生儿筛查、听力障碍的预防、神经管缺陷和单基因病的一级预防和二级预防、染色体病的一级预防和二级预防、遗传咨询案例模拟等。第二部分内容包含 9 个综合应用案例。

教材面向高职高专院校，适用于临床医学专业的全科医学科、产科和儿科等方向，护理专业的普通护理、重症医学护理、中外护理、助产、婴幼儿照护、现代家政服务与管理等方向，医学检验技术专业的实验室检测等方向，预防医学专业的母婴和职业健康安全技术等方向，药学专业的用药指导参考方向，心理咨询专业的遗传咨询方向，同时有助于眼视光专业和影像专业学生理解专业相关遗传病。教材讲授的基本理论、基本技能不仅为医学生专业课奠定了基础，也为未来需要出生缺陷遗传咨询师和健康管理师等"1+X"职业技能等级证书的从业人员提供了就业必备的知识和技能，有助于培养相关从业人员，使其具备符合其岗位的职业素养。

本教材的特点和创新如下。一是资源丰富。本教材是在探索 1+X 证书和课证融合新

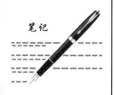

形势下，集教材编写、课程建设、配套资源开发、信息技术应用等统筹推进的新形态一体化教材，教材中数字资源以二维码呈现，实现数字移动学习。二是形式新颖。在行动导向教学改革背景下，采用任务单活页式教材的设计与应用，适应行业发展与职业教育发展的理念，赋能"三教"改革，以教材创新开发助推职业发展。三是特色鲜明。以社会需求为目标，以就业为导向，以职业素养和职业能力培养为本位，每一任务围绕真实案例进行综合教学设计，提高学习者分析问题、解决问题的能力，突出职业技能培训和考核的特点。四是内容先进。教材内容紧扣"健康中原"在新时代对遗传咨询服务的较大需求，借鉴了国内外最新的科研成果、实践经验和技术。本教材编写团队为职业院校教师、临床检验专家和生殖咨询专家等相关领域从业者，通过校企合作联合开发教材，将出生缺陷遗传咨询行业的最新知识和技能呈现给大家。

本教材依托项目包括"河南省医学教育研究项目：《医学遗传学》活页式教材开发（Wjlx2021121）"和"河南医学高等专科学校 2021 年校级教育教学改革研究与实践项目（重点项目）：《医学遗传学》活页式教材开发与应用（JY202103）"。在编写过程中，我们得到各级领导及出版社的大力支持，在此深表谢意！同时，特向参与教材编写的各位专家、学者表示感谢！为了保证教材的质量，使教材能满足广大学生的需求，编者进行了反复斟酌与修改，尽管编者在编写过程中做出了最大的努力，但由于时间仓促和水平有限，书中不当之处在所难免。敬请专家和读者批评指正，以便今后修订改进，甚为感谢！

编　者

2023 年 9 月

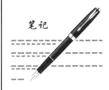

笔记

目　录

1

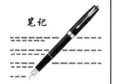

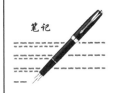

工作领域 1　职业发展

任务 1　岗位定位

【任务导入】

小赵，医学院校在读大学生，暑期在社区卫生院参加社会实践期间，发现社区部分居民对出生缺陷防控知识的需求很大，甚至有孕妇因优生咨询获取不及时，未能避免出生缺陷儿的降生。考虑到未来职业和个人发展空间，小赵为自己制定的个人职业目标，侧重出生缺陷防控咨询领域。请结合实际，帮助小赵制定职业规划书，设定未来职业发展路径。

【任务目标】

知识目标：掌握出生缺陷防控咨询师职业定义，熟悉出生缺陷防控咨询师中级工技能等级对应的岗位能力，了解出生缺陷防控咨询师中级工应具备的职业素养。

技能目标：能结合区域经济制定职业规划书和设定职业发展路径。

职业素养目标：知道出生缺陷防控咨询师五个层次技能等级应具备的工作能力，能进行职业初步定位，能提升专业认知的准确度。

【任务分析】

近年，我国每年约有 1000 万名新生儿出生，计划怀孕夫妇关注的重点不单局限在"生得出"，更聚焦在"生得好"。按照家庭的咨询需求，全国各级政府机构、妇产医院、儿童医院、专业公共卫生等机构，均应至少配备 1~2 名出生缺陷防控咨询师。要想在该岗位上取得突破，获得个人发展的成就感，出生缺陷防控咨询师必须明确职业晋升通道，并根据职业晋升通道规划自己的职业生涯，见附录 2 "出生缺陷防控咨询师的职业需求"。

一、概述

我国采取有效措施，着力推进包括遗传病在内的出生缺陷综合防治工作，2018 年印发《全国出生缺陷综合防治方案》《健康儿童行动提升计划（2021—2025 年）》，明确出生缺陷防治工作的目标、任务和主要措施；2021 年制定出生缺陷防控咨询师国家职业技能标准（职业编码：4-14-02-04），依据有关规定将本职业分为五级/初级工、四级/中级工、三级/高级工、二级/技师、一级/高级技师五个等级。

根据该职业技能鉴定要求，取得经评估论证、以中级技能为培养目标的中等及以上职业学校本专业或相关专业毕业证书（含尚未取得毕业证书的在校应届毕业生）即可申

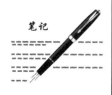

报出生缺陷防控咨询师四级/中级工。其中"相关专业"涵盖基础医学、临床医学、公共卫生与预防医学、中医学、中西医结合、药学、中药学、医学技术、护理学、生物科学、心理学等。申报出生缺陷防控咨询师三级/高级工的充分条件是具有大专及以上本专业或相关专业毕业证书，并取得本职业或相关职业四级/中级工职业资格证书（技能等级证书）后，累计从事本职业或相关职业工作2年（含）以上。其中"相关职业"涵盖临床医生、中医医生、中西医结合医生、医疗卫生技术人员、护理人员、药学技术人员、公共卫生与健康医生、医疗临床辅助服务员、公共营养师、生殖健康咨询师、健康管理师、社会工作专业人员等。

鉴于技能要求和相关知识要求依次递进，高级别涵盖低级别的前提，本课程的教学工作也重点围绕出生缺陷防控咨询师三级/高级工的工作要求进行介绍。

二、职业定位

（一）职业定义

出生缺陷防控咨询服务人员从事出生缺陷防控宣传、教育、咨询、指导的工作，以及提供出生缺陷发生风险的循证信息、遗传咨询、解决方案建议、防控管理服务及康复咨询。参见附录2"出生缺陷防控咨询师的职业需求"。

职业背景简介

出生缺陷防控咨询师是我国的特色职业，在国际上，与之相接轨的是提供遗传咨询服务的遗传咨询师。

遗传咨询（genetic counseling）又称"遗传商谈"，它应用遗传学和临床医学的基本原理和技术，与遗传病患者及其亲属以及有关社会服务人员讨论遗传病的发病原因、遗传方式、诊断、治疗和预后等问题，解答来访者所提出的有关遗传学方面的问题，并在权衡对个人、家庭、社会的利弊基础上，给予婚姻、生育、防治等方面的医学指导。遗传咨询的目的是确定遗传病患者和携带者，并对其后代患病的风险率进行预测，以便商谈应采取的预防措施，减少遗传病患儿的出生，降低遗传病的发病率，提高人群遗传素质和人口质量。

20世纪70年代以来，遗传咨询受到社会各个方面的重视，欧美各国、日本等地先后建立了遗传咨询专门机构。20世纪90年代早期，美国遗传咨询委员会（American Board of Genetic Counseling）成立，开始给合格的遗传咨询师、医学遗传学学者和人类遗传学学者等颁发遗传咨询行医执照。我国近年来在北京、上海、长沙、沈阳、杭州等地也先后开设了遗传咨询门诊，为人们解答疑问，诊断、预防各种遗传隐患，从而提高人口素质。

（二）工作领域

出生缺陷防控咨询师为咨询对象提供包括环境、遗传等因素的出生缺陷发生风险的循证咨询建议，提供医学检查和就医建议；为咨询对象提供出生缺陷临床表现和可能采取的干预措施及预后情况的咨询，并提供心理疏导；对出生缺陷检测、治疗与康复、病患家庭的重点人群再生育等提供咨询建议；为咨询对象、病患家庭提供出生缺陷相关的防控、保障等社会资源信息；进行出生缺陷防控社会宣传，普及出生缺陷防控相关知识。

知识链接：出生缺陷防控咨询的主要类型

1. 婚前咨询　就本人或家庭是否有影响后代健康的因素进行咨询。

2. 产前咨询　产前咨询是已婚女性在妊娠前或妊娠期就子代的患病概率或胎儿的健康状况进行咨询。

3. 一般咨询　一般咨询常遇到的问题涉及流产、致畸因素接触、畸形和遗传病的治疗和再发风险。

关于印发全国出生缺陷综合防治方案的通知

国卫办妇幼发〔2018〕19 号

（一）广泛开展一级预防，减少出生缺陷发生。

（二）规范开展二级预防，减少严重出生缺陷儿出生。

（三）深入开展三级预防，减少先天残疾发生。

在不同场景下划分出以下具体工作领域。

（1）能针对性收集咨询者或患者家系和遗传病信息，并对信息进行有效分析和使用。

（2）能针对孕/产前筛查与诊断、新生儿筛查、常见遗传病的病因和防治流程、常见结构异常的防治和诊疗流程等进行宣教。

（3）能提供新生儿遗传代谢病、听力障碍的防治基本信息、流程、康复及干预信息。

（4）能准确提供常见染色体病的干预信息，包括辅助生殖一般流程。

（5）能完成出生缺陷的风险评估。

（6）能完成出生缺陷的随访，能执行出生缺陷救助方案并评估救助的完成效果。

应用领域链接

"聚集（GATHER）"框架是性别健康国际组织（Engerder HealCh）机构出版的《性与生殖健康综合咨询技能》中提出的咨询通用框架之一，包括 6 个步骤。"聚集（GATHER）"是该咨询框架 6 个步骤的英文词组 Greet（问候）、Ask（询问）、Tell（告知）、Help（帮助）、Explain（解释）、Return（随访）的首字母合成起来后的词。6 个步骤具体如下。

（1）问候（Greet）服务对象。

（2）询问（Ask）服务对象的相关情况。

（3）向服务对象告知（Tell）各种生殖健康的信息和机构的服务内容。

（4）帮助（Help）服务对象做出合适的决定。

（5）向服务对象解释（Explain）或澄清一些情况。

（6）制订随访（Return）日程表。

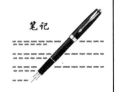

出生缺陷防控咨询师具备的职业能力

出生缺陷防控咨询一般是在遗传医学中心和综合性医院附设的遗传咨询门诊进行。遗传咨询是一项复杂的工作，要有效地进行整个咨询过程，需要有较高素质的医生。由于遗传病的多样性和复杂性，不论是遗传病的诊断、治疗、预后、再发风险的计算，还是某一对策的选择与执行，可能都不是某一位临床医生所能承担的。遗传咨询不只是限于提供遗传病的信息和计算发病风险，更是一种探究和沟通的过程。因此，可以由临床各科医生与医学遗传学专家、遗传护士组成一支遗传咨询团队，来共同承担这一工作。遗传咨询师需具备的能力一般包括下列五个方面。

（1）对遗传学的基本理论、原理、基本知识有全面的认识与理解。

（2）掌握诊断各种遗传病的基本技术，包括临床诊断、酶学诊断、细胞遗传学诊断和基因诊断等技术。

（3）能熟悉地运用遗传学理论对各种遗传病进行病因分析，确定遗传方式，并能区分出是上代遗传而来还是新产生的突变；由于常染色体显性遗传病的复杂性，能区分出外显不全、表现度不一致和发病年龄不一等问题；对各种遗传病进行再发风险的计算等。

（4）需要掌握某些遗传病的群体资料（包括群体发病率、基因频率、携带者频率和突变率），才能正确估计复发风险。

（5）在咨询商谈的过程中对遗传病患者及其家属热情、耐心，具有同情心，进行详细的检查，正确的诊断，尽可能给予必要的诊疗。对患者及其家属耐心地从心理上给予开导，帮助患者减轻痛苦和精神上的压力。

（三）出生缺陷防控咨询的主要流程

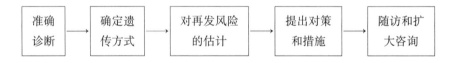

出生缺陷防控咨询主要流程

1. **准确诊断**　准确诊断疾病是出生缺陷防控咨询的第一步，也是最基本和很重要的一步。因为只有确定诊断，才能了解病因、预后与治疗，同时准确诊断也能为分析遗传方式与计算再发风险奠定基础。

遗传病的诊断主要是通过病史、家族史的咨询和调查来绘制系谱图，再通过临床诊断、染色体核型分析、生化与基因诊断、杂合子筛查、皮纹检查及辅助性器械检查等方法，尽力做出明确的诊断。

2. **确定遗传方式**　不少遗传病的遗传方式是已知的，故确定诊断后，也就能了解该病的遗传方式。但对于有遗传异质性和表型模拟的疾病，通过家系调查分析遗传方式是遗传咨询中不可缺少的步骤，见附录4"疾病的发生与遗传因素和环境因素的关系"。

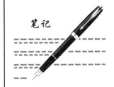

知识链接：表型模拟

表型模拟（phenocopy）又称拟表型，是指由于环境因素的作用使个体的表型恰好与某一特定基因所产生的表型相同或相似。妊娠早期，因孕妇感染风疹病毒，胎儿可患先天性风疹，其症状之一为听力丧失，与常染色体隐性遗传类型的遗传性耳聋表型相同。显然，拟表型是由于环境因素的影响，并非生殖细胞中基因本身发生的改变所致，因此，这种聋哑并不遗传给后代。

---

3. 对再发风险的估计　不同种类的遗传病，其子代的再发风险率有其各自独特的规律，在明确诊断、确定遗传方式以后，就可分别计算再发风险率。

知识链接：遗传病分类

人类遗传病的种类繁多。按人体系统分类，有神经系统遗传病、血液系统遗传病、生殖系统遗传病、心血管系统遗传病、泌尿系统遗传病、内分泌系统遗传病等。按照遗传方式进行分类，现代医学遗传学将人类遗传病划分为5类：单基因病、多基因病、染色体病、线粒体遗传病和体细胞遗传病。见附录3"遗传病概述"。

---

4. 提出对策和措施　计算出再发风险率后，就可在此基础上对遗传病患者及其家属提出对策和措施，供其参考与选择。这些对策如下。

（1）产前诊断。在先证者所患遗传病较严重且难于治疗，再发风险高，但患儿父母又迫切希望有一个健康孩子的情况下，可运用产前诊断，进行选择生育。

（2）冒险再次生育。在先证者所患遗传病不太严重且只有中度再发风险（4%~6%）时，可以做出此项选择。

（3）不再生育。对一些危害严重、致残的遗传病，目前尚无有效疗法，也不能进行产前诊断，再次生育时的再发风险很高，宜采取这种对策。

（4）过继或认领。对一些危害严重且致残或致死的遗传病，目前无治疗方法，再发风险高，又无产前诊断手段，但咨询者又迫切希望有一个健康的孩子时，可采取这种对策。

（5）人工授精。一对夫妇婚后生出了有严重常染色体遗传病的患儿，或丈夫患严重的常染色体遗传病，或丈夫为染色体易位的携带者，而且已生出了遗传病患儿，再次生育时再发风险高又无产前诊断方法时可采取这种对策。

（6）借卵怀胎。如果第5项中的情况发生于一对夫妇中的妻子，可由第三方供卵者提供卵子，与丈夫的精子在体外进行人工授精，再植入妻子的子宫中，以得到一个健康的孩子。

以上只是咨询师提出的可供咨询者选择的若干方案，咨询师要陈述各种方案的优缺点，由咨询者做出选择，咨询师不应代替咨询者做出决定。因为在处理方法上往往存在多种选择，各有利弊，而这种选择又必须适应社会、家庭及个人的不同要求，如果咨询师将某种方法强加于人，必然会引起不愉快的后果。

5. 随访和扩大咨询　为了确证咨询者提供信息的可靠性，观察遗传咨询的效果和总结经验教训，有时需要对咨询者进行随访，以便改进工作。如果从全社会或本地区降低遗传病发病率的目标出发，咨询师应利用随访的机会，在扩大的家庭成员中，就某种遗传病的传递规律、有效治疗方法、预防对策等方面，进行解说、宣传，了解家庭其他成

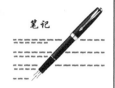

遗传与优生

员是否患有遗传病，特别是查明家庭中的携带者，可以扩大预防效果。

在扩展性家庭遗传咨询（expanded familial genetic counseling）中，确认携带者是一个关键的问题，对X连锁隐性遗传病、染色体易位疾病的预防，有决定性的作用。

（四）职业守则

（1）守法。尊重咨询者隐私权，遵守国家法律法规、医疗保密制度和其他相关伦理规范或法规，执行国家政策。

（2）关爱患者。与咨询者建立平等、友好的关系，尊重当地习俗，尊重文化多样性。

（3）敬业。热爱出生缺陷防控咨询岗位；树立终身学习观念，钻研业务，增强技能，提高自身综合素质。

【任务实施】

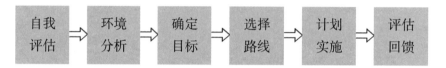

【实施流程】

实施流程

流程	内容
自我评估	1. 评估自己的兴趣、特长、性格 2. 评估自己的基础知识和技能水平 3. 评估自己的思维方式和道德素养
环境分析	评估所处环境中各种组织、政治、社会和经济因素对自己职业生涯发展的可能影响
确定目标	1. 短期目标：完成职业技能相关核心课程的学习，有效提升职业技能 2. 中期目标：在目前的环境下积极参与出生缺陷防控的宣教活动，以熟练运用和不断提升职业技能，有意识地培养职业素养 3. 长期目标 （1）专业化的职业发展（面向临床专业、临床专业全科医学科、公共卫生与预防医学专业）。考取出生缺陷防控咨询师职业技能证书，运用精湛的职业技能和良好的职业素养，与妇产科、儿科和内科等专科医生共同组成健康保健技术服务队伍，为生育全周期服务 （2）辅助专业化的职业发展（面向护理专业、医学检验技术专业、眼视光专业、影像专业、药学专业、中药学专业、心理咨询专业）。通过培训，考取出生缺陷防控咨询师职业技能证书，参与出生缺陷防控咨询的相关工作，作为医疗机构工作者或检测单位工作者、教育工作者、环境保护工作者、伦理工作者、康复机构工作者、心理咨询机构工作者、传媒工作者等在出生缺陷防治工作中发挥重要作用
选择路线	制订相应理论知识学习计划和技能实训计划
计划实施	参加职业技能相关核心课程的学习，着力提升职业技能
评估回馈	1. 总结目标的执行情况，确定按计划已完成的目标和未按计划完成的目标 2. 分析未按计划完成的目标，找出未完成原因和发展障碍，制定解决相应障碍的对策和方法 3. 根据评估结果和自身情况，修订和完善下一步职业规划

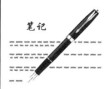

【任务评价】

工作流程考核表

专业：_____　班级：_____　姓名：_____　学号：_____　成绩：_____

项目	内容	分值	评分要求	自评	互评	师评
职业规划	自我评估	10	1. 个人特性方面的契合水平 2. 自身业务基础方面的契合水平 3. 职业道德方面的契合水平			
	评估该职业的发展及其与自身的相关性	10	组织密度、政治环境、社会发展程度和经济水平等			
	确定职业目标	20	自愿，切合自身实际情况			
	职业路线	20	考察路线可执行性，如政策和人群需求、接受度等			
	职业计划及其实施方法	20	计划的可实施性，如技术指导、场地、平台等			
	评估回馈	20	1. 可根据阶段性反馈及时调整计划，甚至修正路线 2. 保证真实性			
总分	100					

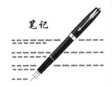

【任务小结】

技能点、知识点学习线

专业：_____ 班级：_____ 姓名：_____ 学号：_____

项目	学习线	评分要点
技能点	职业规划	1.
		2.
		3.
		4.
		5.
		6.
知识点	出生缺陷防控咨询职业	定义：
	出生缺陷防控咨询师的工作领域	1.
		2.
		3.
		4.
		5.
		6.
	出生缺陷防控咨询师的职业守则	1.
		2.
		3.

【测试题】

选择题

1. 下列不属于出生缺陷防控咨询师职业道德的是（　　　）

　　A. 尊重咨询者隐私权，遵守医疗保密制度和其他相关伦理规范或法规。

　　B. 与咨询者建立平等、友好的关系，尊重当地习俗，尊重文化多样性。

　　C. 热爱出生缺陷防控咨询岗位；树立终身学习观念，钻研业务，增强技能，提高自身综合素质。

　　D. 当保护咨询者隐私和国家政策出现冲突时，必须舍弃咨询者的隐私。

2. 下列不属于出生缺陷防控咨询师三级/高级工的工作内容的是（　　　）

　　A. 能制订培训计划和编写培训方案。

　　B. 能介绍新生儿听力筛查的目的、流程和结果解读。

　　C. 能收集出生缺陷患儿相关病例信息、生化资料和遗传信息。

　　D. 能对染色体核型和基因变异检测报告进行临床意义的解读。

3. 下列不属于出生缺陷防控咨询师岗位职责范围的选项是（　　　）

　　A. 针对性收集咨询者或患者家系和遗传病信息，并对信息进行有效分析和使用。

　　B. 提供新生儿遗传代谢病、听力障碍的防治基本信息、流程、康复及干预信息。

　　C. 能进行出生缺陷防控咨询师的培训指导。

　　D. 能完成出生缺陷的随访，准确提供常见染色体病的干预信息，包括辅助生殖一般流程。执行出生缺陷救助方案并评估救助的完成效果。

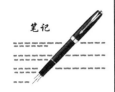

附　录

附录1　出生缺陷概述

出生缺陷（birth derfect）又称先天畸形（congenital malformation），是指患儿在出生前发生的身体结构、功能或代谢等方面异常的统称。这些缺陷既可以指外形缺陷，也可以指在体内形成的缺陷，但不包括分娩过程中所造成的损伤。

出生缺陷的发生原因比较复杂，有些与遗传因素有关，有些与环境因素有关，有些则是遗传与环境因素共同作用的结果。在许多出生缺陷的发生发展过程中，遗传因素起到了非常重要的作用。遗传因素单独或协同作用导致了比例超过80%的出生缺陷疾病。

据估计，当女性尚未察觉自身已进入妊娠状态时，约有50%的胚胎就已经发生了丢失。妊娠12周内15%的胚胎因自发流产使妊娠终止，这些自发流产的胎儿80%~85%具有形态结构上的异常，如胚囊里无胚胎、胚胎整体或某一器官系统缺失。发生原因50%是三体、单体、三倍体等染色体异常。

一、先天畸形的发病率和死亡率

围产期死亡是指妊娠28周后的死产儿和出生后一周内死亡的婴儿。围产期死亡中25%~30%原因是严重的结构畸形，其中80%明确与遗传因素有关。在发展中国家，结构畸形引起的围产期死亡率相对较低，而环境因素引起的围产期死亡率占比相对较高。

新生儿的畸形包括严重畸形（major anomaly）和轻度畸形（minor anomaly）。新生儿中有2%~3%在出生时有严重畸形，因某些神经系统畸形在出生时不易被觉察，实际严重畸形的发生率是5%，轻度畸形的发生率为10%。严重畸形指畸形严重，将影响患者部分功能或社会接受度，导致患者在社会层面的各种权益的实现程度低。轻度畸形往往是指没有医学上或外观上的畸形。有时两类界限会重叠，如严重的腹股沟疝导致肠绞窄，需要外科手术处理，另外一些腹股沟疝较轻，无须处理。严重畸形的后果有两个主要影响因素：①出生缺陷的严重程度；②是否采取了治疗措施。

一般而言，25%患儿在早期死亡，25%患儿具有严重的智能缺陷或身体上的残疾，50%患儿经过治疗后预后良好。

儿童期死亡的重要原因是先天畸形。25%的婴儿死亡原因是严重的结构畸形，1~10岁期间下降到20%，10~15岁期间下降到7.5%。

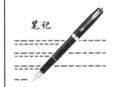

常见严重的先天性结构畸形的发病率

系统	畸形	结构发病率/1000 出生	系统发病率/1000 出生
心血管系统	室间隔缺损（ventricular septal defect）	2.5	10
	房间隔缺损（atrial septal defect）	1	
	动脉导管未闭（patent ductus arteriosus）	1	
	法洛四联症（tetralogy of fallot）	1	
中枢神经系统	无脑畸形（aneneephaly）	1	10
	脑积水（hydrocephaly）	1	
	小头畸形（microcephaly）	1	
	隐性脊柱裂（lumbosacral spinabifida）	2	
胃肠道	唇/腭裂（cleft lip/palate）	1.5	4
	膈肌先天缺损（diaphragmatic hernia）	0.5	
	食管闭锁（esophageal atresia）	0.3	
	肛门闭锁（imperforate anus）	0.2	
肢体	横向截肢（transverse amputation）	0.2	2
泌尿生殖系统	双侧肾发育不全（bilateral renal agenesis）	2	4
	多囊肾（polycystic kidneys）（婴儿型）	0.02	
	膀胱外翻（bladder exstrophy）	0.03	

二、出生缺陷的分类

（一）简单畸形（simple abnormalities）

简单畸形可能是以遗传为基础的，也可能是非遗传性的。简单畸形又分为发育异常、畸形、畸化和变形。

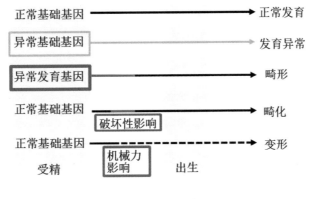

简单畸形机制示意图

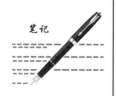

1. 畸形　畸形（malformation）是某一器官或器官的某一部分原发性缺失，其基本原因是发育过程中的遗传缺陷，导致发育过程的阻滞或方向错误。常见的例子有先天性心脏病（包括房间隔缺损、室间隔缺损在内）、唇裂或（和）腭裂、神经管缺损等。许多仅涉及单个器官的畸形呈多基因遗传，是基因和环境因素之间交互作用的结果。多发性畸形更可能是由于染色体畸变导致的。

2. 畸化　畸化（disruption）也称为继发性畸形，是环境因子干扰了正常的发育过程导致器官或组织异常。环境因子包括缺血、感染和外伤。

3. 变形　变形（deformation）是一种因为不正常的机械力扭曲、牵拉正常的结构所形成的缺陷。例如由于羊水减少（oligohydramnios）或孪生等原因，使宫内拥挤或子宫异常而导致的髋部转位、畸形脚（talipes）。变形常发生于妊娠的后期，所以有进行治疗的可能，因为器官的基本结构是正常的。变形是非遗传性的，但遗传因素会成为变形发生的易感因素。

4. 发育异常　发育异常（dysplasia）是细胞不正常地形成组织。这一异常可出现于机体所有特定的组织中，如有一种骨骼发育异常是由于成纤维细胞生长因子受体（fibroblast growth factor receptor 3，FGFR3）基因突变所致，患者全身骨骼都出现发育异常；相似的一个例子是外胚层发育异常（ectodermal dysplasia），异常存在于由外胚层起源的多种组织中，如毛发、牙齿、皮肤、指甲等。大多数发育异常是由单基因缺陷引起的。

（二）多发性畸形

1. 序列征　序列征（sequence）是由单个因素引发的级联反应导致的单一器官缺陷。如在 Potter 序列征（Potter sequence）发生中，羊水的慢性渗漏或胎儿尿液排出缺陷使羊水过少，这导致胎儿受压迫，表现为被压扁的面部特征、髋部转位、畸形脚、肺发育不全，新生儿常死于呼吸衰竭。

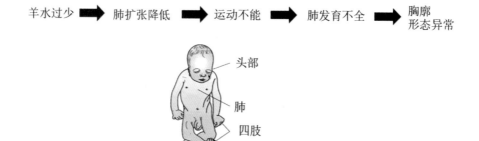

Potter 序列征

2. 综合征　理论上，综合征指已知致病病因，并具有一定的可识别的畸形模式（pattern）。如染色体畸变引起的 Down 综合征和单基因缺陷引起的 Van der Woude 综合征等。畸形学（dysmorphology）指在临床上已认识的多发性畸形综合征，约几千种，已有根据关键的异常特征建立的庞大数据库。另外，目前医学对许多畸形存在认识不足的现象，尚不能进行诊断、症状预测或再发风险评估。

3. 关联征　关联征（association）通常指几种畸形，这些畸形在发生机制上并不能用上述的序列征和综合征的发生机制来解释，但这几种畸形一起发生时是非随机的。关联征的名字通常是首字母缩略词，如 VATER 关联征是脊椎（vertebral）、直肠（anal）、气管-食管（tracheoesophageal）和肾脏（renal）畸形的总称。一般认为，关联征的发生与遗传因素没有关系，所以再发风险低。

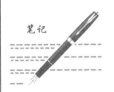

三、出生缺陷的诊断

完全防止畸形的发生可能性很低，早中期产前诊断是预防的必要补充。随着医学的发展，越来越多的畸形可以在出生前做出明确诊断，有些畸形还可进行宫内治疗。

曾生育过严重畸形儿的孕妇，多次发生自然流产、死胎、死产的孕妇，孕早期服用过致畸药物、有过致畸感染、接触过较多射线、长期处于污染环境及羊水过多或过少的孕妇，均应进行产前诊断。

出生缺陷的诊断方法同产前诊断，主要包括：

（1）通过羊膜腔穿刺吸取羊水分析胎儿的代谢状况、胎儿的染色体组成和基因是否有缺陷等。

（2）通过绒毛膜活检分析胚胎细胞的染色体组成。

（3）在 B 超的引导下将胎儿镜插入羊膜腔中直接观察胎儿的体表（四肢、五官、手指、脚趾和生殖器官等）是否发生畸形，并可以通过活检钳采集胎儿的皮肤组织和血液等样本做进一步检查。

（4）B 超检查是一种简便易行且安全可靠的宫内诊断方法，可以清楚地看到胎儿的影像，不仅能诊断胎儿外部畸形，还可诊断某些明显的内脏畸形（先天性心脏病、内脏外翻、多囊肾、神经管缺陷、无脑儿、脑积水、水肿儿和葡萄胎等）。

（5）将水溶性造影剂注入羊膜腔，便可在 X 线下观察胎儿的大小和外部畸形，如果将某种脂溶性造影剂注入羊膜腔，使其吸附于胎儿体表，便可在 X 线下清楚地观察胎儿的外部畸形。

（6）脐带穿刺是在 B 超引导下于孕中期、孕晚期（17~32 周）经母腹抽取胎儿静脉血用于染色体或血液学各种检查，亦可作为因羊水细胞培养失败，或错过绒毛和羊水取样时机的补充。

附录 2　出生缺陷防控咨询师的职业需求

医学遗传学是 2020 年增添的临床医学专业二级学科之一。遗传咨询是医学遗传学在临床的一个重要应用，2020 年国家人力资源部和社会保障部联合其他部门发布了 16 个新职业，出生缺陷防控咨询师作为新职业之一，被正式纳入国家职业分类目录中。预防和减少出生缺陷是《"健康中国 2030"规划纲要》中的重要举措，纲要明确提出了出生缺陷防控工作配置出生缺陷防控咨询师的重要性和必要性。

出生缺陷防控咨询师的设立促进了社会的进步。出生缺陷防控咨询师的工作内容与产前诊断中心的遗传咨询师的工作内容重合度高。出生缺陷防控咨询师补充了医疗资源，能够协助医生进行临床决策及临床管理，是患者和医生之间沟通的桥梁。

遗传咨询的应用领域是广泛的，随着基因组计划的发展，除了出生缺陷外，从出生到老年我们的整个生命周期过程和整个家庭都需要遗传咨询师的帮助。中国遗传咨询师的职业规划和发展框架正在建构过程中，在基因组医学迅猛发展和当前遗传学研究范式下，遗传咨询师需要遗传学知识的更新、基因组医学知识的更新和遗传变异解读的系统化培训。应培养专门从事遗传咨询的后备军，以迎接时代的挑战。

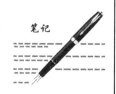

附录 3　遗传病概述

一、遗传病的概念

经典的遗传病概念：遗传病的发生需要有一定的遗传基础，并通过这种遗传基础按一定的方式传于后代形成疾病。因此，遗传病传递的实质是其发病基础被传递。

当代医学扩大了遗传病的概念，遗传因素不仅仅是一些疾病的病因，也与环境因素一起在疾病的发生、发展及转归中起到关键性作用。

二、遗传病的特点

（一）遗传病的传播方式

遗传病一般不延伸至无亲缘关系的个体。传染病和营养性疾病是由于环境因素致病，在群体中应该按"水平方式"出现。遗传病，一般以"垂直方式"出现，不延伸至无亲缘关系的个体。

（二）遗传病的数量分布

患者在亲祖代和子孙中是以一定数量比例出现的，即患者与正常成员间有一定的数量关系，通过特定的数量关系，可以了解疾病的遗传特点和发病规律，并预期再发风险等。

（三）遗传病的先天性

遗传病往往有先天性特点，生来就有，如白化病是一种常染色体隐性遗传病，婴儿刚出生时就表现有"白化"症状。但并非所有的遗传病都是先天的，如 Huntington 舞蹈症是一种典型的常染色体显性遗传病，但它往往在 35 岁以后才发病。

先天性疾病也有两种可能性，即有些先天性疾病是遗传性的，如白化病；有些则是获得性的，如女性妊娠时因风疹病毒感染，导致胎儿患有先天性心脏病，这属于不遗传的出生缺陷。

（四）遗传病的家族性

遗传病往往有家族性特点。

家族性是指疾病的发生具有家族聚集性。遗传病常常表现为家族性，如 Huntington 舞蹈症常表现为亲代与子代间代代相传；但并非所有的遗传病都表现为家族性，如白化病在家系中多是偶发的，患儿父母亲均可正常。

家族性疾病可能是遗传性的，如 Huntington 舞蹈症。但不是所有的家族性疾病都是遗传病，如夜盲症患者当光线比较弱时视力极度低下，该疾病是由于患者饮食中长期缺乏维生素 A 引起的，如果同一家庭饮食中长期缺乏维生素 A，则这个家庭中的若干成员就有可能出现夜盲症。这一类家族性疾病是由共同环境条件的影响导致的。如果在饮食中补充足够的维生素 A，家庭内受影响成员的病情都可以得到改善。

（五）遗传病的传染性

一般的观点认为，遗传病是没有传染性的，在传播方式上，它是垂直传递的。但在目前已知的疾病中，人类朊蛋白病（human prion diseases）则是一种既具遗传性又具传染性的疾病。朊蛋白（prion protein，PrP）是一种功能尚不完全明确的蛋白质。目前认为 *PrP* 基因突变会导致 PrP 的错误折叠或其他蛋白的错误折叠，进而引起脑组织的海绵状病变，最终导致脑功能紊乱，称为蛋白折叠病；而错误折叠的 PrP 蛋白可以通过某些传播方式使正常人细胞中的正常蛋白质也发生错误折叠并致病。

正确地、辩证地认识人类遗传病，将有助于在医学实践中采取相应的诊断、治疗和预防措施。

三、人类遗传病的分类

人类遗传病种类繁多。按人体系统分类，有神经系统遗传病、血液系统遗传病、生殖系统遗传病、心血管系统遗传病、泌尿系统遗传病、内分泌系统遗传病等。

按照遗传方式进行分类，现代医学遗传学将人类遗传病划分为下列 5 类。

（一）单基因病

单基因病是由单个主基因突变所致。这种突变可发生于两条染色体中的一条，由此所引起的疾病呈常染色体（或性染色体）显性遗传；这种突变也可同时存在于两条染色体上，由此所引起的疾病呈常染色体（或性染色体）隐性遗传。单基因病相对较少见，在各个种族或民族中的发生频率不同，但由于其具有遗传性，故危害较大。

（二）多基因病

多基因病是有一定家族史、但没有单基因性状遗传中所见到的系谱特征的一类疾病，如先天性畸形及若干人类常见病，如高血压、动脉粥样硬化、糖尿病、哮喘、自身免疫性疾病、老年痴呆、癫痫、精神分裂症、类风湿关节炎、智能发育障碍等。环境因素在这类疾病的发生中起不同程度的作用。多基因病是最常见、最多发的遗传病。

（三）染色体病

染色体病是染色体结构或数目异常引起的一类疾病（综合征）。从本质上说，这类疾病涉及一个或多个基因结构或数量的变化，故其对个体的危害往往大于单基因病和多基因病，其中最常见的染色体病为 Down 综合征。

（四）体细胞遗传病

单基因病、多基因病和染色体病的遗传异常发生在人体所有细胞包括生殖细胞（精子和卵子）的 DNA 中，并能传递给下一代，而体细胞遗传病（somatic cell genetic disorder）的累积突变只在特异的体细胞中发生，体细胞基因突变是此类疾病发生的基础。这类疾病包括恶性肿瘤、白血病、自身免疫缺陷病及衰老等。

（五）线粒体遗传病

线粒体是细胞内的一个重要细胞器，是除细胞核之外唯一含有 DNA 的细胞器，具有自己的蛋白质翻译系统和遗传密码。线粒体遗传病就是由线粒体相关 DNA 缺陷引起的疾病，包括 Leber 视神经萎缩等。

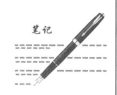

附录4 疾病的发生与遗传因素和环境因素的关系

遗传（heredity）是生物体的基本生命现象，表现为性状在亲代与子代之间的相似性和连续性。人类的一切正常或异常的性状综合起来看都是遗传与环境共同作用的结果，但它们在每种具体性状的表现上可能不尽相同。

一、完全由遗传因素决定发病

这类疾病的发生并非与环境因素无关，只是看不出什么特定的环境因素是发病所必需的。例如单基因遗传病中的先天性成骨不全症、白化病、血友病A以及某些染色体病。

二、基本上由遗传决定，但需要环境中一定诱因的作用

例如单基因遗传病中的苯丙酮尿症，早期人们只知道它与遗传有关，现在知道吃了含苯丙氨酸量多的食物才诱发本病；葡萄糖-6-磷酸脱氢酶缺乏症（俗称蚕豆病）除有遗传基础外，只有在吃了蚕豆或服用了氧化性药物（伯氨喹等）以后才会诱发溶血性贫血。

三、遗传因素和环境因素对发病都有作用，在不同的疾病中，其遗传率各不相同

遗传因素对发病的作用程度是不同的。例如唇裂、腭裂、先天性幽门狭窄等畸形的遗传率都在70%以上，说明遗传因素对这些疾病的发生较为重要，但环境因素也是不可缺少的。精神发育障碍、精神分裂症等疾病也是如此。在另一些疾病，例如先天性心脏病、十二指肠溃疡、糖尿病等的发生中，环境因素的作用比较重要，而遗传因素的作用较小，遗传率不足40%，但就其发病来说，也必须有这个遗传基础。还有一些疾病，如脊柱裂、无脑儿、高血压、冠心病等，在其发生中，遗传因素和环境因素同等重要，遗传率为50%~60%。

四、发病完全取决于环境因素，与遗传基本无关

烧伤、烫伤等外伤的发生与遗传因素无关，但这类疾病损伤的修复与个体的遗传类型可能有关。

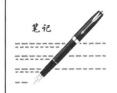

工作领域 2　筛查代谢相关基因

任务 1　新生儿苯丙酮尿症筛查和基因诊断

【任务导入】

患儿，女，1 岁，出生时正常，6 个月左右开始出现兴奋、多动、智力减退，并逐渐加重，尿液及汗液有鼠尿臭味，近 1 个月来反复出现抽搐。查体见患儿表情呆滞，反应差，毛发枯黄，皮肤白皙、干燥，四肢肌张力高，腱反射亢进。

请你在患儿确诊后为其父母提供遗传咨询。

【任务目标】

知识目标：掌握苯丙酮尿症（phenylketonuria，PKU）的临床表现、遗传机制、诊断与鉴别诊断、治疗、随访和新生儿筛查流程，以及 PKU 产前诊断技术的局限性和新进展。掌握滤纸干血片的采集、保存和处理。理解 PKU 的发病机制和治疗以及 PKU 科普教育方案的制订原则和方法。了解 PKU 产前筛查策略及相关法律、法规、政策及行业规范。

技能目标：能收集 PKU 就诊者的遗传机制和家系信息、患者的病例信息、生化资料和遗传信息；能说明 PKU 的遗传机制；能介绍 PKU 的产前诊断的理论、方法及新进展；能宣教 PKU 的遗传方式、诊治流程及随访原则；能结合筛查知情同意书，向家属解释 PKU 新生儿筛查的目的、意义、条件、方式、灵敏度和费用等情况；能标准化采集和运输新生儿筛查滤纸片；能理解筛查结果的判断标准并解读筛查结果；能解读基因检测报告并提供相应的遗传咨询；能结合产前诊断知情同意书，解释产前诊断 PKU 的目的、意义、条件、方式、灵敏度和费用等情况；能联合营养科等指导 PKU 患者家庭对患儿进行科学饮食治疗，改善患儿生活质量。

职业素养目标：培养有效沟通能力，提升新生儿筛查 PKU 的比例；增强向社会公众普及 PKU 防治知识的意识，具备主动关注相关法律、法规及行业规范的意识。

【任务分析】

PKU 是一组因苯丙氨酸（phenylalanine，Phe）代谢障碍，引起血液中 Phe 及其代谢物浓度异常升高的疾病。PKU 具有等位基因遗传异质性和基因座遗传异质性。

一、典型 PKU

典型 PKU 是一种严重的常染色体隐性遗传性代谢病，因患者尿中排泄大量的苯丙氨

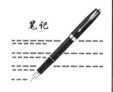

酸而得名。典型 PKU 的发病率男女均等，但具有种族和地域差异，我国平均发病率为 1/11 000，其中北方发病率较南方高，西北地区尤其是甘肃省为高发地区。

典型 PKU 患者由于苯丙氨酸羟化酶（phenylalanine hydroxylase，PAH）缺乏，Phe 不能转变为酪氨酸（tyrosine，Tyr），在体内进行旁路代谢，旁路代谢产物苯丙酮酸、苯乳酸等与苯丙氨酸一起在体内蓄积，同时多巴胺、5-羟色胺和 γ-氨基丁酸等重要神经递质生成减少，导致神经系统的功能损害；同时表现出血液和尿液中 Phe 及其异常代谢物排出增多。

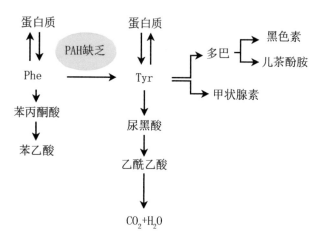

典型 PKU 发病机制

典型 PKU 由 *PAH* 基因变异所致，PAH 酶蛋白由位于染色体 12q23.2 区的 *PAH* 基因（OMIM＊612349. NM_ 000277.3）编码。已发现基因突变以错义突变为主，主要是单个碱基替换，少数为外显子缺失、重复和插入等。典型 PKU 的临床表型有轻重之分，具有高度异质性。PAH 活性完全消失将导致最严重的表型，典型 PKU 患者酶活性<20%，症状较严重。OMIM 编号及其意义参见附录 9 "在线《人类孟德尔遗传》"。

1. 发病机制　Phe 是人体必需氨基酸，正常状况下，天然食物中的蛋白质分解产生的 Phe 在肝脏 PAH 的作用下转化成 Tyr，少量 Phe 经过次要代谢途径，在转氨酶的作用下转变成苯丙酮酸。

典型 PKU 患者由于 PAH 活性丧失或显著下降，影响了 Phe 的代谢。一方面，Phe 羟化受阻，Phe 不能转变为 Tyr，导致机体内 Phe 浓度明显增高，Phe 通过增强旁路代谢途径，转变为苯丙酮酸、苯乙酸，结果血液和尿液中 Phe 及其异常代谢物浓度增高，从尿液中排出增多，同时在体内蓄积。高浓度的 Phe 通过血脑屏障，导致脑内 Phe 增高，引起脑髓鞘发育不良或脱髓鞘等脑白质异常从而造成神经系统损害。另一方面，Phe 不能顺利转化为 Tyr，造成正常代谢产物黑色素、甲状腺素、肾上腺素合成不足，多巴胺、5-羟色胺、γ-氨基丁酸等重要神经递质缺乏，引起神经系统功能损害。

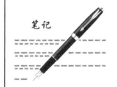

基础概念：基因多效性

基因多效性（pleiotropy）是指一个基因决定或影响多个性状的形成。PKU尿症是一种遗传性代谢病。患者由于 *PAH* 基因突变，表现出智力发育障碍、毛发淡黄、肤色白皙，甚至汗液和尿液有特殊的腐朽味。造成这种多效性的原因是基因产物在机体内代谢复杂。

在生物体的发育过程中，基因的作用是通过控制和影响新陈代谢的一系列生化反应从而决定性状的形成。一方面是基因产物（蛋白质或酶）直接或间接控制和影响不同组织和器官的代谢功能，即所谓的初级效应，如上述的苯丙酮尿症即是如此。另一方面是在初级效应的基础上通过连锁反应引起一系列次级反应。例如镰状细胞贫血，由于存在异常血红蛋白（Hbs）而引起红细胞镰变，这是初级效应；红细胞镰变后使血液黏滞度增加、局部血流停滞、各组织器官的血管梗塞、组织坏死，导致各种临床表现，这些临床表现都是初级效应引起的次级效应。

---

2. 临床表现　患儿出生时正常，通常在 3~6 个月开始出现症状，1 岁时症状明显，表现为如下。

（1）神经系统改变。逐渐出现的智力发育落后最为突出，智能明显落后，以认知发育障碍为主，半数以上病例智商（IQ）<35，仅 5% 患儿 IQ>68。可有行为和性格异常，如兴奋不安、多动、攻击、忧郁、孤僻等。少数呈现肌张力增高和腱反射亢进。可有抽搐发作，但随年龄增大而减轻。约 1/4 未经治疗的患儿随着年龄增长发生癫痫。

（2）皮肤改变。Tyr 减少导致下游产物减少，患儿出生数月后因黑色素合成不足，其毛发和虹膜色泽逐渐变浅，头发由黑变黄，皮肤白皙，常有湿疹。

（3）体味改变。尿液和汗液由于排出大量苯乙酸、苯丙酮酸，可有明显鼠尿臭味。

二、非典型 PKU

非典型 PKU 又称四氢生物蝶呤（BH4）缺乏症，BH4 是 Phe 羟化生成 Tyr 所必需的辅助因子。当 BH4 合成或循环利用过程中所需的酶缺乏时，BH4 生成减少，Phe 不能羟化生成 Tyr；同时造成多巴胺、5-羟色胺等重要神经递质缺乏，引起非典型 PKU。

这些影响 BH4 代谢的酶包括：二氢生物蝶啶还原酶（dihydropteridine reductase，DHPR）、6-丙酮酰基四氢蝶呤合成酶（6-pyruvoyl-tetrahydroprerin synthase，6-PTPS）、鸟苷三磷酸环化水解酶-Ⅰ（guanosine triphosphate cyclohydrolase，GTP-CH-Ⅰ）及蝶呤-4α-甲醇胺脱水酶（pterin4-carbinolamine dehydratase，PCD）。基因定位信息分别为：DHPR：4p15.31，6-PTPS：11q22.3~q23.3，GTP-C：14q22，PCD：10g22。1996—2021 年我国部分地区新生儿筛查资料显示，Phe 阳性病例中 BH4 缺乏症发病率为 4~123/100 万（双胎按 1 例计算），以 6-PTPS 缺乏相对常见。

1. 发病机制　BH4 是 Phe、Tyr 和色氨酸等芳香氨基酸在羟化过程中所必须的辅酶，BH4 缺乏不仅使 Phe 不能转变成 Tyr，而且造成多巴胺、5-羟色胺等重要神经递质减少，加重神经系统功能的损害。

2. 临床表现　非典型 PKU 患儿除表现出典型 PKU 症状外，主要表现为躯干肌张力低下，四肢肌张力增高或低下，如吞咽困难、口水增多、松软、角弓反张等。

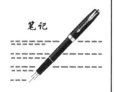

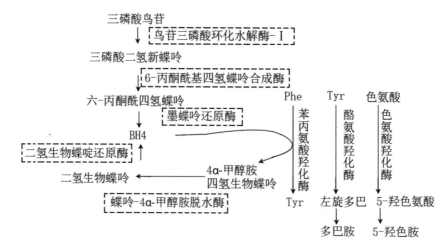

BH4 代谢途径

三、新生儿疾病筛查

（一）概述

新生儿疾病筛查指在新生儿期对严重危害新生儿健康的先天性疾病、遗传代谢病实施专项检查，提供早期诊断和治疗的母婴保健技术。遗传代谢病筛查是我国新生儿疾病筛查的重要组成部分，是预防出生缺陷的主要措施之一。遗传代谢病患儿体内代谢平衡能力较弱，即使轻微的感染都可能诱发代谢紊乱，加重病情。新生儿疾病早筛查、早诊断、早治疗，有利于避免或减轻致残，提高患儿的生活质量，减少家庭及社会负担，最终提高人口质量。PKU 新生儿筛查可以在症状出现前发现患儿 Phe 升高，防止脑损伤的出现。

我国在先天性代谢缺陷疾病中的出生缺陷防控成果

根据《新生儿疾病筛查管理办法》及其技术规范与要求，我国每年约千万新生儿出生，均需开展新生儿筛查。目前各省市根据本地区情况，开展遗传代谢病新生儿筛查的病种主要包括 PKU、先天性甲状腺功能减退症、葡萄糖-6-磷酸脱氢酶（G-6-PD）缺乏症、先天性肾上腺皮质增生症、枫糖尿症、甲基丙二酸血症和原发性肉碱缺乏症等。

新生儿疾病筛查管理办法

中华人民共和国卫生部令（第 64 号）

本办法规定的全国新生儿疾病筛查病种包括先天性甲状腺功能减退症、苯丙酮尿症等新生儿遗传代谢病和听力障碍。卫生部根据需要对全国新生儿疾病筛查病种进行调整。

省、自治区、直辖市人民政府卫生行政部门可以根据本行政区域的医疗资源、群众需求、疾病发生率等实际情况，增加本行政区域内新生儿疾病筛查病种，并报卫生部备案。

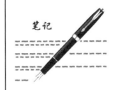

典型病例：G-6-PD 缺乏症

　　G-6-PD 缺乏症是一种遗传性代谢缺陷，为 X 连锁不完全显性遗传，男性发病多于女性。一般多表现为服用某些药物、蚕豆或在感染后诱发急性溶血，可危及生命。通常采用 G-6-PD 活性检测试剂盒，通过免疫荧光仪检测新生儿血片 G-6-PD 浓度。某些地区则根据疾病的发生率选择如 G-6-PD 缺乏症等筛查或开始试用串联质谱技术进行其他氨基酸、有机酸、脂肪酸等少见遗传代谢病的新生儿筛查。

　　G-6-PD 缺乏症患儿出生后易发生溶血性黄疸。该疾病患儿在无诱因不发病时与正常人无异，无须特殊处理。防治的关键在于预防。患者禁食蚕豆或蚕豆加工品，避免在蚕豆开花、结果或收获季节去蚕豆地。

（二）采血注意事项

　　采血在新生儿出生 72 小时并充分哺乳后进行。哺乳次数至少要有 6 次，因采血前需按摩或者热敷新生儿的足跟，局部按压可引起采血部位青紫、红肿，这属于正常现象，一般 2 周左右恢复，可提前告知家属此类情况，以避免家属不必要的担心。同时提醒家属患儿采完血后 24 小时内被采血的足部不碰水，禁止热敷、按摩、涂抹药膏、抹油等。

　　针刺患儿足跟采集外周血，滴于专用采血滤纸上，晾干后寄送至筛查实验室，进行新生儿 PKU 等疾病的筛查。对于各种原因未在最佳时间内采血者（早产儿、低出生体重儿、正在治疗疾病的新生儿、提前出院者等），采血时间一般不超过出生后 20 天。

　　对筛查阳性者（Phe 浓度>120 μmol/L）进行召回，进一步检查病情并确诊。

（三）PKU 筛查流程

　　采血机构及时登记参与筛查的新生儿信息，并将其录入新生儿疾病筛查信息管理系统。按照规定时间，递送血片至新生儿遗传代谢病筛查实验室（以下简称"实验室"）进行检验。实验室收到标本后应在 24 小时内登记，不符合要求的标本应立即退回重新采集。实验室须在接到标本 2~5 个工作日内进行检测，并出具可疑阳性报告。15 个工作日后监护人可在指定网站自行查询结果。

　　省级新生儿筛查中心根据疾病筛查卡片上的地址和联系方式召回初筛阳性病例。对可疑阳性标本，在 1 个工作日内立即通知婴儿的监护人，敦促并确保其在收到通知后 2~7 个工作日内带婴儿至实验室检测机构做进一步确诊。新生儿疾病筛查中心对召回可疑阳性者进行复查，并按规定进行疾病诊断和鉴别诊断，在 7~10 个工作日内出具诊断报告。如确诊，新生儿疾病筛查中心为患儿建立治疗档案，进入治疗与随访程序，同时对患儿监护人展开健康教育。

四、诊断与治疗

（一）PKU 的临床诊断

　　主要依据如下。①血液生化指标异常，如 Phe 浓度升高，Phe/Tyr 比值>2.0，尿液中苯丙酮酸、苯乙酸增加等。②典型的临床特征：尿液和汗液有鼠尿臭味，皮肤白皙、毛发色浅，易激惹，出现不同程度的智力发育落后。③基因诊断（为确诊方法）：*PAH* 基因纯合突变，全长约 90 kb，含 13 个外显子，编码 451 个氨基酸，具有高度的遗传异质性；突变类型中错义突变比例较高。

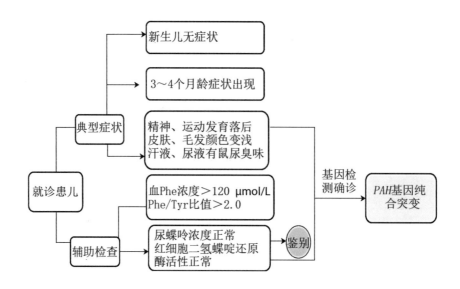

诊断苯丙酮尿症的指标

基本概念

基因型（genotype）：个体或细胞的特定基因组成称基因型。

表型（phenotype）：生物体某特定基因所表现的性状，包括可以观察到的各种形体特征、基因的化学产物、各种行为特性等。

（二）PKU 的临床治疗

1. 典型 PKU 典型 PKU 一旦确诊，立即开始饮食或药物干预，终身治疗。开始治疗的年龄越小，预后越好。若在症状开始前治疗，绝大多数 PKU 患儿可以获得正常发育。

低 Phe 饮食是治疗 PKU 的主要方法。治疗期间根据相应年龄段儿童每日蛋白质需要量、血 Phe 浓度、Phe 的耐受量、饮食嗜好等调整治疗方法。在患儿快速增长期或更换食谱时注意密切监测，控制血 Phe 浓度在相应年龄段的理想范围。

2. 非典型 PKU（BH4 缺乏症） BH4 缺乏症又称 BH4 反应型 PKU，给予患者 BH4、神经递质前质（左旋多巴、5-羟色氨酸）等联合治疗。患儿禁荤食、乳类、豆类和豆制品，应多吃蔬菜和水果。

治疗至少持续到青春发育成熟期，提倡终身治疗。

五、宣传及心理指导

对于确诊 PKU 的患儿的家长进行 PKU 基础知识的宣教（包括遗传方式、诊治及随访原则等），以提高治疗依从性，达到良好的疗效。所有新生儿均享有筛查的权利。

六、随访检测

不同年龄患儿代谢控制稳定后，血 Phe 浓度的测定时间：<1 岁患儿每周 1 次；1~12 岁患儿每 2 周至每月 1 次；12 岁以上患儿每 1~3 个月测定 1 次。

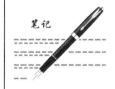

七、生长发育评估

开始治疗后每 3~6 个月测量患儿身高、体重及进行营养评价等，预防发育迟缓及营养不良。患儿 1 岁、2 岁、3 岁、6 岁时进行智能发育评估，评估学龄儿童则参照学习成绩等。

八、预后

与疾病轻重、胎儿期脑发育、治疗早晚、血 Phe 浓度、营养状况、治疗依从性等多种因素有关，治疗越早，效果越好。

九、预防

(一) 患者家系成员避免与 *PAH* 基因致病性变异杂合子结婚

高风险夫妇例如夫妇之一家族成员中已检出 *PAH* 基因致病性变异，应通过基因检测确定血亲中的杂合子个体，然后建议其配偶进行 *PAH* 基因的突变筛查，如果夫妇双方都是杂合子，则再有妊娠计划时应进行产前诊断。

基本概念

纯合子（homozygote）：就某个基因座而言，基因座上有两个相同的等位基因，这种个体或细胞称为纯合子，或称基因的同质结合。

杂合子（heterozygote）：基因座上有两个不同的等位基因的个体或细胞称为杂合子，或称基因的异质结合。

在杂合子中，两个不同的等位基因往往只表现一个基因的性状，这个基因称为显性基因，另一个基因则称为隐性基因。显性性状由显性基因控制，隐性性状由隐性基因控制。如用 A 表示正常性状的基因，a 表示致病性状的基因。

显性基因（dominant gene）：在杂合状态中，能够表现其表型效应的基因，一般以大写字母表示。

隐性基因（recessive gene）：在杂合状态中，不表现其表型效应的基因，一般以小写字母表示。

(二) 产前诊断

经过治疗的成年 PKU 患者，计划妊娠时应对其配偶进行杂合子检测，若配偶也是杂合子，其子女 50% 将为 PKU 患者，建议进行产前诊断；若配偶正常，子代 100% 是杂合子。

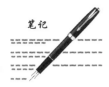

遗传与优生

产前诊断

一、产前诊断的概念

产前诊断（prenatal diagnosis）又被称为宫内诊断（intrauterine diagonsis）或出生前诊断（antenatal diagnosis），是使用羊膜腔穿刺术和绒毛取样等有创技术或无创的方法，对羊水、羊水细胞和绒毛进行遗传学和生化检查分析，分析对象是胎儿的染色体和基因，这是预防具有严重遗传病、智力障碍及先天畸形的患儿出生的有效手段。在个体出生前的不同阶段均可以采取相应技术进行诊断。

二、产前诊断的对象

产前诊断的适应证的选择原则：一是有高风险和危害较大的遗传病；二是目前已有对该病进行产前诊断的手段。

根据遗传病的危害程度和发病率，可将产前诊断的对象罗列如下：①筛查提示高风险的孕妇；②35 岁以上的孕妇；③曾生育过染色体病患儿的孕妇；④夫妇之一有染色体畸变，特别是平衡易位携带者，或生育过染色体病患儿的夫妇；⑤有遗传病家族史，家庭成员中有出生缺陷者；⑥有习惯性流产史的孕妇；⑦羊水过多或过少的孕妇；⑧夫妇之一有致畸因素接触史。

应当注意，已出现先兆流产、妊娠时间过长及有出血倾向的孕妇不宜做产前诊断。

三、产前诊断样本获取方法的类型

产前诊断技术主要通过胎儿形态特征检查、生物化学检查、染色体分析、DNA 分析来进行诊断，区别的核心在于获取胎儿样本的技术手段，根据是否造成创伤，常规分两类，即无创（伤）性和有创（伤）性。

无创性方法又可分为两类：生化检测和影像学检测。生化检测方法针对遗传代谢病，所用样本是孕妇血液与尿液。影像学检测方法包括 B 超检查、CT 和核磁共振等。

有创性方法有绒毛膜取样术、羊膜腔穿刺术和脐血取样等，均可用于核型分析或 DNA 分析。作为有创诊断技术，创伤有引起流产或宫内感染的风险。对医生来说，技术操作的标准较高，短时间大幅度提高工作效率的可能性较小。

（三）母源性 PKU

成年女性 PKU 患者，为避免"母源性 PKU"，应至少在怀孕之前 3 个月严格控制血 Phe 浓度在 360 μmol/L 以下，每 1~2 周测定 Phe 浓度，直至分娩。新生儿出生后按时进行新生儿筛查。

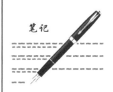

【任务实施】

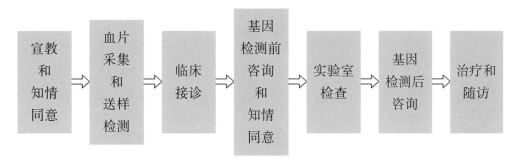

【实施流程】

一、新生儿筛查宣教和知情同意

（1）开展新生儿遗传代谢病筛查健康教育，告知新生儿监护人 PKU 新生儿筛查的必要性、重要性。

（2）将新生儿 PKU 筛查项目的流程、条件、方式、费用等情况如实告知新生儿的监护人，详见下表。

新生儿遗传代谢病筛查程序

筛查程序	内容
宣教告知	医院、检测机构和婴幼儿托育机构等面向群众开展新生儿筛查宣传教育，宣教形式包括但不限于宣传画、手册、传统媒体和新媒体等
知情同意	新生儿监护人自愿签署"新生儿遗传代谢病筛查知情同意书"（见附录 1），参加 PKU 的新生儿筛查
血片采集	1. 严格按照新生儿遗传代谢病筛查血片采集步骤采集足跟血，制成滤纸干血片，见附录 2"新生儿遗传代谢病筛查采血卡" 2. 血片采集信息及时录入省妇幼健康服务管理信息系统，见附录 5"新生儿疾病筛查中心新生儿疾病筛查采血登记册"
送检	按照规定时间，递送血片至实验室进行检验
实验室检测	1. 实验室收到标本应当在 24 小时内登记，不符合要求的标本应当立即退回重新采集，见附录 3"新生儿疾病筛查不合格血片重采通知书" 2. 实验室须在接到标本 2~5 个工作日内进行检测，并出具可疑阳性报告，见附录 4"新生儿疾病筛查阳性复查通知书" 3. 15 个工作日后监护人可在指定网站自行查询结果
追踪随访	省新生儿筛查中心召回初筛阳性病例。对可疑阳性标本，在一个工作日内立即通知新生儿的监护人，敦促并确保其在收到通知后 2~7 个工作日内携新生儿至实验室检测机构做进一步检查
诊断	新生儿疾病筛查中心对召回可疑阳性者按规定进行疾病诊断和鉴别诊断，在 7~10 个工作日内出具诊断报告
治疗随访	新生儿疾病筛查中心为患儿建立治疗档案，进入治疗与随访程序

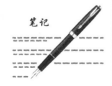

（3）对患儿监护人展开健康教育。

（4）遵循知情选择的原则告知新生儿家属拒绝筛查的可能后果。

二、血片采集和送样检测

（1）严格按照《新生儿遗传代谢病筛查实验室检测技术规范》采集新生儿足跟血，制作干血滤纸片，详见下表。

PKU 新生儿筛查技术规范

程序	技术规范
告知和信息填报	1. 正常采血时间为出生 72 小时后，7 天之内，并充分哺乳；对于各种原因未采血者（早产儿、低出生体重儿、正在治疗疾病的新生儿、提前出院者等），采血时间一般不超过出生后 20 天 2. 填写采血卡片，做到字迹清楚、登记完整。卡片内容包括：采血单位、母亲姓名、住院号、居住地址、联系电话、新生儿性别、孕周、出生体重、出生日期、采血日期和采血者等。采血卡片见附录 2
样本采集	1. 血片采集人员消毒双手并佩戴无菌、无滑石粉的手套 2. 按摩或热敷新生儿足跟，并用 75% 乙醇消毒其皮肤 3. 待乙醇完全挥发后，使用一次性采血针刺足跟内侧或外侧，深度小于 3 mm，用干棉球拭去第 1 滴血，从第 2 滴血开始取样。采血针必须一人一针 4. 将滤纸片接触血滴，切勿触及患儿足跟皮肤，使血液自然渗透至滤纸背面，避免重复滴血，至少采集 3 个血斑，且每个血斑直径大于 8 mm。血片采集的滤纸应当与试剂盒标准品、质控品血片所用滤纸一致。血滴自然渗透，滤纸正反面血斑一致。血斑无污染。血斑无渗血环 5. 手持消毒干棉球轻压采血部位止血 6. 将血片悬空平置，自然晾干呈深褐色。避免阳光及紫外线照射、烘烤、挥发性化学物质等污染 7. 及时将检查合格的滤纸干血片置于密封袋内，密闭保存在 2~8 ℃ 冰箱中，有条件者可在 0 ℃ 以下保存
样本运送	1. 按照规定时间，递送血片至新生儿遗传代谢病筛查实验室进行检验，最迟不宜超过 5 个工作日 2. 所有血片应当按照血源性传染病标本对待，对特殊传染病（如艾滋病等）标本应当做标识并单独包装
样本验收	1. 至少采集 3 个血斑，且每个血斑直径大于 8 mm 2. 血片采集的滤纸应当与试剂盒标准品、质控品血片所用滤纸一致 3. 血滴自然渗透，滤纸正反面血斑一致 4. 血斑无污染 5. 血斑无渗血环 6. 血片采集信息及时录入妇幼健康服务管理信息系统，见附录 5 "新生儿疾病筛查中心新生儿疾病筛查采血登记册"
接受样本	1. 筛查中心或分中心及时将检查合格的滤纸干血片置于密封袋内，密闭保存在 2~8 ℃ 冰箱中，有条件者可在 0 ℃ 以下保存 2. 筛查中心和分中心应当在 24 小时内登记收到的标本

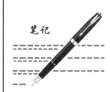

（续表）

程序	技术规范
拒收样本	1. 筛查中心或分中心应当立即退回不符合要求的标本，要求采血机构重新采集，见附录 3 "新生儿疾病筛查不合格血片重采通知书" 2. 对不符合要求被退回的血片标本，注明原因及日期等信息，见附录 3
样本检测	1. 实验室须在接到标本 2~5 个工作日内进行检测，并出具可疑阳性报告，见附录 4 "新生儿疾病筛查阳性复查通知书" 2. 以 Phe 作为筛查指标，Phe 浓度阳性切值根据实验室及试剂盒而定，一般大于 120 μmol/L（2 mg/dl）为筛查阳性。对于 2 次实验结果均大于阳性切值的，须追踪确诊 3. 筛查方法有荧光分析法、定量酶法、细菌抑制法和串联质谱法 4. 滤纸干血片标本必须在 2~8 ℃ 条件下保存（有条件的实验室可在 0 ℃ 以下保存）至少 5 年，以备复查 5. 存档完整的实验室检测信息资料保留至少 10 年

（2）在规定时间内送至筛查实验室，检测 Phe 浓度。

（3）召回可疑阳性或阳性病例，采静脉血以诊断 PKU。

三、临床接诊（诊断及鉴别诊断）

1. 初步诊断　对现症患儿依据典型症状、起病时间和相关辅助检查完成初步诊断。

（1）新生儿期无症状。

（2）出生 3~6 个月症状开始出现。

（3）典型症状：精神、运动发育落后，皮肤、毛发颜色变浅，汗液、尿液有鼠尿臭味。

（4）血 Phe 浓度>120 μmol/L，Phe/Tyr 比值>2.0。

2. 鉴别诊断　对于所有高苯丙氨酸血症（hyperphenylalaninemia，HPA）均应当进行尿蝶呤谱分析、血 DHPR 活性测定，以鉴别 PAH 缺乏症和 BH4 缺乏症。BH4 负荷试验可协助诊断。

3. PKU　HPA 排除 BH4 缺乏症，新生儿血 Phe 浓度持续>360 μmol/L 则为 PKU；≤360 μmol/L 则为轻度 HPA。

4. BH4 缺乏症　最常见的是 6-PTPS 缺乏症（尿新蝶呤增高，生物蝶呤及生物蝶呤与新蝶呤百分比极低），其次为 DHPR 缺乏症（DHPR 活性明显降低），其他类型少见。

5. 拟基因检测　以确诊。

四、基因检测前咨询和知情同意

1. 基因检测前咨询　医生为受检者或受检者家属提供基因检测前遗传咨询，使受检者或受检者家属充分理解基因检测的指导意义，有助于筛查出家系中的杂合子并指导其婚育。

（1）采用家族中致病突变等位基因的靶向检测，有助于确定家系成员的杂合子身份。①若患者家庭成员已检出 PAH 基因致病性变异，通过靶向检测确定家庭血亲的杂合子身份，建议对其配偶进行 PAH 基因突变筛查。②经过治疗的 PKU 患者，对其配偶进行杂合子检测。③女性 PKU 患者存在"母源性 PKU"风险。

（2）说明缺失/重复突变的检测技术如多重连接探针扩增技术（MLPA）和跨越断裂点的 PCR（GAP-PCR）及其局限性。

（3）说明点突变的检测技术如 Sanger 测序和等位基因特异性 PCR（AS-PCR）及其局限性。

（4）告知检测可能没有结果，需要后续其他检测项目或对数据进行再分析。

2. 知情同意　指导受检者或受检者家属签署知情同意书（见附录 6 "单基因遗传病基因检测知情同意书"）和送检单（见附录 7 "单基因遗传病基因检测送检单"）。

（1）由医生或遗传咨询师向受检者或受检者家属解释知情同意书中的内容，给予受检者或受检者家属充足的时间认真阅读知情同意书并解答相关疑问。

（2）告知受检者由于个体的生理差别和其他因素的局限性，个别患者可能呈假阴性，即使通过筛查，也需要定期进行儿童保健检查。

（3）帮助或指导受检者或其监护人填写检测申请单，核对申请单与受检者的基本信息是否一致，检查受检者是否按照医嘱准备，并向其解释操作的目的以取得其配合。

（4）由受检者或受检者家属签字确认表示理解。

3. 医生签署送检单　医生签署 "单基因遗传病基因检测送检单"（见附录 7）。

五、实验室检查

（1）采集新生儿血样。

（2）进行 *PAH* 基因检测。

六、基因检测后咨询

（1）基因检测确定父母双方都是杂合子身份（见附录 8 "单基因遗传病基因检测报告 1"）。

（2）向该夫妇提供遗传咨询，其所有子女中 50% 为携带者，25% 正常，25% 为患者，建议再次妊娠应进行产前诊断或选择辅助生殖技术。

（3）产前诊断包括对孕 10~14 周胎盘绒毛或孕 20 周以后的羊水细胞进行胎儿 *PAH* 基因突变分析。

七、治疗和随访

1. 确定治疗原则　向家长解析现症患儿病情，确定治疗原则，尽早开始治疗。对于 *PAH* 基因变异所致的 PKU，治疗原则是通过饮食疗法控制饮食中 Phe 的摄入。

2. 饮食疗法与随访

（1）明确诊断后尽早给予低蛋白饮食和低 Phe 配方奶粉，营养师根据患儿血 Phe 浓度及患儿营养需求制定不同年龄阶段的食谱。

（2）患儿自治疗开始 3 天于进食后 2~3 小时测定血 Phe 浓度，间隔随年龄增长而延长：1~12 岁每 2 周至每月 1 次，12 岁以上每 1~3 个月 1 次。

（3）定期评估患儿营养和体内微量元素含量。

（4）定期对患儿进行体格发育评估，在患儿 1 岁、3 岁、6 岁时进行智能发育评估。

3. 建议　建议予终身饮食治疗。

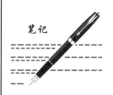

笔记

【任务评价】

工作流程考核表：PKU 筛查与诊疗

专业：_____　班级：_____　姓名：_____　学号：_____　成绩：_____

项目	内容	分值	评分要求	自评	互评	师评
新生儿筛查	筛查、宣教	5	宣教 PKU 新生儿筛查的意义与重要性			
		5	告知不同意筛查的可能后果			
		5	受检患儿家长签署知情同意书			
	样本采集、送检	5	出生后 72 小时（充分哺乳 6 次以上）			
		5	采集足跟血，制成干血滤纸片			
		5	及时送至筛查实验室			
	复筛	10	初筛结果阳性时，召回复查			
		10	复查结果阳性，确诊 PKU			
PKU 患儿就诊	采集病史	2	新生儿期无症状			
		3	出生后 3~6 个月症状开始出现			
	体格检查	4	精神、运动发育落后			
		3	皮肤、毛发颜色变浅			
		3	尿液、汗液鼠尿臭味			
	诊断与鉴别	5	血 Phe 浓度>120 μmol/L			
		5	Phe/Tyr 比值>2.0			
		5	尿蝶呤浓度正常 红细胞二氢生物蝶啶还原酶（DHPR）活性正常			
		5	基因诊断			
	典型 PKU 治疗	4	低 Phe 饮食			
		3	监测血 Phe 浓度			
		3	定期评估生长发育			
	非典型 PKU 治疗	2	补充 BH4、左旋多巴、5-羟色氨酸			
		3	低 Phe 饮食			
总分		100				

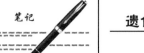

遗传与优生

工作流程考核表：PKU 家系产前诊断与遗传咨询

专业：_____ 班级：_____ 姓名：_____ 学号：_____ 成绩：_____

项目	内容	分值	评分要求	自评	互评	师评
产前诊断与遗传咨询	产前诊断、宣教	3	宣教 PKU 的产前诊断原则			
		3	介绍 PKU 基因检测和产前诊断的意义			
		3	介绍 PKU 基因检测和产前诊断的策略			
		1	登记服务对象信息			
	基因检测前咨询	10	对高危夫妇介绍 PKU 的遗传机制及产前诊断的局限性			
		5	如需产前诊断，结合医院条件确定是否需要转诊			
		10	受检夫妇签署"单基因遗传病基因检测知情同意书"（见附录6）、"产前诊断知情同意书"（见附录11）和"产前诊断告知书"（见附录12）			
		10	知情同意前提下，医生签署"单基因遗传病基因检测送检单"（见附录7）			
	采集样本	5	采集夫妇双方血样			
		5	采集并培养胎儿脱落细胞			
		5	采集先证者血样			
		5	实验室进行 PKU 基因检测			
	基因检测后咨询	5	书面告知检测结果			
		10	对胎儿 PKU 基因检测结果为阴性的夫妇展开健康教育			
		10	为胎儿 PKU 基因检测结果为阳性的夫妇提供检测后遗传咨询			
		10	介绍人工辅助生殖技术，如胚胎植入前遗传学检测的基本方法			
总分		100				

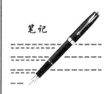

【任务小结】

技能点、知识点学习线：PKU 筛查与诊疗

专业：_____　班级：_____　姓名：_____　学号：_____

项目	学习线	评分要点
技能点	筛查新生儿中的PKU患儿	
知识点	PKU发病机制	
	诊断与鉴别	
	治疗与预防	

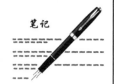

笔记

遗传与优生

技能点、知识点学习线：PKU 家系产前诊断与遗传咨询

专业：_____ 班级：_____ 姓名：_____ 学号：_____

项目	学习线	评分要点
技能点	产前诊断 PKU	
知识点	产前诊断定义	
	遗传机制	
	防控措施	

32

技能点、知识点学习线：PKU 家系产前诊断与遗传咨询

【测试题】

一、选择题

1. 关于高苯丙氨酸血症的治疗，有误的是（   ）

   A. 患儿采用高 Phe 配方奶。

   B. 由于每个患儿的 Phe 耐受量不同，需要定期测定 Phe 浓度以调整饮食，低 Phe 饮食治疗至少持续到青春期。

   C. 成年患者在妊娠前重新开始饮食控制，保持血 Phe 浓度 120~360 μmol/L，直至分娩。

   D. 有家族史的夫妇可进行 DNA 分析，进行遗传咨询和产前基因诊断。

   E. PKU 一旦确诊，立即治疗，治疗目标：维持血 Phe 浓度为 120~360 μmol/L 较为理想。

2. 关于 PKU 的实验室检查，描述有误的是（   ）

   A. 常用的检查有血浆游离氨基酸分析和尿有机酸分析。

   B. 酶学分析：二氢生物喋呤还原酶缺乏时该酶活性明显升高。

   C. DNA 分析：针对苯丙氨酸羟化酶、6-丙酮酰四氢蝶呤合成酶、二氢生物喋呤还原酶等进行基因诊断。

   D. 尿蝶呤图谱分析：用于 BH4 缺乏症的诊断。

   E. Phe 浓度测定：正常小于 120 μmol/L。

3. 以下关于 PKU 的概念，描述有误的是（   ）

   A. PKU 是常染色体显性遗传病。

   B. PKU 是 *PAH* 基因突变导致酶活性降低，Phe 及其代谢产物在体内蓄积所导致的疾病。

   C. PKU 是氨基酸代谢障碍中较常见的一种。

   D. PKU 临床表现为：智力落后，皮肤、毛发颜色变浅，尿液、汗液有鼠尿臭味。

   E. 我国 PKU 患病率约为 1∶10 000。

4. PKU 患儿及其家长基因检测报告如下，请根据报告分析如果该夫妇再次妊娠，生一个不患病宝宝的概率是（   ）

样本编号	姓名	性别	亲属关系	规范化临床表型（CHPO）	标本类型
20D20211		女	检测申请人	金发、多动、智力残疾，苯丙氨酸羟化酶活性降低	全血
20D20212		女	申请人母亲	正常无表型	全血
20D20213		男	申请人父亲	正常无表型	全血

   A. 100%   B. 75%

   C. 50%   D. 25%

   E. 0%

5. 上一题中夫妇如果准备二胎应该怎样避免再次生育一个 PKU 宝宝（   ）

   A. 新生儿筛查   B. 监测孕妇血 Phe 浓度

C. 低 Phe 饮食   D. 遗传咨询加产前诊断

E. 尿蝶呤图谱分析

6.（仅面向检验专业）选择对血片运送技术要求描述错误的选项（　　　）

A. 使用左上角标有"新生儿筛查"字样的冷藏箱运送。

B. 在血片采集后 5 天内，交送物流部门。

C. 物流部门启动"快递通道"（"绿色通道"），将血片传送到新生儿遗传代谢病筛查中心或分中心。

D. 运送血片要求"无破损、无遗失、无污染、快速传"。

E. 使用左上角标有"新生儿筛查"字样的常温箱运送。

二、填空题（根据下列工作项目流程填写相应工作环节的时限）

工作项目	工作时限
验收血样	接到标本后（　　　小时/工作日）内完成
检测血样并出具报告	接到标本后（　　　小时/工作日）内完成

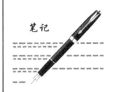

附　录

附录 1　新生儿遗传代谢病筛查知情同意书

<table>
<tr><td colspan="4" align="center">_____省（自治区、直辖市）
新生儿遗传代谢病筛查知情同意书</td></tr>
<tr><td>母亲姓名：</td><td>新生儿性别：</td><td>出生日期：</td><td>住院病历号：</td></tr>
<tr><td colspan="4">　　新生儿遗传代谢病是影响儿童智力和体格发育的严重疾病，若及早诊断和治疗，患儿的身心发育大多可达到正常同龄儿童的水平。本筛查是根据《中华人民共和国母婴保健法实施办法》、卫生部《新生儿疾病筛查管理办法》，在新生儿期对严重危害新生儿健康的先天性、遗传性疾病施行的专项检查，可达到早期诊断、早期治疗的目的，对防止残疾、提高出生人口素质有着重大意义。
　　拟实施医疗方案的注意事项：
　　（1）本省（区、市）已开展筛查的遗传代谢病。
　　（2）新生儿出生 3 天并充分哺乳后进行足跟采血。
　　（3）若筛查结果异常，筛查中心将尽快通知您孩子做确诊检查。
　　（4）无论应用何种筛查方法，由于个体的生理差别和其他因素，个别患者可能呈假阴性。即使通过筛查，也需要定期进行儿童保健检查。
　　（5）筛查费用_____元，由_____支付。</td></tr>
<tr><td colspan="4">知情选择
　　我已充分了解该检查的性质、合理的预期目的、风险性和必要性，对其中的疑问已经得到医生的解答。
　　我同意接受新生儿疾病筛查。
　　监护人签名_____签名日期_____年___月___日
　　我已被告知疾病可能导致的不良后果，我不同意接受新生儿疾病筛查。
　　监护人签名_____签名日期_____年___月___日
监护人现住地址：_____省（区、市）_____州（市）_____县（市、区）
_____乡（镇）/街道_____村/号
监护人联系方式_____</td></tr>
<tr><td colspan="4">医（护）人员陈述
　　我已经告知监护人该新生儿将要进行遗传代谢病筛查的性质、目的、风险性、必要性、费用，并且解答了关于此次检查的相关问题。
　　医（护）人员签名_____签名日期_____年___月___日</td></tr>
</table>

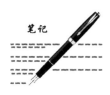

附录 2　新生儿遗传代谢病筛查采血卡

母亲姓名：＿＿＿＿＿＿＿　　实验编号：

采血编号：＿＿＿＿＿＿＿

条形码粘贴处

新生儿遗传代谢病筛查采血卡

筛查项目：□两项 PKU/促甲状腺激素（TSH）；□遗传代谢病；□四项 PKU/TSH/17-羟孕酮/G-6-PD

医院编号：＿＿＿＿　采血医院：＿＿＿＿　采血编号：＿＿＿＿＿＿＿＿

母亲姓名：＿＿＿＿＿　户籍：　□城市　　　□农村

出生日期：＿＿＿＿年＿＿＿＿月＿＿＿＿日＿＿＿＿时

采血日期：＿＿＿＿年＿＿＿＿月＿＿＿＿日＿＿＿＿时

孕　　周：＿＿＿＿周　婴儿性别：　□男　　　□女

父亲籍贯：＿＿＿＿　母亲籍贯：＿＿＿＿　体重：＿＿＿＿ kg

新生儿情况：　□正常　□早产儿　□低体重儿　□碘接触史　□母亲甲状腺疾病史　□母亲用药情况＿＿＿＿＿＿＿＿＿＿＿＿＿＿＿＿＿

采血条件为出生 72 小时后并充分哺乳 6 次以上：　□是　　　　□否

家庭住址：＿＿＿＿＿＿＿＿＿＿＿＿＿＿＿＿＿＿＿

家长联系号码：＿＿＿＿＿＿＿＿＿＿＿＿＿

采血人员：＿＿＿＿＿＿＿＿　家长签字：＿＿＿＿＿

点击筛查登记按钮，扫描已提供的条形码，出现信息登记页面按页面提示依次填写后提交。

母亲姓名：

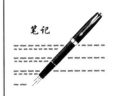

附录 3 新生儿疾病筛查不合格血片重采通知书

_____医院：

贵院寄来的血片已于_____年____月____日收到，共_____张，其中合格_____张，不合格_____张，不合格原因是：_____

_____

望接到本通知书后，尽快重新采血并递送（只收采血费，不收检测费），致谢！

_____新生儿疾病筛查实验室

通知人：

年　　月　　日

附录 4 新生儿疾病筛查阳性复查通知书

_____医院：

前批次_____号_____，血片初筛_____值为_____，原血片于_____年_____月_____日复查，_____值为_____，高于正常范围内，予以召回，请尽快通知家长，复查_____，特此通知（收费 30 元），致谢！

_____新生儿疾病筛查实验室

通知人：

年　　月　　日

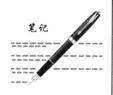

附录 5   新生儿疾病筛查中心新生儿疾病筛查采血登记册

序号	住院号	母亲姓名	婴儿性别	本地/非本地户籍	出生日期	筛查采样	未筛查采样的原因	卡片号	采血日期	联系电话	家庭地址	采血者姓名

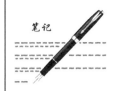

附录 6　单基因遗传病基因检测知情同意书

样本条码粘贴处

　　单基因病即人体因单个基因缺陷所引发的疾病，这些缺陷包括单个核苷酸的突变、片段缺失、置换引起的移码突变和序列重复等。这些缺陷可能来自父母，也可源于个体自身，并都有遗传给下一代的可能，所以又称为单基因遗传病。单基因病虽然发病率低，但由于种类繁多，总的发病数量庞大，已经对人类健康造成了较大的威胁。部分单基因病往往致死、致残或致畸，并且缺乏有效的治疗手段。随着人们对单基因病的重视以及医疗技术的发展，可以通过手术矫正或者避免疾病诱发因素防止部分单基因病发生。总之，单基因病不仅对患者的健康造成了严重危害，而且也给家庭和社会带来了沉重的精神和经济负担。

　　单基因病基因检测采用目标序列捕获和新一代高通量测序技术，对受检者所检测的遗传病相关基因区域进行检测和分析，结合临床检测信息，分析得出受检者特定基因的突变信息，为后期诊治提供科学依据。

检测技术局限性及潜在风险

　　（1）该方法适用于点突变、小片断插入缺失突变，不适于检测染色体数目及结构异常、DNA 大片段拷贝数变异以及特殊类型突变。另外，由于部分基因存在高重复低复杂度区域或假基因，以致检测不能完全覆盖其所有外显子区，但总体覆盖度可达 95% 以上。

　　（2）该方法应用的 DNA 源自受检者血液或其他体细胞，非源自生殖细胞，不能排除嵌合现象所致的解读偏差。

　　（3）由于不可抗拒因素导致样本不合格时，受检者需配合检测机构再次取样，但不重复收取费用。

　　（4）限于目前人类对疾病的认识水平，进行 DNA 序列分析是为了说明某种遗传病的发病原因或评估遗传风险。如未检出特定基因的致病突变位点（即阴性结果）并不能排除个体患某种疾病的可能性，因为多数遗传病的发病也可能和其他未知基因或难以检测的基因突变类型有关。

　　（5）本检测技术及相关仪器并非常规临床检测项目，目前主要用于辅助临床诊断或科研等相关目的，本检测结果仅供临床参考，不代表临床诊断意见，需经临床医生结合各方面情况综合判断。

　　（6）在检测过程中及知晓检测结果后，受检者可能会出现不同程度的精神压力和负担，对此本检测机构不承担任何责任。

受检者知情选择

　　（1）我已充分理解该基因检测项目的性质、预期目的、风险和必要性。

　　（2）我承诺提供的资料真实、完整。

　　（3）我选择的检测机构已经告知我该项检测方法的适用人群。

　　（4）我并未得到该项检测技术百分之百准确率的许诺。

　　（5）我同意在去掉所有隐私信息后，检测数据可供研究参考并授权医院及检测机构

对检测涉及的样本和医疗废弃物等进行处理。

受检者陈述

我已知晓上述所有内容，愿意进行该项检测，同意回访，并承担因检测带来的相关风险，我已如实填写并对上述信息准确性负责。

受检者签名：　　　　　　　　　　　　签名日期：　　　年　　月　　日

如果受检者为未成年人或无能力签署知情同意书者，由其监护人在此签名

受检者监护人签名：　　　与受检者关系：　　　签名日期：　　年　　月　　日

医生陈述

我保证已向患者（或他们的法定监护人）说明该检测的性质、预期目的、风险及局限性，并已回答患者（或他们的法定监护人）的相关提问，我已征得患者（或他们的法定监护人）的同意来开展该检测服务。

医生签名：　　　　　　　　　　　　签名日期：　　　年　　月　　日

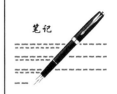

附录 7　单基因遗传病基因检测送检单

样本条码粘贴处

受检者信息

姓名：_____　年龄：_____　性别：_____　家庭住址：_____

民族：_____　籍贯：_____　电话：_____　电子邮箱：_____

病历号/门诊号：_____　送检单位：_____　送检医生：_____

临床信息（送检医生填写）

受检者类型	□确诊患者　□疑似患者　□表型正常人群　□其他（　　）		
检测目的	□查找病因	□辅助诊断	□携带者筛查
	□家系验证（先证者姓名：_____与先证者的关系：_____）		
受检者疾病史			
临床症状			
父母是否近亲结婚	□是　□否		
家族遗传病史	□无 □有。若有，是何种疾病：_____患病亲属与受检者的关系：_____		
是否有辅助检查结果	□无 □有。若有，请提供临床相关检查结果的电子档或复印件		
是否曾做过相关疾病的基因检测	□无 □有。若有，请附检测报告的电子档或复印件		

送检样本信息

样本类型	□血液（推荐）　□基因组 DNA　□其他
采集/提取日期	年　　月　　日

检测项目

项目编号	
疾病名称	
检测基因	

送检样本接收信息

样本是否符合接收标准	□是　□否，原因：_____
样本接收日期	年　　月　　日
接收人签字	

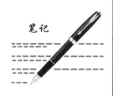
附录8　单基因遗传病基因检测报告1

单基因检测报告

姓名：__××__ 性别：__女__ 年龄：__1岁__ 门诊号：_____

主诉："6个月左右开始出现兴奋、多动、智力减退，并逐渐加重，尿液及汗液有鼠尿臭味，近1个月来出现反复抽搐。"

样本类型：__EDTA全血__ 送检科室：__内科门诊__ 样本编号：_____

送检医生：__××__ 送检日期：××××年××月××日　报告日期：××××年××月××日

已有检测结果：实验室检测提示血苯丙氨酸（Phe）浓度明显异常，为171.57 μmol/L（参考值25~120 μmol/L）。

受检者信息

样本编号	姓名	性别	亲属关系	规范化临床表型（CHPO）	标本类型
20D20211	××	女	检测申请人	金发、多动、智力残疾，苯丙氨酸羟化酶（PAH）活性降低	全血
20D20212	××	女	申请人母亲	正常无表型	全血
20D20213	××	男	申请人父亲	正常无表型	全血

检测类别： 受检者全外显子组检测，父母均Sanger验证。

检测结论： 检测到可以解释患者表型的变异。变异评级为致病性变异。

检测结果： 单核苷酸变异（single nucleotide variation，SNV）检测结果为，该样本在检测范围内可见明确致病改变。在 *PAH* 基因上发现错义杂合变异（转录版本为NM_000277.3）。

请结合临床表型完成诊断，建议临床医生高度注意；结合临床并以此进一步进行疾病管理、遗传咨询、生育风险评级/控制等系列工作。

基因	合子型	变异位点（GRCh38）	疾病名称（遗传模式）	ACMG变异评级	变异来源
PAH	杂合	Chr12：102852929 NM_000277.3： c.728G>A （p.Arg243Gln）	苯丙酮尿症（AR）	致病性变异（P）	父源
PAH	杂合	Chr12：102855231 NM_000277.3： c.611A>G （p.Tyr204Cys）	苯丙酮尿症（AR）	致病性变异（P）	母源

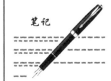

（续表）

参考文献：

1. PubMed：20466091.

2. 周永安，高伟华，李素云，等. 应用等位基因特异性扩增检测经典型苯丙酮尿症 *PAH* 基因第 6 外显子基因突变［J］. 中国遗传与优生杂志，2011，19：28-29.

栏目注释：

1. 转录版本：GRCh。

2. 正常人群携带率：参考 gnomAD 数据库测序样本中关于此单核苷酸多态性（SNP）的频率信息。

3. ACMG 变异评级：致病性变异，疑似致病性变异，临床意义未明的变异，疑似良性变异，良性变异；数据解读规则参考美国医学遗传学和基因组学学院（American College of Medical Genetics and Genomics，ACMG）相关指南，变异命名参照 HGVS 建议的规则给出（http：//www. hgvs. org/mut-nomen）。

详细检测结果解读

典型苯丙酮尿症（PKU）是 *PAH* 基因突变导致肝脏 PAH 活性降低或丧失所致。*PAH* 基因第 6 外显子 c.611A>G 突变和第 7 外显子 c.728G>A 突变为 *PAH* 基因的热点突变位点。

PAH 基因报道为常染色体隐性遗传，位于 12 号染色体的长臂 q22—q24.1，全长约 100 kb，编码区包含 13 个外显子。理论上必须在 2 条同源染色体上同时出现致病性变异才有可能致病（纯合或复合杂合变异致病），不论男性或女性。

先证者样本在 *PAH* 基因上检测到存在复合杂合变异，即同时存在 c.611A＞G（p. Tyr204Cys）和 c.728G>A（p. Arg243Gln）2 个错义杂合变异。*PAH* 基因的第 7 外显子是编码 PAH 蛋白的核心功能区，对保持 PAH 活性起关键性作用。第 7 外显子 c.728G>A 突变位点在中国人群中是高频突变位点，占总突变的 18%，在东北人中的频率为 18%，山西人接近 19%，南方人群略低，为 9.5%。

通过检索人类基因突变数据库（Human Gene Mutation Database，HGMD）和人类基因组变异数据库（Clin Var）等人类基因组数据库发现，c.611A>G 突变和 c.728G>A 突变均已有致病性报道，根据 ACMG 指南，两处变异均被评级为致病性变异，建议临床医生高度注意。

先证者既携带了来源于父亲的错义变异，又携带了来源于母亲的错义变异，*PAH* 基因的错义杂合变异共同作用，导致先证者临床表型异常。因此，先证者在 *PAH* 基因 2 个位点发生复合杂合变异极有可能是先证者临床表型异常的致病因素。

疾病背景

大于或等于 90% 的 PKU 是由于 *PAH* 基因突变导致肝脏内酶活性降低或缺乏，小于 10% 的 PKU 是由于 PAH 的辅酶四氢生物蝶呤（BH4）缺乏，两种情况都会造成 Phe 无法正常转化为酪氨酸（Tyr），从而开启旁路代谢，产生大量的苯丙酮酸，并在体内异常蓄积，导致疾病发生。发病率因人群和地域而异，我国 PKU 发病率约为 1/11 000。如延误诊治，会造成患者神经系统的不可逆损害，严重影响神经系统的发育和智力发育。

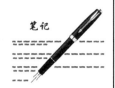

遗传与优生

备注

1. 医学建议　建议临床医生参考本检测报告，综合患者临床表现，完善对应检查，制订治疗方案，进行相应的临床咨询，并以此进一步进行疾病管理、生育风险评级/控制等系列工作。

2. 实验室声明　高通量测序，测序量大。结果的分析依赖于临床提供的病史信息、现有的数据库信息和已发表的文献资料，本检测结果只对本次受检样本负责，仅报告与检测项目疾病表型相关的突变结果，供临床医生参考。如对本次检测结果有疑问，请与实验室联系。由于标本保存有一定期限，请在自报告日期起的 20 天内提出复检申请，逾期不再受理复检。

鉴于疾病致病基因研究进展迅速，本实验室将会关注已检测病例的后续数据分析和结果解读。如进行此分析时某些特定变异的临床意义不明确，可在此报告签发 3 个月后通过送检医生申请，进行外显子测序数据重新分析以及定期的更新问询。

3. 检测方法的局限性声明

（1）采用全外显子组捕获高通量测序技术，仅对基因编码区域进行测序，数据平均覆盖 90-110x。本方法不能完全覆盖重复区域、富含 GC 区域、假基因区域等。

（2）本方法适用于点突变及小片段插入缺失突变的检测，不适用于基因大片段拷贝数变异、动态突变及复杂重组等特殊类型突变的检测，也不适用于检测基因组结构变异、大片段插入变异和位于基因调节区及内含子区±2bp 以外的变异。

（3）本结果不排除患者表型可由多基因变异所致。

（4）对于非明确致病性变异，请结合临床，不宜直接作为临床决策的依据。

（5）本检测中不会报告所有识别的变异，仅报告已知致病基因中有证据表明能够或可能引起疾病的变异，对于良性或疑似良性的变异不会报告。

（注：本报告仅对此次检测标本负责）

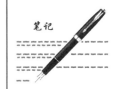

附录 9　在线《人类孟德尔遗传》

　　《人类孟德尔遗传》(*Mendelian Inheritance in Man*，MIM) 是一本医学遗传学的经典百科全书。书中内容包括所有已知的遗传病、遗传决定的性状及其基因，除了简略描述各种疾病的临床特征、诊断、鉴别诊断、治疗与预防外，还提供已知有关致病基因的连锁关系、染色体定位、组成结构和功能、动物模型等资料，并附有参考文献。

　　MIM 制定的各种遗传病、性状、基因的编号，简称 MIM 号，为全世界所公认。有关疾病的报道必须冠以 MIM 号，以明确所讨论的是哪一种遗传病。1966 年 MIM 出版，1987 年联机形式的"在线《人类孟德尔遗传》(*Online Mendelian Inheritance in Man*，OMIM)"应运而生，免费供全世界科学家浏览和下载。OMIM 的网址是：http：//www.omim.org。

附录 10　先天性心脏病、先天性甲状腺功能减退症和孤独症谱系障碍

　　先天性心脏病、先天性甲状腺功能减退症和孤独症谱系障碍等儿科常见疾病有一定的遗传基础，本内容一一做介绍。

一、先天性心脏病

　　先天性心脏病 (congenital heart disease，CHD) 是新生儿和婴幼儿的首位死因。先天性心脏病简称先心病，又称先天性心脏畸形，指的是心脏与大血管在胚胎期发育异常，出生即存在的一类心血管畸形，是儿童、少年最常见的心脏病。绝大多数先心病可进行矫正治疗。

　　据调查统计，存活新生儿中先心病群体发生率为 0.8%。国内报道 0.3%～1%。先心病是我国围产期出生缺陷最常见的一种畸形，也是我国儿童尤其是婴儿死亡的最重要的病因之一。先心病合并其他系统疾病的概率依次为：肌肉系统 (8.8%)、中枢神经系统 (8.5%)、泌尿系统 (5.3%) 和消化系统 (4.2%)。在发生学上心脏和血液同源，来源于中胚层血岛，地中海贫血、凝血系统疾病等血液病均可伴有先心病。手术可以矫正解剖学畸形。随着心导管检查、心血管造影和超声心动图等的应用，以及在低温麻醉和体外循环下心脏直视手术的发展和术后监护技术的提高，临床上对先心病的诊断和治疗水平都有了显著的提高。

> **中国儿童先心病基因组研究计划**
>
> 　　为了在精准医学时代提升先心病预防和诊疗水平，上海交通大学医学院附属上海儿童医学中心精准医疗实验诊断中心于 2016 年 10 月 28 日成立。作为人类单靶标基因组计划的重要组成部分，中国儿童先心病基因组研究计划正式启动。
>
> 　　作为国内首个先心病基因组研究计划，该计划将对圆锥动脉干畸形组及正常对照组进行全基因组测序，通过父母基因组序列的过滤及与正常基因的对比，发现并验证更多致病易感基因，并采集孕期相关危险环境因素以及流行病学依据，从而为先心病的一级预防、产前诊断、早期干预以及疾病管理提供新的思路和理论基础。

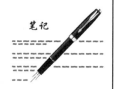

遗传与优生

（一）病因

先心病的病因是遗传因素、环境因素及其相互作用。从遗传学的角度看，病因包括三大类：①多基因遗传，此类患者以心血管畸形为唯一的临床异常；②染色体畸变；③单基因遗传。在后两类病变中，先心病患者多伴有心外其他系统的畸形或病损，先心病常为多系统损害的一个组成部分，仅极少数单基因遗传病以先心病为唯一病损。由遗传因素决定或与遗传有关的先心病占本病总数的95%~98%，而单纯由环境因素引起的先心病仅占2%~5%。房间隔缺损、室间隔缺损、动脉导管未闭、法洛四联症等为先心病常见类型。

1. 基因变异　基因变异是先心病重要的发病原因，迄今尚未完全明确，对先心病个体来讲，致病的遗传因素往往不明。随着人类基因组计划的完成、分子生物学和遗传学技术的飞速发展，先心病分子遗传学机制的初步共识为：染色体核型异常（8%~10%），基因拷贝数变异（6%~35%），单基因突变（3%~5%）及多基因缺陷均与先心病的发生相关。确定多种先心病的遗传学基础研究正不断取得重大突破。研究表明，心脏发育过程中 NKX2.5、TBX5、GATA4 是通过先心病家系的研究定位了的一些与心脏发育相关的致病基因。通过在散发先心病患者中进行相关基因的突变筛查发现 NKX2.5 和 GATA4 基因突变可导致房（室）间隔缺损和房室传导阻滞。CRELD1 突变导致孤立型（非综合征）房室间隔缺损，ZIC3 突变导致伴有内脏反位的复杂性先心病，GATA4 突变导致房间隔缺损、室间隔缺损、法洛四联症等，GATA6 突变导致永存动脉干、法洛四联症等圆锥动脉干畸形等。表皮生长因子蛋白结构域8基因（multiple epidermal growth factor-like domains protein 8，MEGF8）编码长度为2789个氨基酸残基、分子量约为300 kD 的蛋白质，该蛋白在进化过程中高度保守。MEGF8 点突变可导致卡朋特综合征（Carpenter syndrome），其典型的临床表现为颅面部的发育畸形、先心病、内脏异位及多指（趾）。

约50%的唐氏综合征伴发心脏间隔缺损，包括房间隔缺损、室间隔缺损和房室间隔缺损，80%的13-三体综合征伴发内脏反位和心脏缺损，几乎所有的18-三体综合征都伴发以间隔缺损为主的先心病。22号染色体微缺失综合征（22q11.2DS，又称腭心面综合征、动脉干异常面容综合征、Di George 综合征等）是人类最常见的染色体微缺失综合征，其发病率大约为1/2000。TBX1 是人类22号染色体微缺失综合征最主要的致病基因，该综合征临床表现包括心血管畸形（永存动脉干、主动脉弓中断、法洛四联症等）、头面部畸形、胸腺/甲状旁腺发育不良等。

2. 环境因素

（1）病毒感染。早期发生宫内病毒感染，例如风疹、流行性感冒、腮腺炎及柯萨奇病毒感染等。

（2）妊娠期用药或射线辐射。孕母有大剂量射线接触史或药物（抗癌药、降糖药、抗癫痫药等）服用史。

（3）营养因素。孕母有代谢紊乱性疾病，例如糖尿病，高钙血症，叶酸、维生素缺乏等。

（4）疾病。引起子宫慢性缺氧的疾病。

（5）有毒、有害物质。孕母孕早期酗酒、吸食毒品等。

（二）分类

结合病理解剖与肺血流量情况可将先心病分为3类。

1. 左向右分流型（潜伏青紫型）　在左、右心腔或主、肺动脉之间有异常通道，左侧压力高于右侧，左侧动脉血通过异常通道进入右侧静脉血中，此谓左向右分流。此类先心病临床上以室间隔缺损、房间隔缺损、动脉导管未闭最多见。

2. 右向左分流型（青紫型）　右心腔或肺动脉内压力异常增高，血流通过异常通道进入左心腔或主动脉，常见有法洛四联症和大动脉转位等。其中法洛四联症主要由右心室流出道狭窄、室间隔缺损、主动脉骑跨和右心室肥厚这四种畸形组成，发病原因是圆锥动脉干发育异常，出口部间隔向前侧和头侧移位，55% 的患儿有 22q11 的缺失。

3. 无分流型（无青紫型）　左、右两侧心腔无分流，无发绀，常见主动脉缩窄、肺动脉狭窄等。

（三）临床表现

先心病的临床表现与其病变部位、严重程度、导致的血流动力学改变有关，因疾病累及的心脏结构的重要性和机体代偿机制的差异，首次出现症状的时机不一。轻者可无症状，仅在查体时发现，严重者可在不同年龄出现程度各异的活动后呼吸困难、发绀、晕厥、乏力、缺氧表现。患儿可不同程度地存在生长发育迟缓和营养不良。随着病程的延长，患者可出现左心或右心衰竭，部分表型存在猝死风险。体检可因病变部位的不同，在相应瓣膜区闻及典型的器质性杂音，后期可出现心力衰竭的体征，并可见杵状指、发育障碍表现。

（四）诊断

诊断先心病的常规检查包括病史询问、体检及心电图、X 线和超声心动图检查。对于重症、复杂先心病，可选择心导管术、选择性心血管造影术完善检查。先使用彩色多普勒超声心动图明确有无先心病，再判断先心病亚型，并须与血流动力学改变类似的其他心脏疾病如风湿性心脏病相鉴别。

（五）治疗

1. 一般治疗　患者建立合理生活规律，增强体质，青紫患儿应保证足够饮水量。

2. 处理并发症　合并肺炎或感染性心内膜炎时应尽早做出诊断，及时处理心力衰竭。

3. 药物治疗　吲哚美辛可促进早产儿动脉导管关闭。前列腺素 E1 及 E2 有扩张动脉导管的作用。

4. 介入和外科手术治疗　对于符合适应证的先心病首选介入性导管治疗，但外科手术目前仍然是治疗先心病最有效的方法。手术时机取决于先天畸形的复杂和严重程度以及患儿年龄、体重、全身发育和营养状况等多种因素。一般建议手术年龄在 1~5 岁。随着手术技术的进步，既往的开胸手术部分被微创手术取代，减少了创伤，部分改善了预后。同时，近些年随着影像学、导管技术和介入器材的不断改进，介入治疗在一定范围内取代了外科手术治疗，主要的介入方式分为两大类：用球囊扩张或支架的方法解除狭窄，或用各种封堵装置堵闭缺损或异常通道。

5. 产前、产时干预　妊娠 24~32 周在超声引导下行胎儿心脏介入，可改善胎儿预后。产时维持胎盘循环下行心脏外科手术目前正在发展阶段。

6. 新生儿期治疗　对于产前诊断先心病的患儿，其出生后应尽快查心脏超声，根据产后诊断选择治疗方式（内科治疗、介入治疗、外科手术）。

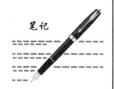

遗传与优生

临床链接：先心病并发症

心力衰竭：多见于婴儿伴大量左向右分流、肺静脉梗阻及左、右心室流出道梗阻等，发生率取决于分流量多少及病变严重程度。

感染性心内膜炎：各种心脏畸形引起血流改变，冲击心血管内膜，病原菌因此易停留而致病。

脑栓塞：常见于青紫型先心病，缺氧引起红细胞代偿性增多，血液黏稠，易发生栓塞，尤其患儿腹泻、发热、脱水时，更易发生。

脑脓肿：多见于2岁以上青紫型先心病患儿，右向左分流时病原菌可不通过肺血管床的过滤直接进入脑，所以既可以由邻近感染灶蔓延而至，也可以由血行感染引起。

（六）预防

1. **孕前指导**　通过孕前教育课堂、孕前健康手册、新媒体形式实施孕前指导，提高备孕夫妇孕前优生健康检查率；评估备孕夫妇遗传史、家族史、现患疾病、环境暴露等风险因素。

2. **产前筛查与诊断**　使用目前的技术，大约85%以上先心病能够通过产前筛查在胚胎期被发现。因此，先心病的产前筛查与遗传咨询至关重要。

产前筛查与诊断主要分三类。第一类是形态学检查，采用B超、MRI、胎儿镜等检查胎儿是否存在畸形。如建议孕妇在适宜孕周（18~22周）接受至少一次胎儿超声心动图检查，对具有先心病高危因素的孕妇可提前检查。超声心动图检查未能确诊者，可加做胎儿MRI以进一步明确诊断。第二类是生化遗传学检查。采用母体血、尿等间接诊断胎儿先天性疾病，主要的检测指标包括甲胎蛋白、游离β亚基-绒毛膜促性腺激素、游离雌三醇等。第三类是细胞遗传学检查。对诊断有胎儿先心病者，直接采取胎血、羊水或者胎儿组织来进行染色体核型分析和基因检测。

临床链接：先心病遗传检测技术

利用染色体核型技术，可以检测染色体数目异常。利用低深度全基因组测序技术（CNV-seq），可以检测微重复和微缺失。利用全外显子组测序（WES），可以检测单核苷酸变异和插入与缺失。以上三种技术联合用于先心病产前遗传筛查，可以弥补单一技术的不足，提高检出率，实现从染色体水平到基因水平的检测，为产前遗传咨询提供充分的理论依据，指导妊娠。

---

3. **遗传咨询**　由于先心病的遗传机制复杂，染色体畸变、常染色体显性遗传、常染色体隐性遗传和多基因遗传等多种遗传方式均有可能，因此在进行遗传咨询时首先要根据家族史情况和遗传检测确定遗传方式，然后才能估测其再发风险。

对于能够检出致病突变的患者家庭进行遗传检测，明确遗传状态并重点关注携带致病突变的个体。单纯的室间隔缺损大多数属多基因遗传，遗传度约为43%，若家中仅有一名患者，则其同胞患病风险为4.5%，子女为3.7%。如果是单基因突变引起的常染色体显性遗传模式的综合征型先心病，则大多数患者父母中会有一人患有同样的疾病，患者生育子女有50%的可能携带致病基因。建议向胎儿超声心动图提示胎儿有先心病的妊娠期个体提供来自心脏外（内）科、儿科、产科及遗传咨询等学科的专家组意见，向孕妇及其家属提供先心病的产前诊断、产后自然病史、治疗方法、潜在的围产期风险和疾病的预后等信息，以帮助孕妇及家属做出决策。

对于无法检出致病突变的患者家庭，推荐对高风险的一级亲属进行临床评估。

临床链接：先心病产前产后"一体化"诊疗模式

以具备新生儿期先心病诊疗能力的医疗机构为基点，整合不同层级医疗机构多学科协作团队，使先心病孕前指导、产前筛查、诊断、咨询、干预、生后诊断、治疗、康复、随访等各个环节无缝衔接的诊疗模式，为先心病产前产后"一体化"诊疗模式，该模式主要涉及三级机构。

一级机构：社区（乡村）卫生服务机构、婚检机构，负责孕前指导、宣教等。

二级机构：基层与合作医疗机构，负责早孕宣教、产前超声筛查或诊断、孕母转运、产前管理、生后诊断、康复和随访等。

三级机构：具备新生儿期先心病诊疗能力的机构，负责产前诊断、咨询、干预、生后诊断、治疗、康复、随访等。

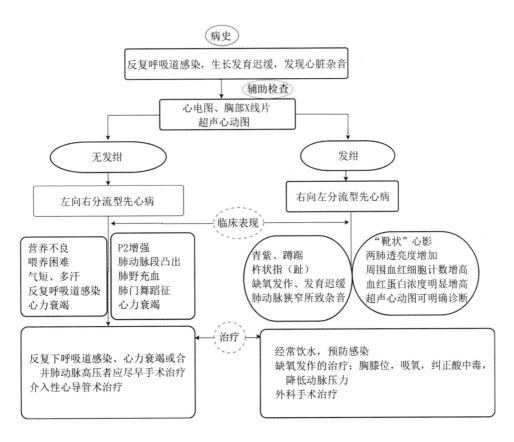

先心病诊疗程序

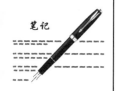

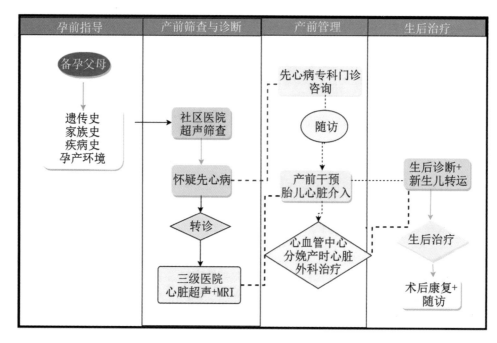

先心病产前产后诊疗程序

二、先天性甲状腺功能减退症

先天性甲状腺功能减退症（congenital hypothyroidism，CH）简称先天性甲减，是因甲状腺激素产生不足或其受体缺陷所致的先天性疾病，起病于胎儿或新生儿期，如果出生后未及时治疗，将导致生长迟缓和智力低下，所以此病又称为呆小病或克汀病，是小儿最常见的内分泌疾病，也是可预防、可治疗的疾病，新生儿筛查患病率约为1/2050。

（一）病因

先天性甲减按病变部位可分为原发性甲减、继发性甲减和外周性甲减。

1. 原发性甲减　原发性甲减为甲状腺本身的疾病所致，甲状腺发育异常，部分或完全丧失其功能，其特点为血促甲状腺激素（TSH）升高和游离甲状腺素（FT$_4$）降低。甲状腺先天性发育异常是最常见病因，包括甲状腺缺如、甲状腺异位、甲状腺发育不良、单叶甲状腺等。男女患病比例为1:2，多为散发，近年发现部分原因与基因突变有关。

甲状腺激素合成障碍是导致先天性甲减的第二位病因。甲状腺激素的合成与分泌过程中碘化酶、脱碘酶及过氧化物酶等酶的基因突变，造成甲状腺激素不足。其常有家族史，为常染色体隐性遗传病，临床表现常有甲状腺肿大。

地方性甲减多见于甲状腺肿流行的山区，是因该地区水、土和食物中缺碘，甲状腺激素合成原料不足所致，随着我国碘化食盐的广泛应用，其发病率已明显下降。

2. 继发性甲减　病变部位在下丘脑和垂体，又称中枢性甲减或下丘脑-垂体性甲减，因垂体分泌TSH障碍而造成甲状腺功能不足所致，特点为FT$_4$降低，TSH正常或者下降。常见于特发性垂体功能低下或下丘脑、垂体发育缺陷，TSH缺乏常伴有其他垂体激素缺乏。

3. 外周性甲减　因甲状腺细胞膜上TSH受体异常，甲状腺或靶器官对甲状腺激素不

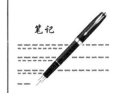

敏感或无反应，包括甲状腺激素抵抗、甲状腺激素转运缺陷等，发病率低。

（二）发病机制

甲状腺激素的合成与释放由下丘脑分泌的促甲状腺素释放激素（thyrotropin releasing hormone，TRH）和垂体分泌的 TSH 以及血甲状腺激素水平来调节。下丘脑产生 TRH，刺激腺垂体，产生 TSH，TSH 刺激甲状腺分泌 T_3 和 T_4。因此，先天性甲状腺发育不良、异位或甲状腺激素合成途径中酶缺陷，会导致甲状腺激素合成不足或功能减退，临床上表现为代谢障碍、智能落后、生长发育迟缓和生理功能低下等。

遗传因素是先天性甲减的发病原因之一，尽管先天性甲减的遗传学机制至今尚未完全阐明，目前已证实能影响甲状腺激素合成的基因（有甲状腺过氧化物酶、甲状腺球蛋白、pds、钠碘同向转运体、甲状腺氧化物酶基因）的遗传变异均可导致先天性甲减。甲状腺滤泡细胞的 TSH 受体基因 cDNA 如发现已知突变类型，有助于诊断 TSH 受体基因突变所致呆小病，已知基因突变包括 Pro162Ala、Ile167Asp、Pro556leu、Arg109Glu 及 Tp546X（X 为终止密码子）。

临床链接：甲状腺激素的生理功能

（1）产热。加速细胞内氧化过程，释放热能。

（2）促进机体的代谢。促进蛋白质合成，增加酶的活力；促进糖的吸收、利用和糖原分解；促进脂肪分解和利用。

（3）促进细胞、组织的生长发育和成熟，促进钙、磷在骨骼中的合成代谢和骨、软骨的生长。

（4）促进中枢神经系统的生长发育，特别在胎儿期和婴儿期，对神经系统的成熟更显重要。

（5）参与维生素代谢，维持神经肌肉兴奋性，调节消化系统和心血管系统功能。

（三）诊断

1. 病史　询问母亲孕期甲状腺疾病史、地方性碘缺乏流行病史、家族史及孕产史（是否存在胎动少、过期妊娠、出生巨大儿）。

2. 临床表现

（1）新生儿期。多数患儿出生时无特异性临床症状或症状轻微，常为过期产儿、巨大儿，出生后常有腹胀、便秘、脐疝，易被误诊为先天性巨结肠；生理性黄疸较重或消退延迟；对外界反应低下，嗜睡、少哭、哭声低微，吸吮力差，呼吸缓慢，体温低（常<35℃），心率缓慢，末梢循环差，皮肤出现斑纹或有硬肿等。

（2）儿童期。典型症状有智能落后、生长发育迟缓、生理功能低下。

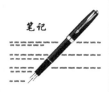

临床链接：先天性甲减典型症状

1. 特殊面容和体态　头大、颈短、面色苍黄、皮肤粗糙、毛发稀少、无光泽，面部黏液水肿、眼睑浮肿、眼距宽、鼻梁低平、鼻翼肥大，唇厚，舌大而宽厚、常伸出口外。身材矮小，躯干长而四肢短，指（趾）粗短，上部量/下部量 >1.5。腹部膨隆，常有脐疝。

2. 神经系统症状　智能发育低下，表情呆板、淡漠，神经反射迟钝；运动发育障碍，如翻身、坐、立、行走时间都延迟。

3. 生理功能低下　精神差、安静、少哭、少动、嗜睡，对周围事物反应少；食欲差，吸吮和吞咽缓慢；体温低而怕冷，脉搏、呼吸缓慢，心音低钝，肌张力低，肠蠕动慢、腹胀或便秘等。ECG 呈低电压、P-R 间期延长、T 波低平等。

---

3. 辅助检查

（1）新生儿筛查。对于足月新生儿，在出生 72 小时后、7 天之内，充分哺乳，采其足跟血滴于专用滤纸片上检测干血滴纸片 TSH 浓度作为初筛，若 TSH>10 mU/L（须根据筛查实验室的阳性切割值决定），须再检测血清 T_4 和 TSH 以确诊。

（2）血清 FT_4、TSH 测定。任何新生儿筛查结果可疑或临床可疑的小儿都应检测血清 FT_4、TSH 浓度。若 FT_4 降低、TSH 明显升高，诊断为先天性甲减；若 TSH 持续增高、FT_4 正常，诊断为高 TSH 血症；若 TSH 正常或降低，FT_4 降低，诊断为继发性或者中枢性甲减。

（3）甲状腺 B 超。可评估甲状腺发育情况。

（4）核素检查。甲状腺放射性核素显像可判断甲状腺的位置、大小、发育情况及摄取功能。碘 123（I123）或锝 99m（Tc99m）因放射性低常用于新生儿甲状腺核素扫描。

（5）甲状腺球蛋白（TG）测定。TG 反映甲状腺组织的存在和活性，甲状腺发育不良者 TG 水平明显低于正常。

（6）X 线片。新生儿膝关节正位片显示股骨远端骨化中心出现延迟，提示可能存在宫内甲减。儿童手腕部摄片骨龄落后。

（7）基因学检查。有家族史的先天性甲减患者应进行基因学检查。

临床链接：鉴别诊断

1. 21-三体综合征　患儿智能、动作发育落后，有特殊面容，无黏液水肿，常伴其他先天畸形。染色体核型分析可鉴别。

2. 先天性巨结肠　出生后即开始便秘、腹胀，常有脐疝，但其面容、精神反应及哭声等均正常，钡灌肠可见结肠痉挛段与扩张段。

3. 佝偻病　动作发育迟缓、生长落后，有佝偻病体征如颅骨软化等畸形，血生化和 X 线片可鉴别。

4. 骨骼发育障碍性疾病　如骨软骨发育不良、黏多糖病等都有生长迟缓表现，骨骼 X 线片和尿中代谢物检查可资鉴别。

（四）治疗

先天性甲减应早诊断、早治疗，避免对神经系统发育的损害，患儿一旦确诊应立即

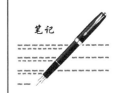

接受治疗，终身服用甲状腺制剂。

治疗首选左旋甲状腺素（L-T$_4$），小剂量开始，逐渐加量，根据血 FT$_4$、TSH 浓度调整治疗剂量。

定期复查，维持甲状腺正常功能，血 FT$_4$ 应维持在平均值至正常上限范围之内，TSH 维持在正常范围内。

患儿一般治疗数周后食欲好转，腹胀消失，心率维持在正常范围，活动增多，语言能力进步，智能及体格发育改善。

治疗过程中应定期随访，甲状腺激素维持剂量个体化。患儿 1 岁、3 岁、6 岁时应进行智力发育和体格发育评估。

专业链接：治疗先天性甲减

一旦确诊先天性甲减，必须立即进行治疗。治疗越早，疗效越好，理想的替代治疗应在患儿出生后 3 周内使其甲状腺功能恢复正常。

（1）胎儿先天性甲减的治疗。由于羊水周转快，且 T$_3$、T$_4$ 很容易被胎儿吸收，故对产前检查可疑先天性甲减胎儿可行羊膜腔内注射 T$_3$ 或者 T$_4$，或直接给甲减胎儿肌内注射甲状腺激素。

（2）出生后患儿先天性甲减的治疗。①初始治疗：新生儿期先天性甲减初始治疗剂量 10~15 μg/（kg·d），每日 1 次口服，尽早使 FT$_4$、TSH 恢复正常，FT$_4$ 最好在治疗 2 周内达到正常，TSH 在治疗后 4 周内达到正常。②维持治疗：婴儿期一般维持治疗剂量为 5~10 μg/（kg·d），1~5 岁为 5~6 μg/（kg·d），5~12 岁为 4~5 μg/（kg·d）。过量可有颅缝早闭和甲状腺功能亢进的临床表现，如烦躁、多汗等，须及时减量，4 周后再次复查。

（3）注意事项。避免与豆奶、铁剂、钙剂、消胆胺、纤维素和硫糖铝等可能减少甲状腺素吸收的食物或药物同时服用。如果患儿出生后 3 个月内开始接受甲状腺制剂治疗，则预后较佳，绝大多数智能可达到正常；如果未能及早诊断，而在 6 个月后才开始治疗，虽然给予甲状腺素可以改善生长状况，但是智能仍会受到严重损害。

（五）遗传咨询和预防

新生儿筛查是早期诊断、早期治疗，避免脑发育损害的最佳预防措施，碘化食盐是预防地方性甲减的有效措施。对患有甲状腺疾病的孕妇进行甲状腺功能检测，可防止孕母甲减对胎儿的影响。

由于导致先天性甲减的分子层面病因涉及多种基因，且遗传方式为常染色体隐性遗传或常染色体显性遗传，因此，有明显家族史的先天性甲减患者应接受家系调查及相关基因分析，避免近亲婚配，有家族史的孕妇及时进行产前诊断。

新生儿筛查是预防先天性甲减的重要环节。新生儿出生后，取其微量血查 TSH 以筛查先天性甲减，现已成为产科的常规。目前多以采用出生 72 小时后的新生儿干血滴纸片检测 TSH 浓度作为初筛，结果大于 20 mU/L 时，再检测血清 T$_4$、TSH，如 T$_4$ 降低、TSH 明显升高即可确诊，血清 T$_3$ 浓度可降低或正常。

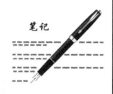

遗传与优生

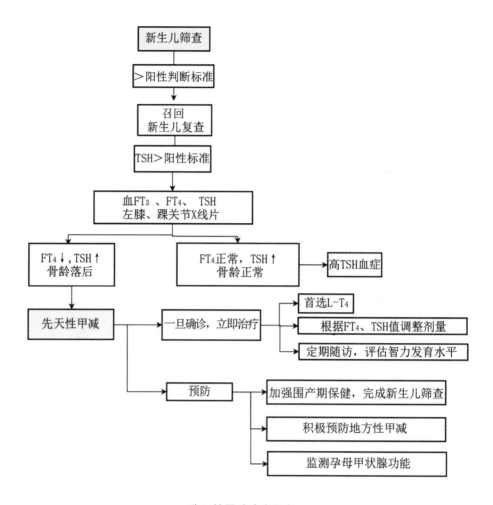

先天性甲减诊疗程序

三、孤独症谱系障碍

孤独症谱系障碍（autism spectrum disorder，ASD），又称儿童孤独症、自闭症，是一类起病于发育早期，以持续的社交互动与社交交流能力缺陷及受限的、重复的行为模式、兴趣或活动为主要临床特征的神经发育障碍。ASD严重损害患者的社会功能，是导致儿童精神残疾的最重要疾病之一。

随着诊断标准的多次修订以及医学界、公众对于ASD认识水平的提高，全球ASD的患病率普遍提高，目前全球平均患病率约为0.62%。2022年4月，中华慈善总会专家委员会发布的《中国孤独症行业蓝皮书Ⅳ》显示，按1%的发生率保守估计，中国人口中有超1000万ASD患者，其中有200多万ASD患儿。

（一）病因

ASD的遗传结构非常复杂，患者个体的病因学模型在进一步确定中。大量研究表明，ASD是一类神经发育障碍性疾病。ASD为多基因复杂疾病，涉及遗传因素和环境因素。ASD的遗传度在90%以上，因此遗传因素在ASD的发病中起到非常重要的作用。ASD遗传学研究主要从经典细胞遗传学、全基因组连锁分析、候选基因重测序和关联分析、全基因组关联分析、全基因组拷贝数变异研究、外显子组和全基因组测序等方面对ASD的

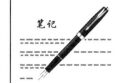

遗传病因进行研究，取得了显著进展，发现了超过 100 个易感或致病基因，同时，表观遗传机制也参与发病。环境因素可增加个体发病风险，包括父母生育年龄大、妊娠糖尿病、高血压、病毒感染、药物和毒物、围产期疾病等，遗传因素与环境因素相互作用可导致个体脑发育异常。免疫因素也与 ASD 相关。

遗传变异的频率和变异对疾病（表型）的贡献度或外显率成正比，高频率的遗传变异的效应值较低，因此对表型的贡献度或外显率较小；低频率的遗传变异的效应值较高，因此对疾病的贡献度或外显率较大。针对 ASD 的遗传学研究也主要集中在这种遗传变异频率谱的两端，即罕见变异和常见风险变异。罕见变异如 *CNTNAP 2* 基因，通过测序及细胞遗传学研究确定了连锁区间 7q22—q31 内的 *CNTNAP 2* 为 ASD 的易感基因。染色体核型分析和重测序鉴定高致病效应的断裂位点和致病基因细胞遗传学研究表明，极少数的 ASD 患者携带了疾病相关的异常核型，如大片段的重复或缺失、异位和倒位等。这些罕见的异常核型患者提供了鉴定 ASD 高外显率的致病基因。通过对携带异常核型患者的断裂点定位或候选突变筛查，已经鉴定并证实了多个 ASD 的致病基因，如 *NLGN 4*、*NLGN 3*、*SHANK 3*、*CNTNAP 2*、*NRXN 1* 等。另外，基于大样本量高通量技术的全基因组拷贝数变异研究被认为是二十一世纪初期 ASD 遗传学研究最为显著的进展。7%~20% 的 ASD 患者携带疾病相关罕见或新发拷贝数变异（CNV），这些 CNV 几乎遍及所有的染色体。以上表明 ASD 具有高度的遗传异质性。

中国孤独症临床遗传学资源数据库（Autism Clinical and Genetic Resources in China，ACGC）已经初步建成，ACGC 利用"973 项目"制定的统一标准收集 ASD 的临床遗传资源，其临床遗传学样本的收集覆盖了全国东（南京）、西（重庆）、南（广州、长沙）、北（黑龙江）的五个地区，长沙和北京为现阶段的主要遗传学研究基地。随着 ASD 基因型-表型关联研究计划（genotype and phenotype correlation of autism，GPCA）的逐步实施，更多的临床和遗传学研究单位不断加入 ACGC，ACGC 将不断完善，针对不同的临床亚型进行高通量测序等遗传学分析，找出相同临床表型患者可能共同的遗传病因，例如相同基因的变异，或具有相同或相关功能的一组基因的变异。也可以根据测序结果，分析具有共同遗传病因的患者（如相同基因的变异或相同生物学功能的一组基因的变异）的表型，找出表型的共性从而对这部分患者进行临床亚型分类。

鉴定出表型特异的 ASD 致病或易感基因，并以此为基础分类出一批新的 ASD 临床亚型，有望对不同临床亚型孤独症患者的个体化治疗起到至关重要的作用。以上工作预期形成系统的基因型-表型发现，一方面将有助于孤独症儿童的早期诊断和筛查从而进行早期干预；另一方面，随着 ASD 遗传病因的阐明，其分子发病机制也将逐渐被揭示，新的治疗方法也会被不断提出，有助于指导临床工作，对预防和诊断均具有一定临床意义。

（二）临床特征

1. 起病年龄　ASD 起病于发育早期，多在 36 个月以内。约 2/3 的患儿于出生后逐渐起病，约 1/3 的患儿在经历 1~2 年的正常发育阶段后退行性起病。

2. 核心症状　《精神障碍诊断与统计手册》（第五版）（DSM-5），将 ASD 的核心症状分为两大领域，即社交互动与社交交流能力的持续性缺陷，以及受限的、重复的行为模式、兴趣或活动。

3. 其他症状　除上述主要临床表现外，ASD 患儿还常共患其他发育障碍、心理行为问题甚至精神障碍，例如注意缺陷多动障碍（attention deficit and hyperactive disorder，

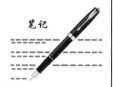

ADHD)。50%~70% ASD 患儿智力正常或超常，其机械记忆及音乐艺术才能较为突出。

临床链接：ASD 的核心症状

社交互动与社交交流能力缺陷

1. 婴儿期　缺少目光对视、呼唤反应、社会性微笑及情感互动。

2. 幼儿期　缺乏交往兴趣，不关注他人，不分享，不能建立伙伴关系，对父母缺少依恋，言语发育迟缓。

重复的行为模式、兴趣或活动

兴趣范围狭窄，对某些事物或活动非常感兴趣甚至痴迷；行为方式刻板重复；出现刻板重复的动作和奇特怪异的行为。

感知觉异常

对于各种感觉刺激可能反应过度或不足，如过分关注物体的气味、质感、产生的振动等。

（三）诊断

1. 诊断要点　ASD 起病于发育早期；以在多种场合下社交互动和社交交流方面存在的持续性缺陷及受限的、重复的行为模式、兴趣或活动为主要临床表现；且上述症状不能用智力障碍（智力发育障碍）或全面发育迟缓等来更好地解释。

2. 检查和评估　对存在可疑 ASD 症状的患儿，进行躯体和神经系统检查、精神检查、发育水平及智能评估。

临床链接：发育、智力水平评估量表

发育水平评估量表：丹佛发育筛查量表（DDST）、格塞尔发展诊断量表（GDDS）、心理教育评定量表（PEP）。

智力水平评估量表：Peabody 图片词汇测验（PPVT）、中国比奈智力测验、韦氏学前儿童智力量表（WPPSI）、韦氏儿童智力量表（WISC）、韦氏成人智力量表（WAIS）、瑞文渐进模型试验（RPM）。

---

3. 辅助检查

（1）遗传代谢病筛查、甲状腺功能检查等。

（2）脑电图及脑影像检查（头颅 MRI 和 CT）。

（3）遗传学检查，包括染色体核型检查、基因突变检测。

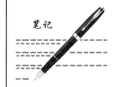

临床链接：常用的诊断标准

　　世界卫生组织关于精神与行为障碍的诊断标准（ICD-10）、《精神障碍诊断与统计手册》（第五版）（DSM-5）和中华精神科学会中国疾病分类诊断标准（CCMD-3）。

　　常用的筛查量表：克氏孤独症行为量表（CABS）、孤独症行为量表（ABC）、改良婴幼儿孤独症量表（M-CHAT）、孤独症谱系障碍筛查问卷（ASSQ）等。

　　诊断量表：儿童孤独症评定量表（CARS）、孤独症诊断访谈量表（ADI）、孤独症诊断观察量表（ADOS），后两个量表需要经过系统培训获得资格后方可使用。

（四）治疗

　　ASD的患病率逐年增长，尚无有效药物可以治疗，未进行干预的患儿预后不良，不具备学习和生活能力。早期识别、早期诊断、早期系统干预非常重要。治疗应根据患儿的具体情况，采用综合治疗的方法干预，长期治疗，促进患儿各方面能力的发展，改善其社会功能和适应力，减轻家庭和社会负担。

　　治疗方法包括以下几条。①教育康复：以功能为取向的教育康复技术是ASD最主要的治疗干预方法。②行为管理与矫正：针对自伤、攻击等问题行为，采用相应的行为矫正方法和预防策略。③精神药物辅助治疗：药物治疗不是首选，在权衡利弊、监测药物不良反应并配合教育训练的前提下开始小剂量使用，各类精神药物在ASD患者中均有应用。

（五）预防

　　ASD属于多基因遗传，起病于发育早期，所以预防措施包括：孕前做遗传咨询（遗传因素在ASD的发病机制研究中受到越来越多的重视，目前已经鉴定出100个以上与ASD相关的基因），加强围产期保健，重视优生优育，避免高危因素（如高龄父母、孕期感染、孕早期不良用药或接触化学物质等）。

临床链接：ASD患儿的教育

　　ASD教育训练的目的在于改善核心症状，即促进社会交往能力，促进言语和非言语交流能力，减少刻板重复行为，同时促进智力发展，培养患儿生活自理和独立生活能力，减少不适应行为，减轻残疾程度，改善生活质量，缓解家庭和社会压力。

　　可倡导的ASD患儿的教育形式：随班就读（融合教育）、普通学校特教班、特殊学校、送教上门。

　　鉴于ASD不断增高的患病率，对ASD的筛查应该成为儿童保健门诊的常规工作内容。各级医院儿科医生应依托我国儿童保健三级预防监测网络，对9月龄、18月龄、24月龄婴幼儿，在其他发育问题常规筛查的同时，常规开展ASD早期筛查。当筛查出符合两条高危因素的儿童后，应给予特别重视，建立档案，追踪随访。无论家长还是儿科医生疑诊ASD时，建议务必在给予初步干预指导的同时，进行全面的观察和评估或转诊至有条件医院进行进一步的ASD诊断、评估。

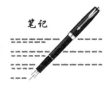

笔记

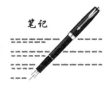

遗传与优生

临床链接：ASD 发生的高危因素

　　大多数学者认为 ASD 发生是基因与环境的共同作用，被纳入研究的环境因素众多，但多数没有定论。以下两条是已被明确的 ASD 高危因素：①有患 ASD 的兄弟姐妹；②有精神分裂、情绪障碍或其他精神及行为问题家族史者。

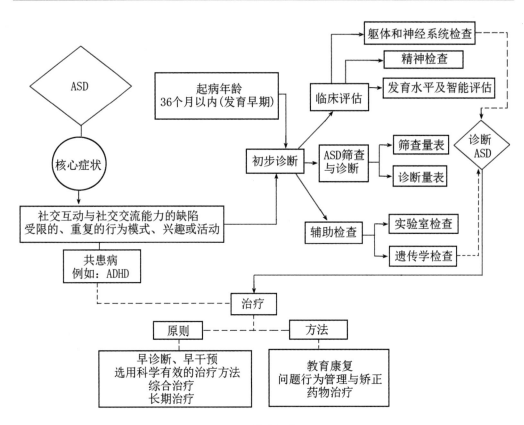

ASD 诊疗程序

58

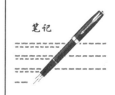

附录 11　产前诊断知情同意书

孕妇姓名：___××___性别：_____年龄：_____病历号：_____

孕周：_____孕次：_____联系方式：_____

诊断：

孕妇因"头胎确诊 PKU，二胎孕 24 周 1 天，担心二胎与头胎同患 PKU"，需行产前诊断穿刺术。□羊膜腔穿刺术　□绒毛活检术　□脐血管穿刺术是一项相对安全的有创性介入性产前诊断技术。

□对穿刺术所获得胎儿细胞行体外培养，制备染色体，行染色体核型分析，明确胎儿有无染色体异常。
□对穿刺细胞进行原位杂交检测，明确胎儿有无染色体异常。
☑对穿刺细胞进行 DNA 分析，明确胎儿染色体有无微缺失、微重复、单基因病。
□其他。

产前诊断穿刺术是一项有创的介入性产前诊断技术，签于当今医学技术水平的限制、患者的个体差异或有些已知和无法预知的原因，即使在医务人员已认真履行了工作职责和严格执行操作规程的情况下，该项检查仍有一定的致流产概率（0.5%～2%），检测结果仍有一定的局限性，不能百分之百准确。

孕妇签字：

由于先天性疾病目前尚无治疗方法，一旦发生将给家庭及社会带来沉重负担，尽管存在风险，仍有必要进行此项检查，希望患者及家属理解并予配合。

孕妇意见：

孕妇签名：___××___　　　　　　　　签名日期：___××××年××月××日___

医生签名：___××___　　　　　　　　签名日期：___××××年××月××日___

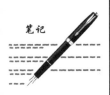

附录 12 产前诊断告知书

姓名：　×× 　 年龄：＿＿＿＿＿＿＿＿

一、关于产前诊断适应证的说明

孕妇因"头胎确诊肝豆状核变性患者，二胎孕 20 周 1 天，担心二胎与头胎同患肝豆状核变性"需行□羊膜腔穿刺术 　□绒毛活检术 　□脐血管穿刺术，并对穿刺标本进行检测。

□染色体核型检测
□产前全基因组拷贝数变异检测
□5 条快速诊断检测
☑基因检测
□其他检测＿＿＿＿＿＿

二、关于产前诊断禁忌证的说明

☑ 无侵入性产前诊断禁忌证
有侵入性产前诊断禁忌证 □先兆流产 □术前两次体温（腋温）≥37.3 ℃ □有出血倾向（血小板≤70×10^9/L） □有盆腔或宫腔感染征象 □无医疗指征的胎儿性别鉴定

三、关于产前诊断局限性的说明

1. 染色体核型检测的局限性　可检测出染色体非整倍体变异，不能检测染色体微缺失、微重复、低比例嵌合、单基因遗传病、多基因遗传病、环境及药物导致的胎儿宫内结构或形态异常。

2. 产前全基因组拷贝数变异检测的局限性　无法检测平衡易位和倒位等，更小片段的变异和点突变等引起的出生缺陷、遗传病不在此检测范围内。

3. 5 条快速诊断检测的局限性　此检测方法仅限于检测 21、18、13 号染色体及性染色体的非整倍体变异，其他染色体不在此检测范围。

4. 基因检测的局限性　该检测仅对样本进行 *ATP 7B* 基因（NM_ 000053.3）c.2333G>T 和 c.208delC 位点检测，其他位点及其他基因不在检测范围内。

5. 其他检测的局限性

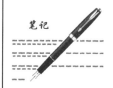

四、关于产前诊断操作风险的说明

在孕期，羊膜腔穿刺术、绒毛活检术和脐血管穿刺术是相对安全的有创性产前诊断技术，存在但不限于以下医疗风险：流产、死胎；穿刺部位出血、血肿形成；宫内感染、胎儿感染；损伤胎儿；胎膜早破、羊水渗漏；胎盘早剥、胎死宫内；疼痛、紧张等刺激有诱发孕妇出现心脑血管意外的可能；羊水栓塞；其他未预料到的风险。

五、关于接受产前诊断后注意事项的说明

（1）可能发生的并发症。

（2）若发生腹痛、流血、流液情况，及时就诊。

（3）禁性生活2周。

（4）检测报告出具后请到遗传咨询门诊咨询。

（5）其他注意事项＿＿＿＿＿＿＿＿。

孕妇和（或）家属意见：以上情况医生已向我（我们）详细介绍，我（我们）确认对上述内容知情和理解。同意进行产前诊断，现签字生效。

孕妇签字：　××　　　　　家属签字（关系）：＿＿＿＿＿＿＿＿

医生签字：　××　　　　　日期：＿××××年××月××日＿

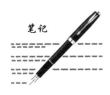

附录 13　单基因遗传病基因检测报告 2

样本条码粘贴处

姓名：___×× ___ 性别：_____ 年龄_____ 门诊号：_____

主诉：_____

样本类型：_____　送检科室：_____　样本编号：_____

送检医生：___××___　送检日期：××××年××月××日　报告日期：××××年××月××日

已有检测结果：___家系发现 *PAH* 基因上错义杂合变异（父源和母源）（转录版本为___

NM_ 000277.3）。

受检者信息

样本编号	姓名	性别	亲属关系	规范化临床表型（CHPO）	标本类型
C2023555	××	未知	检测申请人		

检测类别：受检者全外显子组检测，Sanger 验证。

检测结论：检测到可以解释先证者表型的变异。变异评级为疑似致病性变异。

检测结果：单核苷酸变异（SNV）检测结果为，该样本在检测范围内可见明确致病改变。*PAH* 基因上发现错义杂合变异（转录版本为 NM_ 000277.3）。

请结合临床表型完成诊断，建议临床医生高度注意；结合临床并以此进一步进行疾病管理、遗传咨询、生育风险评级/控制等系列工作。

基因	合子型	变异位点（GRCh38）	疾病名称（遗传模式）	ACMG 变异评级	变异来源
PAH	杂合	Chr12：102852929 NM_ 000277.3：c.728G>A （p. Arg243Gln）	苯丙酮尿症（AR）	致病性变异（P）	父源

参考文献：

1. PubMed：20466091.

2. 周永安，高伟华，李素云，等. 应用等位基因特异性扩增检测经典型苯丙酮尿症 *PAH* 基因第 6 外显子基因突变［J］. 中国遗传与优生杂志，2011，19：28-29.

栏目注释：

1. 转录版本：参考 HGMD 数据库报道的转录本，若 HGMD 未报道则参考 Ensembl 推荐的最优转录。

2. 正常人群携带率：参考 gnomAD 数据库测序样本中关于此 SNP 的频率信息。

3. ACMG 变异评级：致病性变异，疑似致病性变异，临床意义未明的变异，疑似良性变异，良性变异；数据解读规则参考美国医学遗传学和基因组学学院（ACMG）相关指南；变异命名参照 HGVS 建议的规则给出（http://www.hgvs.org/mutnomen）。

详细检测结果解读

典型苯丙酮尿症（PKU）是 *PAH* 基因突变导致肝脏苯丙氨酸羟化酶（PAH）活性降

低或丧失所致。*PAH* 基因第 6 外显子 c. 611A>G 突变和第 7 外显子 c.728G>A 突变为 *PAH* 基因的热点突变位点。

PAH 基因报道为常染色体隐性遗传，位于 12 号染色体的长臂 q22—q24.1，全长约 100 kb，编码区包含 13 个外显子。理论上必须在 2 条同源染色体上同时出现致病性变异才有可能致病（纯合或复合杂合变异致病），不论男性或女性。

先证者样本在 *PAH* 基因上检测到存在复合杂合变异，即同时存在 c.611A>G（p. Tyr204Cys）和 c.728G>A（p. Arg243Gln）2 个错义杂合变异。*PAH* 基因的第 7 外显子是编码 PAH 蛋白核心功能区，对保持 PAH 活性起关键性作用。第 7 外显子 c.728G>A 突变位点在中国人群中是高频突变位点，占总突变的 18%，在东北人中的频率为 18%，山西人接近 19%，南方人群略低为 9.5%。

通过检索人类基因突变数据库（HGMD）和人类基因组变异数据库（ClinVar）等人类基因组数据库发现，c.611A>G 突变和 c.728G>A 突变均已有致病性报道，根据 ACMG 指南，两处变异均被评级为致病性变异，建议临床医生高度注意。

先证者仅携带了来源于父亲的错义变异，未携带来源于母亲的错义变异，*PAH* 基因的错义杂合变异共同作用，导致先证者临床表型异常。因此，受检者的 *PAH* 基因与先证者基因型不同，与先证者母亲基因型相同，胎儿出现母亲临床表型的可能性较大，患有典型 PKU 的概率与风险降低。

疾病背景

大于或等于 90% 的 PKU 是由于 *PAH* 基因突变导致肝脏内酶活性降低或缺乏，小于 10% 的 PKU 是由于 PAH 的辅酶四氢生物蝶呤（BH4）缺乏，两种情况都会造成苯丙氨酸（Phe）无法正常转化为酪氨酸（Tyr），从而开启旁路代谢，产生大量的苯丙酮酸，并在体内异常蓄积，导致疾病发生。PKU 发病率因人群和地域而异，我国发病率约为 1/11 000。如延误诊治，会造成患者神经系统不可逆损害，严重影响神经系统的发育和智力发育。

备注

1. 医学建议　建议临床医生参考本检测报告，综合患者临床表现，完善对应检查，制订治疗方案，进行相应的临床咨询，并以此进一步进行疾病管理、生育风险评级/控制等系列工作。

2. 实验室声明　高通量测序，测序量大。结果的分析依赖于临床提供的病史信息、现有的数据库信息和已发表的文献资料，本检测结果只对本次受检样本负责，仅报告与检测项目疾病表型相关的突变结果，供临床医生参考。如对本次检测结果有疑问，请与实验室联系。由于标本保存有一定期限，请在自报告日期起的 20 天内提出复检申请，逾期不再受理复检。

鉴于疾病致病基因研究进展迅速，本实验室将会关注已检测病例的后续数据分析和结果解读。如进行此分析时某些特定变异的临床意义不明确，可在此报告签发 3 个月后通过送检医生申请，进行外显子测序数据重新分析以及定期的更新问询。

3. 检测方法的局限性声明

（1）采用全外显子组捕获高通量测序技术，仅对基因编码区域进行测序，数据平均覆盖 90-110x。本方法不能完全覆盖重复区域、富含 GC 区域、假基因区域等。

（2）本方法适用于点突变及小片段插入缺失突变的检测，不适用于基因大片段拷贝数变异、动态突变及复杂重组等特殊类型突变的检测，也不适用于检测基因组结构变异、大片段插入变异及位于基因调节区及内含子区±2bp 以外的变异。

（3）本结果不排除患者表型可由多基因变异所致。

（4）对于非明确致病性变异，请结合临床，不宜直接作为临床决策的依据。

（5）本检测中不会报告所有识别的变异，仅报告已知致病基因中有证据表明能够或可能引起疾病的变异，对于良性或疑似良性的变异不会报告。

（注：本报告仅对此次检测标本负责）

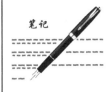

笔记

任务 2　孕前筛查叶酸代谢相关基因

【任务导入】

王某，女，26 岁，因计划怀孕，前往门诊咨询"叶酸怎么吃"。请你向其宣教孕期补充叶酸的意义并提供叶酸代谢相关基因检测服务及遗传咨询。

【任务目标】

知识目标：掌握孕前优生健康检查中叶酸的代谢机制，叶酸代谢相关基因检测的临床意义和流程，理解孕前和孕期的叶酸补充量是常见和严重影响出生缺陷的因素之一，了解孕妇在孕前和孕期的叶酸补充原则。

技能目标：能组织宣教孕前和孕期补充叶酸的必要性及补充原则；能介绍叶酸代谢相关基因筛查的理论基础和技术原理；能进行孕前和孕期补充叶酸的科普教育方案制订并评定其效果。

职业素养目标：面向全民，尤其是计划怀孕的女性或孕妇，培养其有计划科学补充叶酸的意识。

【任务分析】

以我国重大出生缺陷——神经管缺陷为首要干预目标，对目标人群采取有效干预措施，从而达到预防和减少神经管缺陷等疾病发生的目的。

一、叶酸及其生物学功能

叶酸（folic acid）又称蝶酰谷氨酸，其在体内的活性形式是四氢叶酸（FH4）。FH4是一碳单位转移酶的辅酶，一碳单位用于合成核酸的碱基部分，是细胞生长，更是胚胎发育过程中不可缺少的营养物质。

叶酸缺乏主要包括以下两种情况。

（1）叶酸摄入量不足。叶酸摄入量不足会导致体内叶酸缺乏。

（2）当叶酸摄入量正常时，基因缺陷导致机体对叶酸的利用能力低下。

5,10-亚甲基四氢叶酸还原酶基因（*MTHFR* 基因）或甲硫氨酸合成酶还原酶基因（*MTRR* 基因）缺陷会导致甲硫氨酸循环相应酶活性降低，并抑制甲硫氨酸循环，从而抑制同型半胱氨酸转化为甲硫氨酸，阻碍叶酸的活性形式 FH4 再生，从而导致体内可参与代谢的叶酸缺乏。

二、叶酸的临床应用及其意义

叶酸缺乏是引起高同型半胱氨酸血症、妊娠高血压、新生儿缺陷（神经管缺陷、先天性心脏病等）、自发性流产及早产等并发症的高危因素之一。

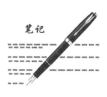

遗传与优生

三、叶酸基因检测的理论基础

叶酸代谢酶基因型和表型的对应关系

检测基因	参考序列	位点名称	基因型	基因产物的活性
MTHFR 基因	rs1801131	c.1298A>C	野生型 A/A	100%
			杂合型 C/A	65%
			突变型 C/C	30%
	rs1801133	c.677C>T	野生型 C/C	100%
			杂合型 C/T	65%
			突变型 T/T	30%
MTRR 基因	rs1801394	c.66A>G	野生型 A/A	100%
			杂合型 G/A	65%
			突变型 G/G	30%

基于遗传药理学和药物基因组学数据库及关联分析，检测叶酸代谢酶5,10-亚甲基四氢叶酸还原酶的两个位点（c.1286A＞C 和 c.665C＞T）和甲硫氨酸合成酶还原酶c.66A>G 位点的碱基组成。一般地，等位基因同时发生突变时，其基因产物的催化活性降低为原活性的 30%。

2012 年河南省针对育龄女性叶酸利用能力的一项研究结果显示，河南省育龄女性叶酸利用能力不容乐观，其中携带中高度风险基因的人群超过一半。这提示应加强指导育龄女性在孕前及孕期合理补充叶酸，避免由于叶酸代谢障碍导致的各种出生缺陷、自发性流产、妊娠高血压以及早产的发生，从而有效提高出生人口素质。

四、防控原则和措施

在备孕女性和孕妇中筛查出容易发生叶酸缺乏的高危人群，给予个性化的叶酸增补剂量，降低胎儿神经管缺陷等疾病的发生风险。建议有神经管缺陷生育史的女性根据基因型适当补充叶酸。

备孕女性及孕妇叶酸补充参考剂量（单位：μg/d）

风险级别评估	孕前 3 个月	孕早期（0~12 周）	孕中期/孕晚期
未见风险	400	400	食物补充，无须添加
低度风险	400	400	400
中度风险	400	800	400
高度风险	800	800	400

我国从 2009 年起即实施增补叶酸以预防神经管缺陷项目，利用中央财政专项补助经费，对全国准备怀孕的农村女性免费增补叶酸（在孕前 3 个月至孕早期 3 个月服用），预防和减少神经管缺陷的发生。对其中既往生育神经管缺陷胎儿或服用抗癫痫药的高危待

孕女性进行健康教育，发放叶酸并每月随访。

备孕男性叶酸补充参考剂量

遗传风险评估	计划怀孕前 3 个月
未见风险及低度风险	加强膳食叶酸补充并增补叶酸 400 μg/d
中度风险	加强膳食叶酸补充并增补叶酸 600 μg/d
高度风险	加强膳食叶酸补充并增补叶酸 800 μg/d

五、样品采集和运输的注意事项

（一）样品采集

静脉血 2~3 ml，要求 EDTA-K$_2$ 抗凝，不宜用肝素抗凝。

（二）样品运送的注意事项

运输条件首推冷藏保存。其他运送条件下样本保存的稳定性有一定差异，如室温下 24 小时内样本较稳定，冷藏时 72 小时内样本较稳定，但不应保存在 0 ℃及以下。

【任务实施】

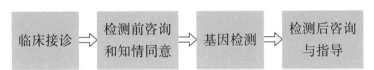

【实施流程】

流程	内容
孕前健康教育	向计划怀孕女性、孕妇及其配偶宣教孕前及孕早期合理补充叶酸的必要性
基因检测前咨询	对计划怀孕女性、孕妇及其配偶展开优生健康教育，向他们宣教检测叶酸代谢酶相关基因的意义和局限性
基因检测	知情同意的前提下，提供叶酸代谢酶基因的检测服务
基因检测后咨询	1. 解读"叶酸代谢酶（*MTHFR/MTRR*）基因检测报告单"（见附录 1）并提供遗传咨询 2. 对基因检测结果为低风险的计划怀孕女性、孕妇及其配偶开展优生健康教育，并随访 3. 对基因检测结果为高风险的计划怀孕女性、孕妇及其配偶开展优生宣教，提醒他们孕前及孕早期按需补充叶酸

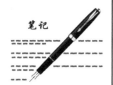

遗传与优生

【任务评价】

工作流程考核表

专业：_____ 班级：_____ 姓名：_____ 学号：_____ 成绩：_____

项目	内容	分值	评分要求	自评	互评	师评
孕前筛查叶酸代谢相关基因	基因检测前	20	向计划怀孕女性、孕妇及其配偶宣教孕前及孕早期叶酸代谢酶基因检测的意义与重要性			
		10	医生告知该检测技术的局限性			
		10	在计划怀孕女性、孕妇及其配偶知情同意的前提下，提交检测申请			
	基因检测	10	采样（静脉血 2~3 ml，EDTA-K_2 抗凝）			
		10	送检（推荐冷藏）			
	基因检测后	20	书面告知并解读检测结果			
		20	开展优生教育，根据叶酸不足的风险性评估提供临床建议			
总分		100				

【任务小结】

技能点、知识点学习线

专业：_____ 班级：_____ 姓名：_____ 学号：_____

项目	学习线	评分要点	
技能点	叶酸代谢酶基因检测	1.	
		2.	
		3.	
		4.	
		5.	
知识点	叶酸代谢酶基因检测对象		
	临床检测意义		
	叶酸代谢酶基因检测结果解读及建议	检测结果	临床建议
		低风险	
		高风险	

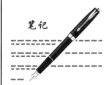

笔记

【测试题】

选择题

1. 关于叶酸代谢酶基因检测的说法，有误的是（　　　）

A. 叶酸代谢酶 *MTHFR* 基因的检测结果显示高风险，叶酸代谢酶 *MTRR* 基因的检测结果显示高风险时，建议孕前 3 个月内每天补充叶酸 800 μg。

B. 叶酸代谢酶 *MTHFR* 基因的检测结果显示低风险，叶酸代谢酶 *MTRR* 基因的检测结果显示低风险时，孕前 3 个月内可随意补充叶酸，无须达到每天 400 μg 摄入量的标准。

C. 叶酸代谢酶 *MTHFR* 基因的检测结果显示低风险，叶酸代谢酶 *MTRR* 基因的检测结果显示高风险时，建议孕前 3 个月内每天补充叶酸 800 μg。

D. 叶酸代谢酶 *MTHFR* 基因的检测结果显示高风险，叶酸代谢酶 *MTRR* 基因的检测结果显示低风险时，建议孕前 3 个月内每天补充叶酸 800 μg。

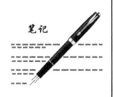

附　录

附录1　叶酸代谢酶（*MTHFR/MTRR*）基因检测报告单

姓名：<u>　××　</u>　性别：<u>　　　　　</u>　年龄：<u>　　　　　</u>　门诊号：<u>　　　　</u>

样本类型：<u>　　　　　　</u>　送检科室：<u>　　　　　</u>　样本编号：<u>　　　　　</u>

送检医生：<u>　××　</u>　接收日期：<u>××××年××月××日</u>　报告日期：<u>××××年××月××日</u>

采样日期：<u>　××××年××月××日</u>　检验日期：<u>　××××年××月××日</u>

检测项目：叶酸代谢酶（*MTHFR/MTRR*）基因检测

检测内容：*MTHFR*c. 677C>T、*MTHFR*c. 1298A>C、*MTRR*c. 66A>G

检测结果

药物名称	检测基因	参考序列	位点名称	检测结果	风险评估
叶酸	*MTHFR*基因	rs1801131	c. 1298A>C	A/A	未见风险
		rs1801133	c. 677C>T	T/T	高度风险
	*MTRR*基因	rs1801394	c. 66A>G	A/A	未见风险

结果解释及临床意义

叶酸缺乏及补充过量均对人体不利。叶酸利用能力因人而异，叶酸代谢酶基因检测指导叶酸精准补充。叶酸代谢酶缺乏将导致叶酸利用能力障碍，而叶酸利用能力障碍是常被忽略的导致叶酸缺乏的重要原因。*MTHFR*基因编码5,10-亚甲基四氢叶酸还原酶，是叶酸代谢途径中的关键酶，该酶的活性与叶酸利用能力密切相关。*MTHFR*基因c. 677C>T导致该酶活性下降，热稳定性降低。叶酸代谢障碍影响体内一碳单位传递，使同型半胱氨酸水平升高，引起同型半胱氨酸血症。

孕妇叶酸缺乏与多种自身及新生儿并发症相关，如孕妇贫血、妊娠高血压、流产以及胎儿神经管畸形、先天性心脏病等。

男性叶酸缺乏将影响精子的密度及活性，还会影响生殖细胞减数分裂，与男性不育及出生缺陷有关。

高血压及高血压高风险人群，如果有叶酸利用能力障碍伴同型半胱氨酸水平升高，则脑卒中、冠心病、动脉粥样硬化等心脑血管疾病的发病风险将增加。H型高血压（原发性高血压伴高同型半胱氨酸血症）是脑卒中的独立危险因素。建议患者在服用降压药的同时适量补充叶酸。

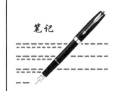

基因名称	基因功能	突变增加风险	基因检测意义
MTHFR	*MTHFR* 基因参与体内叶酸、同型半胱氨酸的代谢和甲硫氨酸的合成。*MTHFR* 基因编码的5,10-亚甲基四氢叶酸还原酶催化5,10-亚甲基四氢叶酸生成5-甲基四氢叶酸，降低血液中同型半胱氨酸水平	*MTHFR* 基因的 c.1298 位点的 A 发生突变为 C，同一个基因 c.677 位点的 C 发生突变为 T。两种突变均导致5,10-亚甲基四氢叶酸还原酶的活性降低，易引起体内叶酸缺乏，增加神经管畸形等出生缺陷的发病风险	指导计划怀孕女性、孕妇和有神经管缺陷患儿生育史的女性等适宜人群实现个体化叶酸增补，预防出生缺陷
MTRR	*MTRR* 基因参与体内叶酸、同型半胱氨酸的代谢和甲硫氨酸的合成。*MTRR* 基因编码的甲硫氨酸合成酶还原酶将失活的甲硫氨酸合成酶还原活化，活化的甲硫氨酸合成酶将同型半胱氨酸转化为甲硫氨酸	*MTRR* 基因的 c.66 位点的 A 发生突变为 G，使同型半胱氨酸转化为甲硫氨酸的代谢途径出现障碍，增加神经管畸形等出生缺陷的发病风险	

叶酸补充建议（面向计划怀孕女性和孕妇）（单位：μg/d）

风险级别评估	孕前3个月	孕早期（0~12周）	孕中期/孕晚期
未见风险	400	400	食物补充，无须添加
低度风险	400	400	400
中度风险	400	800	400
高度风险	800	800	400

注：

①对于叶酸利用能力障碍高度风险人群，建议向临床医生咨询详细情况，根据患者本人实际状况及时补充叶酸。

②以上补充剂量指合成叶酸补充剂或强化剂的摄入量，不包括食物。

③过量叶酸影响锌的吸收，补充叶酸时建议适量补充维生素 B_{12} 和锌。

④本结果只对此条码来样负责，如有疑问，请在报告日期后一周内提出。

⑤有流产史或合并有其他疾病者，叶酸补充剂量请谨遵医嘱。

参考文献：

[1] PLoS One. 2014 Feb 5；9（2）：e87497.

[2] Chin J Hypertens，February 2016，Vol. 24 No. 2.

[3] PLoS One. 2013；8（3）：e57917.

[4] American Journal of Medical Genetics Part A 140A：987-997（2006）.

备孕男性叶酸补充建议

遗传风险评估	计划怀孕前3个月
未见风险及低度风险	加强膳食叶酸补充并增补叶酸 400 μg/d
中度风险	加强膳食叶酸补充并增补叶酸 600 μg/d
高度风险	加强膳食叶酸补充并增补叶酸 800 μg/d

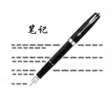

遗传与优生

高血压及高血压高风险人群叶酸补充建议

遗传因素	血液指标	脑卒中风险				生活干预建议	
MTHFR c.677C>T	同型半胱氨酸（HCY）/（μmol/L）	Ⅰ级	Ⅱ级	Ⅲ级	Ⅳ级	叶酸补充/（μg/d）	HCY 水平监控建议
C/C	HCY<10	低危				0~400	建议控制血压的同时，每 6~12 个月检测一次 HCY 水平
C/T			低中危			400	
T/T				高危		400~600	
C/C	HCY>10		低中危			800	建议控制血压的同时，每 4~6 个月检测一次 HCY 水平
C/T				高危		1000	
T/T					极高危	1200	建议控制血压的同时，每 4 个月检测一次 HCY 水平

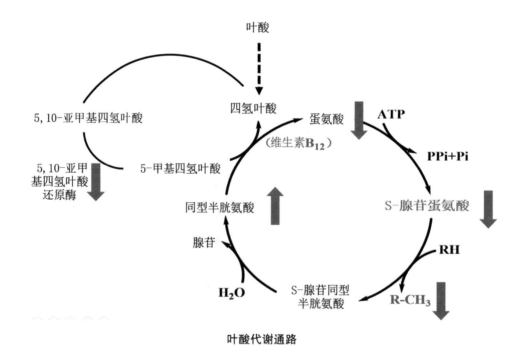

叶酸代谢通路

实验操作人：___××___ 审核人：___××___ 批准人（职务）：___××___
（注：本报告仅对此次检测标本负责，如有疑问，请在报告日期后 7 个工作日内提出）
地址： 电话：××××－×××××××

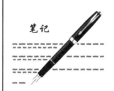

附录2 叶酸代谢基因检测操作流程

叶酸代谢基因检测操作流程按操作的先后分为两大部分，DNA 提取和 *MTHFR/MTRR* 基因检测。

一、一步法 DNA 提取

（一）试剂盒组分

核酸提取试剂，可常温保存。

（二）样本要求

检测全血样本，EDTA 抗凝。

（三）操作流程

（1）50 μl 提取液和 50 μl EDTA 全血加入离心管混匀。

（2）移液器吹打达到混匀目的。

（3）95~100 ℃温浴 15 分钟（金属浴或水浴锅）。

（4）离心 12 000 r/min，离心 2 分钟。

（5）吸取 25 μl 上清液至 eppendorf 管，用于后续检测和保存。

二、*MTHFR/MTRR* 基因检测

（一）试剂盒组分

酶溶液、677C PCR 反应液、677T PCR 反应液、质控品（野生型）M、质控品（突变型）M，-20±3 ℃避光保存。-16~8 ℃的温度范围内运输，运输时间不超过 96 小时。

（二）样本要求

（1）检测样本类型。由外周静脉血样本提取的人基因组 DNA。

（2）10 ng/μl≤DNA 浓度≤100 ng/μl。

（3）DNA 的 OD260/OD280 值在 1.7~2.0。

（4）DNA 样本于-20 ℃保存，保存时间不超过 6 个月。

（三）操作流程

1. 人类基因组 DNA 的提取

2. 反应体系配置

（1）可使用手捂、晃动等方式加速融化。确定试剂完全融化后，振荡器振荡 30 秒以充分混匀。

（2）快速离心 5~10 秒。

（3）配置两种反应液：677C PCR 反应液和 677T PCR 反应液，22 μl/人。设 n＝待测样本数，则反应液使用量（μl）＝22×（n+2）。

（4）加入酶。加入酶后混匀（手动颠倒 5~10 次），快速离心 5~10 秒，设 n＝待测样本数，则酶溶液使用量（μl）＝（n+2）。

（5）配置好的 677C PCR 反应液和 677T PCR 反应液分别振荡混匀 15 秒，短暂离心

后分装。以 8 连管为例，每个孔分装 23 μl 混合反应液。

（6）在已加入第（5）条所制备反应液的孔中再依次加入 DNA 样本（每管 2 μl）或阳性质控（每管 2 μl）。空白对照不加任何 DNA 模板。见下表"八连管分装方法示意"。

（7）做好 C 和 T 标记，快速离心 5~10 秒。

八连管分装方法示意

677C	677T
样本 1	样本 1
样本 2	样本 2
样本 3	样本 3
样本 4	样本 4
样本 5	样本 5
样本 6	样本 6
野生型质控品	突变型质控品
空白对照	空白对照

3. 设置 PCR 程序

4. 上机检测

5. PCR 程序运行结束后，观察扩增曲线，分析 Ct 值数据

（四）检验方法的局限性

本试剂盒不能直接用于检测全血和其他组织样本，另外，待检 DNA 的加入量不低于 20 ng（DNA 浓度为 10~100 ng/μl）。

除本基因检测突变位点外还有其他基因突变，也可能对代谢产生影响，检测结果不作为临床诊治的唯一依据，对患者的临床管理应结合其症状、体征、病史、其他实验室检查结果、治疗反应及流行病学等信息综合考虑。

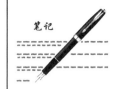

工作领域 3 筛诊听力缺陷

任务 1 新生儿听力筛查

【任务导入】

王某，女，28 岁，河南郑州人，现在某医院完成生产。请你以该医院工作人员的身份，结合当地新生儿听力筛查政策，向产妇及其家属提供新生儿听力筛查的宣传教育。

【任务目标】

知识目标：掌握新生儿听力筛查的目的、流程和结果解读；掌握新生儿听力与耳聋基因联合筛查的意义。理解新生儿听力障碍的防治原则，新生儿听力筛查科普教育方案的制订原则、方法及意义。了解新生儿听力诊疗的惠民政策、相关法律法规及行业规范知识。

技能目标：能介绍新生儿听力筛查的目的、流程；能解读新生儿听力筛查的结果；能说明新生儿听力与耳聋基因联合筛查的意义；能提供新生儿听力障碍防治的基本信息；能提供新生儿听力障碍的康复及干预信息。

职业素养目标：培养新生儿听力障碍的科学防控意识；具备主动关注新生儿听力障碍的防控政策、法律法规及行业规范的意识。

【任务分析】

听力障碍是最常见的出生缺陷之一。据我国卫生部 2012 年统计，中国各类常见出生缺陷中，听力障碍发生率位于第一。我国听力残疾人群有 2780 万，每年新增 3.5 万先天性耳聋患儿和 3~5 万迟发性、药物性耳聋患儿。

遗传是听力障碍的关键因素。全国有 7800 万耳聋基因携带者，每 100 个听力正常者中，有 6 人是耳聋基因携带者，即表现为听力正常，但染色体携带耳聋基因变异。80% 的耳聋患儿都来自正常夫妇。

因此，对新生儿开展听力筛查可以起到早期防治、改善预后、提高其生存质量的作用，对减少家庭和社会经济负担具有重要意义。

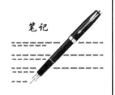

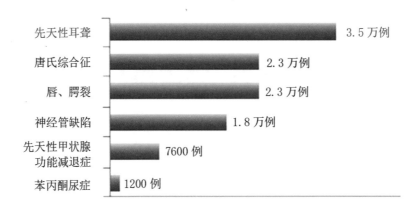

先天性耳聋 ————————————— 3.5万例

唐氏综合征 ————————— 2.3万例

唇、腭裂 ————————— 2.3万例

神经管缺陷 ——————— 1.8万例

先天性甲状腺
功能减退症 ———— 7600例

苯丙酮尿症 — 1200例

2012年中国各常见出生缺陷发生例数

一、概述

新生儿听力筛查是发现新生儿听力障碍，开展早期诊断和早期干预的有效措施，是减少听力障碍对语言发育和其他神经精神发育的影响，促进儿童健康发展的有力保障。

二、新生儿听力生理学检测方法

新生儿听力生理学检测方法主要包括听性脑干反应和耳声发射检测。新生儿听力生理学检测方法详见附录2"新生儿听力生理学检测方法"。

（一）听性脑干反应（auditory brainstem response，ABR）

ABR 也叫听觉脑干诱发电位，是一种很成熟的基于电生理的听力诊断测试技术。自动听性脑干反应（auto-auditory brainstem response，AABR）是"自动的"ABR。

ABR 可以给出不同强度的声音，结果以多条曲线形式表现，然后由医生/听力师来标记Ⅰ、Ⅲ、Ⅴ波，结合潜伏期来判断新生儿的听力阈值，主要应用于听力诊断。AABR 的刺激声是固定强度的，一般 35 dB nHL 常见，主要应用于听力筛查。AABR 测试结果与标准平均值比较，给出"通过"与"不通过"两种结论。

ABR 以 Ⅴ 波反应阈 30 dB nHL 作为 2000~4000 Hz 范围听力正常的指标，以 Ⅴ 波反应阈>30 dB nHL 作为听力损失指标。听力损失分级如下，31~50 dB nHL 为轻度，51~70 dB nHL 为中度，71~90 dB nHL 为重度，90 dB nHL 以上为极重度。ASSR 反应阈以 500 Hz、1000 Hz、2000 Hz 和 4000 Hz 四个频率的平均反应阈值进行评估。

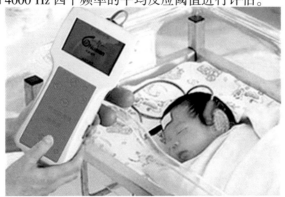

AABR 使用示意图

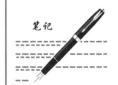

（二）耳声发射（otoacoustic emission，OAE）检测

OAE 是一种产生于耳蜗，经听骨链及鼓膜传导释放入外耳道的音频能量，即指这种从外耳道记录的来自耳蜗内的弹性波能量。OAE 的产生与耳蜗的主动机制有关，可用于检查耳蜗功能是否正常。

临床上常用的耳声发射一般有两种：一种是瞬态声诱发耳声发射（transient acoustic evoked otoacoustic emission，TEOAE），常用于新生儿听力筛查，即出生后 72 小时内进行的初步听力筛查；一种是畸变产物耳声发射（distortion product otoacoustic emission，DPOAE），常用于出生筛查不通过后，进一步诊断的听力检查。

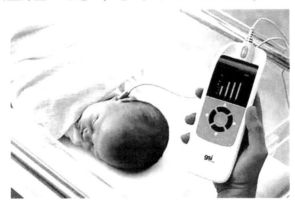

耳声发射仪使用示意图

OAE 的测试结果描述通常为文字性的"通过"或"不通过"。

"通过"的意义：代表大部分频率的耳蜗外毛细胞功能正常或接近正常，耳蜗可以正常地接收声音。

"不通过"的可能原因如下。

（1）听力下降。如果孩子是先天性的听力损失，比如耳蜗的缺陷，耳蜗就无法产生这种能量，就会表现为不通过，提示听力有问题，需要请相应的专科医生及时处理。

（2）中耳病变。中耳炎症、鼓膜穿孔、听骨链异常等。

（3）外耳堵塞。

三、新生儿听力筛查程序

新生儿听力筛查程序包括宣传教育、知情同意、初筛、复筛、阳性病例确诊、治疗干预和随访、康复、数据采集分析及报送等。

（一）初筛及复筛

（1）一般新生儿出生后实行两阶段筛查。第一阶段为初筛，在出生后 48 小时至出院前完成；第二阶段为复筛，未通过者及漏筛者于出生后 42 天内进行双耳复筛。复筛仍未通过者应当在出生后 3 个月龄内转诊至省级卫生行政部门指定的听力障碍诊治机构接受进一步诊断。

（2）新生儿重症监护病房（NICU）的婴儿出院前进行 AABR 筛查，未通过者直接转诊至听力障碍诊治机构。

（3）具有听力损失高危因素的新生儿，即使通过听力筛查仍应当在 3 年内每年至少随访 1 次，在随访过程中怀疑有听力损失时，应当及时到听力障碍诊治机构就诊。

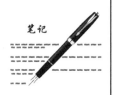

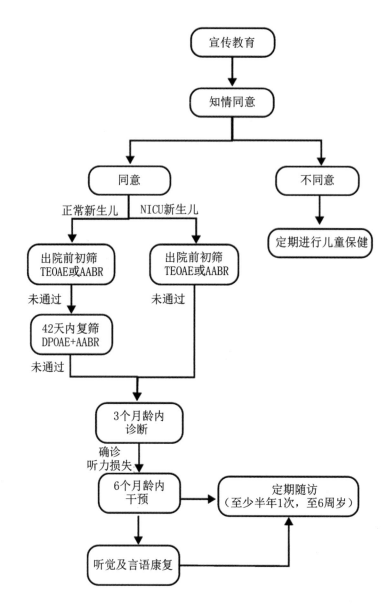

听力筛查流程

新生儿听力损失高危因素：①NICU 住院超过 5 天；②儿童期永久性听力障碍家族史；③巨细胞病毒、风疹病毒、疱疹病毒、梅毒或毒浆原虫（弓形虫）等引起的宫内感染；④颅面形态畸形，包括耳郭和耳道畸形等；⑤出生时体重低于 1500 g；⑥高胆红素血症达到换血要求；⑦病毒性或细菌性脑膜炎；⑧新生儿窒息（Apgar 评分：1 分钟 0~4 分或 5 分钟 0~6 分）；⑨早产儿呼吸窘迫综合征；⑩体外膜氧合；⑪机械通气超过 48 小时；⑫母亲孕期曾使用过耳毒性药物、祥利尿剂或滥用药物和酒精；⑬临床上存在或怀疑有与听力障碍有关的综合征或遗传病。

（4）在尚不具备条件开展新生儿听力筛查的医疗机构，应当告知新生儿监护人在 3 个月龄内将新生儿转诊到有条件的筛查机构完成听力筛查。

（5）操作步骤：①清洁外耳道；②受检儿处于安静状态；③严格按技术操作要求，采用筛查型耳声发射仪或自动听性脑干反应仪进行测试。

（二）诊断

（1）复筛未通过的新生儿应当在出生 3 个月内进行诊断。

（2）筛查未通过的 NICU 患儿应当直接转诊到听力障碍诊治机构进行确诊和随访。

（3）听力诊断应当根据测试结果进行交叉印证，确定听力障碍程度和性质。怀疑患儿有其他缺陷或全身疾病，指导家长带患儿到相关科室就诊；疑有遗传因素所致的听力障碍，指导家长带患儿到具备条件的医疗保健机构进行遗传学咨询。

（4）诊断流程：①病史采集；②耳鼻咽喉科检查；③听力测试，应当包括电生理和行为听力测试内容，主要有声导抗（含 1000 Hz 探测音）、OAE、ABR 和行为测听等基本测试；④辅助检查，必要时进行相关影像学和实验室辅助检查。

（三）干预

针对不同性质、不同程度的听力障碍应采取不同的康复手段。

一般来讲，对于确诊为重度或极重度的感音神经性听力损失的患儿，建议在患儿出生后 3 个月开始为其选配助听器；对于中度听力损失者，建议在 6 个月龄时开始为其选配助听器；对于部分中度及轻度听力损失的小儿，随访至 8~10 个月，确定为永久性听力损失后，建议为其选配助听器。

所有佩戴助听器的患儿均应定期进行听觉及言语康复训练，并定期进行听力和言语发育评估。

对康复效果欠佳的重度或极重度感音神经性听力损失患儿，建议 1 岁左右进行人工耳蜗植入手术，术后继续进行听觉及言语康复训练。

（四）随访

随访工作纳入妇幼保健工作常规。妇幼保健机构协助诊治机构共同完成对确诊患儿的随访，并做好各项资料登记保存的工作，指导社区卫生服务中心做好辖区内儿童的听力监测及保健。

（1）筛查机构负责初筛未通过者的随访，告知其监护人 42 天内到本中心进行复筛，并提供健康教育。

（2）复筛仍未通过的新生儿在 1 个月内转诊至听力诊查诊治机构进行听力确诊。

（3）对于通过但有高危因素者以及诊断正常者，每年随访一次，直到 3 周岁。

（五）康复

（1）对使用人工听觉装置的儿童，应当进行专业的听觉及言语康复训练，定期复查并调试。

（2）指导听力障碍儿童的家长或监护人，到居民所在地有关部门和残联备案，以接受家庭康复指导服务。

四、新生儿耳聋基因筛查

（一）新生儿耳聋基因筛查的意义

传统的新生儿听力筛查在我国已实施多年，覆盖面广，测试简单快捷，可以及时发现先天性听力损失患儿，但对迟发性、渐进性及药物性耳聋的检出有一定的局限性。新生儿耳聋基因筛查对新生儿听力筛查的局限有很好的补充，可有效提升遗传性耳聋的检

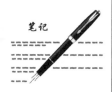
遗传与优生

出率，使得听力损失和潜在听力损失儿童能够被早发现、早诊断和早干预。

新生儿听力和耳聋基因的联合筛查既可以发现先天性耳聋，又可以对迟发性耳聋及药物性耳聋做出预警，有效避免或延迟听力损失的发生。

新生儿耳聋基因筛查的意义为：在分子水平明确病因；预防耳聋发生（如迟发性耳聋）；指导耳聋治疗（人工耳蜗植入效果评价）；遗传咨询及婚育指导，实现优生优育。

（二）新生儿耳聋基因筛查的范围

耳聋的发病原因约60%是遗传基因突变，约40%是环境因素，如细菌或病毒感染。在遗传因素导致的耳聋当中70%左右是非综合征性耳聋，常见的遗传方式有常染色体显性或隐性遗传、性连锁遗传及线粒体遗传；30%是综合征性耳聋，即存在其他并发症的听力障碍。

目前，共有154个非综合征性耳聋基因位点被确认，分布于108个基因。流行病学调查结果显示我国最常见的导致耳聋的发病基因有4个，分别是 *GJB 2*、*PDS*（又称 *SLC 26A 4*）、*12S rRNA*、*GJB 3*。正常人群的携带率为5%~6%。这4种基因突变引起的耳聋占整个遗传性耳聋的70%，国内临床对耳聋基因筛查主要针对这4个基因。

4种常见耳聋致病基因

基因	耳聋表现	正常人群携带率	耳聋人群携带率
GJB 2	先天性耳聋	2%~3%	21%
SLC 26A 4	大前庭水管综合征，先天或迟发性耳聋	2%	14.5%
12S rRNA	药物性耳聋	0.3%	4.4%
GJB 3	后天高频耳聋	我国本土克隆的第一个遗传疾病基因	

耳聋基因检测具有很重要的意义，可以对症状前耳聋患者，或患者的未发病亲属进行筛查，进行产前或孕前生育指导，降低耳聋的再发风险；对现症患者，可以早期诊断，明确病因，判断预后；对诊断出遗传性耳聋的患者，进行用药指导、生活方式指导，预防或减轻耳聋的发生，还可以指导治疗，如对于 *GJB 2* 基因突变致病的耳聋患者，及早进行电子耳蜗治疗，可避免因聋致哑，减少语言发育障碍。

截至2020年6月，全国接受遗传性耳聋基因筛查的新生儿数量超过425万，检出总突变率为4.47%，其中药物致聋基因携带者有11 000余人，避免了约11万受检者和家庭成员因使用药物不当而致聋，有效降低了耳聋的发病率，提高了出生人口素质，实现了优生优育。

（三）新生儿耳聋基因筛查的流程

耳聋基因遗传咨询应遵循基因型、表型对应的原则，详细询问家族史，采集临床信息，必要时应建议儿童完善相关检查（听力学、影像学检查和耳聋基因检测）以进一步明确诊断，提供准确的遗传咨询和康复指导。

耳聋基因筛查采样时一般在新生儿出生后3~5天内采集足跟末梢血，可选择15项遗传性耳聋基因检测试剂盒（微阵列芯片法）检测中国人群中常见的4个耳聋相关基因的15个突变位点，详见下页表。

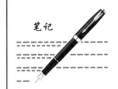

耳聋基因检测的 15 个突变位点

检测基因	检测位点	位点数（个）
GJB2	235delC、299_ 300delAT、176_ 191del16、35delG	4
SLC26A4	IVS7-2A>G、2168A>G、1226G>A、1174A>T、1229C>T、1975G>C、2027T>A、IVS15+5G>A	8
12S rRNA	1555A>G、1494C>T	2
GJB3	538C>T	1
总计		15

（四）新生儿耳聋基因筛查技术（PCR-导流杂交法）

1. PCR-导流杂交法的原理　该技术是一种低密度基因芯片技术。首先提取受检者 DNA，通过 PCR 获得大量目标 DNA；再使用固定有不同类型耳聋致病基因探针的基因芯片（膜纤维），利用 DNA 双链碱基互补的原理，受检查 PCR 产物以导流杂交的机制穿过薄膜介质，同时与固定探针发生碱基互补，最终获得可识别的特异性的杂交结果。

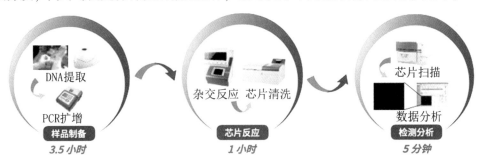

PCR-导流杂交法操作流程

2. PCR-导流杂交法的结果识别与判读　探针固定在膜纤维上，当 PCR 产物穿过薄膜时，与探针互补的序列分子可留在膜上，表现为膜条图对应的基因位点上显示为蓝紫色圆点；不与探针互补的分子无法与探针发生结合反应，随后被漂洗除去，膜条图对应的基因位点上不显示蓝紫色圆点。用生物素（biotin）标识的原点代表质控杂交体系的有效性。N（Normal）代表基因序列为野生型，与一般人群的序列组成一致。M（Mutant）代表基因序列含某一突变位点。如 *GJB3* 基因 c.538C>T 是常见的耳聋基因突变，正常样本中的 *GJB3* 基因 c.538C 位点与探针"……G……"互补，即在膜条图的"538N"位点出现蓝紫色圆点信号，而"538M"位点不出现蓝紫色圆点信号。538M 纯合突变样本的 c.538T 与探针"……A……"互补，即只在膜条图的"538M"位点出现蓝紫色圆点信号，而"538N"位点不出现蓝紫色圆点信号（下页图）。若样本为 538M 杂合突变样本，则在"538N"和"538M"位点同时出现蓝紫色圆点信号。

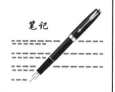

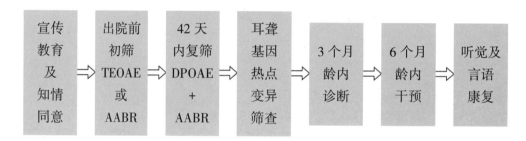

PCR-导流杂交法的结果识别

【任务实施】

宣传教育及知情同意 ⇒ 出院前初筛 TEOAE 或 AABR ⇒ 42天内复筛 DPOAE + AABR ⇒ 耳聋基因热点变异筛查 ⇒ 3个月龄内诊断 ⇒ 6个月龄内干预 ⇒ 听觉及言语康复

【实施流程】

流程	内容
宣传教育	依托医院、检测机构、婴幼儿托育机构和家政公司等，面向群众开展新生儿听力筛查宣传教育，宣教形式包括宣传画、手册、传统媒体和新媒体等
知情同意	1. 筛查机构面向产妇及其家属说明新生儿听力筛查的知情同意，告知新生儿听力筛查的目的、意义、条件、方式、灵敏度和费用等相关规定和信息 2. 知情同意前提下，新生儿监护人签署附录1"新生儿听力筛查知情同意书"，新生儿参加新生儿听力筛查 3. 采血机构及时登记参与筛查的新生儿信息，并录入新生儿疾病筛查信息管理系统
初筛	1. 新生儿在出生48小时以后至出院前，完成初次听力筛查 2. 初次筛查方法主要使用TEOAE 3. 检查在隔音室内进行，测试者测试过程中不能说话，不能做咳嗽、吞咽或者转头等动作。婴幼儿宜在睡眠时进行检查 4. 听力筛查机构出具新生儿听力筛查报告单并解释筛查结果。结果判读：通过/不通过 5. 未通过者或漏筛者于出生后42天内进行双耳复筛
复筛	1. 对初筛阴性病例展开健康教育，如为漏筛新生儿，则42天内进行听力复筛 2. 复筛方法主要使用DPOAE和AABR检测 3. 若复筛未通过，应在3个月内进行详细的医学和听力学诊断，包括完整听力检查：声导抗、OAE、ABR等 4. 听力筛查机构负责复筛、转诊和随访，筛查信息及时录入省妇幼健康服务管理信息系统 5. 出具"新生儿听力筛查报告单"并解释筛查结果，见附录3。建议高危人群预约遗传学咨询和聋病基因芯片检测

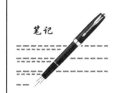

（续表）

流程	内容
新生儿耳聋基因筛查	1. 询问家族史，采集临床信息 2. 基因检测，如选用 15 项遗传性耳聋基因检测试剂盒（PCR-导流杂交法）检测中国人群中常见的 4 个耳聋相关基因的 15 个突变位点 3. 基因检测机构出具"新生儿耳聋基因筛查报告"，见附录 6
阳性病例确诊	1. 新生儿听力障碍诊治机构接受转诊，负责对筛查未通过的儿童进行听力学和相应医学诊断，出具"新生儿耳聋基因筛查报告"，告知并向监护人解释筛查结果 2. 新生儿听力障碍诊治机构向转诊机构反馈转诊对象相关诊疗信息
干预、康复和随访	1. 凡符合听力损失诊断的婴儿，应在 6 月龄内积极接受干预（如佩戴助听器、人工耳蜗等），以免错过婴儿语言发育的关键时期 2. 对具有听力损失和语言发育迟缓高危因素的婴幼儿，进行跟踪和随访，每年至少 1 次，直到 3 周岁
数据采集分析及报送	听力筛查机构负责本机构新生儿疾病筛查日常工作，应用妇幼健康管理系统做好相关信息的采集、统计、分析和报送工作

【任务评价】

工作流程考核表

专业：_____ 班级：_____ 姓名：_____ 学号：_____ 成绩：_____

项目	内容	分值	评分要求	自评	互评	师评
新生儿听力筛查	宣传教育及信息登记	10	对孕产妇及家属进行新生儿听力筛查宣传教育			
		10	及时登记服务对象信息			
	初筛	5	TEOAE 检测及其筛查结果解读			
	复筛	5	DPOAE 和 AABR 检测及其筛查结果解读			
	新生儿耳聋基因联合筛查	15	询问家族史、采集临床信息并签署知情同意书			
		10	采集新生儿足跟末梢血			
		10	用 15 项遗传性耳聋基因检测试剂盒（PCR-导流杂交法）检测中国人群中常见的 4 个耳聋相关基因的 15 个突变位点			
		15	基因筛查结果解读			
	阳性病例确诊	5	遗传性听力障碍确诊			

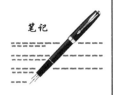

（续表）

项目	内容	分值	评分要求	自评	互评	师评
新生儿听力筛查	干预、康复和随访	5	已确诊患儿的临床医学和听力学干预时间节点			
		5	听力障碍婴儿确诊后定期进行听觉及言语康复训练，其监护人接受指导			
	数据采集分析及报送	5	新生儿信息的采集、统计、分析和报送			
总分	100					

【任务小结】

技能点、知识点学习线

专业：_____ 班级：_____ 姓名：_____ 学号：_____

项目	学习线	评分要点
技能点	新生儿听力筛查	1.
		2.
		3.
知识点	新生儿听力筛查的目的	
	新生儿听力筛查的流程	1.
		2.
		3.
		4.
		5.

【测试题】

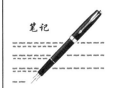
笔记

选择题：

1. 新生儿听力初次筛查是指新生儿出生（　　）后至出院前通过听力筛查发现听力障碍。

  A. 6 小时   B. 24 小时

  C. 72 小时   D. 48 小时

2. 新生儿听力筛查属于耳聋的（　　）

  A. 一级预防   B. 二级预防

  C. 三级预防   D. 以上选项都错误

3. 新生儿耳聋基因检测常见的基因有哪些（　　）

  A. *GJB2*   B. *PDS*

  C. *12S rRNA*   D. *GJB3*

4. 具有听力损失高危因素的新生儿，即使通过听力筛查仍应当在（　　）年内每年至少随访（　　）次，在随访过程中怀疑有听力损失时，应当及时到听力障碍诊治机构就诊。

  A. 3、1   B. 1、1

  C. 5、2   D. 3、2

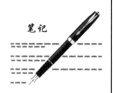

附　录

附录1　新生儿听力筛查知情同意书

<table>
<tr><td colspan="4" style="text-align:center">_____省（自治区、直辖市）
新生儿听力筛查知情同意书</td></tr>
<tr><td>母亲姓名：</td><td>新生儿性别：</td><td>出生日期：</td><td>住院病历号：</td></tr>
<tr><td colspan="4">　　新生儿听力筛查是根据《中华人民共和国母婴保健法实施办法》、原卫生部《新生儿疾病筛查管理办法》在新生儿期对严重危害新生儿健康的先天性、遗传性疾病实施的专项检查。目前主要采用的新生儿听力筛查技术有耳声发射和自动听性脑干反应等技术。这些技术都是客观、敏感和无创伤的方法。筛查结果分为通过和不通过两种，筛查结果不通过者，应当在42天内到筛查机构进行复筛，未通过复筛的婴儿需在3个月龄内到省级卫生行政部门指定的听力障碍诊治机构进一步确诊。筛查费用_____元，由_____支付。</td></tr>
<tr><td colspan="4">知情选择
　　我已经充分了解了该项检查的性质、合理的预期目的、风险性和必要性，对其中的疑问已经得到医生的解答。
　　我同意接受新生儿听力筛查。

　　监护人签名____xx____　____xxxx____年__xx__月__xx__日

　　我已被告知孩子患耳聋可能导致的不良后果，我不同意接受新生儿听力筛查。

　　监护人签名_____　_____年____月____日

　　监护人　现住地址：　　　省（区、市）　　　州（市）　　　县（市、区）
乡（镇）/街道　　　村/号　联系方式：</td></tr>
<tr><td colspan="4">筛查技术人员陈述
　　我已经告知监护人该新生儿将要进行听力筛查的性质、目的、风险性、必要性和费用，并且解答了关于此次筛查的相关问题。

　　筛查技术人员签名：____xx____　____xxxx____年__xx__月__xx__日</td></tr>
</table>

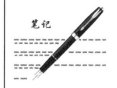

附录 2　新生儿听力生理学检测方法

(一) 听性脑干反应 (ABR)

ABR 也叫听觉脑干诱发电位, 是一种很成熟的基于电生理的听力诊断测试技术, 通过头皮电极记录听神经和脑干通路对于瞬态声刺激信号的一系列短潜伏期听觉诱发反应, 这些反应波通常在刺激后 10 ms 内出现, 依次用罗马数字表示, 即波 Ⅰ、Ⅱ、Ⅲ、Ⅳ、Ⅴ、Ⅵ和Ⅶ, 其中波 Ⅰ、Ⅲ及Ⅴ最明显, 且出现率较高。新生儿做 ABR 是需要在睡眠状态中, 避免其他的脑电信号干扰。

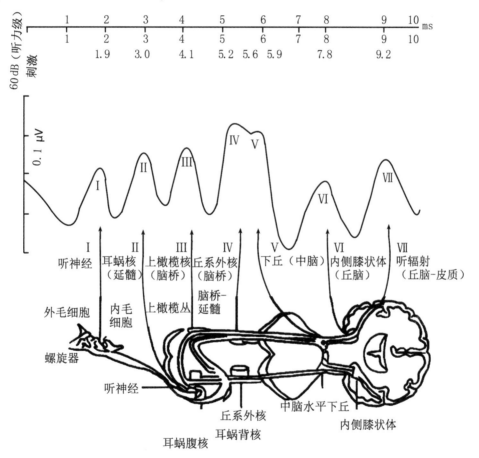

自动听性脑干反应波来源示意图

根据病理、生理实验及 CT 和手术提供的依据, ABR 各波成分的起源为: ABR 的波Ⅰ来源于耳蜗, 波Ⅱ来源于耳蜗核, 波Ⅲ来源于上橄榄核, 波Ⅳ来源于外侧丘系, 波Ⅴ来源于下丘, 波Ⅵ来源于内侧膝状体, 波Ⅶ来源于听辐射。

使用 Interacoustics I Eclipse 客观听觉测试平台系统进行测试, 用95%酒精及磨砂膏进行皮肤清洁、脱脂后, 将电极片分别固定于前额近发际处、眉心及两侧乳突位置, 测量极间电阻≤3 kΩ, 耳机类型为 3A 插入式耳机, 刺激声为交替短声, 刺激速率为 19.9 次∕秒, 带通滤波为 100～3000 Hz, 叠加次数为 2000 次, 刺激声强从 80 dB nHL 开始, 如引出 ABR 依次递减, 否则递增至 100 dB nHL, 以可以引出波 Ⅴ 的最小刺激声强作为 ABR 反应阈。

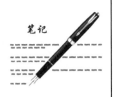

自动听性脑干反应（AABR）是"自动的"ABR。AABR 测试结果与标准平均值比较，给出"通过"与"不通过"两种结论。另外 AABR 的刺激声是固定强度的，一般 35 dB nHL 常见，主要应用于听力筛查。ABR 可以给出不同强度的声音，结果以多条曲线形式表现，然后由医生或听力师标记 Ⅰ、Ⅲ、Ⅴ波，结合潜伏期判断新生儿的听力阈值，主要应用于听力诊断。

（二）听觉稳态诱发电位（auditory steady-state response，ASSR）检测

ASSR 是由周期性调幅、调频或调幅又调频的持续调制声或刺激速率在 1~200 Hz 的短声或短纯音诱发的稳态脑电反应，反应的相位与刺激信号相位具有稳定的关系，故又称为稳态诱发电位。该测试可以得到不同频率处的听阈，因而在临床中被广泛运用。

使用 Interacoustics Eclipse 客观听觉测试平台系统，刺激声为 CE-chirp 声，电极放置位置同 AR 测试，耳机类型为 3A 插入式耳机，刺激重复率 90 次/秒，Ⅴ波频率为 500 Hz、1000 Hz、2000 Hz 和 4000 Hz，排斥水平为 80 μV。以 500 Hz、1000 Hz、2000 Hz 和 4000 Hz 四个频率的平均反应阈作为 ASSR 反应阈。

（三）耳声发射（OAE）检测

耳声发射是一种客观测试，检查在隔音室内进行，测试者测试过程中不能说话，不能做咳嗽、吞咽或者转头等动作。将探测管放入测试耳内进行测试，测试受背景噪声影响，需要在安静环境下进行测试，一般对婴幼儿都选择入睡时进行检查。通过耳机给予刺激声，最后仪器判读耳蜗是否传出了能量来进行听力筛查。OAE 结果描述为"通过"或"不通过"。

使用 Interacoustics Eclipse 客观听觉测试平台系统进行，两初始刺激音频为 1.22，刺激声强度 L1=65 dBL，L2=55 dB SPL，排斥声级为 20 dB SPL，以大于本底噪声 6 dB 为 DPOAE 引出的标准，500 Hz、1000 Hz、2000 Hz、3000 Hz、4000 Hz、6000 Hz 和 8000 Hz 7 个频率中 4 个及以上频率引出 DPOAE 为通过标准。

（四）声导抗检测

声导抗检测是通过声刺激所引起的中耳传音结构生物物理变化来观察听觉系统功能状态的一种客观测试方法。临床上，声导抗检测一般分为两个部分：鼓室导抗图和声反射测试。鼓室导抗图可以提供中耳和咽鼓管功能的相关信息，声反射测试能够提供声反射路径相关信息。

鼓室导抗测试中，常用到的探测音是 226 Hz 和 1000 Hz。226 Hz 探测音适合用于儿童及成年人的测试，1000 Hz 主要用于小于 7 个月的婴幼儿。

使用 MAICO M44 声导抗仪进行 226 Hz 及 1000 Hz 探测音声导抗检测，测试结果以 A 型曲线、正峰作为中耳功能正常的标准。

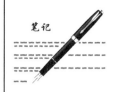

附录 3 新生儿听力筛查报告单

编号

筛查医院（科室）：_____ 分娩医院（科室）：_____

母亲姓名：__××__ 年龄：_____ 职业：_____ 民族：____ 胎次：____ □单胎□多胎

家庭住址：_____ 联系方式：_____

婴儿姓名：__××__ 性别：_____ 出生日期 __××××年××月××日××时__

出生体重（克）：_____

新生儿发育情况：_____

初筛时间：__××××年××月××日__ 婴儿家长签字__××__ 筛查人员签字：__××__

筛查方式：□耳声发射（OAE） □自动听性脑干反应（AABR）

　　　　　左耳：①通过②未通过　　左耳：①通过②未通过

　　　　　右耳：①通过②未通过　　右耳：①通过②未通过

意见：

（1）听力筛查"通过"说明您的孩子目前蜗前听觉毛细胞功能正常，但在儿童发育过程中，听力会受多种因素影响，如携带致聋基因、听神经病、耳毒性药物、其他疾病、噪声等，请您持续关注孩子的听力与言语发育，若发现异常及时到医院就诊。

（2）听力筛查"未通过"表示在您孩子外耳道未记录到耳声发射反应，可能是孩子的听力有问题，也可能是由于测试环境噪声过大或婴儿耳道内分泌物堵塞引起，因此需要复查。此外，听力损伤可导致语言及智力发育障碍，切勿存在侥幸心理，请按时前来。

（3）正常母婴同室新生儿复查未通过、有住重症监护室经历、拥有其他听力损失高危因素、新生儿初次筛查未通过或初筛通过复筛未通过，请于婴儿出生后 2.5~3 个月内拨打听力筛查及诊治中心电话，预约初步诊断。

新生儿听力筛查转诊单

母亲姓名：__××__ 婴儿姓名：__××__ 性别：__××__ 出生：__××××年××月××日__

转诊医院：_____ 就诊单位：__市听力筛查及诊治中心__

转诊时间：__××××年××月××日__ 转诊原因：□听力筛查未通过；其他

（1）请家长务必提前打电话预约听力检查时间（预约电话：××××-××××××××）。

（2）听力检查需要受检者处于深度睡眠状态，为使受检者能配合好听力检查及检查结果免受干扰，将采取睡眠剥夺配合药物镇静法。请受检者于检查前务必减少睡眠时间，如受检者是过敏体质或有药物过敏史，请提前告知医务人员。

（3）持《××市新生儿听力筛查转诊单》到市听力筛查及诊治中心就诊的患者，可免收听性脑干反应（ABR）检查费 1 次（90 元），但需要支付一次性材料费（包括一次性电极片、导电膏等材料）及药物镇静费用。

（4）由于近 60% 的听力障碍是由于遗传性因素造成的，因此受检者如存在听力障碍家族史（亲戚中有听力障碍人员），或者母亲孕期或受检者有服用耳毒性药物史的，请务必告知就诊单位医生，方便为受检者安排、预约遗传学咨询和聋病基因芯片检测。

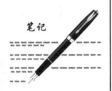
附录4　耳聋基因筛查标准膜条图

耳聋基因筛查标准膜条图（PCR-导流杂交法）

● biotin	● 35N	● 155N	● 176N	● 235N	● 299N
	35M	155M	176M	235M	299M
● 1494N	● 1555N	● 7445N	● 538N	● IVS-N	● 2168N
1494M	1555M	7445M	538M	IVS-M	2168M
● 1229N	1229M	● 12201N	12201M		

附录5　*GJB 3* 基因 538C>T 纯合突变膜条图

GJB 3 基因 538C>T 纯合突变膜条图（PCR-导流杂交法）

● biotin	● 35N	● 155N	● 176N	● 235N	● 299N
	35M	155M	176M	235M	299M
● 1494N	● 1555N	● 7445N	538N	● IVS-N	● 2168N
1494M	1555M	7445M	● 538M	IVS-M	2168M
● 1229N	1229M	● 12201N	12201M		

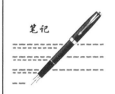

附录6　新生儿耳聋基因筛查报告

样本编号

受检者基本信息

母亲姓名：＿××＿　医院：＿＿＿＿＿＿＿＿＿　婴儿性别：＿＿＿＿＿＿＿

婴儿出生日期：××××年××月××日

医院名称：＿××＿　送检科室：＿＿＿＿＿＿　送检日期：＿＿＿＿＿＿

病历号/门诊号：＿＿＿＿＿＿　病区/床位：＿＿＿＿＿＿　送检医生：＿××＿

样本类型：＿＿＿＿＿＿＿＿＿＿　联系电话：××××–××××××××

方法：高通量测序

项目：遗传性耳聋4个常见基因检测

检测结果：

芯片编号：　　　　　　　点阵号：

序号	基因	相关病症	突变位点	检测结果
1	GJB2	先天性重度或极重度感音神经性耳聋	c.35delG	野生型
2			c.235delC	野生型
3			c.176_191del16	野生型
4			c.299_300delAT	杂合突变
5	GJB3	后天高频感音神经性耳聋	c.538C>T	野生型
6			c.547G>A	野生型
7	SLC26A4 (PDS)	大前庭水管综合征、先天或后天中度以上感音神经性耳聋	c.1226G>A	野生型
8			c.1229C>T	野生型
9			IVS15+5G>A (c.1707+5G>A)	野生型
10			c.1975G>C	野生型
11			c.2027T>A	野生型
12			c.2162C>T	野生型
13			c.2168A>G	野生型

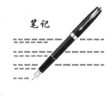

遗传与优生

（续表）

序号	基因	相关病症	突变位点	检测结果
14	*MT－RNR1*（*12S rRNA*）	药物敏感性耳聋	m.1494C>T	野生型
15			m.1555A>G	野生型

检测结果提示：

（1）结果"突变"提示送检者携带有遗传性耳聋基因突变。如果是耳聋患者，建议及早就医，进行 *GJB2* 基因的全基因测序检测和其他已知所有耳聋基因的检测，评估是否存在其他位点的突变。

（2）建议被检者亲属进行基因检测，以确认其是否为遗传性耳聋患者或遗传性耳聋基因突变携带者。

（3）如为近亲结婚，建议受检者配偶进行相应位点检测从而预防其生育耳聋后代。

1）检测结论均为实验室检测数据，仅检测报告所列基因位点。报告的检测结果仅供参考。若结果未见异常，不能排除其他异常，建议结合临床进行遗传咨询。

2）由于个体差异以及当前医学检测技术水平的限制因素等，即使检测人员已经履行了工作职责并严格遵守操作规程，仍无法避免假阳性或假阴性检验结果，本次检测仅对送检标本负责！结果仅供医生参考。如果对检测结果有疑问，请于收到报告后 7 个工作日内与我们联系，谢谢！

采样人员：　××　采样时间：　××××年××月××日

送检时间：　××××年××月××日　审核时间：　××××年××月××日

检验者：　××　审核者：　××　报告日期：　××××年××月××日

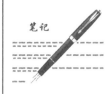

任务 2　耳聋致病基因检测

【任务导入】

李某，女，5 岁，诊断为感音神经性耳聋（双耳），其他各项体征均正常，常规实验室血液检测（血常规、血生化等）未见异常。其父母表型正常，否认家族内有耳聋等遗传性疾病史，否认患儿有致聋性外伤史、耳毒性药物使用史、感染史。该患儿的父母想要再生一个听力正常的宝宝，请向其提供遗传咨询，告知其需要做哪些检测。

【任务目标】

知识目标：掌握热点耳聋致病基因的不同遗传方式，掌握耳聋基因诊断结果的书写规则；理解耳聋产前诊断的理论、方法及局限性；了解制订预防耳聋科普教育方案的原则、方法及相关法律法规政策、行业规范相关知识。

技能目标：能收集耳聋就诊者的遗传机制家系信息及患者的病例信息、生化资料和遗传信息；能解释耳聋致病基因诊断结果及其遗传方式；能介绍耳聋产前诊断的理论、方法及新进展；能提供耳聋科普教育方案的原则和方法。

职业素养目标：增强向社会公众普及耳聋防控科学知识的意识；具备主动关注耳聋相关法律法规及行业规范的意识。

【任务分析】

听觉系统的传音、感音、神经传导以及对声音综合分析的各级神经中枢发生器质性或功能性的异常，会导致听力出现不同程度的减退，即听敏度或听理解力下降，称为听力损失（hearing loss），习惯上又称为耳聋（deafness），其严重程度可从轻度、中度、中重度、重度、极重度至完全听力损失。听力损失是常见的公共卫生问题。在全生命周期中，遗传、生物、社会心理和环境等因素影响着听力损失的发生、性质、程度及进展。

一、耳聋现状

耳聋在全球范围内均为常见的感觉障碍性疾病。在我国，听力残疾人群有 2000 多万，占据我国残疾人群的 1/4。听力障碍的发病率随年龄的不同有所变化，新生儿发病率为 1‰，青年人发病率为 1%，45～64 岁人群发病率为 14%，65～75 岁人群发病率为 30%～60%，75 岁以后人群中 50%～70% 的人存在不同程度的听力损失。

耳聋是较为常见的出生缺陷，2006 年第二次全国残疾人抽样调查结果显示，听力及言语残疾人口有 2780 万，其中 0～6 岁者已明确的发病原因包括遗传、孕期病毒感染、新生儿窒息、药物性耳聋、早产和低出生体重。原卫生部发布的《中国出生缺陷防治报告（2012）》显示，我国先天性听力损失的发生率为 2‰～3‰。新生儿听力损失每年新增 2～3 万，一半由遗传因素导致；每年还新增 2～3 万迟发性听力损失儿童，其与遗传因素密切相关。

听力障碍病因学研究显示，在全球范围内大约 60% 的耳聋与遗传因素有关。青少年的听力损失中遗传因素所占比重更为显著。近年来逐渐兴起并已规模化的耳聋基因筛查，对常见遗传性耳聋诊治能力的提高起到非常重要的推动作用。新生儿听力筛查可以减少听力障碍的经济和社会负担。

二、耳聋的遗传方式

遗传性耳聋是指遗传缺陷所造成的听力损失。父母一方或双方具有类似的听力损失，也可以是听力正常的携带者。无论是基因型还是表型，遗传性耳聋都具有高度的异质性。遗传性耳聋分为遗传性综合征型耳聋及遗传性非综合征型耳聋两大类。前者指除了耳聋以外，同时存在眼、骨、肾、皮肤等部位的病变，这类耳聋占遗传性耳聋的30%；后者只出现耳聋的症状，在遗传性耳聋中占70%。

（一）遗传性综合征型耳聋

遗传性综合征型耳聋包括 Waardenburg 综合征（伴随皮肤色素系统的病变）、Usher 综合征（伴随视觉系统的病变）、Alport 综合征（伴随泌尿系统的病变）和 Pendred 综合征（伴随内分泌系统的病变）等。遗传性综合征型耳聋的特点是除了有听力损失外，还伴随其他部位的疾病。如较常见的"蓝眼"，就属于 Waardenburg 综合征患者虹膜异常的表现。

（二）遗传性非综合征型耳聋

遗传性非综合征型耳聋主要为单基因遗传病，按其遗传方式又分为常染色体显性遗传（autosomal dominant non-syndrome deafness，DFNA）、常染色体隐性遗传（autosomal recessive non-syndrome deafness，DFNB）、X 连锁遗传（X-linked non-syndrome deafness，DFNX）、Y 连锁遗传（Y-linked deafness，DFNY）、线粒体（mitochondrial）遗传以及表观遗传等。命名后接的数字表示基因座定位的时间顺序，DFNA（DFNA1、DFNA2、DFNA3 等）约占遗传性耳聋的18%，DFNB 约占80%，DFNX 约占1%，线粒体遗传约占1%，DFNY 和表观遗传仅见个案报道。此外，耳聋基因的新发突变也可见于临床病例中。

目前，共有154个非综合征型耳聋（non-syndromic hearing loss，NSHL）基因位点被确认，分布于108个基因。流行病学调查显示，我国最常见的导致耳聋的发病基因有4个，分别是 GJB2 基因、PDS 基因、12S rRNA 基因和 GJB3 基因。正常人群的携带率为5%~6%。这4种基因突变引起的耳聋占整个遗传性耳聋的70%，国内临床对耳聋基因的筛查主要针对这4个基因。

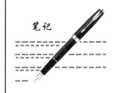

我国常见耳聋致病基因

相关病症	基因	突变位点	遗传模式
先天性重度或极重度感音神经性耳聋	GJB2	c. 35delG、c. 235delC	DFNB
		c. 176_191del16	DFNB
		c. 299_300delAT	DFNB
后天高频感音神经性耳聋	GJB3	c. 538C>T、c. 547G>A	DFNB
大前庭水管综合征、感音神经性耳聋	SLC26A4	c. 281C>T、c. 589G>A	DFNB
		c. 919-2A>G、c. 1174A>T	DFNB
		c. 1226G>A、c. 1229C>T	DFNB
		c. 1707+5G>A、c. 1975G>C	DFNB
		c. 2027T>A、c. 2162C>T	DFNB
		c. 2168A>G	DFNB
药物敏感性耳聋	12S rRNA	m. 1095T>C	线粒体遗传
		m. 1494C>T	线粒体遗传
		m. 1555A>G	线粒体遗传

1. GJB2基因　GJB2突变是最常见的耳聋突变基因，是我国第一大致聋基因，编码缝隙连接蛋白Connexin26（Cx26），该基因突变可影响内耳缝隙连接，致使钾离子不能回流到内淋巴液而导致耳聋。GJB2突变约占遗传性耳聋的50%以上，遗传方式是常染色体隐性遗传。夫妻双方同时都携带了一个GJB2基因的致病性变异，以母源为例，见下页图，他们生育耳聋患儿的风险大概是1/4，见下表。这个基因突变在我国听力障碍患者中的携带率是21%，正常人群的携带率是2%~3%，也就是说100个人中可能有2~3人携带GJB2基因变异。基因浏览器的查看路径参见附录1。

父母同时携带GJB2致病性变异时子代患者的基因型

基因	染色体位置（GRCh38）	基因变异信息	合子类型	疾病名称	遗传模式	变异来源	变异分类
GJB2	Chr13：20763486	NM_004004.6 c. 235del（p. Leu79fs）	杂合（het）	非综合征型遗传性耳聋1A型	AR	父亲	致病性变异
GJB2	Chr13：20189066	NM_004004.6 c. 516G>C（p. Trp172Cys）	杂合（het）	非综合征型遗传性耳聋1A型	AR	母亲	致病性变异

2. SLC26A4基因　SLC26A4基因，又称PDS基因，是我国第二大致聋基因，编码的Pendrin蛋白是一种碘/氯离子转运蛋白。SLC26A4基因突变与非综合征型隐性遗传性耳聋［大前庭水管综合征（enlargedvestibular aqueduct syndrome，EVAS）］和综合征型耳聋［Pendred综合征（Pendred syndrome，PDS）］密切相关。遗传方式也是常染色体隐性遗传，当夫妻双方同时都携带了该基因的变异，他们生育耳聋患儿的风险大概是1/4。这个基因突变在我国听力障碍患者中的携带率是14.5%，正常人群的携带率约2%。这个基因

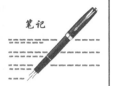
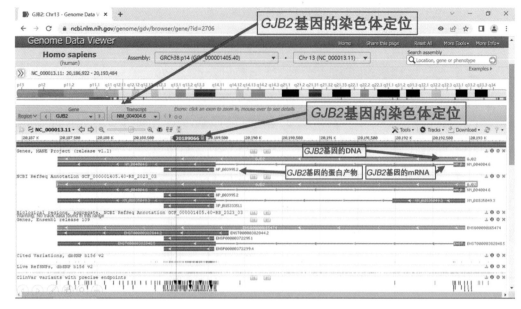

我国常见耳聋致病基因

突变的临床表现有一个很重要的特点，就是迟发性耳聋，也就是出生的时候听力是正常的，而在后天由于外力的影响导致耳聋，所以在传统的听力筛查当中容易发生漏诊。

3. 线粒体 *12S rRNA* 基因　　线粒体 *12S rRNA* 基因是药物性耳聋致病基因，由于线粒体 *12S rRNA* 的基因变异，导致听力损失。线粒体基因属于母系遗传，当母亲的线粒体 DNA 发生了一个变异，变异的存在将导致其有因服用氨基糖苷类药物而致聋的风险时，这个母亲是携带者。因为卵子中的线粒体 DNA 会向下一代遗传，所以她所有的孩子都会携带这个药物致聋基因。如果孩子在出生后使用了氨基糖苷类药物，可能会出现听力下降或丧失。耳聋患者的 *12S rRNA* 基因突变携带率是 4.4%，正常人群的携带率是 3‰。这类耳聋在传统听力筛查当中也容易发生漏诊。线粒体基因的遗传方式详见附录 2。

4. *GJB3* 基因　　*GJB3* 基因编码缝隙连接蛋白 Comexin31（Cx31）。*GJB3* 基因由我国夏家辉院士于 1998 年首次发现，是我国克隆及确定的第一个耳聋致病基因，该基因的遗传方式是常染色体显性遗传，该基因在国外的检出率非常低，表明该基因的分布存在地域差异。*GJB3* 基因突变导致的耳聋往往是高频听力下降，常为迟发性听力损失。

我国本土克隆遗传病疾病基因零的突破

从 1972 年到 1998 年，夏家辉团队实现了在我国本土克隆遗传病疾病基因零的突破。团队 20 多位工作人员，每天工作 12 小时以上，为了解决一些技术难题，他们十余次封闭，吃住均在实验室。1998 年 5 月 28 日，他们在两个神经性耳聋家系中发现了基因突变，目标立刻锁定在 *GJB3*，从而确定了 *GJB3* 是决定人类遗传性神经性高频性耳聋的疾病基因。实验室工作人员立即撰写论文向《自然遗传学》杂志投稿。

夏家辉成为世界上克隆人类神经性耳聋疾病基因的第一人。86 岁高龄的夏家辉仍在坚持工作，一生坚守，不忘初心。他以亲身经历，告诉人们作为共产党员需要秉承着志存高远、勇于拼搏的精神，将个人的理想追求融入国家和民族的事业中。

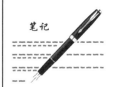

三、耳聋的诊断

（一）临床诊断

临床诊断依据听力损失病史、既往史、家族史、全身查体和耳科专科查体，以及听力学检查和影像学检查做出遗传性非综合征型耳聋的临床诊断。听力学检查的结果是临床听力损失诊断的主要依据，听力学检查以纯音测听和声导抗为基础，言语测听也是诊断的重要依据。必要时增加听性脑干反应（ABR）、耳声发射（OAE）等全面综合分析。影像学检查对于特定的遗传性内耳畸形具有诊断价值，依据影像学诊断的大前庭水管综合征和 X-连锁骨固定耳综合征（耳蜗不完全分隔亚型，IP-M）是典型的遗传性非综合征型耳聋。

（二）分子诊断

鉴于非综合征型耳聋临床表型和基因型的高度异质性，分子基因诊断尤为重要。对于耳聋患者及其主要家庭成员，通过耳聋基因诊断，可以明确病因，判断表型和预后，指导干预、康复，预防和评估生育耳聋后代的风险等。分子遗传学诊断前须对受检者的表型进行诊断，要了解既往遗传学检查、用药史、母亲妊娠史等，同时还需要满足患者的知情同意和医学伦理要求。在家族中进行基因诊断时，应首先针对耳聋先证患者。

对先证者家庭成员的患病风险进行遗传诊断后，如果基因检测结果对其他家庭成员的疾病风险预测和预防具有明确的提示意义，有必要对家族中可能的基因变异携带者进行遗传学检测和遗传咨询。但是否告知其他家庭成员，原则上由受检者决定，如果受检者未成年，则由其监护人决定。推荐其所有一级亲属进行该基因变异的检测，基因检测阳性可以早期诊断尚无临床症状的家族成员，并进行风险管理，对于预防与治疗更有价值。

（三）产前基因诊断和胚胎植入前遗传学检测

若耳聋家庭致聋基因突变已确定，其再发风险可通过检测胎儿 DNA 以预测胎儿听力状况。胎儿细胞可通过羊膜腔穿刺（通常在孕 18~23 周进行）或绒毛膜取样（通常在孕 9~14 周进行）获得。目前可以进行产前诊断的耳聋高危家庭主要包括：已生育耳聋孩子且孩子已明确诊断为遗传性耳聋的夫妇；双方携带相同常染色体隐性致病基因突变的首胎妊娠夫妇；双方或一方基因诊断出明确的显性遗传致病基因突变的首胎妊娠夫妇等。

胚胎植入前遗传学检测（preimplantation genetic testing，PGT）是通过辅助生殖技术，进行卵胞浆内单精子注射及胚胎培养，取极少量胚胎细胞进行遗传学诊断，明确胚胎的基因突变携带情况，再行选择性植入，可避免自然怀孕后因胎儿患遗传性疾病而须终止妊娠的痛苦。对于明确致病基因突变的家庭，可根据 PGT 适应证酌情选择。

遗传性耳聋产前诊断和 PGT 必须严格遵循规范化流程，严格掌握前提条件，致病基因突变致病性及外显率尚不明确的家庭不适于施行产前诊断和 PGT。在临床实践中，应当严格执行知情同意程序，严格控制质量，确保结果准确，对结果进行非倾向性的客观解读和咨询。

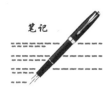

四、耳聋的临床遗传咨询

非综合征型耳聋遗传咨询内容包括病因、遗传方式与规律、听力损失预后、干预措施选择、预防及再发风险评估等方面。基因诊断结合产前诊断和PGT，可以有效预防再发风险，针对耳聋家庭的临床遗传咨询实践非常直接有效。

（一）常染色体显性遗传非综合征型耳聋

如果先证者父母之一有突变等位基因，则其同胞发病风险为50%；如果先证者的父母均无突变的等位基因，则先证者为新生突变（de novo），需要排除低比例嵌合现象，父母再生育仍然存在遗传风险，可行产前诊断或PGT；先证者的后代发病风险为50%，男女患病机会均等。

（二）常染色体隐性遗传非综合征型耳聋

先证者的父母多拥有正常听力但携带相同耳聋致病基因的突变，再次生育耳聋后代的风险为25%，先证者的同胞有25%的概率为耳聋患者，50%的概率是有正常听力的耳聋基因突变携带者，有25%的概率为正常人；先证者与正常人婚配的后代100%为携带者，若先证者与携带相同致聋基因突变的正常听力携带者婚配，其后代50%为耳聋患者，生育时可行产前诊断或行PGT；若先证者与携带相同致聋基因突变的耳聋患者婚配，其后代100%为耳聋患者，男女患病机会均等。

（三）X连锁隐性遗传非综合征型耳聋

如父亲正常，母亲为携带者时，后代中男性有50%的概率患病，女性有50%的概率为携带者，可进行产前诊断或PGT。若胎儿确定携带此突变，则需要确定胎儿性别。如父亲患病，母亲正常时，后代中男性无此基因突变致病风险，女性全部为携带者。不同基因的女性携带者的发病情况存在差异，部分基因突变的女性携带者也可出现耳聋，通常耳聋程度较轻，发病年龄较晚。

（四）X连锁显性遗传非综合征型耳聋

如父亲正常，母亲患病时，若母亲为杂合子，后代中男女均有50%的概率患病，可进行产前诊断或PGT；若母亲为纯合子，后代中男性及女性均会全部患病。如父亲患病，母亲正常时，后代中男性无此基因突变致病风险，女性全部患病。

（五）线粒体基因突变性耳聋

携带均质性线粒体m.1555A>G或m.1494C>T突变的女性，其后代均携带突变，应用氨基糖苷类抗生素可致聋，而男性携带者则不会将其遗传给下一代。携带者所有的母系亲属均携带线粒体m.1555A>G或m.1494C>T突变，属于高危人群。对于异质性的线粒体点突变，其母体卵细胞突变型mtDNA与野生型mtDNA并存。mtDNA在细胞的分裂过程中，子细胞可能出现3种基因型：均质性的突变型mtDNA、均质性的野生型mtDNA及异质性的突变型mtDNA，得到较多突变型mtDNA的后代易患病，而得到较多野生型mtDNA的后代则不易患病，类似多基因病的非孟德尔遗传方式，其后代疾病再发风险率很难准确预测。

五、遗传性耳聋的三级预防策略

（一）一级预防策略

一级预防的基础是对人群开展广泛性基因筛查和高危人群的基因诊断，具体策略包括：为携带致聋基因突变的夫妇进行孕前指导，为耳聋夫妇提供生育指导，对环境致聋因素易感者提供用药指导和生活指导，并通过 PGT 预防耳聋患儿的出生。

（二）二级预防策略

二级预防是针对耳聋高危家庭开展的预防措施，具体策略是在孕期进行耳聋基因筛查，并通过后续的产前诊断避免耳聋患儿的出生。孕期耳聋基因筛查通过对突变携带者的配偶进行筛查及相应耳聋基因测序，发现携带同一致聋基因突变的夫妻双方，并进行针对性的产前诊断，可有效减少耳聋患儿的出生。针对孕期的耳聋基因筛查已在部分地区开展，可将耳聋的诊断提前到胎儿期，阻断耳聋的垂直传递，这在遗传性耳聋的防控体系中具有重要作用。

目前产前诊断技术包括有创产前诊断和无创产前检测技术（non-invasive prenatal testing，NIPT）。前者主要有绒毛穿刺、羊膜腔穿刺和经皮脐血管穿刺等，取得胎儿细胞进行产前诊断，在耳聋基因产前诊断中应用广泛。后者主要有孕母外周血游离胎儿 DNA（cell-free fetal DNA，cffDNA）检测技术及超声检查。有创产前诊断操作引发流产的概率约为 1/200，非有创性产前诊断较为安全，但存在检测方法烦琐、价格昂贵、准确性低等弊端。

对有生育耳聋后代风险的夫妇，生育时结合产前诊断和遗传咨询，可有效降低耳聋患儿的出生概率，但目前的临床分子诊断亦仅限于少数常见基因，并不能检测所有的致聋基因。对于耳聋这种非致死性遗传病，考虑到产前诊断的创伤和误差，而且可能面临大龄流产，因此不可避免地存在伦理学争议。随着基因组学及测序技术的不断发展，NIPT 和 PGT 诊断的准确性进一步提高，在遗传性耳聋的防控体系中极具发展前景。

（三）三级预防策略

三级预防是指对耳聋患儿的早发现、早诊断和早干预。开展新生儿听力筛查及耳聋基因筛查工作是三级预防的基石，在早发现的基础上通过外科手术及听力、言语康复等医学干预措施，实现耳聋患儿言语、智力和认知功能的发展。研究表明，先天性耳聋儿童的语言发育水平主要取决于被发现和干预的时期，只要在出生后 6 个月内发现并适当干预，患儿语言功能基本不受影响。目前对遗传性耳聋的干预措施主要是佩戴助听器、手术治疗、人工耳蜗植入及听性脑干植入，这些技术日益成熟，已造福了广大耳聋患者。随着致聋基因分子生物学研究的深入及技术的不断进步，遗传性耳聋的生物治疗逐渐进入视野，在未来耳聋的治疗中必将发挥重要作用。

六、耳聋基因检测样本收集、保存和运输

对于聋病遗传学临床检测，建议采集含基因组 DNA 的外周静脉血，采血前受检者不需要空腹，建议在遗传检测的同时送检受检者和父母样本。采集管抗凝剂采用乙二胺四乙酸（EDTA）或柠檬酸钠（即枸橼酸钠）。按照标准外周血采集操作规范进行：成人 10~15 ml，儿童 2~5 ml。充分混匀后静置，避免凝固，及时将采血管放入 4℃冰箱中暂

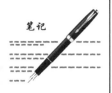

遗传与优生

存；长期保存应置于-20 ℃，保存时间不超过 2 年，反复冻融不超过 5 次；DNA 提取后可在-80 ℃下长期保存，尽量避免反复冻融。采集管建议使用塑料材质的抗凝管，避免使用玻璃材质，因为在运输或-20 ℃长期保存时，玻璃材质易出现爆管情况。选择冰袋或干冰低温保存样本，冷链运输寄送。

七、产前耳聋基因检测结果判读

项目定点机构依据耳聋基因检测报告，结合临床表型和家族遗传史等情况，提供风险评估和遗传咨询指导。单基因检测报告分两大部分：检测报告的结果和遗传学分析报告。第一部分包括样本信息、检测信息和检测结果，还可以包括家系图及家族验证信息；第二部分遗传学分析报告包括基因检测结果的遗传解析，另附有疾病说明、参考文献、检测方法类型及其局限性说明等，详见附录 3。

若孕妇耳聋基因筛查结果为阴性，应解读为检测范围内未发现 4 个常见耳聋基因高频变异位点，不可评估为胎儿无遗传性听力损失风险。若孕妇耳聋基因筛查结果为阳性，筛查机构应及时通知其到产前诊断机构进行遗传咨询与产前诊断。根据不同基因变异类型评估胎儿罹患耳聋的种类、程度及风险，并告知新生儿分娩后的干预措施及效果。

（一）*GJB2* 或 *SLC26A4* 基因变异

若孕妇耳聋基因检测结果为 *GJB2* 基因变异或 *SLC26A4* 基因变异，则子代有 50% 概率携带此变异；建议配偶进行 *GJB2* 或 *SLC26A4* 基因全序列检测，以明确配偶是否携带相同基因的变异。

从附录 7 "单基因遗传病基因检测报告"的结果我们可以看出父源致病基因的变异位点位于 13 号常染色体的第 20 763 486 个核苷酸上。该基因检测报告结果同时标明核苷酸变异的位点在 mRNA 水平的定位，并使用了参考序列。c.235 表示从起始密码子的第一个核苷酸（为 1）向 3′端的第 235 位核苷酸位点发生变异。

参考序列中的 NM 指一般人群的 mRNA（normal mRNA），NM 下划线代表此变异发生在成熟 mRNA 转录本上。下划线后面的数字为参考序列的 ID，其中 004004 代表编号，6 代表版本号。编号和版本号缺一不可，因为不同的版本号对应的转录本有不同的组成。

附录 7 基因检测报告结果第三列第二行的括号中显示了 *GJB2* 基因具体的变异位点在多肽链水平的定位。变异发生在编码区，因此导致蛋白质中的氨基酸序列发生了改变。在 p.Leu79fs 中，p 为蛋白质（protein）的缩写，不同的变异类型用不同的符号表示。fs 表示变异类型为移码突变，从而影响正常的 mRNA 转录和蛋白质翻译。"Leu79fs"表示第 79 位氨基酸由于移码突变现在变异为亮氨酸（L）。

从附录 7 我们可以看出母源致病基因的变异位点位于 13 号常染色体的第 20 189 066 个核苷酸上。

附录 7 基因检测报告结果标明核苷酸变异的位点在 mRNA 水平的定位，并使用了参考序列。c.516 表示从起始密码子的第一个核苷酸（为 1）向 3′端的第 516 位核苷酸位点发生变异。

附录 7 基因检测报告结果第三列第三行的括号中显示了受检者 *GJB2* 基因母源突变的具体变异位点在多肽链水平的定位。变异发生在编码区，因此导致蛋白质中的氨基酸序列发生了改变。在 p.Trp172Cys 中，"Trp172Cy"表示第 172 位氨基酸由于碱基替换由色氨酸（Trp）变异为半胱氨酸（Cys）。

100

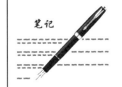

涉及的遗传咨询有如下几种情况。如附录 7 基因检测报告结果所示，该夫妇在二胎的产前诊断时，应对胎儿进行致病基因的产前诊断，若胎儿检出与先证者相同的致病性变异，则胎儿再发风险很高。知情同意原则下可选择性终止妊娠。若孕妇配偶未检测出同型基因致病性变异，则评估胎儿由此基因致聋的风险较低，但并不排除其他致聋因素。

（二）GJB3 基因变异

孕妇耳聋基因检测结果为 GJB3 基因变异：大部分携带此基因变异的个体听力表现为正常，个别表现为迟发性渐进性高频听力下降，建议携带此基因变异的孕妇进行听力学评估和遗传咨询，分娩后对新生儿进行听力与耳聋基因联合筛查，并做好追踪随访。

（三）线粒体基因变异

孕妇耳聋基因检测结果为线粒体基因变异：线粒体基因变异是药物敏感致聋变异，主要与氨基糖苷类抗生素的使用有关，无氨基糖苷类抗生素接触史的个体一般听力正常；该基因遵循母系遗传方式，胎儿应为线粒体基因变异携带者，母系家族成员同为线粒体基因变异携带者，均应慎用氨基糖苷类抗生素；新生儿出生后应进行听力与耳聋基因联合筛查，避免使用氨基糖苷类抗生素，杜绝耳聋的出现，并接受追踪随访。

此外，携带相同耳聋基因致病性变异的夫妇计划再生育时，应进行遗传咨询和风险评估，在充分知情同意基础上，产前诊断机构可为高风险夫妇提供耳聋基因胚胎植入前基因诊断、产前诊断、遗传咨询以及分娩后的新生儿听力及基因联合筛查，并对高风险夫妇妊娠结局进行追踪和干预指导。

八、产前耳聋基因检测的意义

新生儿携带的耳聋基因是由父母的遗传所致。产前耳聋基因诊断将耳聋预防关口前移，在孕期进行常见耳聋基因诊断并结合遗传咨询是减少耳聋出生缺陷、保障出生人口质量的有利措施。

九、耳聋基因诊断的局限性

耳聋基因诊断既具有必要性也具有一定的局限性。所选择的耳聋基因诊断位点为我国人群中遗传性耳聋致病基因的常见热点变异，以前期已完成的我国 355 万新生儿人群的常见热点变异频谱的数据为支撑，符合高发常见的特点，但并非涵盖了遗传性耳聋的全部致病性变异，因此筛查结果阴性可解读为在本筛查范围内未发现相关致聋基因的变异。

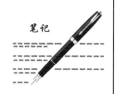

耳聋基因筛查、诊断相关部分项目列表

项目名称	检测内容	检测意义	检测平台	样本类型
15 项耳聋基因突变检测	3 基因 15 位点	基因筛查	核酸质谱	干血片/外周血/口腔拭子
20 项耳聋基因突变检测	4 基因 20 位点			
90 项耳聋基因突变检测	4 基因 90 位点		多种方法学	外周血
耳聋常见四基因检测	4 基因	辅助诊断	Sanger	外周血/羊水
遗传性耳聋检测 Panel	1516 基因		下一代测序技术（NGS）	
线粒体全基因检测	线粒体全基因			
染色体拷贝数变异（CNV）检测	基因组拷贝数			
全外显子组测序（WES）	20000+基因			
单位点验证	单位点	位点验证	一代测序	外周血

【任务实施】

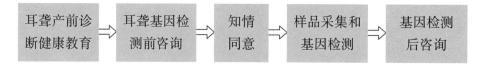

耳聋产前诊断健康教育 → 耳聋基因检测前咨询 → 知情同意 → 样品采集和基因检测 → 基因检测后咨询

【实施流程】

产前耳聋基因检测

流程	内容
耳聋产前诊断健康教育及信息登记	1. 当地婚育综合服务中心开展耳聋基因检测等孕前/产前携带者筛查和产前诊断宣教 2. 登记服务对象信息
耳聋基因检测前咨询	1. 对家系中有先证者的夫妇展开产前诊断宣传教育 2. 对耳聋高危夫妇展开耳聋健康教育，包括孕前/产前携带者筛查和产前诊断等基因检测项目内容，也应包括产前诊断的局限性 3. 夫妻知情同意并签署耳聋基因筛查诊断知情同意书，见附录5"单基因遗传病基因检测知情同意书" 4. 知情同意前提下，医生签署单基因遗传病基因检测送检单，见附录6"单基因遗传病基因检测送检单"
样品采集和基因检测	1. 按照标准外周血采集操作规范进行，推荐采集管抗凝剂采用乙二胺四乙酸（EDTA），成人 10~15 ml，儿童 2~5 ml。充分混匀后静置，避免凝固，及时将采血管放入 4 ℃ 冰箱中暂存；长期保存应置于-20 ℃ 2. 对样本进行耳聋基因检测
基因检测后咨询	1. 及时提供耳聋基因检测报告单，见附录7"单基因遗传病基因检测报告" 2. 为耳聋基因检测为致病性变异的家庭进行报告解读并进行再发风险评估 3. 对耳聋基因检测为致病性变异的家庭展开健康教育及婚育指导，尊重其选择，在知情同意的基础上采取干预措施

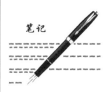

【任务评价】

工作流程考核表

项目	内容	分值	评分要求	自评	互评	师评
产前诊断耳聋	耳聋基因诊断宣教	5	介绍耳聋基因检测惠民政策			
		5	宣教耳聋基因检测产前诊断原则			
		10	介绍耳聋基因检测和产前诊断的意义			
		10	介绍耳聋基因检测和产前诊断的策略			
	基因检测前咨询	10	对高危夫妇介绍耳聋的遗传机制，展开耳聋产前诊断宣传教育			
		10	夫妇签署知情同意书（见附录5）			
	采集样本	5	采集夫妇双方及患儿的外周血样			
		10	实验室完成耳聋基因检测，并出具报告单			
	基因检测后咨询	10	及时告知被检者并通知其领取纸质检测结果			
		20	为耳聋患者及其家属提供耳聋致病基因相关遗传咨询，评估胎儿罹患耳聋的种类、程度及风险			
		5	告知针对该家系分娩后新生儿的干预措施及效果			
总分		100				

【任务小结】

技能点、知识点学习线

项目	学习线	评分要点
技能点	产前耳聋致病基因检测遗传咨询	1.
		2.
		3.
		4.

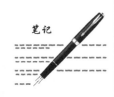
（续表）

项目	学习线	评分要点	
知识点	基因检测报告一般内容组成		
	常见耳聋基因及其遗传方式	1.	
		2.	
		3.	
		4.	
	描述基因诊断结果的一般规则	1.	
		2.	
	产前耳聋基因诊断的意义		
	产前耳聋基因诊断的局限性	1	
		2.	
		3.	

【测试题】

选择题

1. 下列关于"孕妇耳聋基因筛查流程"描述错误的选项是（　　）

　　A. 建册医院对孕妇宣传讲解耳聋基因筛查的意义。

　　B. 在充分知情同意且自愿选择的前提下，推荐所有孕妇参与耳聋基因筛查。

　　C. 参与耳聋基因筛查的孕妇须签署知情同意书。

　　D. 孕妇被采集外周静脉血或指尖末端循环血。

2. 下列对孕妇耳聋基因筛查描述正确的选项是（　　）

　　A. 经孕妇耳聋基因筛查可得知孕妇是否为所检测耳聋基因位点的突变携带者。

　　B. 经孕妇耳聋基因筛查可得知胎儿是否为所检测耳聋基因位点的突变携带者。

　　C. 经孕妇耳聋基因筛查可得知孕妇及其配偶是否为所检测耳聋基因位点的突变携带者。

　　D. 若经筛查得知孕妇及其配偶均为所检测耳聋基因位点的突变携带者，则筛查结果为高风险，应建议进一步对胎儿进行耳聋基因筛查。

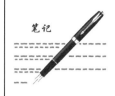

附　录

附录 1　生物信息学实操：如何用基因浏览器查看指定基因

以 NCBI 为例，用基因浏览器查看指定基因的染色体定位、基因表达各个层面的参考序列等信息。以 *GJB2* 基因的搜索为例，操作步骤如下。

一、登录 NCBI 主页，主页网址 https：//www. ncbi. nlm. nih. gov/。初始界面见下图。

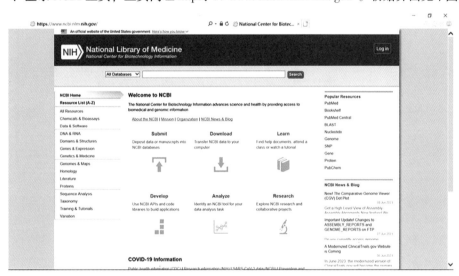

NCBI 主页初始界面

二、搜索基因

搜索类别选择 "Gene"，搜索栏选择 " *GJB2* "，点击 "Search"。选项设置界面见下图。

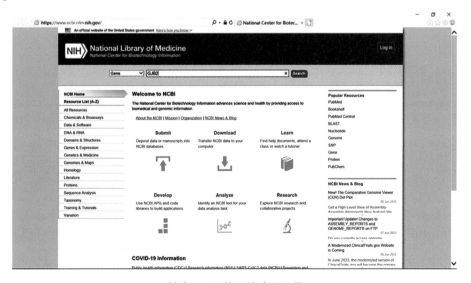

搜索 *GJB2* 基因的选项设置

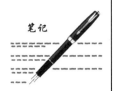

三、进入基因组数据浏览器

在 *GJB2* 基因的综合界面上选择并点击 "Genome DataViewer"，出现基因组数据浏览器下的 *GJB2* 基因。

基因组数据浏览器提供包括 DNA 层面、mRNA 层面和蛋白质层面的参考序列等重要信息。

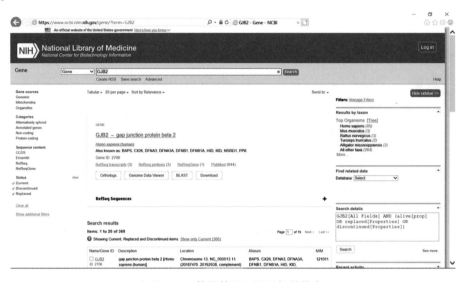

汇总 *GJB2* 基因基因组层面相关信息

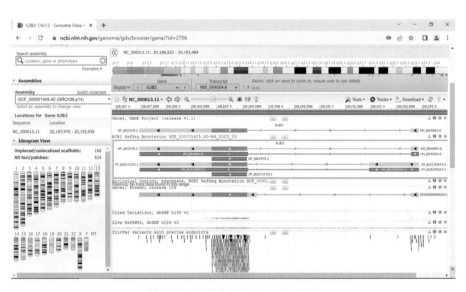

基因组数据浏览器下的 *GJB2* 基因

附录 2　线粒体遗传与线粒体疾病

除成熟红细胞外，线粒体广泛分布于所有真核细胞中，是细胞重要的氧化中心和动力站。线粒体有独立的遗传系统，也是人体细胞中除细胞核之外唯一含有 DNA 的细胞器，线粒体也有自己的蛋白质翻译系统和遗传密码。1981 年 Anderson 等人首次测定了人类线粒体 DNA（mtDNA）全长核苷酸序列。1988 年，Wallace 等发现 Leber 遗传性视神经病与 mtDNA 突变有关，揭开了 mtDNA 与人类疾病研究的序幕。人们发现越来越多的疾病与 mtDNA 突变有关。从分子水平对线粒体疾病进行研究已成为分子遗传学研究的热点之一。

一、线粒体基因组

线粒体基因组是人类基因组的重要组成部分，主要编码与线粒体功能相关的 tRNA、rRNA 及蛋白质。mtDNA 是一种裸露的闭环双链分子，不与组蛋白结合，共含 16 569 个碱基对（bp），根据它们的转录产物在 CsCl 中密度的不同而区分。双链中外环为重链（H），内环为轻链（L），两条链均有编码功能。

mtDNA 除与复制及转录有关的一小段 D 环区外，几乎不含非编码区，无内含子，各基因之间排列紧凑，部分区域还出现重叠。下图显示了线粒体基因组重链的编码情况。人类线粒体基因组含 37 种基因，其中 2 种 rRNA 分子，用于构成线粒体的核糖体；22 种 tRNA 分子，用于线粒体 mRNA 的翻译；还有 13 种基因编码与线粒体氧化磷酸化（OXPHOS）有关的蛋白质，13 种中 3 种编码构成细胞色素 c 氧化酶（cytochromec oxidase，CO）复合体的亚单位，2 种合成 ATP 酶 F_0 部分的 2 个亚基，7 种编码 NADH-泛醌还原酶复合体的亚基，1 种编码泛醌-细胞色素 C 还原酶复合体的亚基。

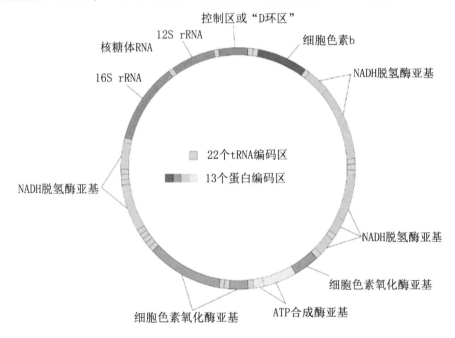

线粒体重链（H）结构示意图

mtDNA 具有自我复制、转录功能，但复制、转录功能所需的酶由核 DNA（nuclear DNA，nDNA）编码。可见 mtDNA 基因的表达受核 DNA 的制约，二者协同作用，参与机体代谢调节。mtDNA 具有两个复制起始点，其间相隔 2/3 个 mtDNA，分别起始复制 H 链和 L 链。mtDNA 的复制不局限在 S 期，而是贯穿整个细胞周期。它的转录则是由位于 D 环区的两个启动子同时开始的，分别为重链启动子（heavy-strand promoter，HSP）和轻链启动子（light-strand promoter，LSP）。H 链启动子逆时针转录，L 链启动子则顺时针转录。

二、mtDNA 的遗传特性

与核 DNA 相比，mtDNA 表现出特有的遗传学特点。

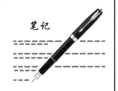
遗传与优生

（一）mtDNA 具有半自主性

线粒体具有自己的遗传物质，是半自主复制体。mtDNA 能够独立地复制、转录和翻译。但由于维持线粒体结构和功能的蛋白质亚基数量为 1441 种，核 DNA 编码其中约 99% 的蛋白质亚基，参与构成线粒体复合物的结构及其氧化磷酸化功能，故 mtDNA 的功能又受核 DNA 的影响。

（二）不同的遗传密码

mtDNA 与核 DNA 的遗传密码不完全相同，最显著的是密码子 UGA 编码色氨酸，而非终止信号，tRNA 的兼用性也较强，仅用 22 个 tRNA 来识别多达 48 个密码子。哺乳类 mtDNA 遗传密码与核 DNA 遗传密码的异同见下表。mtDNA 的转录翻译过程类似于原核生物。

哺乳类 mtDNA 遗传密码与核 DNA 遗传密码的异同

遗传密码	核 DNA 遗传密码编码产物	mtDNA 遗传密码编码产物
UGA	终止密码	色氨酸
AUA	异亮氨酸	蛋氨酸
AGA、AGG	精氨酸	终止密码

（三）母系遗传

在精卵结合的受精过程中，受精卵中的线粒体约 9999/10 000 来自卵子，相反精子中的线粒体位于精子尾部中段，在受精时几乎不进入受精卵，所以线粒体遗传系统表现为母系遗传（maternal inheritance），即母亲将 mtDNA 传递给她的儿子和女儿，但只有女儿能将其 mtDNA 传递给下一代。

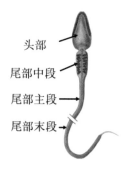

头部
尾部中段
尾部主段
尾部末段

精子结构示意图

由线粒体基因突变所致的疾病也遵循母系遗传的规律，因此生殖细胞中 mtDNA 的突变能引起母系家族性的遗传病。这导致了线粒体遗传病的家系模式与经典孟德尔性状的家系模式不同。因此，如果家族中发现一些成员具有相同的临床症状，而且都是从发病的女性传递下来，就可考虑是 mtDNA 异常造成的，可通过 mtDNA 的序列分析确诊。

（四）异质性

人类体细胞可含有数以千计的线粒体，每个线粒体内含有 2～10 个 mtDNA 分子。组织或细胞中所有 mtDNA 分子的组成是一致的，称为纯质性细胞（下页图中子细胞 2a）。mtDNA 的突变导致同一细胞内同时存在野生型 mtDNA 和突变型 mtDNA 的状态，称为异质性或杂质性（下图中母细胞及子细胞 1a、1b、2b、2c 和 2d）。异质性的细胞在分裂时，突变型 mtDNA 在不同子细胞中所占的比例会发生变化，线粒体遗传病患者体细胞中突变型 mtDNA 的比例越高，症状越重。突变 mtDNA 纯质性个体的症状较为严重。

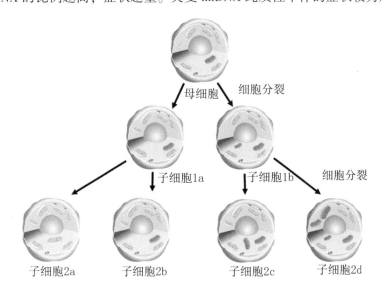

线粒体的异质性和复制分离示意图

（五）阈值效应

阈值效应指能引起特定组织器官功能障碍的突变 mtDNA 数量的最低比例。mtDNA 突变导致线粒体氧化磷酸化功能缺陷的严重性受两个因素的影响。①特定组织中突变型 mtDNA 与野生型 mtDNA 的相对比例。只有当突变型 mtDNA 达到阈值时才足以引起某些器官或组织功能异常。女性携带者因细胞中异常 mtDNA 未达到阈值或因核基因的影响而未发病，但可将突变 mtDNA 向后代传递。由于异质性和阈值效应，子女中得到较多突变 mtDNA 者将发病，得到较少突变 mtDNA 者不发病或病情较轻。②不同的组织具有不同的能量阈值，因而对线粒体氧化磷酸化功能缺陷的反应不同。中枢神经系统和肌组织对能量依赖程度最高，因此最易受累。心脏、骨骼肌、肾脏、内分泌腺对氧化磷酸化功能缺陷也较敏感。肝脏中如有 80% 的突变 mtDNA 时，不表现出病理症状，而肌组织或脑组织中突变 mtDNA 达到同样比例时就表现出症状。另外，同一组织在不同时期对线粒体氧化磷酸化功能缺陷的敏感性也不同，例如肌组织中 mtDNA 的突变导致 ATP 产量减少，在新生儿期间这种较少的 ATP 产量不引起症状，但随着人体生长，受损的供能系统不能满足机体对 ATP 日益增长的需求时，就会表现出肌病。

（六）高突变率

由于 mtDNA 中基因排列极为紧凑，因此，任何 mtDNA 的突变都会影响其基因组内一个重要功能区域。虽然线粒体内也有类似于细胞核的 DNA 损伤修复系统，可对突变的 mtDNA 进行修复。但 mtDNA 与核 DNA 不同，没有组蛋白和非组蛋白与之结合，而组蛋白和非组蛋白可以对结合的 DNA 起到保护作用，所以 mtDNA 缺少相应蛋白质的保护。最关键的因素是，mtDNA 暴露在相对高的氧自由基环境下，氧自由基容易损伤 mtDNA，因此有着比核 DNA 高 10~20 倍的突变率。

（七）遗传瓶颈

女性卵母细胞中大约有 10 万个线粒体，但是在卵细胞成熟时绝大多数线粒体会消

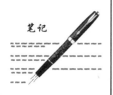

失，留下来的线粒体数目最多不会超出 100 个，有时可能会少于 10 个。这种线粒体数量在卵细胞的发育过程中从 10 万个降低到少于 100 个的过程，称为遗传瓶颈（genetic bottleneck）。此后的胚胎早期，经过细胞有丝分裂，线粒体数量回升至至少 1 万。

（八）复制分离

mtDNA 复制和线粒体分裂是随机的过程。对于异质性的 mtDNA 个体，突变型 mDNA 比例和组织学分布与其外显率、表达和表型均密切相关。在细胞分裂中，一个异质性细胞将以随机方式将突变的 mtDNA 以不同比例传给子细胞，称为复制分离。mtDNA 虽然存在复制分离现象，但母亲的突变型 mtDNA 比例越高，其后代携带突变型 mtDNA 的可能性越大。

（九）累加效应

可观察到两个或多个 mtDNA 突变对表型的累加效应。如 Leber 视神经萎缩即表观有此现象，突变种类越多，病情越严重。

三、mtDNA 突变与疾病

（一）mtDNA 突变类型

mtDNA 的突变类型有多种：碱基替换、缺失、插入、倒位、重排和拷贝数目突变。突变随年龄增长而逐渐积累，故诱发的疾病在一定的年龄阶段表现并进行性加重。

在 mRNA 上，mtDNA 的碱基替换大多数是错义突变，影响蛋白质合成，导致呼吸链中多种酶缺乏。tRNA 是蛋白质合成时运输氨基酸的工具，tRNA 碱基替换导致其结构异常，必然影响线粒体的蛋白质生物合成，从而导致线粒体遗传病。同一 tRNA 基因碱基替换可有不同的临床表现，如 A3243G 突变，可表现为线粒体肌病脑病伴乳酸性酸中毒及卒中样发作综合征（MELAS）、慢性进行性眼外肌麻痹、心肌病或母系遗传的糖尿病伴耳聋；而同一种临床症状，如母系遗传的糖尿病伴耳聋又可由不同的 tRNA 基因碱基替换引起，例如 A3243G、T14709C 等。mtDNA 有 2 个 rRNA 基因，分别编码 12S rRNA 和 16S rRNA，它们是线粒体核糖体的重要组成部分。A1555G 突变是 *12S rRNA* 基因碱基替换，有这种碱基替换的个体，在使用氨基糖苷类抗生素时可出现耳聋。碱基替换也可发生在调控序列，位于 D 环区的调控序列发生碱基替换，如 T16189C 可导致 2 型糖尿病。

值得关注的是，mtDNA 的缺失所导致的遗传病，主要是体细胞突变引起，仅少数病例是母系遗传所致。而插入、倒位、重排突变导致的线粒体遗传病，仍主要是由母系遗传引起。

mDNA 拷贝数目突变是指 mtDNA 拷贝数大大低于正常。这种突变较少，仅见于一些致死性婴儿呼吸障碍、乳酸性酸中毒或肝、肾衰竭的病例。

（二）线粒体病的分类

线粒体病主要指 mtDNA 突变所导致的疾病。另外，编码线粒体蛋白的核 DNA 突变也可引起线粒体病，但这类疾病表现为孟德尔遗传方式。目前发现还有一类线粒体病，可能涉及 mtDNA 与核 DNA 的共同改变，被认为是基因组间交流的改变或缺陷。

（三）常见的线粒体病举例

1. Leber 遗传性视神经病　Leber 视神经萎缩（Leber optic atrophy；OMIM 535000）又

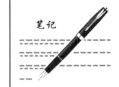

称为 Leber 遗传性视神经病（Leber hereditary optic neuropathy，LHON），该病是最早确诊的人类线粒体病。通常发病年龄在 27~34 岁，男性较多见。患者主要表现为双侧视神经萎缩引起的急性或亚急性视力丧失，无疼痛，中心性视觉丧失导致中心盲点，患眼看不见视野的中心部分。眼底检查通常发现有外周乳头状的毛细血管扩张、微血管病、视神经乳头假性水肿和血管扭曲。一般两眼同时发病，每只眼的发病进程可从突然、完全地丧失视觉到长达两年的进行性视力减退。可伴有神经、心血管、骨骼肌等系统的异常。

诱发 LHON 的 mtDNA 突变均为碱基替换。1988 年，Wallace 等最先发现 LHON 与 mtDNA 第 11778 位点 G 突变为 A 有关，NADH 脱氢酶亚单位 4（ND4）第 340 位氨基酸由精氨酸变成组氨酸。LHION 呈母系遗传，尚未发现男性患者将此病传递给后代的例子。除了上述 G11778A 突变外，在 11 种编码线粒体蛋白质的基因中还有 35 种错义突变直接或间接地导致 LHON。不同突变类型临床表现的严重程度有明显的差异。约 96% 的病例由以下三种错义突变引起：MTND4 * LHON 11778A，占 69%；MTND6 * LHON 14484C，占 14%；MTND1 * LHON 3460A，占 13%；其余突变罕见。mtDNA 碱基替换疾病的名称包括三个部分，以 MTND4 * LHON 11778A 为例：第一部分 MTND4，MT 表示线粒体，ND4 表示 NADH 脱氢酶亚单位 4；第二部分，星号之后使用了描述疾病临床特征的英文字母缩略词，用 LHON 表示 Leber 遗传性视神经病；第三部分，11778A 表示 mtDNA 第 11778 位置的碱基替换为 A。

G11778A 突变在亲属中的外显率（penetrance）是 33%~60%，在男性亲属中的外显率为 82%；T14484C 突变在亲属中的外显率是 27%~80%，在男性亲属中的外显率为 68%；G3460A 突变在亲属中的外显率是 14%~75%，在男性亲属中的外显率为 40%~80%。可见 LHON 的外显率在男性中明显较高。

2. 线粒体脑肌病（mitochondrial encephalomyopathy，ME）　线粒体脑肌病是一组由于线粒体功能缺陷造成的以神经肌肉系统病变为主的多系统疾病，根据临床表现可分为：伴有破碎红纤维的肌阵挛癫痫（MERRF），线粒体肌病脑病伴乳酸性酸中毒及卒中样发作综合征，线粒体脑肌病（KSS），慢性进行性眼外肌瘫痪（CPEO），神经源性肌软弱，共济失调并发色素性视网膜炎（NARP）等。

（1）MERRF。MERRF 患者通常 10~20 岁发病，主要临床表现为阵发性癫痫，伴有进行性神经系统障碍、肌纤维紊乱、粗糙破碎并红色样变。MERRF 最常见的突变类型是 mtDNA 第 8344 位点（位于 *tRNALys* 基因处）发生 A 被置换为 G 的碱基组成变化。该突变破坏了 tRNALys 中与核糖体连接的 TΨC 环，结果影响了氧化呼吸链复合体 I 和复合体 II 的合成，造成氧化磷酸化的功能下降，导致 MERRF 患者的多系统病变。

（2）MELAS。MELAS 患者通常 40 岁之前发病，主要临床表现为反复休克、肌病、癫痫发作、痴呆等。血乳酸水平高，造成乳酸性酸中毒，主要原因是异常线粒体不能分解、代谢丙酮酸。患者的脑和骨骼肌的小血管壁可见大量异常线粒体聚集，有近心端四肢乏力等症状。主要突变类型是 mtDNA 等 3243 位点（位于 *tRNALeu* 基因上）A 被置换为 G 的碱基组成变化。

（3）KSS。进行性的眼外肌麻痹伴四肢乏力为 KSS 主要症状，此外，还具有色素性视网膜炎、心脏传导功能障碍、听力丧失、共济失调、痴呆等症状。KSS 发病机制与 mtDNA 缺失有关。

（4）NARP。NARP 的主要临床表现为神经源性肌软弱、共济失调、色素性视网膜炎，常伴有癫痫、痴呆和发育迟缓。该病的发生由 mtDNA 第 8993 位点（位于 *ATPase*6

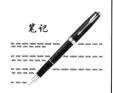
基因上）突变所致。

3. 线粒体心肌病　mtDNA 的突变与缺失与某些心肌病有关。线粒体心肌病累及心脏和骨骼肌，病人常有严重的心力衰竭，常见临床表现为劳力性呼吸困难、心动过速、全身肌无力伴全身严重水肿、心脏和肝脏增大等。例如，3260 位点的 A-G 突变可引起母系遗传的线粒体肌病和心肌病；4977 位点的缺失多见于缺血性心脏病、冠状动脉粥样硬化性心脏病等；扩张性心肌病和肥厚型心肌病均可见 7436 位点的缺失等。

4. 帕金森病　帕金森病（Parkinson disease，PD；OMIM 556500）是一种晚年发病的运动失调症，有震颤、动作迟缓等症状，又称震颤性麻痹。少数患者有痴呆症状，患者脑组织，特别是黑质中存在 mtDNA 缺失。帕金森病患者线粒体基因组中可以检测到 4977 bp 长的一段 DNA 缺失，缺失区域从 ATPase 8 基因延续到 ND5 基因，结果导致线粒体复合体中的四个亚单位功能失常，进而引起神经元中能量代谢障碍。帕金森病往往是在中年以上发病，可能是 mtDNA 突变有累加效应而致。

5. mtDNA 突变与衰老　研究已发现，衰老（aging；OMIM 502000）与核基因遗传系统的突变有关，如 WRN 基因，其作用是编码 DNA 解旋酶。与衰老进程相关的 mtDNA 突变主要为缺失突变，缺失片段常包括一个或几个编码基因，可累及脑、心肌、骨骼肌、肝、肾、肺、皮肤、卵巢和精子等多种器官组织。

知识链接：衰老和自由基

线粒体是细胞内自由基的源泉，机体 95% 以上的氧自由基来自线粒体的呼吸链。在正常情况下，氧自由基可被线粒体中 SOD 清除掉，机体衰老及退行性疾病时，SOD 活性降低，氧自由基就在线粒体中积累，从而导致 mtDNA 的损伤；此外，由于 mtDNA 受损，线粒体功能下降，氧自由基渗漏增加，酶活性降低，造成恶性循环，进一步加速机体衰老。细胞中 mtDNA 突变随年龄增加，积累到一定程度时，氧化磷酸化所生成的能量低于维持正常细胞功能的阈值，引起衰老和多种老年退化性疾病。

有氧运动可以延缓衰老，其机制是：通过有氧运动，增加 ATP 供给，增加通过溶酶体的细胞自体吞噬作用，及时清除受损的 mtDNA。

---

6. 氨基糖苷类抗生素引起的耳聋　链霉素、庆大霉素、卡那霉素等氨基糖苷类抗生素引起的耳聋（aminoglycoside antibiotics induced deafness，AAID；OMIM 561000）的分子机制不十分清楚。线粒体 12S rRNA 由 mtDNA 648~1601 编码。

氨基糖苷类抗生素的"天然靶标"是进化相关的细菌核糖体，而人类线粒体核糖体与细菌核糖体结构相近。12S rRNA 结构改变可能导致耳蜗细胞的线粒体核糖体受到氨基糖苷类抗生素的攻击，从而导致耳聋。此外，氨基糖苷类抗生素的耳毒性直接与其在内耳淋巴液中浓度较高有关。

在正常人群中，12S rRNA 基因内 A1555G 突变频率小于 1/200。1993 年 Prezant 等通过关于氨基糖苷类抗生素引起的三个耳聋家系（母系遗传）的研究首次报道了这一位点突变。同年，Hutchin 等推测：此突变扩大了氨基糖苷类抗生素与核糖体结合的"口袋"，使氨基糖苷类抗生素结合得更加紧密，提高了耳蜗细胞线粒体核糖体被攻击的可能性。

临床链接：氨基糖苷类抗生素敏感性耳聋突变的遗传咨询

重视用耳健康，降低听力损伤。线粒体病的咨询中针对携带有氨基糖苷类抗生素敏感性耳聋突变的家庭，让患者及家属理解环境因素与突变基因的相互作用尤为重要。

在20世纪末，中国人中每年新增约3万名耳聋患者，他们的致聋原因是使用氨基糖苷类抗生素。mtDNA 的遗传缺陷已经被确认是这类耳聋的危险因素。这类耳聋患者中，30%~40%的患者携带有 mtDNA 的单一突变（A1555G）。这个突变在西方正常人群中的携带者频率为 0.44%~1%。携带者频率依不同人群种族而异，中国人群的携带者频率比西方人略低。

由于我国氨基糖苷类抗生素的使用比国外广泛，氨基糖苷类抗生素敏感性耳聋突变成为致聋的主要原因。这类突变的携带者都是高风险的氨基糖苷类抗生素敏感性耳聋易感者。但即使在同一家族的成员之间，易感程度也不同，使用氨基糖苷类抗生素后的起病时间和听力受损程度也不同。因此，不能因家庭中有成员使用氨基糖苷类抗生素未致聋来推断其他家庭成员为非易感者。若一家族成员被确认为突变携带者或氨基糖苷类抗生素敏感性耳聋患者，应建议同一家族的所有成员都做遗传咨询，并终身避免使用氨基糖苷类抗生素。为防止误用，就诊时应向医生出示警示卡片。

请思考并分析对氨基糖苷类抗生素敏感性耳聋患者的家庭成员进行耳聋基因检测的临床意义。

遗传性耳聋基因诊断芯片系统的研制及其应用

在863等重大项目支持下，"遗传性耳聋基因诊断芯片系统"由中国人民解放军总医院、清华大学联合博奥生物等企业共同参与完成，有效地降低了耳聋的发病率，提高了出生人口素质，实现了优生优育。

2009年投入市场以来，成都、长治、郑州、福州、太原、南通、东莞、济南等近20个省市区运用了这款芯片开展免费耳聋基因筛查项目。截至2020年6月，全国接受遗传性耳聋基因筛查的新生儿数量超过425万，检出总突变率为4.47%，其中药物致聋基因携带者达到11 000余人，直接避免了受检者和家庭成员（共约11万多人）因使用药物不当而致聋。

附录3 单基因检测报告的基本内容

单基因检测报告，一般分为两大部分：检测报告的结果和检测结果的遗传学分析。其中，第一部分基因检测报告的结果包括样本信息、检测信息和检测结果，还可以包括家系图及家族验证信息；第二部分遗传学分析报告包括基因检测结果的遗传解析，另附有疾病说明、参考文献、检测方法类型及其局限性说明等。

一、检测报告的结果

检测报告中的样本信息包括受检者的个人信息、样本采集信息、待测基因的范围、

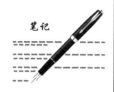

遗传与优生

检测技术类别和基因检测结果。

1. 受检者的个人信息 包括但不限于以下内容。

（1）基本信息。姓名、性别、年龄、居住地、联系方式。

（2）主诉。主诉是主要的就诊原因，往往反映患者最主要的表型，能提供关键信息，利于实验室进行基因分析。

（3）现病史。发病年龄，症状及病程进展情况，临床治疗手段及治疗效果。

（4）出生史、既往病史、输血史、移植史等。

（5）家族史、婚姻史、孕产史、有无近亲婚配等，绘制系谱图同时收集家族成员的表型。

（6）生活史。女性患者的月经史、过敏史、有毒有害物质接触史等。

（7）查体。由相关专业的医生根据患者的情况进行相应的查体，对患者的身高/长、体重、头围等基本参数进行测量和记录，建议按照中文人类表型标准术语（Chinese human Phenotype Ontology，CHPO）词条进行描述。

（8）既往的辅助检查结果。包括基因检测以及生化、病理和影像学等检查的结果。

2. 样本采集信息、待测基因及其检测技术类别

（1）样本采集信息。样本包含基因组 DNA 的生物样本，包括但不限于全血、唾液、干血片、羊水、绒毛组织和已提取的 DNA 等。

（2）待测基因的提供者及其检测序列的范围。如被检测的目标序列已被证实属于该家系中已知的致病性突变，则样本提供者通常包括该家系的先证者和从检者。从检者一般是患者的直系亲属，患者检测结果和从检者检测结果相互印证，联合分析，可以判断突变基因的来源是父源还是母源，同时可以验证检测结果的准确性，提高检出率。

因家族史的有无是鉴别、诊断患者是否罹患遗传性疾病的重要指标之一，当家系中的已知疾病尚未确认其致病性突变时，医生通过问诊阶段家族史的收集，初步判断该家族中的疾病是否具有遗传性；再通过检验疾病相关基因的核苷酸组成和顺序，对比参考序列，得出检测结果。

（3）检测技术类别。根据患者的临床症状选择相应的检测项目，如耳聋患者的检测范围一般是先进行专有的检测，如检测常见耳聋致病基因的热点突变，如未检出致病性突变，再选择对结果为阴性的病例进行二代测序。检测方法通常包括 Sanger 测序、荧光原位杂交技术（FISH）、下一代测序技术（NGS）、多重连接探针扩增技术（MLPA）、靶向捕获法和基因芯片等。

（4）基因检测结果。基因检测结果是检测报告的核心部分，包括致病基因的名称、参考序列、核苷酸上所测得的变异、氨基酸上所测得的变异、变异属于纯合还是杂合、变异的致病性分析、遗传方式、变异的来源。临床上常见的遗传方式有常染色体显性遗传、常染色体隐性遗传和 X 连锁隐性遗传等。

基因检测结果中突变类型包括杂合、纯合和半合。比如，如果突变基因的遗传方式是常染色体显性遗传，那么杂合突变就能致病；反之，如果突变基因遗传方式是常染色体隐性遗传，那么纯合突变才能致病。例如耳聋患者单基因检测报告的结果中第二行涉及 *GJB2* 基因的母源性变异，提示核苷酸改变发生在该基因编码区第 516 位核苷酸的碱基，G 改变为 C，导致翻译产物发生多肽链改变，第 172 位的氨基酸由 Trp 变为 Cys。先证者带有该基因杂合突变的同时，还携带有在同一基因的父源突变，形成复合杂合突变。该基因遗传方式是常染色体隐性遗传，变异导致耳聋的发生。

114

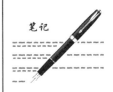

二、遗传学分析报告

遗传学分析报告是指从遗传变异的角度对检测结果进行的解析，另附有疾病说明、参考文献、检测方法的局限性说明等。

1. 基因检测结果的解析　检查结果是上面检测报告中得到的基因突变位点，遗传解析在于分析致病基因的突变位点是否致病，参考已有的文献报告分析致病性突变是否是导致先证者患病的病因，并在其后附上文献参考依据。

确定所检测基因发生的突变后，需要结合数据库中已公布的病例，若患者在核苷酸和氨基酸上发生的改变相同，症状相同，则有助于进一步分析该突变的临床意义，即该病因是否导致患者罹患该病。

结果解析包括家族验证，通过分析从检者的致病基因的突变位点，明确先证者突变来源，同时进行家系分离验证确保分析的准确性。

2. 疾病说明和参考文献　疾病说明一般包括该病的概况、发病率、临床症状、遗传方式、发病机制和预后。参考文献用来提供已有病例中相同的致病性突变，有助于分析该致病性突变是否是导致先证者患病的病因。

3. 检测方法的局限性说明　当同一检测目标有多个检测技术可供选择时，需要告知清楚各检测技术的优势和局限性，以便受检者根据需要和个人意愿做出选择。

任何检测方法都有相应的使用范围，如 Sanger 测序可对该基因的编码区及剪切区的点突变、小片段缺失/重复进行分析，不包括复杂重排、大片段缺失和重复，不排除引物结合区发生变异、基因融合所引起的假阳性、假阴性结果或不能正常检测。

又如全外显子组捕获高通量测序技术仅对基因编码区域进行测序，数据平均覆盖 90-110x。本方法不能完全覆盖重复区域、富含 GC 区域、假基因区域等。高通量测序，测序量大，结果的分析依赖于临床提供的病史信息、现有的数据库信息和已发表的文献资料。

已知检测技术不能完全发现基因位于内含子和 UTR 区的突变，因此当未检测到致病性突变时，并不能完全排除已检测基因导致疾病。

还有一种情况是找到突变位点但是该位点是否致病目前没有文献支持，并且利用现有的分析软件无法判断该位点是否致病。发现这些位点的意义在于可供医生科研，进行进一步研究验证。

附录4　基因的一般结构及其变异描述

一、基因的一般结构

（一）基因结构的一般概念

基因从结构上定义是指 DNA 分子中的特定区段，其中的核苷酸排列顺序决定了基因的功能。

DNA 携带的遗传信息根据功能分为两部分：结构信息和调控信息。结构信息指 DNA 中编码 RNA 或蛋白质的区段；调控信息指特定的 DNA 区段，该区段功能多与蛋白质分子的识别、结合、控制基因复制和基因表达等过程有关。

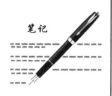

类型 { 结构 DNA：编码 RNA 或蛋白质
      调控 DNA：多与蛋白质分子的识别、结合、控制基因复制和基因表达等过程有关

基因中 DNA 的类型

真核生物结构基因的编码序列是不连续的，被非编码序列隔开，形成镶嵌排列的断裂形式，称为断裂基因或割裂基因。

断裂基因中的编码序列称为外显子，转录后外显子中的遗传信息最终能保留在成熟的 mRNA 分子中。两个相邻外显子之间的非编码序列被称为内含子，在转录后的加工过程中将被剪切掉。一个断裂基因可以含有多个外显子和多个内含子，如果含有 n 个外显子，那么其内含子的数目则为 n-1 个，因此编码蛋白质的核苷酸序列是由若干个外显子拼接而成。如下图中，*GJB2* 基因有 2 个外显子，内含子数目为 1 个。

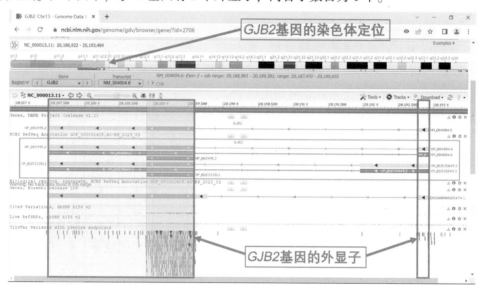

GJB2 **基因及其两个外显子的定位示意图**

所有结构基因的内含子在转录后加工过程中均会被剪切掉。每个内含子与外显子接头区域存在着高度保守的序列，为剪接位点，内含子的 5′ 端开始的是 GT，是剪接供体位点，3′ 端是 AG，是剪接的受体位点，这种接头形式称为 "GT-AG" 法则，对应转录产物 RNA 上的序列 "GU-AG"，是真核生物 RNA 前体的剪接加工信号。

非翻译区指能够被转录，但不被翻译的 DNA 序列。位于转录起始点至第一个外显子起始密码子 ATG 之间的非翻译区，称为 5′ 端非翻译区（5′-UTR），又称前导序列。而位于转录终点至终止密码子之间的非翻译区，称为 3′ 端非翻译区（3′-UTR）。非翻译区在转录后起维持 RNA 稳定的作用。

每一个结构基因两侧的非翻译区外侧都有一段不被转录的非编码区，称为侧翼序列，其中含有一系列调控序列，对基因表达起重要调控作用，又称为调控序列，主要包括位于 "上游" 的启动子和位于 "下游" 的终止子，以及位置不固定的增强子和沉默子等。启动子是通常位于 5′-UTR 上游约 100 bp 范围内的一段特异性 DNA 序列，是 RNA 聚合酶等能够特异性识别并结合的部位，参加启动转录或提高转录效率。启动子序列结构十分保守，其保守序列常见的有三种：TATA 框、CAAT 框和 GC 框。终止子是位于结构基因 3′-UTR 下游的一段能促使 RNA 聚合酶终止转录的 DNA 序列。

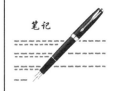

基因的结构 ┬ 编码序列 ┬ 外显子
　　　　　　│　　　　　├ 内含子（该DNA区域稍后被剪切，未真正参与编码）
　　　　　　│　　　　　└ 非翻译区
　　　　　　└ 调控序列 ┬ 启动子
　　　　　　　　　　　　├ 增强子
　　　　　　　　　　　　├ 沉默子
　　　　　　　　　　　　└ 终止子

基因的结构

（二）基因的转录产物和翻译产物

转录过程中为了得到成熟的 mRNA，需要进行转录后加工，内含子等非编码序列被切除，得到成熟 mRNA。成熟 mRNA 经翻译得到多肽链。

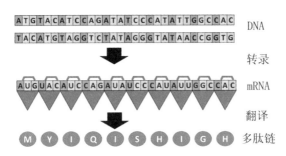

中心法则的信息传递主要路线

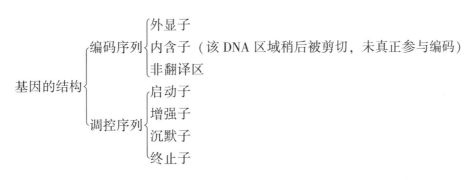

（三）序列及其参考序列

基因组结构的临床应用主要是对基因检测报告的结果进行解读。正确解读需要使用参考序列（RefSeq）。

1. 参考序列概述　参考序列是一大类序列文件，由核苷酸等物理层面的遗传信息及其产物组成，作为参照，用来对比被分析序列中可能存在的变异。基因组包括核基因组和线粒体基因组，由于线粒体基因组碱基数量少，其检测具独特性。除多肽链序列外，我们讨论的核酸序列范围主要涉及核基因组。核基因组也称染色体组，是组成染色体的线性 DNA 分子。

中心法则的核心内容为转录和翻译，每一阶段都有相应的参考序列。参考序列相关基础知识的准确应用，是测序结果解读的基础，也有利于理解测序结果对变异的位置和变异类型的描述。

2. 参考序列的书写　以参考序列数据库 NCBI 的表示方法为例，了解常用参考序列的书写格式。首先每条参考序列均有唯一的"身份证编号"，该"身份证编号"的书写格式为大写字母加下划线，再加数字。在临床检测报告中，常见大写字母组合有四类：NC、NG、NM 和 NP。数字部分序列号+版本号，用点隔开。序列号 accession 是位数不等的数字；版本号用点后的数字代表。版本号是递增的，表示序列信息较之前的版本有所修改。每条参考序列的序列号+版本号不会改变，书写时两者缺一不可。

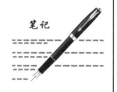

3. 参考序列的示例　如下图所示，当这条参考序列 ID 的字母为 NM 时，表示该序列是转录本序列，代表该序列类型属于成熟 mRNA，007553 是该序列的编号，点后的 3 代表该序列的版本号。碱基组成仅含基因的外显子部分，不包括内含子部分。其中 NM 组合是最重要的，也是检测报告中最常选用的参考序列。当参考序列字母为 NP 时，代表该序列类型属于蛋白质，具体表示该序列组成是由氨基端到羧基端组成多肽链的氨基酸残基的顺序，002589 是该序列的编号，点后的 5 代表该条序列的版本号。

注：图中参考序列ID均为教学资料，非真实序列编号

参考序列的书写示例

二、基因突变及其类型

DNA 中的碱基组成种类和排列顺序发生改变，从而引起相应的遗传学效应。在人类参考基因组的基础上，将个人基因组与参考基因组进行对比，对比结果中存在一定的差异。导致疾病发生的基因变化被称为基因突变。在不同世代间的传递过程中，以突变能否保持相对稳定作为分类标准，可以把突变分为两类：静态突变和动态突变。

（一）静态突变

静态突变（static mutation）是指生物各世代中基因突变的发生频率总是相对稳定，并且这些突变能够随着世代的繁衍而传递。依据静态突变分子遗传学发生机制的不同，又可将静态突变划分为点突变、移码突变与片段突变 3 种形式。

1. 点突变　点突变（point mutation）指 DNA 多核苷酸链中单个碱基或碱基对的改变，是 DNA 分子多核苷酸链中原有的一种碱基或碱基对被另一种碱基或碱基对替代，又称碱基替换。碱基替换只是原有碱基性质的改变，而并不涉及碱基数目的变化与异常。这种突变会因其作用对象的不同而产生不同的遗传学效应。如镰状细胞贫血，正常碱基 T 胸腺嘧啶被另一种嘌呤 A 腺嘌呤取代，改变血红蛋白的结构和功能，此为镰状细胞贫血在分子层面的发病机制。被替换的是构成特定三联密码子单位的碱基或碱基对，以碱基替换后引起的生物学效应作为分类依据，对碱基替换进行以下四种情况的分类。

（1）同义突变。同义突变指碱基替换的发生改变了原有三联遗传密码子的碱基组成，但新、旧密码子具有完全相同的编码意义。同义突变不影响蛋白质的氨基酸组成，因而不改变蛋白质的结构，如 H（组氨酸）在同义突变前后均不变，见下页图所示编码组氨酸的核苷酸中碱基 T（以黄色三角标识）被碱基 C（以红色底色标识）替换。

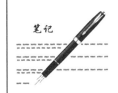

野生型基因   Ⓜ Ⓨ Ⓘ Ⓠ Ⓘ Ⓢ Ⓗ Ⓘ Ⓖ Ⓗ
ATGTACATCCAGATATCCCATATTGGCCAC

变异基因   Ⓜ Ⓨ Ⓘ Ⓠ Ⓘ Ⓢ Ⓗ Ⓘ Ⓖ Ⓗ
ATGTACATCCAGATATCCCACATTGGCCAC

同义突变示意图

（2）无义突变。无义突变指碱基替换而使得编码某一种氨基酸的三联体遗传密码子变成不编码任何氨基酸的终止密码 UAA、UAG 或 UGA 的突变形式。无义突变改变蛋白质的合成进程，使蛋白质合成提前终止，仅生成多肽链片段。如 Q（谷氨酰胺）在错义突变后被转录出终止密码子的相应 dNMP 替换，见下图所示编码 Q 的核苷酸中碱基 C 被碱基 T 替换。多肽链的片段无法承担蛋白质的生理功能，即蛋白质合成产物无活性。如重型 β 地中海贫血，患者 β 珠蛋白基因第 17 位密码子 AAG 中，5′端的 A 突变为 U，突变后的 UAG 为终止密码，翻译过程提前终止，正常的 β 链完全不能合成，导致重型 β 地中海贫血。

野生型基因   Ⓜ Ⓨ Ⓘ Ⓠ Ⓘ Ⓢ Ⓗ Ⓘ Ⓖ Ⓗ
ATGTACATCCAGATATCCCATATTGGCCAC

变异基因   Ⓜ Ⓨ Ⓘ Ⓧ
ATGTACATCTAG

无义突变

（3）错义突变。错义突变指编码某种氨基酸的密码子经碱基替换后变成了另外一种氨基酸的密码子。错义突变改变蛋白质的氨基酸组成，进而改变蛋白质的结构。如 I（异亮氨酸）在错义突变后被 L（亮氨酸）替换，见下图所示编码 I 的核苷酸中碱基 A 被碱基 C（以红色底色标识）替换。因为蛋白质一级结构是高级结构和生物学功能的基础，一级结构发生组成变化可能是临床疾病的发病机制之一。如 AT 到 TA 的变异改变血红蛋白的结构和功能，蛋白质形态和生理特征改变，导致丧失血红蛋白的携氧功能，也即为镰状细胞贫血在分子层面的发病机制，如下图所示。

野生型基因   Ⓜ Ⓨ Ⓘ Ⓠ Ⓘ Ⓢ Ⓗ Ⓘ Ⓖ Ⓗ
ATGTACATCCAGATATCCCATATTGGCCAC

变异基因   Ⓜ Ⓨ Ⓛ Ⓠ Ⓘ Ⓢ Ⓗ Ⓘ Ⓖ Ⓗ
ATGTACCTCCAGATATCCCATATTGGCCAC

错义突变

（4）终止密码突变。终止密码突变指碱基替换使 DNA 分子中某一终止密码变成了具有氨基酸编码功能的遗传密码子。终止密码突变发生后，形成的多肽链长于正常多肽链。终止密码突变又称延长突变。

以上所示的四种情况，是特定密码子的碱基被替换造成的。DNA 上碱基替换如果发生在非密码子组成的区域，引起的将可能是调控序列或内含子与外显子剪接位点的突变。调控序列突变所产生的遗传学效应，通常可直接体现为蛋白质合成速率的降低或异常增高，进而影响细胞的正常代谢节律，以致引起疾病的发生。而内含子与外显子剪接位点

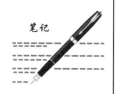

遗传与优生

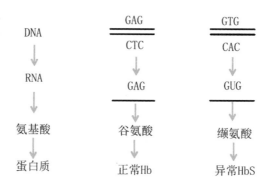

镰状细胞贫血分子致病机制

突变，则往往会造成 RNA 编辑错误，以致不能形成正确的 mRNA 分子，这也势必会导致功能蛋白的合成障碍。

2. 移码突变　移码突变（frame-shift mutation）是一种由于 DNA 多核苷酸链中碱基对的插入或缺失，以致自插入或缺失点之后部分的或所有的三联体遗传密码子组合发生改变的基因突变形式。移码突变是改变碱基数目的突变。移码突变直接的分子遗传学效应就是导致其所编码的蛋白质多肽链中的氨基酸组成种类和顺序的变化。

碱基对插入或缺失的数目、位点不同，对其后密码子组合改变的影响程度也不尽相同。第一种可能的情况是一个或两个碱基对的插入或缺失，这将造成插入或缺失位点之后整个密码子碱基组合及其排列顺序的改变。如 I（异亮氨酸）在移码突变后被 S（丝氨酸）替换，下图所示，编码 I 的核苷酸中碱基 A 缺失（以红色底色标识），造成缺失位点之后整个密码子组合及其编码氨基酸的改变。第二种情况是 3 个碱基对的插入或缺失。如果插入或缺失的是 3 个碱基对，且插入或缺失位点恰好在两个相邻的遗传密码子之间，由此所引起的变化是在 DNA 双链的多核苷酸组成上额外地增加或减少 1 个三联遗传密码子；如果插入或缺失的 3 个碱基对是在同一个三联密码子之内，那就只是造成该插入或缺失位点前、后各一个遗传密码的改变，而并不会改变其他密码子的碱基组成和编码顺序。还有一种情况则是某一位点插入或缺失 12 个碱基对的同时，又在该突变位点之后的某一位点相应的缺失或插入了同样数目的碱基对，那么，除引起前、后两个位点之间的密码组合改变外，其后其他的密码子组合仍可保持正常。

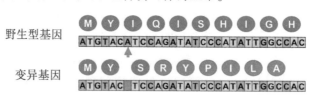

移码突变

移码突变不仅涉及 DNA 分子中碱基组成数目的改变，而且还伴随着特定的遗传密码组成性质与排列顺序的改变。因此，所引发的遗传学效应往往是比较严重的。它会导致一条或多条多肽链的合成障碍或功能缺陷，甚至完全丧失，进而危及机体细胞正常的生命活动。此类基因突变的实例可见于抗肌萎缩蛋白基因。碱基对插入或缺失的数目、位点不同，对其后密码子组合改变的影响程度也不尽相同。

3. 片段突变　片段突变是 DNA 分子中某些小的序列片段的缺失、重复或重排。

缺失是由于在 DNA 复制或损伤的修复过程中，某一片段没有被正常复制或未能得到

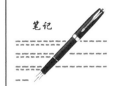

修复所致。其可能的机制是，带有已合成 DNA 序列片段的 DNA 聚合酶从复制（或修复）模板链上滑脱，跨越过一段距离后又重新回到模板链上继续进行复制合成或修复合成，于是，造成了被跨越部位 DNA 碱基序列片段在新链中的缺如。

重复指在 DNA 的复制过程中，如果有已合成新链片段的 DNA 聚合酶从模板链上滑脱，但又重新返回模板链，此时 DNA 聚合酶上有已合成的新链片段，返回点位于已复制过的模板链碱基序列片段部位，DNA 聚合酶由返回点开始进行复制合成，造成新链中从返回点到脱落点的相应片段的重复。

重排发生的根本分子机制是 DNA 分子的断裂，即当 DNA 分子发生两处以上的撕裂后，所形成的断裂片段两端颠倒重接，或者不同的断裂片段改变原来的结构顺序重新连接，从而形成了重排的片段突变形式。血红蛋白 β 链和 δ 链的重排引起的地中海贫血是临床实例。

（二）动态突变

某些单基因遗传性状的异常改变或疾病的发生，是由于 DNA 分子中某些短串联重复序列，尤其是基因编码序列或侧翼序列的三核苷酸重复扩增所引起。如一个 Q（谷氨酰胺）在突变后出现多个 Q，如下图所示，编码 Q（谷氨酰胺）的核苷酸（CAG）重复数增加，造成多肽链延长，主要是 Q（谷氨酰胺）数量相应增加。因为这种三核苷酸的重复次数可随着世代交替的传递而呈现逐代递增的累加突变效应，故而被称之为动态突变（dynamic mutation）。由动态突变所引起的疾病统称为三核苷酸重复扩增病（trinucleotide repeat expansion diseases，TREDs）。此类基因突变的实例可见脆性 X 染色体综合征。患者 X 染色体 q27.3 处存在 CGG 重复拷贝数量高于正常值，甚至远超过正常值的现象。

野生型基因 M Y I Q I S H I G H
ATGTACATCCAGATATCCCATATTGGCCAC

变异基因 M Y I Q Q Q I S H I G H
ATGTACATCCAGCAGCAGATATCCCATATTGGCCAC

动态突变

脆性 X 染色体综合征主要的临床表现为智力障碍。患者一般智商（IQ）<50，且有进行性加重现象；语言发育严重迟缓，表达能力差；神经肌肉发育落后，有共济失调现象；耳朵大、脸较长。在男性患者，青春期有睾丸较大的表型。患者生育能力低下，如男性有无精症、少精症等。智力障碍严重影响儿童的生存和生活质量，给患儿及其家庭带来负担。

患者体内 FMRP 蛋白合成障碍，FMRP 是一种有调控功能的蛋白，可调控代谢性通道。蛋白质缺失，从细胞核到细胞质的 mRNA 被影响，无法正确定位，进一步引起信号传递异常，蛋白产物功能域较多，表达产物在大脑、睾丸和卵巢等均有重要作用，帮助神经元的发生，促进神经正常发育等。基因异常导致神经元细胞的树突状发育异常，影响智力和记忆力。已知致病基因 *FMR1*，基因定位于 Xq27.3。

FMR1 基因较大，蛋白产物功能域较多。基因的 5′ 有一个可变区域，即三个核苷酸（CGG）的碱基对重复区。重复数量（n）<45 为正常，n 在 45～55 时为一过渡区间，表型也正常，但子代有出现症状的概率。CGG 重复数为 55～200 时，影响基因功能，此时

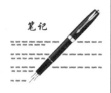

称为前突变。当 CGG 重复数大于 200 时，称为全突变。前突变基因的 mRNA 增多，产生毒性，导致线粒体损伤，细胞功能低下。全突变基因被高度甲基化，基因的蛋白表达水平为零，即全突变基因不能表达 FMRP。

脆性 X 染色体综合征符合基因突变类型中的动态突变，特点是突变发生频率相对不稳定。前突变的女性有一定概率患脆性 X 染色体相关原发性卵巢功能不全，又称脆性 X 染色体相关早发性卵巢功能不全，或卵巢早衰，表现为提前 5~10 年左右闭经（正常闭经年龄为 45~50 岁）。提前闭经原因是 *FMR1* 前突变基因能引起原发性卵巢功能不全，包括月经不规律，卵泡雌激素水平升高，导致生育能力下降。

夫妻中男方为前突变携带者时，致病基因不存在于 Y 染色体上，不可能传递给儿子，儿子为该基因位点正常的个体；致病基因传递给女儿，则女儿为脆性 X 染色体综合征致病基因携带者。此时家庭中子一代确保无患者。

夫妻中男方为全突变患者时，X 染色体上的 CGG 重复数大于 200。可经产前诊断对胎儿进行 CGG 重复数的定量检测，即女儿获得父亲有动态突变的 X 染色体时，常见 CGG 重复数发生缩减，即全突变患者的女儿为前突变携带者，儿子为该基因位点正常的个体。这种情况下，无论子一代是儿子还是女儿，家族中仍不会出现患者。

三、基因变异的描述

从基因检测报告中获得正确的信息对于遗传咨询来说非常重要。对临床医生来说，基因诊断在很大程度上取决于对检测到的变异能否精确、标准地进行描述，从而能进一步进行遗传信息共享，提高整体诊断水平。对患者来说，结合个人情况更明确地了解病情，有利于下一步诊治。

（一）临床应用中的变异类型

目前人类基因组中大量变异不断被发现，且已被许多数据库广泛收录。当临床实验室需要对某一变异进行分析并出具报告时，需要在人类参考基因组的基础上，将个人基因组与参考基因组进行对比，一组序列之间如果出现差异，这个差异即为变异。正常范围内的变异属于多态性。正常范围外的变异称为突变。在临床的实际应用上，孟德尔疾病致病基因中发现的变异需要更细的划分。按照美国医学遗传学和基因组学学院（AC-MG）制定的遗传变异分类标准，变异分为以下 5 种类型，致病性变异、疑似致病性变异、良性变异、疑似良性变异、意义不明确的变异（也称作临床意义未明变异）。报告中只给出致病性变异和疑似致病性变异。良性、疑似良性及临床意义未明的变异都不在基因检测报告中呈现。

（二）基因变异命名规范的临床应用

1. 基因变异命名规范的查询　基因变异命名法是一套规范的基因变异命名标准。2000 年，人类基因组变异协会（Human Genome Variation Society，HGVS）提出的序列变异命名系统已被广泛采用，并发展成为一个国际公认的标准。HGVS 对变异进行统一命名、维护，将标准的基因变异命名进行版本化。基因变异命名规范可以在网址 https：//www.hgvs.org/mutnomen 查询。进入主页，下拉点击 DNA、RNA、蛋白等相应按钮，查询各类序列的规则，见下页图。以 DNA 为例，替代、缺失、重复等不同变异类型均有相应规则，见下页图。

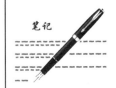

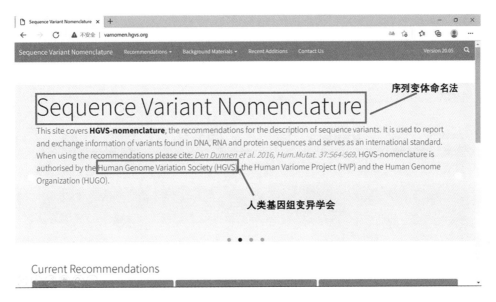

序列变体命名法查询页（来源：人类基因组变异学会）

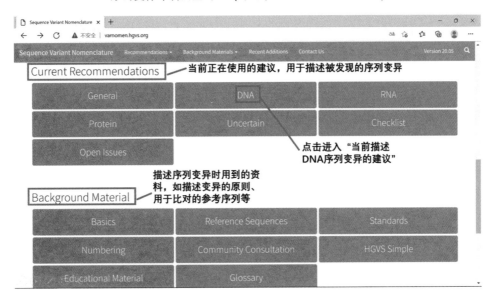

变异序列描述规则的查询入口

2. 基因变异命名在报告中的应用 临床上，基因检测报告的结果描述中变异的类型是描述变异的重要方面。序列的点突变（包括单个核苷酸的替换，小范围的缺失、重复和插入）是在基因检测报告中最常见的变异类型。

除变异类型外，基因检测报告的注释内容通常包括基因名称和转录本的参考序列编号，这些内容是对变异基因进行功能注释的基础。掌握变异在不同层次上的正确命名，了解基因变异命名规则，便于解读常见测序结果。

> **临床链接：基因变异命名法**
>
> 基因变异命名法命名格式如下：
>
> 参考序列类型（字母）+变异位置（数字）+变异类型（字母）。

变异命名的关键三要素：第一是参考序列类型，也就是在 NCBI 或 Ensembl 公共数据库的参考序列 ID；第二是变异位置，变异在 DNA、RNA 和蛋白质序列的位置；第三是变

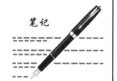
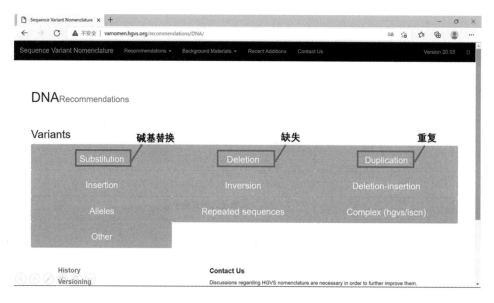

描述 DNA 水平变异类型的规则查询入口

异类型。参考序列初始来源于人类基因组计划（human genome project，HGP）。由中国、美国、英国等多个国家参加的重大国际合作研究计划 HGP，对人体 23 对染色体全部 DNA 碱基对序列进行测定，对大约 25 000 个基因进行染色体定位，构建了人类基因组遗传图和物理图。HGP 测序的结果放在公共的数据库中，如 NCBI 或 Ensembl 数据库。把这些序列作为参照基因组，检测报告里的变异都是和参考序列比对之后，来进行变异与否的判断。

参考序列类型及其对应代表符号

参考序列类型	代表符号
线性基因组	g.
编码 DNA	c.
RNA	r.
蛋白质	p.
非编码 DNA	n.
线粒体 DNA	m.

序列变异类型及其示例

变异类型	变异符号	举例	含义
碱基替换	>	g. 123456G>A	DNA 分子的第 123456 个 dGMP 变异为 dAMP
氨基酸替换	无	p. Ser321Arg	多肽链的第 321 个丝氨酸变异为精氨酸

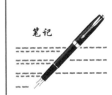

变异类型	变异符号	举例	含义
删除	del	c. 76del	编码 DNA 的第 76 个核苷酸缺失
重复	dup	c. 76dupA	编码 DNA 的第 76 个核苷酸位点出现一次 dAMP 重复
插入	ins	c. 76_ 77insG	编码 DNA 的第 76 个和第 77 个核苷酸位点中间插入一个 dGMP

3. 基因变异命名的实例　以常见耳聋基因检测报告为例进行基因及其变异的初步解读。

（1）变异位点的染色体和基因定位。对耳聋常见致病基因 *SLC26A4* 的变异位点进行解析，从中得到变异信息。*SLC26A4* 又称 *PDS* 基因，是我国第二大致聋基因，编码的 Pendrin 蛋白是一种碘/氯离子转运蛋白。*SLC26A4* 基因突变与非综合征型隐性遗传性耳聋（大前庭水管综合征）和综合征型耳聋（Pendred 综合征）密切相关。

1）变异位点的染色体定位。从下表我们可以看出该基因的变异位点位于 7 号常染色体的第 107 323 898 个核苷酸上。

2）变异位点的基因定位。核苷酸氨基酸这一列标注了变异发生的位置。描述变异的位置常用缩写。如 c. 即为 coding DNA 的缩写，表示变异发生在编码 DNA 上，c. 是最常见的变异位置描述。编码序列中翻译起始密码子的第一个核苷酸标注为 c.1。例子中的 c.109 代表变异位置在编码 DNA 的第 109 个核苷酸位点。

耳聋常见致病基因 *SLC26A4* 的变异位点描述示例

基因	染色体位置	转录本外显子	核苷酸氨基酸	纯合/杂合	正常人频率	预测	ACMG致病性分析	疾病/表型（遗传方式）	变异来源
SLC26A4	chr7：107323898	NM_000441；exon8	c. 919-2A>G（splicing）	het	0.0083333	—	致病性变异	1.Pendred 综合征（AR） 2. 常染色体隐性耳聋 4 型伴前庭导水管扩大（AR）	父母未参与本次检测
SLC26A4	chr7：107342477	NM_000441；exon17	c. 2009T>G（p. V670A）	het	0.0009245	D	临床意义未明的变异	1.Pendred 综合征（AR） 2. 常染色体隐性耳聋 4 型伴前庭导水管扩大（AR）	父母未参与本次检测

下页图的外显子 2 中有编码区（coding sequence，CDS），CDS 这类编码区可以编码出氨基酸，我们用 c. 来描述 CDS 序列。外显子 1 属于非翻译区（UTR），在 c. 的基础上

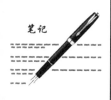
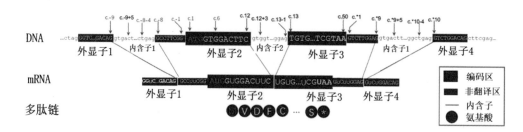

DNA 的变异描述规则

进一步排序，5′UTR 前面加上-，3′UTR 前面加上*。内含子序列在 c. 的后面加上+或-。起始密码子的第一个核苷酸标注为 c.1，对 CDS 依次进行排序。位于起始密码子 5′ 的 UTR 的第一个核苷酸标注为 c.-1，注意这里没有 0 号。位于终止密码子 3′ 的 UTR 的第一个核苷酸标注为 c.*1。位于两个外显子之间的内含子，如 c.12 和 c.13 之间的内含子，在 c.12 的 3′端的第 3 个核苷酸标注为 c.12+3。位于 c.13 的 5′端的第 1 个核苷酸标注为 c.13-1。根据就近原则标注+或-。位于 5′UTR 的 c.-8 的 5′端第 4 个核苷酸应该在 c. 的基础上加上+或-，标注为 c.-8-4。

上页表里的报告结果标明核苷酸变异的位点，c.919 表示从起始密码子的第 1 个核苷酸（为 1）向 3′端的第 919 位核苷酸。c.919 后面的-2 表示第 919 位核苷酸 5′端的第 2 个核苷酸位点发生变异，也就是说变异发生在内含子上。

（2）变异位点的 mRNA 水平定位。上页表的第三列显示了该基因具体的变异位点在 mRNA 水平的定位，并使用了参考序列。参考序列中的 NM 指正常 mRNA（normal mRNA），NM 下划线代表此变异发生在成熟 mRNA 转录本上。下划线后面的数字为参考序列的 ID，其中 004004 代表编号，5 代表版本号。编号和版本号缺一不可，因为不同的版本号对应的转录本有不同的组成。上图中的转录本信息如下。NM 下划线代表变异发生在成熟 mRNA 转录本上，也就是剪切掉内含子后的 mRNA。下划线后面的数字为 ID 号，000441 为编号，但上页表中也有不标准之处，未标明确切的版本号，这表明如临床要求数据重分析时须从零开始。Exon8 代表变异发生在 *SLC26A4* 基因的第 8 个外显子上。

（3）变异位点在多肽链水平的定位。第四列显示了该基因具体的变异位点在多肽链水平的定位。上图报告里的变异位点：编码序列的第 2009 位核苷酸由 T 变异为 C。由于变异发生在编码区，因此导致蛋白质中的氨基酸序列也发生了改变。在 p.V670A 中，p 为蛋白质（protein）的缩写，"V670A" 表示第 670 位氨基酸由缬氨酸（V）变异为丙氨酸（A）。

变异命名的第三个要素为变异类型，不同的变异类型用不同的符号表示。上页表中第一行变异 A>G，表示变异类型为碱基替换，位点上的腺嘌呤核苷酸 A 变异成了鸟嘌呤核苷酸 G，此时由于变异发生在内含子上，因此属于剪接位点变异，从而影响正常的 mRNA 转录和蛋白质翻译。

提高临床技能，践行终身学习

在工作岗位上，学习应该贯穿整个职业生涯。在最新版本的基因变异命名法的范例里，我们可以看到这一点。应根据新的发现调整变异命名规则。当检测报告出具时间较为久远，应根据最新版的基因变异命名法，调整变异的描述，甚至向测序部门提出重新分析数据的要求。

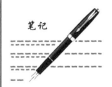

四、基因检测在精准医学中的应用

精准医学通过基因检测找出人类基因组的群体多态性，并在多态性的基础上预测疾病发病风险，指导个体化用药，帮助人们选择更契合遗传基础的健康生活方式，尤其是在肿瘤靶向药物指导和预后判断方面。传统的肿瘤临床用药原则一般是依据症状、体征、辅助检查结果和影像学资料，对具有相同或相似临床症状的患者一般采用相同的治疗方案。分析靶向治疗大数据，探讨药物可能引起的反应、药效、敏感性及不良反应等，以达到最佳剂量、最小不良反应以及最精准的用药时间。针对人体致癌基因设计的药物称为靶向药物，治疗前筛检患者的致癌基因，针对个体遗传差异选择适合的靶向药物，提高药物的敏感性。致癌基因如肿瘤促进基因被选作治疗的靶点。临床研究和实践证明，很多靶向治疗药物极大地改善了许多肿瘤的治疗效果且提高了患者的生存率。肿瘤分子靶向治疗的实例是非小细胞肺癌（non-small cell lung cancer，NSCLC）。

基因库——生命经济时代的战略性资源

一粒种子、一个细胞、一管血液、一口唾沫、一段脱氧核糖核酸、一条数据……这些不起眼的东西可能是构建未来生物科技和产业的砖石。基因库是生命经济时代的战略性资源。

我国唯一一座国家基因库的定位：有效保护、开发、利用遗传资源，提高我国生命科学研究和生物产业发展水平，维护国家生物信息安全，助力全球生命科学发展。它位于深圳大鹏新区，国家基因库带着"留存现在、缔造未来"的使命于 2016 年 9 月正式启用。2011 年由国家发改委等部委批复，依托华大基因组建、运营，采用基因信息数据库和生物样本资源库相结合的建设模式，主要存储管理我国特有遗传资源、生物信息和基因数据。其业务结构和功能简称"三库两平台"。"三库"指"干库"（即基因、蛋白、分子、影像等多组学生物信息数据库）、"湿库"（多样性生物样本和物种遗传资源库）和"活库"（即生物活体库，包括动物资源、植物资源、微生物资源和海洋资源等）。"两平台"为数字化平台、合成与编辑平台。国家基因库已存储多种生物资源样本 1000 万份，基因信息数据存储支持能力达 60 PB。

国家基因库执行主任徐讯说："中国亟须这样一个平台，从国家层面对具有中国特色的生物样本和基因数据进行有效保存、管理和合理利用。"

人类越来越认识到基因资源以及保护地球生物多样性的重要。国际上，挪威斯瓦尔巴全球种子库、美国自然历史博物馆、英国生物样本库等应运而生，尤其是美国、欧洲、日本先后建立了大型基因数据库，这三大库里的生物信息数据几乎涵盖所有已知的脱氧核糖核酸、核糖核酸和蛋白质数据。

"基因库是生命科学的'国库'，比银行的金库还要宝贵。"国家基因库主任梅永红如是说。农耕时代的核心资源是耕地，工业时代是能源，而生命科学时代则是基因。基因资源目前已成为重要的国家战略资源，如精准医学很大程度上依赖对基因解读的结果。未来精准医学方面的发展和竞争，一定程度上是基因资源的获得与解析。

笔记

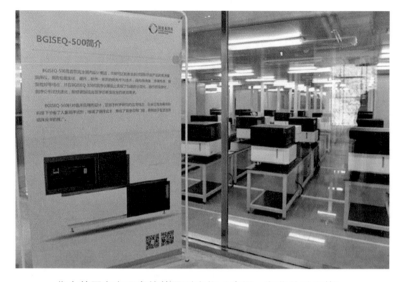

华大基因自主研发的基因测序仪（来源：新华社毛思倩）

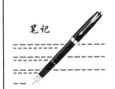

附录5 单基因遗传病基因检测知情同意书

临床检验中心

样本条码粘贴处

　　单基因病即人体因单个基因缺陷所引发的疾病，这些缺陷包括单个核苷酸的突变、片段缺失、置换引起的移码突变和序列重复等。这些缺陷可能来自父母，也可源于个体自身，并都有遗传给下一代的可能，所以称为单基因遗传病。单基因病虽然发病率低，但由于种类繁多，总的发病数量庞大，已经对人类健康造成了较大的威胁。部分单基因病往往致死、致残或致畸，并且缺乏有效的治疗手段。随着人们对单基因病的重视以及医疗技术的发展，部分单基因病可以通过手术矫正或者避免疾病诱发因素等方式防止发病。总之，单基因病不仅对患者的健康造成了严重危害，而且也给家庭和社会带来了沉重的精神和经济负担。

　　单基因病基因检测采用目标序列捕获和新一代高通量测序技术，对受检者所检测的遗传病相关基因区域进行检测和分析，结合临床检测信息，分析得出受检者特定基因的突变信息，为后期诊治提供科学依据。

一、检测技术局限性及潜在风险

　　（1）该方法适用于点突变、小的缺失插入突变，不适于检测染色体数目及结构异常、DNA 大片段拷贝数变异以及特殊类型突变。另外，由于部分基因存在高重复低复杂度区域或假基因，以致检测不能完全覆盖其所有外显子区，但总体覆盖度可达95%以上。

　　（2）该方法应用的 DNA 源自受检者血液或其他体细胞，非源自生殖细胞，不能排除嵌合现象所致的解读偏差。

　　（3）由于不可抗拒因素导致样本不合格，受检者需要配合检测机构再次取样，但不重复收取费用。

　　（4）限于目前人类对疾病的认识水平，进行 DNA 序列分析是为了说明某种遗传病的发病原因或评估遗传风险。如未检出特定基因的致病突变位点（即阴性结果）并不能排除个体患某种疾病的可能性，因为多数遗传病的发病也可能和其他未知基因或难以检测的基因突变类型有关。

　　（5）本检测技术及相关仪器并非常规临床检测项目，目前主要用于辅助临床诊断或科研等相关目的，本检测结果仅供临床参考，不代表临床诊断意见，须由临床医生结合各方面情况综合判断。

　　（6）在检测过程中及知晓检测结果后，受检者可能会出现不同程度的精神压力和负担，对此本检测机构不承担任何责任。

二、受检者知情选择

　　（1）我已充分理解该基因检测项目的性质、预期目的、风险和必要性。
　　（2）我承诺提供的资料的真实性、完整性。
　　（3）我选择的检测机构已经告知我该项检测方法的适用人群。
　　（4）我并未得到该项检测技术百分之百准确率的许诺。
　　（5）我同意在去掉所有隐私信息后，检测数据可供研究参考并授权医院及检测机构

对检测涉及的样本和医疗废弃物等进行处理。

三、受检者陈述

我已知晓上述所有内容，愿意进行该项检测、同意回访，并承担因检测带来的相关风险，我已如实填写并对上述信息准确性负责。

受检者签名：　　　　　　　　　　　　签名日期：　　　年　　月　　日

如果受检者为未成年人或无能力签署知情同意书者，由其监护人在此签名。

受检者监护人签名：　　　与受检者关系：　　　签名日期：　年　月　日

四、医生陈述

我保证已向患者（或他们的法定监护人）说明该检测的性质、预期目的、风险及局限性，并已回答患者（或他们的法定监护人）的相关提问，我已征得患者（或他们的法定监护人）的同意来开展该检测服务。

医生签名：　　　　　　　　　　　　签名日期：　　　年　　月　　日

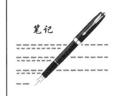

附录 6 单基因遗传病基因检测送检单

样本条码粘贴处

受检者信息

姓名：_____年龄：_____性别：_____家庭住址：_____

民族：_____籍贯：_____电话：_____电子邮箱：_____

病历号/门诊号：_____送检单位：_____送检医生：_____

临床信息（送检医生填写）

常见严重的先天性结构畸形的发病率

受检者类型	□确诊患者 □疑似患者 □表型正常人群 □其他（ ）		
检测目的	□查找病因	□辅助诊断	□携带者筛查
	□家系验证（先证者姓名：_____与先证者的关系：_____）		
受检者疾病史			
临床症状			
父母是否近亲结婚	□是 □否		
家族遗传病史	□无		
	□有。若有，是何种疾病：_____患病亲属与受检者的关系：_____		
是否有辅助检查结果	□无 □有。若有，请提供临床相关检查结果的电子档或复印件		
是否曾做过相关疾病的基因检测	□无 □有。若有，请附检测报告的电子档或复印件		

送检样本信息

样本类型	□血液（推荐） □基因组 DNA □其他
采集/提取日期	年 月 日

检测项目

项目编号	
疾病名称	
检测基因	

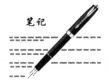

遗传与优生

送检样本接收信息

样本是否符合接收标准	□是　□否，原因：
样本接收日期	年　　月　　日
接收人签字	

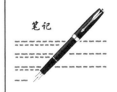

附录 7　单基因遗传病基因检测报告

门诊号：＿＿＿＿＿　　　样本编号：＿＿＿＿＿　　　送检医生：＿×ד

采样日期：×××× 年＿××＿月＿××＿日　送检日期：×××× 年＿××＿月＿××＿日

报告日期：×××× 年＿××＿月＿××＿日

受检者信息

样本编号	姓名	性别	亲属关系	出生日期	样本类型
18B0000004	××	男	检测申请人	先天性耳聋	外周血
18B0000005	××	女	申请人母亲	正常无表型	外周血
18B0000006	××	男	申请人父亲	正常无表型	外周血

简要病史：双耳感音神经性耳聋，重度语前聋，否认家族遗传病史。

检测类别：受检者全外显子组检测，父母均 Sanger 验证。

检测结论：本次检测，在受检者中检测到与患者临床表型相关的致病性变异。

检测结果：可以解释患者表型的致病性或疑似致病性变异。

下列变异所致的临床表型与患者临床表型吻合，遗传模式符合。变异评级为致病性变异。建议临床医生高度注意，结合临床并以此进一步进行疾病管理、遗传咨询、生育风险评级/控制等系列工作。

基因	染色体位置（GRCh38）	基因变异信息	合子类型	疾病名称	遗传模式	变异来源	变异分类
GJB2	Chr13：20763486	NM_ 004004.6 c.235del（p.Leu79fs）	杂合（het）	非综合征型遗传性耳聋 1A 型	AR	父亲	致病性变异
GJB2	Chr13：20189066	NM_ 004004.6 c.516G>C（p.Trp172Cys）	杂合（het）	非综合征型遗传性耳聋 1A 型	AR	母亲	致病性变异

结果解读

本次检测在受检者样本中分别检出 *GJB2* 基因的两处致病性变异，c.235del（p.Leu79 fs）和 c.516G>C（p.Trp172Cys），*GJB2* 基因与非综合征型遗传性耳聋 1A 型相关。*GJB2* 基因位于 13 号染色体，全长 4804 bp，有 2 个外显子，其中 1 个外显子参与编码，其编码区位为 678 bp，编码产物为缝隙连接蛋白 26（Cx26）。Cx26 是缝隙连接蛋白家族的一员，主要在耳蜗的血管纹、基底膜、螺旋缘、前庭间质细胞、神经感觉上皮等处表达，在内耳非感觉细胞中也有表达。Cx26 是钾离子回流到内淋巴的通道，在维持耳蜗正常渗透压及听觉机制中起着不可替代的重要作用。*GJB2* 基因突变可致 Cx26 异常，从而导致耳聋。

受检者携带复合杂合突变，即同时存在 c.235del（p.Leu79 fs）缺失移码变异和 c.516G>C（p.Trp172Cys）错义变异。通过检索人类基因突变数据库（Human Gene Muta-

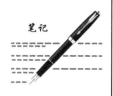

遗传与优生

tion Database，HGMD）和人类基因组变异数据库（Clin Var）等人类基因组数据库发现，c. 235del（p. Leu79fs）和 c. 516G>C（p. Trp172Cys）均有致病性报道，在 gnomAD 人群数据库中，移码突变 c. 235del（p. Leu79fs）在东亚人群中频率约为 0.65%，无纯合变异个体。目前，耳聋患者中的该变异已被多次报道（PMID：19043807，PMID：6061264，PMID：25266519 等）。根据目前证据，定义两处变异为致病性变异，为典型的 *CJB2* 基因复合杂合突变导致常染色体隐性先天性耳聋的情况。

根据 ACMG 指南，两处变异可评级为致病性变异，建议临床医生高度注意。先证者既携带了来源于父亲的移码变异，又携带了来源于母亲的错义变异，基因错义杂合变异和缺失移码变异共同作用，导致先证者临床表型异常。因此，先证者在 *GJB2* 基因 2 个位点发生复合杂合变异极有可能是先证者临床表型异常的致病因素。

疾病背景

非综合征型遗传性耳聋 1A 型为常染色体隐性遗传。该病的主要临床表型是先天性感音神经性听力损失，多发生于儿童，主要发病原因是机体的感音和传音器官以及听觉传导通路中的听觉神经和各级中枢神经出现病变，从而导致机体出现不同程度的听力减弱，不同患者的听力损失程度可因人而异，重度或极重度语前聋的发生率在 40% 以上；部分患者会伴有前庭功能障碍。

备注

1. 医学建议　建议临床医生参考本检测报告，综合患者临床表现，完善对应检查，制订治疗方案，进行相应的临床咨询。

2. 检测方法说明及局限性声明

采用全外显子组捕获高通量测序技术，仅对基因编码区域进行测序，数据平均覆盖 90-110x。本方法不能完全覆盖重复区域、富含 GC 区域、假基因区域等。高通量测序，测序量大，结果的分析依赖于临床提供的病史信息、现有的数据库信息和已发表的文献资料，本检测结果仅报告与检测项目疾病表型相关的突变结果，供临床医生参考。

本检测中采用 Sanger 测序时，Sanger 测序可对该基因的编码区及剪切区的点突变、小片段缺失/重复进行分析，不包括复杂重排、大片段缺失和重复，不排除引物结合区发生变异、基因融合所引起的假阳性、假阴性结果或不能正常检测。

本报告结果只对送检样品负责。本中心对以上检测结果保留最终解释权，如有疑义，请在收到结果后的 20 个工作日内与我们联系。以上结论均为实验室检测数据，仅用于突变检测之目的，不代表最终诊断结果，仅供临床参考。

数据解读规则参考美国医学遗传学和基因组学学院（ACMG）相关指南变异致病性的判定，依据现有的临床表型、文献报道和数据库及生物学信息学软件判定，受科学发展的阶段性限制。随着时间推移，我们会获得更多关于这些基因的信息，我们的解读结果有可能会发生变化。

变异命名参照 HGVS 建议的规则给出（http：//www. hgvs. org/mutnomen/）。

实验操作人：＿×× ＿　报告撰写人：＿×× ＿　审核人：＿×× ＿

（注：本报告仅对此次检测标本负责）

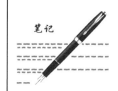

附录 8　X 连锁显性遗传方式

一、概述

一种疾病的致病基因是显性基因，并且位于 X 染色体上，这类遗传病叫 X 连锁显性遗传病（X-linked dominant inheritance disease，XD）。

二、遗传机制

因为女性的两条 X 染色体中的任何一条有致病基因都将会发病，而男性只有一条 X 染色体，所以女性发病率为男性发病率的 2 倍。然而，一般情况下，男性患者病情较重，女性患者的病情较轻，且女性往往是杂合子患者，纯合子患者极少见。女性杂合子患者与正常男性婚配后，子女中各有 1/2 为该病患者。男性患者与正常女性婚配后，子代中女儿都将发病，儿子则都正常。

XXᵃ女性杂合（患病）

XD 致病基因携带者最常见的婚配类型

女性患者通常病情较轻，原因通常是女性患者多为杂合子，杂合子个体的 X 染色体基因座有等位基因，如果等位基因其中的一个基因发生突变，另一个功能正常的野生型基因对致病基因导致的功能缺陷有一定补偿作用，称为剂量补偿作用。还有一个原因是致病基因所在的染色体 X 失活了。对一般体细胞，失活的染色体 X 仅存在于女性体细胞内，这是正常的生理现象，这种现象被称为剂量补偿效应，解释该现象的假说称为 Lyon 假说。临床上，如果细胞中携带致病基因的 X 染色体失活，且这种细胞在体细胞总量中比例较高，则这名女性患者症状可能比较轻，甚至不表现出相应的临床症状。

XD 婚配类型和再发风险

基因型	婚配类型（女×男）	表型	子代患病概率
XᵃXᵃ×XᵃY	正常×正常	正常	0
XᴬXᴬ×XᵃY	患者×正常	患病	p^2q
XᴬXᵃ×XᵃY	患者×正常	儿子患病概率为 1/2，女儿患病概率为 1/2	pq^2
XᵃXᵃ×XᴬY	正常×患者	儿子正常，女儿患病	$1/2p^2q$
XᴬXᵃ×XᴬY	患者×患者	儿子患病概率为 1/2，女儿患病	$3/2p^2q$
XᴬXᴬ×XᴬY	患者×患者	患病	p^3

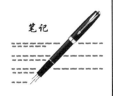

三、评估不同婚配类型下的再发风险

XD 遗传病中，哪些婚配类型的子代发病风险会更高？先考虑最简单的情况：完全显性。X^AX^a 杂合子与 X^AX^A 纯合子的表型完全相同。双亲都正常的时候，子代肯定正常。如果母亲是纯合子患者呢？不管父亲患病与否，子代肯定都患病。还有三种类型，我们一并推导一下再发风险。

X^AX^A 女性纯合子和正常男性婚配，按照孟德尔的分离定律和自由组合定律，子代全部患病，即子代患病率为 1。设 X^A 的基因频率为 p，X^a 的基因频率为 q，子代发病风险是母方携带率、父方携带率和子代患病概率三者乘积。母亲有两个 X^A，基因携带率为 p^2，父亲一个 X^A，频率为 q，带入求得 p^2q。

由于女性杂合子患者症状较轻，最常见的婚配类型是正常男性和女性杂合子患者婚配，同样遵循孟德尔的分离定律和自由组合定律，设频率 p 和 q，则 X^AX^a 的基因频率为 2pq。子代发病风险是母方携带率、父方携带率和子代患病概率三者乘积。母亲 X^AX^a 基因携带率为 2pq，父亲基因型 YX^a，一个 X^a 频率为 q，子代无论儿子或女儿均有 1/2 概率患病，带入求得 pq^2 是子一代再发风险。

患者家系次常见的婚配类型是男性患者与正常女性婚配，按照同样的分离定律、自由组合定律和基因频率设定，儿子都正常，女儿都患病。子代发病风险仍是三者乘积。母亲基因型 X^aX^a，所以母方致病基因携带率为 q^2；父亲一个 X^A，父方致病基因携带率为 p，子代患病率查得，无论儿子或女儿均有 1/2 概率患病，三者带入求得子代发病风险是 $1/2pq^2$。进行患者家系的再发风险评估时，当儿子和女儿患病率不同，儿子有 1/2 概率患病，所有女儿均患病，家系的再发风险是先分别计算两者再发风险后，再相加取两者之和。若父母均为患者，且母亲致病基因为纯合状态，无正常功能的基因产物，则子一代皆患病，患病率为百分之百。显性致病基因 p 的概率接近 0，q 的值无限接近 1。因此正常男性和女性杂合子患者婚配类型的子代，再发风险高于其他婚配类型。事实上统计数据也证明了这一点。携带致病基因的人群中，女性杂合子患者人数最多。抗维生素 D 佝偻病是 XD 病的一个实例。

四、X 连锁显性遗传病系谱的特点

（1）女性患者多于男性患者，但前者病情往往较后者轻。
（2）系谱中常可见到连续几代中都有患者，即遗传是连续的。
（3）患者的双亲中，必有一方是本病患者。
（4）有交叉遗传，男性患者后代中，儿子都正常，女儿都将发病。
（5）女性患者后代中，子女将各有 1/2 可能发病。

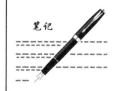

附录 9　遗传异质性

在遗传学中，基因型决定表型。但表型相同的个体，可能具有不同的基因型，即一种性状可以有多个不同的基因控制，这种现象称为遗传异质性（gnentic heterogeneity）。由于遗传基础不同，遗传方式、发病年龄、病情严重程度以及复发风险等有可能不同。

人类的先天性聋哑（婴儿出生后即丧失听力，并因此而导致哑）有常染色体隐性遗传、常染色体显性遗传和 X 连锁隐性遗传 3 种遗传方式。先天性聋哑有高度的遗传异质性。一般认为聋哑基因有 35 个基因位点，约 70% 的病例是常染色体隐性遗传，8%～10% 的病例是常染色体显性遗传，1.5% 的病例是 X 连锁隐性遗传，20% 的病例则是由环境条件影响而导致。例如，妊娠第 1～3 个月，母亲感染风疹病毒即可生出先天性聋哑患儿，但这种先天性聋哑是不能遗传给后代的。

并指除 I 型外，还有 II、III、IV、V 型，它们都是由不同的基因突变所致。多指除轴后型外，还有轴前 I、II、III、IV 型，它们也是由不同基因突变所致。抗维生素 D 佝偻病除 X 连锁显性遗传外，还有常染色体显性遗传和隐性遗传。血友病除甲型外，还有乙型，它们都是 X 连锁隐性遗传，但致病基因的位点不同。

遗传病中的遗传异质性是一个普遍现象，临床医生和检验师须重视并加以鉴别。

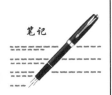
工作领域4 常见单基因病的筛诊及预防

任务1 婚前/孕前筛查地中海贫血基因携带者

【任务导入】

赵某，女，28岁，广西钦州人，现正与男友在本地区婚育综合服务中心登记结婚。请你以该中心工作人员的身份，结合当地国家地中海贫血防控项目试点的政策，进行地中海贫血的防控宣教。

【任务目标】

知识目标：掌握地中海贫血临床实验室等信息的采集要点和评估要点，地中海贫血的病因、遗传机制、干预措施和防治原则及其流程，婚前/孕前筛查地中海贫血基因携带者的策略；理解地中海贫血科普教育方案的制订原则和方法，地中海贫血高发区域进行婚前/孕前致病基因携带者筛查的理论和方法，理解高发区域地中海贫血的防控意义；了解地中海贫血高发区域进行婚前/孕前致病基因携带者筛查的新进展，了解高发区域有关地中海贫血诊疗的惠民政策、相关法律法规及行业规范相关知识。

技能目标：能针对性围绕地中海贫血收集就诊者家系信息和疾病信息；能介绍地中海贫血的病因、遗传机制、干预措施和防治流程，婚前/孕前筛查策略及防控知识；能进行地中海贫血婚前/孕前筛查科普教育方案的制订并评定其效果。

职业素养目标：培养科学防控地中海贫血的意识，具备主动关注相关法律法规及行业规范的意识。

【任务分析】

地中海贫血是全球分布最广、累及人群最多的一种单基因遗传病，严重影响儿童健康和出生人口素质。我国广东、广西、海南、福建、云南、贵州、四川、湖南、江西、重庆、香港等10来个长江以南省（区、市）地中海贫血高发，其中广西、广东、海南人群携带率偏高。多年筛诊防控成效显著。

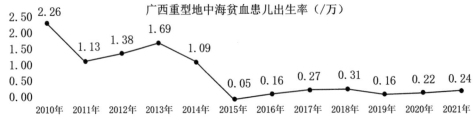

广西重型地中海贫血患儿出生率（/万）

广西重型地中海贫血患儿出生率呈下降趋势（/万）

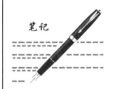

一、概述

地中海贫血简称地贫，又称海洋性贫血或珠蛋白生成障碍性贫血，是由于珠蛋白基因缺陷导致珠蛋白肽链合成障碍所致的遗传性溶血性疾病。地贫临床分类复杂，临床表现个体差异较大，症状轻重不一，大多表现为珠蛋白生成比例失衡引发的无效造血、慢性进行性溶血性贫血和铁超载，进而引发肝脏、心脏、内分泌系统等的损伤。治疗方法及预后也不尽相同。地贫发病具有明显的种族特征及地域差异，主要集中在热带和亚热带地区。

二、地中海贫血的临床分类及其症状

根据珠蛋白基因缺陷的类型不同，地贫主要分成 α 地贫和 β 地贫。根据临床症状不同，地贫又可分为静止型、轻型、中间型和重型。静止型 α 地贫患者、轻型 α 地贫患者和轻型 β 地贫患者统称为地贫基因携带者，其个体生长发育、智力和寿命基本都不受影响，通常只在地贫筛查或家系调查时才被发现。

（1）静止型或轻型地贫个体不表现出贫血或仅有轻度贫血症状，不影响日常生活与工作，无须特殊治疗。

（2）中间型地贫临床表现个体差异较大，贫血程度不一，多表现为中度贫血、疲乏无力、肝脾轻度或中度肿大，可有黄疸及不同程度骨骼改变。

（3）重型地贫包括重型 α 地贫和重型 β 地贫。重型患者丧失劳动能力，需要接受定期输血和排铁治疗以维持生命，治疗费用高昂。

重型 α 地贫又称巴氏水肿胎（即 Hb Bart's 胎儿水肿综合征），胎儿重度贫血、全身水肿、肝脾肿大，常于孕晚期死于宫内或出生后数小时内死亡，治疗难。

重型 β 地贫患儿通常在出生后半年到两年开始出现症状，多表现为重度贫血、面色苍白、肝脾肿大、黄疸、发育不良，具有典型的地贫特殊面容（头颅变大、额部隆起、颧骨突出、鼻梁塌陷、眼距增宽等），如不进行规范性输血和排铁治疗，多在未成年前死亡。造血干细胞移植是根治重型地贫的首选方法，但治疗费用较高，成年患者治疗效果差。

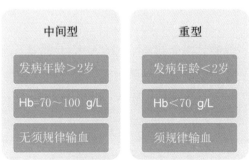

中间型和重型 β 地贫的主要指标

三、遗传机制

（一）α 地中海贫血

α 地中海贫血（α-thalassemia；OMIM 141750）简称 α 地贫，是以 α 珠蛋白肽链合成减少或缺失为特征的遗传性血液病，属常染色体隐性遗传。人类 16p13.33—pter 上有 2

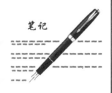

个连锁的 α 珠蛋白基因，$α_1$ 和 $α_2$ 这 2 个基因有功能且表达产物相同。若这 2 个串联重复的 α 基因在减数分裂时发生非同源配对导致不等交换，将使 α 珠蛋白基因发生长度不等的缺失突变，导致 α 链不同程度地减少。若同一条 16 号染色体上 2 个 α 基因均突变或缺失，称为 $α^0$ 地贫或 $α_1$ 地贫；若同一条 16 号染色体上只有 1 个 α 基因突变或缺失，称为 $α^+$ 地贫或 $α_2$ 地贫。不同类型的 α 地贫患者缺失的 α 珠蛋白基因数量不同，各种 α 地贫基因型杂合子相互配合可构成各种纯合子或双重杂合子。总体而言，缺失的 α 珠蛋白基因数量越多，α 地贫的临床表现越严重。

（二）β 地中海贫血

β 地中海贫血（β-thalassemia；OMIM 141900）简称 β 地贫，指由于 β 珠蛋白基因的缺失或缺陷使 β 珠蛋白链的合成受到抑制而引起的溶血性贫血。完全不能合成 β 链称 $β^0$ 地贫，能部分合成 β 链（为正常的 5%~30%）称 $β^+$ 地贫。$β^0$ 地贫基因纯合子（$β^0/β^0$）以及 $β^0$ 地贫和 $β^+$ 地贫基因的复合杂合子（$β^0/β^+$）都表现为严重的溶血性贫血症状。$β^0$ 地贫和 $β^0$ 地贫基因的杂合子（$β^0/β^A$、$β^+/β^A$）可表现为轻度贫血。此外还有 δ 和 β 珠蛋白基因缺失导致 δ 和 β 链均不能合成，引起 δβ 地中海贫血。

重型 β 地贫患者出生时一般没有临床症状，通常在出生 3 至 6 个月后开始出现逐渐加重的贫血，伴有面色苍白、肝脾肿大、黄疸、发育不良等；如果不进行规范治疗，随着年龄的增长会逐渐出现头颅变大、额部隆起、颧骨突出、眼距增宽、鼻梁塌陷等典型的地贫特殊面容；容易出现呼吸道感染及心力衰竭等并发症，危及生命，需要终身接受规律输血和排铁治疗以维持生命，或接受造血干细胞移植，如果不进行治疗或治疗不及时、不规范，患者很难活到成年，多在 5 岁前死亡。

四、地中海贫血的实验室检查及其必要性

多数地贫基因携带者没有临床症状，仅表现出一些异常改变的血液学表型。通过血常规检查和血红蛋白分析等简单易行的地贫筛查方法可以发现异常的血液学指标，进而发现地贫可疑患者或基因携带者。若地贫筛查结果提示为地贫可疑，则必须进一步进行地贫基因检测，以确诊是否为地贫以及地贫的具体类型。

（一）地贫筛查

1. 初筛　采集受检者肘静脉血 2~3 ml，EDTA-K_2 抗凝血，平均红细胞体积（MCV）和平均红细胞血红蛋白含量（MCH）等参数由血细胞分析仪检测。血常规检查结果符合下列三种情况之一，即判定为阳性结果：MCV<80 fl，MCH<27 pg，MCV<80 fl 和 MCH<27 pg。

若夫妻一方或双方血常规检查结果为阳性，建议双方均进行血红蛋白分析。

2. 复筛　地贫复筛时采用血红蛋白电泳分析或高效液相色谱分析技术进行血红蛋白分析，主要检测血红蛋白 A_2（HbA_2）和胎儿血红蛋白（HbF）。临床实验室应依据我国卫生行业标准《临床常用生化检验》（WS/T402.1-2012，WS/T403.1-2012，WS/T404.1-2012），进行生化检验项目参考区间验证，确定本实验室 HbA_2 和 HbF 正常值范围。

重型地贫的外周血象呈小细胞低色素性改变，红细胞大小不等，中央浅染区扩大，出现异形、靶形红细胞及红细胞碎片、有核红细胞、点彩红细胞、嗜多染性红细胞、豪-周氏小体等；网织红细胞正常或增高。骨髓象呈红细胞系统增生明显活跃，以中、晚幼

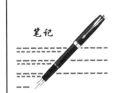

红细胞占多数，成熟红细胞增多。

（二）地贫基因检测

初筛或复筛任意一种情况提示夫妇一方阳性和双方阳性时，建议在女方怀孕之前进行相应的地贫基因检测。

α 地贫基因检测项目主要检测 α 珠蛋白基因是否突变，检测项目主要内容包括两类：缺失型基因突变和非缺失型基因突变。缺失型基因突变包括 3 种：－SEA/、－α4.2/和－α3.7/。非缺失型基因突变包括 3 种：αQSα/、αCSα/和 αWSα/。筛查时超声指标能提示巴氏水肿胎的可能，确认胎儿基因型需要基因诊断。

β 地贫基因检测项目主要检测 β 珠蛋白基因是否突变，检测项目主要内容应包括 17 种非缺失突变，这些属于热点突变位点，具体包括 CDs41－42（－CTTT）、IVS－Ⅱ－654（C>T）、－28（A>G）、CDs71－72（＋A）、CD17（AAG>TAG）、CD26（GAG>AAG）、CD31（－C）、CD27/28（＋C）、IVS－Ⅰ－1（G>T）、CD43（GAG>TAG）、－32（C>A）、－29（A>G）、－30（T>C）、CDs14－15（＋G）、CAP＋40－43（－AAAC）、initiation condon（ATG>AAG）、IVS－Ⅰ－5（G>C）。

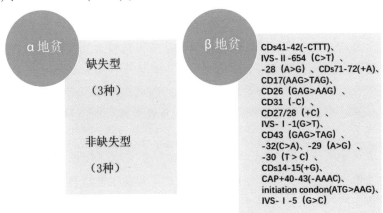

地中海贫血基因检测的热点

若夫妇双方地贫筛查结果均为阳性，但经上述 α 及 β 地贫基因检测未发现致病性突变，建议进行相应的 α 或 β 基因序列测定。

静止型地贫缺陷基因携带者几乎没有任何临床表现，地贫筛查结果正常，对此类携带者进行地贫基因检测，可降低漏筛率，降低该家庭孕育中重型地贫患儿的风险。

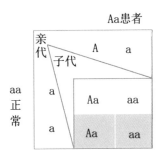

地贫的临床诊断

五、鉴别诊断

主要与缺铁性贫血相区分，可通过测量血清铁或血清铁蛋白水平鉴别，当血清铁蛋

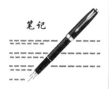

遗传与优生

白下降时通常提示缺铁性贫血。

血红蛋白组成结果为 HbA_2 含量降低时，通常是 α 地贫。

血红蛋白组成结果为 HbA_2 含量和（或）HbF 含量升高时，通常是 β 地贫。

六、治疗

目前地贫尚无药物治疗方法和成熟的基因治疗方法，地贫基因携带者无须特殊治疗，中重型地贫患者需要接受定期输血和排铁治疗以维持生命。治疗地贫的姑息手段是脾切除术，目前可能治愈重型 β 地贫的方法是造血干细胞移植，其中同胞白细胞抗原（HLA）全相合的地贫移植成功率最高，另外还包括非亲缘造血干细胞移植及亲缘半相合造血干细胞移植。但半相合地贫移植不仅治疗费用昂贵，且有 5%～10% 的失败风险。

广西医科大学第一附属医院作为国内地贫基因治疗的注册临床研究项目基地，开展了基因编辑治疗输血依赖型 β 地贫的临床试验。其地贫基因治疗原理是采集患者自体造血干细胞，通过基因编辑技术，在体外对有缺陷的造血干细胞系进行修正，再回输到患者体内，不存在排异风险。

聚焦重大遗传病的防控政策

地贫是全球分布最广、累计人群最多的单基因遗传病，我国南方常见。珠蛋白生成障碍性贫血严重影响儿童健康和出生人口素质，给家庭和社会带来沉重的精神和经济负担。目前地贫尚无药物治疗方法和成熟的基因治疗方法，婚前、孕前及产前诊断是有效防控地贫的首要措施和重要策略。为有效降低地贫发病率，需要国家和个人在防治方面共同努力。

湖南省妇幼保健院从 2008 年起，建立以血常规检查和血红蛋白电泳检查为基础的地贫筛查平台，并结合婚前医学检查、孕前优生健康检查等公共卫生服务项目，在全省推广在无症状的婚前、孕前、产前检查人群中进行"地贫群体筛查"和产前诊断的工作。

国家相继出台一系列防控政策，自 2012 年起，为项目地区新婚和计划怀孕夫妇免费提供地贫筛查及后续基因检测、产前诊断等服务。据统计，2018 年湖南完成 144.97 万例地贫筛查，阻断了 40 例重型地贫患儿出生。

七、防控原则和措施

（一）防控原则

地贫难治可防，其防控原则是降低生出重型地贫患儿的概率，提高孕育健康新生儿的概率。

（二）防控措施

防控地贫最有效的措施是在地贫高发地区开展婚前、孕前及产前地贫筛查、诊断和干预，实施地贫患儿早诊早治的三级预防策略。

筛查是指通过经济、简便和较少创伤的检测方法，从一般群体中发现作为地贫同型致病基因携带者的夫妇，采取预防措施以最大限度减少异常胎儿的出生。我国地贫筛查策略结合国家免费孕前优生健康检查项目，为夫妇在婚前和计划怀孕前提供血常规检查

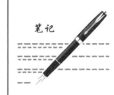

和血红蛋白分析等筛查项目和基因检测项目。对于孕前未接受地贫筛查的夫妇，动员他们在孕期及早接受地贫筛查。

筛查前进行宣教，以知情同意为前提，协助筛查对象完成基础信息填写，包括筛查对象的姓名、地址、联系方式、户口类型等，便于后续随访。

2012—2022 年贵州省地贫防控政策

人民健康是民族昌盛和国家富强的重要标志，"预防和减少出生缺陷，把好人生健康第一关"成为党中央、国务院"大健康"顶层设计的重点、焦点。2012 年，国家启动实施地贫防控试点项目，2018 年项目实施区域已扩大至我国地贫高发的全部 10 个省（区、市），包括福建、江西、湖南、广东、广西、海南、重庆、四川、贵州和云南。

以我国地中海贫血发病率较高的贵州省为例。2014 年，贵州省启动开展地贫防控试点项目，以黔南和黔东南各 5 个县为试点，每年为 10 000 对夫妇免费提供地贫筛查和基因检测。2021 年，中共贵州省委贵州省人民政府关于印发《贵州省整体提升卫生健康水平攻坚行动计划（2021—2030 年）》的通知称："加强出生缺陷综合防治，扩大唐氏综合征和地中海贫血基因检测、先天性心脏病筛查覆盖面。"2022 年，《省卫生健康委关于印发 2022 年全省卫生健康工作要点的通知》称："开展唐氏综合征筛查和地中海贫血产前诊断补助项目。"

自 2015 年起，国家地贫防控项目在广东、广西、海南等我国南方 10 个地贫高发省份普遍实施，项目试点地区提供的地贫筛查及后续基因检测、产前诊断等服务逐步被纳入免费婚检、孕前优生健康检查范围。2018 年起，福建、广西、海南、贵州 4 省（区）组织实施了地贫救助项目，为符合条件的 0 ~ 14 岁（含）贫困患儿提供医疗费用补助，输血费用被纳入医保报销范围，更多去铁药被纳入国家医保药品目录，造血干细胞移植及后续治疗被纳入医保报销范围，减轻了患病家庭的就医负担。广西壮族自治区卫生健康委印发《广西地中海贫血胚胎植入前遗传学诊断技术方案（试行）》，进一步规范地贫患者的治疗。多个社会慈善组织和患儿家长互助组织也积极行动，成为地贫防控和患儿救助的重要力量之一。

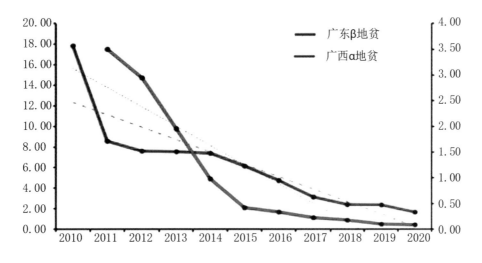

2010—2020 年两广地区地贫患儿出生率持续下降

【任务实施】

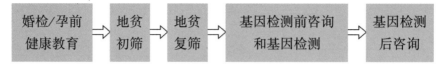

婚检/孕前健康教育 → 地贫初筛 → 地贫复筛 → 基因检测前咨询和基因检测 → 基因检测后咨询

【实施流程】

流程	内容
婚检/孕前健康教育	1. 婚育综合服务中心开展地贫筛诊教育 2. "一站式"筛查机构登记服务对象信息，填写"地中海贫血防控服务夫妇基础信息表"，见附录1 3. 婚检双方同意筛诊并签署"地中海贫血筛查和基因检测知情同意书"，见附录2
地贫初筛	1. 参与筛查夫妇填写"病史询问信息表"（见附录3），筛查机构采集血样，并提供血常规筛查，该检查项目包括 MCV 和 MCH 两项 地贫初筛阳性结果判断标准 （见下表） 2. 初筛报告结果及时录入省级妇幼健康服务管理信息系统，填写"地中海贫血筛查记录表"（见附录4）的"一、血常规检查双方"部分
地贫复筛（初筛一方及双方阳性时）	1. 对初筛一方及双方阳性的夫妇展开健康教育 2. 提供血红蛋白电泳复筛服务 地贫复筛阳性结果判断标准 （见下表） 3. 复筛报告结果及时录入省级妇幼健康服务管理信息系统，填写"地中海贫血筛查记录表"（见附录4）的"二、血红蛋白分析"部分

地贫初筛阳性结果判断标准

筛查层次	筛查项目	参考值
血常规检查（双方）	平均红细胞体积（MCV）	<80 fl
	平均红细胞血红蛋白含量（MCH）	<27 pg
阳性标准：两项同时满足或只满足其中一项，即为阳性结果		

地贫复筛阳性结果判断标准

筛查层次	筛查项目		参考值
血红蛋白分析（双方）	HbA$_2$		1.2%~3.5%
	异常血红蛋白区带	HbCS	阴性
		HbH	阴性
		Hb Bart's	阴性
		HbF	阴性

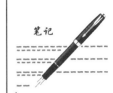

（续表）

流程	内容
基因检测前咨询和基因检测（筛查结果为一方阳性和双方阳性时）	1. 初筛或复筛任意一种情况下，夫妇一方阳性和双方阳性时，均展开优生健康教育，宣教地中海贫血基因检测的意义和局限性 2. 不具备地中海贫血基因检测能力的机构填写"地中海贫血风险夫妇诊断转诊卡"，见附录 5 3. 知情同意的前提下，提供地中海贫血基因检测服务 4. 符合政策的夫妇填写"地中海贫血基因诊断补助经费四联单"，见附录 7。为其提供地中海贫血基因检测服务

孕妇及其配偶的基因检测范围与其血红蛋白结果的对应关系

基因检测范围	HbA_2	异常血红蛋白区带
双方检测 α 地贫	均低于正常值	无
	均为正常值	均有，包括 HbCS、Hb Bart's 和 HbH
	一方低于正常值，另一方为正常值	HbA_2 为正常值的一方有，包括 HbCS、Hb Bart's 和 HbH
本人检测 α 地贫	配偶的 HbA_2 高于正常值，本人的 HbA_2 低于正常值	无
	配偶的 HbA_2 高于正常值，本人的 HbA_2 为正常值	本人有，包括 HbCS、Hb Bart's 和 HbH
双方检测 β 地贫	均为正常值	HbF 均高
本人检测 β 地贫	配偶的 HbA_2 高于正常值，本人的 HbA_2 为正常值	本人 HbF 偏高
双方检测 α+β 地贫	均高于正常值	无
本人检测 α+β 地贫	配偶的 HbA_2 低于正常值、本人的 HbA_2 高于正常值	无
	配偶的 HbA_2 为正常值，本人的 HbA_2 高于正常值	配偶有，包括 HbCS、Hb Bart's 和 HbH
	配偶的 HbA_2 为正常值，本人的 HbA_2 高于正常值	配偶的 HbF 高于正常值

流程	内容
基因检测后咨询	1. 解读"地中海贫血基因检测报告单"（见附录 6）并提供遗传咨询 2. 对地贫基因检测结果为阴性的夫妇（含婚前）展开优生健康教育，并随访 3. 对地贫基因检测结果为阳性的夫妇（含婚前）展开优生健康教育，宣教地贫产前诊断

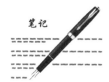
【任务评价】

工作流程考核表

专业：_____　班级：_____　姓名：_____　学号：_____　成绩：_____

项目	内容	分值	评分要求	自评	互评	师评
孕前防控地中海贫血	婚检/孕前健康教育及信息登记	10	地贫筛诊教育			
		5	及时登记服务对象信息			
		5	服务对象签署知情同意书			
	地贫初筛	5	血常规筛查			
		5	信息录入			
	地贫复筛（初筛一方及双方阳性时）	5	对初筛阳性的夫妇展开健康教育			
		4	提供血红蛋白电泳复筛服务			
		1	信息录入			
	基因检测前咨询和检测（筛查一方及双方阳性时）	10	提供地贫基因检测并告知受检者基因检测结果			
		10	当基因检测结果提示无效病性变异时，对该夫妇展开优生健康教育，同时录入信息			
		10	当基因检测结果提示致病性变异时，为该夫妇提供检测后遗传咨询，同时录入信息			
	基因检测后咨询	15	为评估为地贫基因检测高风险的夫妇提供面对面健康教育			
		15	介绍辅助生殖技术和胚胎植入前遗传学检测的基本方法			
总分		100				

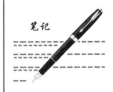

【任务小结】

技能点、知识点学习线

专业：_____　班级：_____　姓名：_____　学号：_____

项目	学习线	评分要点
技能点	婚前/孕前防控地中海贫血	1.
		2.
		3.
		4.
		5.
知识点	地中海贫血定义	
	临床分类及其症状	1.
		2.
		3.
		4.
	遗传机制	1.
		2.
	防控原则	
	防控措施	1.
		2.
		3.

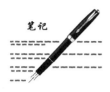

【测试题】

一、选择题

1. 已知地中海贫血（地贫）的遗传方式为不完全显性遗传方式，其中 α 地贫的基因簇定位是 16p13.33—pter，β 地贫的基因簇定位是 11p15.5—pter。下列选项描述正确的是（　　）

　　A. 夫妇孕育地贫儿时，子女患病概率与性别无关。

　　B. 夫妇孕育地贫儿时，子女患病概率与性别有关。

　　C. 夫妇双方中仅一方有地贫时，家庭中孕育中间型、重型地贫儿的概率极低。

　　D. 夫妇双方的基因检测结果提示为不同类型的地贫时，家庭中孕育中间型、重型地贫儿的概率极低。

2. 地贫筛查结果为阴性时，下列选项描述错误的是（　　）

　　A. 地贫筛查结果阴性表明被筛查个体不属于地贫患者。

　　B. 地贫筛查时，静止型 α 地贫个体的结果显示为阴性结果。

　　C. 夫妻中地贫筛查结果一方为阴性，另一方阳性时，孕育中间型、重型患者的概率极低。

　　D. 夫妻中地贫筛查结果一方为 α 地贫患者，另一方为 β 地贫患者时，其子女是患者的概率极低。

3. 地贫难治可防，选项中哪些不是地贫防控措施（　　）

　　A. 在地贫高发地区开展婚前、孕前及产前优生检查，普及无子女婚姻概念。

　　B. 通过血常规检查、血红蛋白分析等简单易行的措施进行地贫筛查。

　　C. 通过基因检测可以确定夫妇是否携带同类型地贫致病基因。

　　D. 通过婚前、孕前优生检查检出携带同类型地贫基因的风险夫妇，指导这些夫妇在女方每次怀孕后尽早接受产前诊断。

二、简答题

小赵与男友同时接受了地贫筛查，后期又进入基因诊断阶段。基因诊断报告单提示两人携带同类型地贫基因，可能孕育中重型地贫儿。小赵与男友抱头痛哭，一度忍痛分手。请你以地贫防控宣传工作人员的身份提供初步生育咨询。

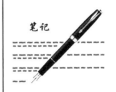

附　录

附录 1　地中海贫血防控服务夫妇基础信息表

丈夫姓名		出生年月：	民族：	年龄：	文化程度：
身份证号码	□□□□□□□□□□□□□□□□□□				
职业	1 农民　2 工人　3 服务业　4 经商　5 家务　6 教师/公务员/职员　7 其他				
户口所在地	省　　市　　县（市、区）　　乡（镇、街道）　　村（区）				
户口性质	1 农业户口（含界定为农村居民者）　2 非农业户口				
丈夫联系电话					
妻子姓名		出生年月：	民族：	年龄：	文化程度：
身份证号码	□□□□□□□□□□□□□□□□□□				
职业	1 农民　2 工人　3 服务业　4 经商　5 家务　6 教师/公务员/职员　7 其他				
户口所在地	省　　市　　县（市、区）　　乡（镇、街道）　　村（区）				
户口性质	1 农业户口（含界定为农村居民者）　2 非农业户口				
妻子联系电话					
妻子现住址	省　　市　　县（市、区）　　乡（镇、街道）　　村（区）				
邮编		结婚时间	年　月　日		
填写时间	年　月　日	医生签名			

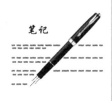

附录2 地中海贫血筛查和基因检测知情同意书

地中海贫血（以下简称"地贫"）是一组严重威胁儿童生命健康的遗传性血液病，分为 α 地贫和 β 地贫等不同类型。重型地贫患儿多数在未成年前死亡，即使侥幸存活，也需要终身接受输血以维持生命。夫妇携带同型 α 或 β 地贫基因时，生育重型地贫患儿风险增高。目前地贫尚无经济可靠的治疗方法，但通过地贫筛查、基因检测和产前诊断，可以实现有效预防。国家为新婚夫妇及计划怀孕夫妇提供免费地贫筛查、基因检测和产前诊断等地贫防控服务。

通过地贫筛查和基因检测，可以发现夫妇是否携带同型 α 或 β 地贫基因，以便孕期进行产前诊断，发现重型地贫胎儿时尽早干预。通过地贫筛查和基因检测，可以发现绝大多数同型地贫基因携带者。产前诊断通过检测胎儿的绒毛组织、羊水中胎儿脱落细胞或胎儿脐带血的地贫基因型，并与夫妇的地贫基因型比对，诊断胎儿是否患有地贫。但是由于技术发展的限制和实验条件的影响，目前还无法检出所有的地贫基因。同时，任何医学检测手段都存在不确定性。在地贫筛查、基因检测和产前诊断过程中，个别检测可能出现假阴性和假阳性结果。

如果您和您的家人已详细了解上述疾病的危害性，认同此项检查的重要性和必要性，理解地贫筛查诊断的性质、目的和风险，请签署此自愿书。您的个人信息将会得到严格保密。

受检者意见：

本人仔细阅读上述内容，对所涉及情况完全理解。经认真考虑，本人同意接受地贫筛查、基因检测和产前诊断，并愿意承担所涉及的风险。

夫妇双方签名：　　　　　　　年　　月　　日

医生签名：　　　　　　　　　年　　月　　日

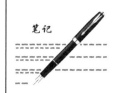

附录 3　病史询问信息表

服务机构：　　省　　市　　县（乡、区）

一、女方

男女双方血缘关系：□无　□有（表　堂）

家庭近亲婚配：□无　□有（父母　祖父母　外祖父母）

既往病史：□无　□有

子宫肌瘤　血液病　糖尿病　心脏病　肝病　蚕豆病　高血压　其他

输血史：□无　□有

现病史：□无　□有

子宫肌瘤　血液病　糖尿病　心脏病　肝病　蚕豆病　高血压　其他

地贫家族史：□无　□有（父母　祖父母　外祖父母）

月经量：□多　□中　□少

既往婚育史：□无　□有

确诊的地贫患儿生育史：□无　□有

自然流产□次　死产□次

体格检查

黄疸（□无　□有）　　肤色暗黄、苍白（□无　□有）

发育不良（□无　□有）　　全身水肿（□无　□有）

地贫面容（□无　□有　头颅大、颧骨突出、眼距宽、鼻梁低平）

二、男方

男女双方血缘关系：□无　□有（表　堂）

家庭近亲婚配：□无　□有（父母　祖父母　外祖父母）

既往病史：□无　□有　血液病　糖尿病　心脏病　肝病　蚕豆病　高血压　其他

输血史：□无　□有

现病史：□无　□有　血液病　糖尿病　心脏病　肝病　蚕豆病　高血压　其他

地贫家族史：□无　□有（父母　祖父母　外祖父母）

体格检查

黄疸（□无　□有）　　肤色暗黄、苍白（□无　□有）

发育不良（□无　□有）　　全身水肿（□无　□有）

地贫面容（□无　□有　头颅大、颧骨突出、眼距宽、鼻梁低平）

医生签名：　　　　　　　　　　　日期：　　年　　月　　日

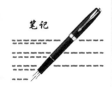

附录4　地中海贫血筛查记录表

一、血常规检查

服务机构：　　省　　市　　县（乡、区）

（一）女方

MCV：□　阳性检测值：＿＿＿＿＿＿＿fl

MCH：□　阳性检测值：＿＿＿＿＿＿＿pg

Hb：□　阳性检测值：＿＿＿＿＿＿＿g/L

```
┌─────────────────────────────┐
│         检查结果粘贴处        │
│                             │
└─────────────────────────────┘
```

（二）男方

MCV：□　阳性检测值：＿＿＿＿＿＿＿fl

MCH：□　阳性检测值：＿＿＿＿＿＿＿pg

Hb：□　阳性检测值：＿＿＿＿＿＿＿g/L

```
┌─────────────────────────────┐
│         检查结果粘贴处        │
│                             │
└─────────────────────────────┘
```

夫妻双方是否需要进行血红蛋白分析：□否　□是

医生签名：　　　　　　　　　　　日期：　年　月　日

二、血红蛋白分析

服务机构：　　省　　市　　县（乡、区）

（一）女方

HbA_2：＿＿＿＿＿＿＿

HbF：＿＿＿＿＿＿＿

异常区带：＿＿＿＿＿＿＿

```
┌─────────────────────────────┐
│         检查结果粘贴处        │
│                             │
└─────────────────────────────┘
```

（二）男方

HbA_2：＿＿＿＿＿＿＿

HbF：＿＿＿＿＿＿＿

异常区带：＿＿＿＿＿＿＿

```
┌─────────────────────────────┐
│         检查结果粘贴处        │
│                             │
└─────────────────────────────┘
```

夫妻双方是否需要进行基因检测：□否　□是

医生签名：　　　　　　　　　　　日期：　年　月　日

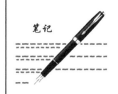

附录 5　地中海贫血风险夫妇诊断转诊卡

编号：

女方姓名		年龄：	民族：	联系电话：	
户籍地	市　　县　　乡		是否为地贫高发地户籍	□是　□否	
家庭住址				孕周	
女方身份证号码					
男方姓名		年龄：	民族：	联系电话：	
户籍地	市　　县　　乡		是否为地贫高发地户籍	□是　□否	
男方身份证号码					
地贫筛查结果（附复印件）	女方：MCV ＿＿＿＿＿ fl，MCH ＿＿＿＿＿ pg，HbA₂ ＿＿＿＿＿%， HbF ＿＿＿＿＿%，Hb ＿＿＿＿＿ g/L，异常 Hb ＿＿＿＿＿% 男方：MCV ＿＿＿＿＿ fl，MCH ＿＿＿＿＿ pg，HbA₂ ＿＿＿＿＿%， HbF ＿＿＿＿＿%，Hb ＿＿＿＿＿ g/L，异常 Hb ＿＿＿＿＿%				
地贫基因诊断对象类型	□补助　　　□全免　　　□自费				
转诊方式	□自行　□抽取血样送检　□其他＿＿＿＿＿＿＿				
转诊机构（盖章）			接诊机构（盖章）		
转诊科室及医生			接诊科室及医生		
转诊时间	年　　月　　日		接诊时间	年　　月　　日	

注（转诊卡背面）：

（1）婚检机构或孕检机构进行地贫初筛，若发现双方阳性，负责追踪管理干预。女方在孕期时，由地贫筛查实验室所在医疗保健机构产科主任负责开具"地中海贫血风险夫妇诊断转诊卡"，将风险夫妇转诊到有资质的产前诊断机构进行地贫基因诊断。

（2）持卡夫妇到指定的机构，由该机构的遗传室主任开具"地中海贫血基因诊断补助经费四联单"，以进行地贫基因诊断。

（3）转诊卡需要加盖印章方为有效。妥善保管此卡，不得遗失、转借与涂改。

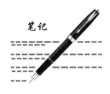
附录6　地中海贫血基因检测报告单

送检单位：_____送检医生：_____采样日期：_____

女方姓名：_____年龄：_____岁　民族：_____身份证号：_____

条码号：_____标本号：_____联系电话：_____

男方姓名：_____年龄：_____岁　民族：_____身份证号：_____

条码号：_____标本号：_____联系电话：_____

一、初筛结果

1. 女方

RBC：_____Hb：_____MCV：_____MCH：_____HbA：_____

HbA_2：_____HbF：_____异常带：_____

2. 男方

RBC：_____Hb：_____MCV：_____MCH：_____HbA：_____

HbA_2：_____HbF：_____异常带：_____

是否曾生育重型或中间型地中海贫血患儿：□否　　□是

二、基因检测

1. 检测内容：

2. 检测结果：

（1）女方

地贫基因检测结果：

地贫基因型：

（2）男方

地贫基因检测结果：

地贫基因型：

三、医生建议

是否携带高风险基因：　　高风险类型：　　概率：

是否为同型地贫基因携带者：□否　　□是　　（□α　□β）

是否建议女性孕期进行产前诊断：□否　　□是

备注：

基因检测单位：

医生：　　　　　　　　　　　　　　　年　　月　　日

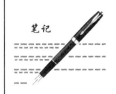

附录 7 地中海贫血基因诊断补助经费四联单

编号：

女方姓名		身份证号码		
女方户籍地		市 县 乡 村 屯		
男方姓名		身份证号码		
男方户籍地		市 县 乡 村 屯		
家庭住址		市 县 乡 村 屯	地贫基因诊断时间： 年 月 日	
地贫基因诊断总费用		其中：自治区财政补助金额	其中：中央财政补助金额	
￥1000 元/对		￥800 元/对	￥200 元/对	
医疗保健机构盖章（财务收费章） 年 月 日			夫妇双方签名： 年 月 日	

注：

第一联 此联由提供地贫基因诊断的产前诊断机构保存。

第二联 此联由经费结算的市级妇幼保健院项目办保存。

第三联 此联由经费结算的县级妇幼保健院项目办保存。

第四联 此联由接受地贫基因诊断的对象保存。

说明：

1. 四联单由各市负责印制。

2. 编号原则：××××××（行政区域代码）+××××（年）+××××××（本市序号）。

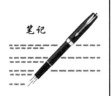

任务 2　产前诊断中重型地中海贫血

【任务导入】

赵某，女，29 岁，广西钦州人，孕 14 周。因检出夫妻同为 α 地中海贫血缺失型携带者，请以遗传咨询师的角度向该孕妇及其配偶提供地中海贫血健康宣教和遗传咨询。

【任务目标】

知识目标：掌握地中海贫血的遗传机制，其产前诊断的理论和方法，地中海贫血高发区域防控该病的意义；理解地中海贫血的防治原则，产前诊断技术的选择原则；了解地中海贫血产前诊断技术的新进展、相关法律法规政策及行业规范相关知识。

技能目标：能说明地中海贫血的遗传机制，能介绍地中海贫血产前诊断的理论、方法及新进展，能宣教地中海贫血的产前诊断策略、诊断技术及防治原则。

职业素养目标：增强向社会公众普及地中海贫血防控科学知识的意识，具备主动关注相关法律法规及行业规范的意识。

【任务分析】

地中海贫血简称地贫，又称海洋性贫血，是人类最常见的单基因遗传病之一，是由于珠蛋白基因突变或缺失所引起的一种或几种珠蛋白肽链合成异常而导致的慢性溶血性疾病，又称珠蛋白合成障碍性贫血。

地贫类别包括 α 地贫和 β 地贫。在中国高发区域以广东、广西、云南、四川等地区为主，部分地区 α 地贫基因携带者高达 20%～25%。地贫严重危害人类身心健康。地贫的产前诊断是指在出生前对胚胎或胎儿进行检测诊断，判断其是否患有地贫。

一、概述

地贫发病具有明显的种族特征及地域差异，主要集中在热带和亚热带地区。地贫临床分类复杂，临床表现个体差异较大，症状轻重不一。患者大多表现为珠蛋白生成比例失衡引发的无效造血、慢性进行性溶血性贫血和铁超载，进而引发肝、心脏、内分泌系统等的损伤，其治疗方法及预后也不尽相同。

二、地中海贫血的临床分类及其症状

（一）临床分类

根据珠蛋白基因缺陷的类型不同，地贫主要分成 α 地贫和 β 地贫。根据临床症状不同，α 地贫可分为静止型、轻型（又称标准型）、HbH 病（又称中间型）和重型（Hb Bart's 水肿胎）；β 地贫可分为轻型、中间型和重型。静止型 α 地贫、轻型 α 地贫和轻型 β 地贫个体统称为地贫基因携带者，这类个体携带缺陷地贫基因，但无症状，生长发育、智力和寿命基本都不受影响，通常只在地贫筛查或家系调查时才被发现。携带有缺陷的地贫基因并表现中重度贫血症状的中间型和重型地贫个体被称之为地贫患者，患者中临

床表现个体差异较大，贫血程度不一。本任务以 α 地贫为例。

(二) α 地贫的分子机制

α 地贫主要包括两类：缺失型和非缺失型。α 地贫是由于 16 号染色体（16p13.3）α 珠蛋白基因簇中 α_1、α_2 珠蛋白基因出现缺失或点突变，引起 α 珠蛋白肽链合成减少、速率降低或几乎不能合成，从而导致 α 链与非 α 链数量不平衡所造成的一类常见的单基因遗传性、溶血性疾病。现有临床 α 地贫常规诊断主要针对 6 种 α 珠蛋白基因突变，包括 $--^{SEA}/$、$-\alpha^{4.2}/$、$-\alpha^{3.7}/$、HBA$_2$：c.369C>G、HBA$_2$：c.427T>C、HBA$_2$：c.377T>C，这些突变约占人群总数 98%。

1. 缺失型突变　基因缺失型可分为 α^+ 和 α^0 地贫两种。

α^+ 地贫是指缺失 1 个 α 基因的突变，可能原因是同源序列不平等交换或非同源重组。α^+ 地贫最常见缺失类型有两种：左侧缺失（$-\alpha^{4.2}/$）和右侧缺失（$-\alpha^{3.7}/$）。左侧缺失是只缺失 α_2 基因的左侧（$-\alpha^{4.2}/$），但保持 α_1 基因完整，缺失长度约 4.2 kb。右侧缺失（$-\alpha^{3.7}/$）是缺失了 α_2 基因的 3′端和 α_1 基因的 5′端，形成了由 α_1 的 3′端和 α_2 的 5′端构成的融合基因，缺失片段约 3.7 kb。

α^0 地贫指同时缺失 2 个 α 基因，这 2 个 α 基因是顺式排列的，即这 2 个 α 基因排列在同一条染色体上。α^0 地贫最常见的缺失类型有两种：东南亚型缺失（$--^{SEA}/$）和地中海型缺失（$--^{MED}/$）。地中海型缺失（$--^{MED}/$）的缺失区域包括 ξ、ψξ、ψα_1、α_2 及 α_1 基因的 5′端非编码区及第 1 个至第 56 个氨基酸密码子在内共约 25 kb 的片段，即同时缺失了 α_1 基因和 α_2 基因，残余的 α_1 基因无功能，此型为地中海地区常见缺失型。东南亚型缺失（$--^{SEA}/$）的缺失区域涉及 ψξ、ψα_1、α_2 和 α_1 基因，但 ξ 基因仍然完整，缺失的长度至少有 17.4 kb，此型为东南亚地区常见缺失型。

在我国，α 珠蛋白基因缺失突变是引起 α 地贫的主要原因，且以 $--^{SEA}/$、$-\alpha^{4.2}/$、$-\alpha^{3.7}/$ 三种缺失突变最为常见。由于 $--^{SEA}/$、$-\alpha^{4.2}/$、$-\alpha^{3.7}/$ 三种突变 α 珠蛋白基因缺失的片段长度不一，其影响的 α 珠蛋白合成速率亦可能存在差异，即缺失型 α 地贫患者红细胞各指标均可能发生变化。不同 α 缺失型地贫患者的红细胞各参数存在差异。α 珠蛋白基因缺失长度不同，其对红细胞各参数影响程度亦不同，在超过了机体代偿能力的前提下，缺失片段越长，其影响越大。

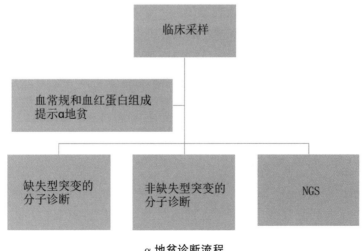

α 地贫诊断流程

2. 非缺失型突变　目前有关 α 珠蛋白基因缺陷的研究提示至少发现 103 种 α 珠蛋白

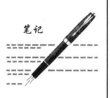

基因突变类型（35 种缺失型和 68 种点突变型），其中临床上以缺失型为主，而由点突变引起的 α 地贫较少见，点突变也称非缺失型突变。非缺失型 α 地贫（$\alpha\alpha^T$ 或 $\alpha^T\alpha$）指 α_1 或 α_2 基因发生点突变或若干碱基的缺失，导致 α 珠蛋白基因缺陷（α^T）所致的地贫，通常被定义为 α^+。迄今已发现的突变有 10 多种，国内以 HbCS、HbWS 和 HbQS 多见，还有其他类型的点突变，但较少见。其中 HbCS（HbConstantSpring）的突变位点是 HBA2：c. 427T > C，HbWS（HbWestmead）的突变位点是 HBA2：c. 369C > G，HbQS（HbQuongSze）的突变位点是 HBA2：c. 377T>C。

三、病理生理学机制

（一）缺失型突变的病理生理学机制共性

患者体内形成过多的非 α 类珠蛋白肽链四聚体（如 HbH），不稳定 HbH 易降解沉积形成 H 包涵体，影响红细胞的稳定性，从而导致慢性溶血性贫血。地贫患者的红细胞由于自身不稳定而被过多破坏，但同时地贫属于增生性贫血，患者红系细胞增殖分裂能力正常，且具有一定的代偿能力，所以 α 缺失型地贫患者红细胞数可正常。一旦超过了机体代偿能力时，红细胞数也会出现下降现象。

α 珠蛋白基因缺失的片段长度不一样，其影响的 α 肽链的合成速率可能存在差异，影响到 Hb 合成，而 Hb 又是红细胞中的主要内容物，因而 Hb、MCV、MCH、MCHC、RDW-CV 会出现明显变化。这种 Hb 结构异常及红细胞破坏过多的现象是导致红细胞的各参数出现不同的因素。

（二）非缺失型突变的病理生理学机制共性

在 α 地贫中，非缺失型突变主要影响 α 珠蛋白基因 mRNA 的加工、翻译和翻译后加工，导致 α 珠蛋白生成量不足。一般地，非缺失型 α 地贫的杂合子（$\alpha\alpha^T/\alpha\alpha$ 或 $\alpha^T\alpha/\alpha\alpha$）没有或只有极少的血液学改变，表现为静止型地贫。轻型地贫基因型为 $\alpha\alpha^T/\alpha\alpha^T$ 和 $--/\alpha\alpha^T$ 时，临床表现为无症状、无贫血、有小细胞低色素特征。

（三）血红蛋白 H 病的病理生理学机制

血红蛋白 H 病（HbH 病）的临床表现介于轻型和重型之间，属于中间型地贫。中间型地贫临床表现个体差异较大，贫血程度不一，多表现为不同程度的贫血、疲乏无力、肝脾轻度或中度肿大，可有黄疸。由于长期无效造血导致肠道吸收铁的量增加，患者表现出不同程度的铁超载，严重者需要接受定期输血和排铁治疗，费用高昂。患者亦表现出不同程度的骨骼改变，严重者丧失劳动能力。患者有 3 个 α 基因缺失或无功能，其基因型为 $-\alpha/--$ 或 $\alpha-/--$，是 α^0 地贫和 α^+ 地贫的双重杂合子。对于非缺失型，由于其绝大多数突变位点位于功能较强的 α_2 基因，因此非缺失型的临床表现和血液学改变均比缺失型重，如 $--^{SEA}/\alpha^T\alpha$ 基因型是非缺失型，其个体的表型重于基因型为 $--^{SEA}/-\alpha$ 的个体。

患者体内 α 链合成过少，造成 α、β 链数量的严重不平衡，β 链过剩形成 β 四聚体 HbH（β_4）。HbH 是一种极不稳定的血红蛋白，易被氧化，导致 β_4 离解为游离的 β 单链，单链在红细胞内沉淀积聚，附着于红细胞膜上，形成红细胞的 Heinz 小体，引起细胞膜受损、脆性增大、变形能力下降。受损的红细胞膜无法完成对红细胞的调节作用，在通过脾窦毛细血管时易于被破坏，导致中等程度或较严重的溶血性贫血，伴有黄疸和肝脾大，有地贫样骨骼改变，如上颌骨肥大、颅骨骨折、颧骨突出。当合并妊娠、感染

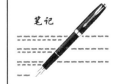

和服用氧化性药物时，贫血可加重。

（四）Hb Bart's 水肿胎

Hb Bart's 水肿胎患者有 4 个 α 基因缺失或无功能，其基因型为--/--。α 链合成为零，造成 α、β 链的严重不平衡，胎儿体内仅形成 γ 四聚体（γ_4）。γ_4 在低氧状态下无法释放氧，同时易离解为游离的 γ 单链，γ 链氧化后损伤红细胞膜，红细胞寿命缩短，加速溶血，造成组织缺氧，导致胎儿水肿死亡。主要表现为胎盘增大而易破碎，胎儿重度贫血、全身明显水肿、有胸腔积液和腹水、肝脾肿大、皮肤苍白或紫绀、四肢短小，可伴发其他畸形。大部分于妊娠晚期死亡（一般为妊娠 30~40 周或出生 1~2 小时内死亡）。怀有 Hb Bart's 水肿胎的孕妇可能发生先兆子痫、早产及异常出血；而分娩时巨大胎盘可导致严重的并发症。

四、遗传机制

α 地贫（α-thalassemia；OMIM 141750）是以 α 珠蛋白肽链合成减少或缺失为特征的遗传性血液病，属常染色体隐性遗传。人类 16p13.33-pter 上有两个连锁的 α 珠蛋白基因，α_1 和 α_2 这两个基因有功能且表达产物相同。若这两个串联重复的 α 基因在减数分裂时发生非同源配对导致不等交换，将使 α 珠蛋白基因发生长度不等的缺失突变，导致 α 链不同程度地减少。不同的 α 地贫患者缺失的 α 珠蛋白基因数量存在不同，各种 α 地贫基因型的杂合子相互配对可构成各种纯合子或双重杂合子。总体而言，缺失的 α 珠蛋白基因数量越多，α 地贫的临床表现越严重。

五、治疗

目前地贫尚无药物治疗方法和成熟的基因治疗方法，地贫基因携带者无须特殊治疗，中重型地贫患者需要接受定期输血和排铁治疗以维持生命。脾切除术只是治疗地贫的姑息手段，造血干细胞移植是目前可能治愈重型 β 地贫的方法。

六、防控

（一）防控原则

地贫难治可防。高发地区各筛诊机构普及地贫防治知识，进行高风险夫妇的孕期追踪和产前诊断，对患者提供饮食管理咨询，积极推广规范化输血、排铁治疗和异基因造血干细胞移植根治重型地贫的临床措施等。其防控原则是降低生出中重型地贫患儿的概率，提高孕育健康新生儿的概率。

下列情况之一者为高风险夫妇：

（1）曾生育重型 α 地贫或 HbH 病患儿的夫妇。

（2）曾生育重型或中间型 β 地贫患儿的夫妇。

（3）夫妇双方均为 α 地贫基因携带者。

（4）夫妇双方均为 β 地贫基因携带者。

（5）夫妇一方为 α 或 β 地贫基因携带者，配偶为 β 地贫基因复合 α 地贫基因携带者。

（6）夫妇双方为 β 地贫基因复合 α 地贫基因携带者。

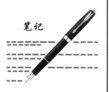

遗传与优生

（二）防控措施

目前防控地贫最有效的措施是在地贫高发地区开展婚前、孕前以及产前地贫筛查、诊断和干预，实施地贫患儿早诊早治的三级预防策略。通过地贫筛查和基因检测，可以发现夫妇是否携带同型 α 或 β 地贫基因，以便孕期进行产前诊断。当孕妇及其配偶被检测为地贫高风险个体时，建议对胎儿进行产前诊断，以分析其基因型，若发现重型地贫胎儿，尽早干预。

1. 常用技术　对孕妇及其配偶空腹采集肘静脉 EDTA-K$_2$ 抗凝血 2~3 ml，产前诊断通过检测胎儿的绒毛组织、羊水中胎儿脱落细胞或胎儿脐带血的地贫基因型，并与夫妇的地贫基因型比对，即通过家系分析诊断胎儿是否患有地贫。常用跨越断点 PCR 技术检测 α 缺失型地贫（--^{SEA}/、-α$^{4.2}$/、-α$^{3.7}$/），多采用 PCR-膜反向斑点杂交技术检测 α 地贫点突变（α^{QS}α/、α^{CS}α/、α^{WS}α/）。由于技术发展的限制和实验条件的影响，目前还无法检出所有的地贫基因。同时，任何医学检测手段都存在不确定性。在地贫筛查、基因检测和产前诊断过程中，个别检测可能出现假阴性和假阳性结果。

2. 父母均为静止型　若孕妇及其配偶为静止型地贫，即携带者，则个体发育不受影响，无临床症状，终身稳定，无须地贫相关治疗。静止型地贫通常不能被常规地贫筛查方法发现，容易被误认为正常而漏诊。因此，若夫妇一方筛查结果正常，另一方仍然有必要进行地贫筛查。

若夫妇双方地贫筛查结果提示正常（除部分非缺失型 α 地贫外），胎儿基因型涉及 -α/αα、αα^T/αα、α^{T}α/αα、--/αα、-α/-α、-α/αα^T 或 α^{T}α/α^{T}α，生出中重型地贫患儿的概率极低，女方可以正常妊娠并做好孕期保健，无须产前诊断。

3. 静止型与轻型婚配　若夫妇一方是静止型 α 地贫（1 个 α 基因缺陷），另一方是轻型 α 地贫（2 个 α 基因缺陷），则有一定概率孕育一个中间型地贫患儿。例如，一位东南亚缺失型基因携带者（--^{SEA}/αα）和一位非缺失型 α 地贫基因携带者（基因型为 α^{CS}α/αα、α^{QS}α/αα 或 α^{WS}α/αα）婚配时，子女有 25% 的概率是 HbH 病（--^{SEA}/α^{T}α）。

若诊断结果提示胎儿为 HbH 病患儿，须结合伦理学原则，并根据不同基因型进行产前咨询和诊断。如胎儿为--/α^{CS}α 基因型个体时，多表现为较严重的贫血，建议行产前诊断。

4. Hb Bart's 水肿胎　应告知胎儿父母胎儿的异常和孕妇的并发症风险，由当事人决定后续处理。取得当事人的知情同意后，可对受累胎儿进行选择性流产。

国家地贫防控项目试点地区提供免费地贫筛查及后续基因检测、产前诊断等服务。2018 年起，福建、广西、海南、贵州 4 省（区）实施地贫救助项目，为符合条件的 0~14 岁（含）贫困患儿提供医疗费用补助，输血费用被纳入医保报销范围，部分去铁药被纳入国家医保药品目录，造血干细胞移植及后续治疗被纳入医保报销范围。

【任务实施】

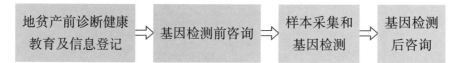

地贫产前诊断健康教育及信息登记 ⟹ 基因检测前咨询 ⟹ 样本采集和基因检测 ⟹ 基因检测后咨询

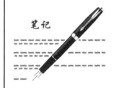

【实施流程】

流程	内容
地贫产前诊断健康教育及信息登记	1. 通过现场宣教、派发科普读物和展示科普海报等形式，开展地贫基因检测和产前诊断等宣教 2. 登记服务对象信息，核对"地中海贫血防控服务夫妇基础信息表"，见附录 1。补充信息及时录入省级妇幼健康服务管理信息系统
基因检测前咨询	1. 对基因检测为高风险夫妇展开孕期追踪，包括告知检测结果，解释生育中重型地贫患儿的风险，进行孕后接受产前诊断的教育，如告知基因检测和产前诊断的局限性 2. 知情同意前提下，高风险夫妇在适宜孕周签署"地中海贫血产前诊断知情同意书"和"地中海贫血产前穿刺取材手术知情同意书"等，见附录 2、附录 3 3. 根据政策，产前诊断机构开具"地中海贫血产前诊断补助经费四联单"，见附录 4。四联单由提供地贫基因诊断的产前诊断机构、经费结算的各级妇幼保健院项目办和接受地贫基因诊断的对象分别保存
样本采集和基因检测	1. 在不同孕周选取适合孕妇的取样方式，取得胎儿 DNA 样本，对其进行地贫基因检测 2. 孕 9~14 周后通过绒毛穿刺术，可取得胎儿 DNA 样本，进行地贫基因检测 3. 孕 16 周后采集孕妇羊水，取得胎儿基因的同时培养羊水中的胎儿脱落细胞，获得其核型 4. 针对可疑的重型 α 地贫胎儿，孕 20 周后可进行脐带血穿刺，采集胎儿 DNA 样本，进行地贫基因检测
基因检测后咨询	1. 实验室出具"地中海贫血产前诊断报告单"，见附录 5，主要内容包括实验室检测结果（技术类别、检测范围、突变基因型）和遗传咨询指导意见（针对结果的意见和对结果不确定性的解释） 2. 为地贫基因产前诊断检测结果为中重型地贫的胎儿家庭解读报告的临床意义，提供遗传咨询。在当事人知情同意和自主选择的情况下，采取干预措施 3. 胎儿确诊为 HbH 病或中间型 β 地贫时，充分说明胎儿出生后贫血程度、成长发育状况和疾病对劳动能力的影响等。在当事人知情同意的基础上，尊重家属的自主选择权，为其开展健康教育及婚育指导，包括介绍辅助生殖技术和胚胎植入前遗传学检测基本方法等干预信息，在其有需求时提供临床干预措施
随访	对高风险夫妇的妊娠结局进行随访，填写"妊娠结局记录表"，见附录 6

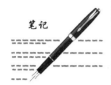

【任务评价】

工作流程考核表

专业:_____ 班级:_____ 姓名:_____ 学号:_____ 成绩:_____

项目	内容	分值	评分要求	自评	互评	师评
产前诊断中重型地贫	地贫基因诊断宣教	5	介绍地贫基因产前诊断惠民政策			
		5	宣教地贫的产前诊断防治原则			
		5	介绍地贫产前诊断的意义			
		5	介绍地贫产前诊断的局限性			
		5	在省级系统中登记服务对象信息			
	基因检测前咨询	5	如需产前诊断,根据医院条件确定是否需要转诊			
		5	面向高危夫妇开展地贫产前诊断宣传教育,介绍地贫的遗传机制和再发风险			
		5	夫妇知情同意前提下签署"地中海贫血筛查和基因检测知情同意书"			
		5	根据血常规检查和血红蛋白电泳等筛查结果和基因检测报告,确定基因产前诊断方案			
		5	信息录入			
	采集样本	5	如夫妇双方或其中一方未留存血样,则需采集夫妇双方血样			
		4	采集胎儿脱落细胞			
		5	培养胎儿脱落细胞			
		1	实验室完成地贫基因检测			
	基因检测后咨询	5	在规定时间内告知并提供书面检测结果			
		10	结合地贫基因产前诊断报告,胎儿不为中重型地贫时,向其家庭提供健康教育和遗传咨询			
		10	结合地贫基因产前诊断报告,为中重型地贫胎儿的家庭提供遗传咨询			
		10	向高危夫妇介绍辅助生殖技术和胚胎植入前遗传学检测基本方法等干预信息			
总分		100				

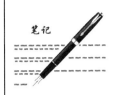

【任务小结】

技能点、知识点学习线

专业：_____　班级：_____　姓名：_____　学号：_____

项目	学习线	评分要点
技能点	产前诊断地贫	1.
		2.
		3.
		4.
		5.
知识点	产前诊断定义	
	临床分类及其症状	1.
		2.
		3.
		4.
	遗传机制	1.
		2.
	产前诊断原则	
	防控措施	1.
		2.
		3.

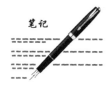

遗传与优生

【测试题】

一、选择题

1. 已知地中海贫血（地贫）属于隐性遗传方式，其中 α 地贫的基因簇定位是 16p13.33—pter，β 地贫的基因簇定位是 11p15.5—pter。下列选项描述错误的是（　　）

　　A. 夫妇孕育地贫患儿时，子女患病概率与性别无关。

　　B. 夫妇孕育地贫患儿时，子女患病概率与性别有关。

　　C. 夫妇双方中仅一方有地贫时，家庭中孕育中间型、重型地贫患儿的概率极低。

　　D. 夫妇双方的基因检测结果提示不为同型地贫缺陷基因时，家庭中孕育中间型、重型地贫患儿的概率极低。

2. 当胎儿的地贫产前诊断检测出基因缺陷时，下列选项描述正确的是（　　）

　　A. 地贫产前诊断结果为-α/αα 表明胎儿属于地贫患者，症状严重，知情同意的前提下可考虑终止妊娠。

　　B. 地贫产前诊断结果为 $\alpha\alpha^T/\alpha\alpha$ 表明胎儿属于地贫患者，症状严重，知情同意的前提下可考虑终止妊娠。

　　C. 地贫产前诊断结果为 $\alpha^T\alpha/\alpha\alpha$ 表明胎儿属于地贫患者，症状严重，知情同意的前提下可考虑终止妊娠。

　　D. 地贫产前诊断结果为--/-- 表明胎儿属于地贫患者，症状严重，知情同意的前提下可考虑终止妊娠。

3. 地贫难治可防，选项中对地贫产前诊断措施描述错误的是（　　）

　　A. 在地贫高发地区开展婚前、孕前地贫筛查诊断的目的是检出绝大多数同型地贫基因携带者。

　　B. 在地贫高发地区开展产前地贫筛查和产前诊断的目的是检出所有中重型地贫患儿。

　　C. 通过基因检测可以确定夫妇是否携带同类型地贫致病基因。

　　D. 建议通过婚前或孕前筛诊所检出的地贫高风险夫妇在女方每次怀孕后均接受产前诊断。

二、简答题

小赵与男友在接受地贫筛查后，因筛查结果提示高风险，现选择基因诊断。两人的基因诊断报告提示两人所携带的地贫致病基因为同类型，孕育中重型地贫儿的可能性较高。请你向小赵及其男友介绍辅助生殖技术和胚胎植入前遗传学检测的基本方法。

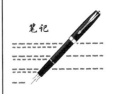

附　录

附录 1　地中海贫血防控服务夫妇基础信息表

丈夫姓名		出生年月：	民族：	年龄：	文化程度：
身份证号码	□□□□□□□□□□□□□□□□□□				
职业	1农民　2工人　3服务业　4经商　5家务　6教师/公务员/职员　7其他				
户口所在地	省　　市　　县（市、区）　　乡（镇、街道）　　村（区）				
户口性质	1农业户口（含界定为农村居民者）　　2非农业户口				
丈夫联系电话					
妻子姓名		出生年月：	民族：	年龄：	文化程度：
身份证号码	□□□□□□□□□□□□□□□□□□				
职业	1农民　2工人　3服务业　4经商　5家务　6教师/公务员/职员　7其他				
户口所在地	省　　市　　县（市、区）　　乡（镇、街道）　　村（区）				
户口性质	1农业户口（含界定为农村居民者）　　2非农业户口				
妻子联系电话					
妻子现住址	省　　市　　县（市、区）　　乡（镇、街道）　　村（区）				
邮编		结婚时间	年　　月　　日		
填写时间	年　　月　　日	医生签名			

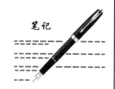

附录2 地中海贫血产前诊断知情同意书

服务机构：_____省_____市_____县（市、区）_____

孕妇姓名：_____ 年龄：_____ 孕周：_____ 病历号：_____

指征：_____

送检材料：□绒毛 □羊水 □胎儿脐血

地中海贫血（以下简称地贫）是一组严重威胁儿童生命健康的遗传性血液病，分α地贫和β地贫等不同类型。重型地贫患儿多数在未成年前死亡，即使侥幸存活，也需要靠终身输血维持生命。夫妇携带同型α地贫或β地贫基因，有可能生育重型地贫患儿。目前，地贫尚无经济可靠的治疗方法。通过地贫产前诊断，可以有效减少重型地贫患儿出生。

国家目前为生育女性免费提供地贫产前诊断。地贫产前诊断是通过检测胎儿的绒毛组织、羊水中胎儿脱落细胞或胎儿脐带血的地贫基因型，并与夫妇的地贫基因型比对，诊断胎儿是否患有地贫。但由于医学技术发展的限制，实验条件的影响，以及任何医学检测手段都存在的不确定性，即使医护人员认真工作，严格执行操作规程，该项检查仍有以下局限。

（1）地贫产前诊断是对胎儿的绒毛组织、羊水中胎儿脱落细胞、胎儿脐带血进行地贫基因分析。由于取材本身不可避免地污染母亲的组织细胞或血液细胞，虽然经医务人员的技术分离，仍然可能对胎儿基因分析结果产生影响，加上不可预见的技术原因，所以本项目有1%~3%的误诊风险。

（2）地贫产前诊断是通过已知地贫基因型分析来进行诊断，对于未知或罕见基因突变类型可能无法得到结果，导致无确切诊断结果。

如果您和您的家人已详细了解上述疾病的危害性，认同此项检查的重要性和必要性，理解地贫产前诊断的性质、目的和风险，请签署此自愿书。您的个人信息将会得到严格保密。

孕妇和家属意见

本人及家属已认真阅读了上述全部内容，了解了地贫产前诊断的意义和目的，确认对地贫产前诊断技术相关情况的知情和理解，愿意承担该项检查带来的各种风险，同意进行地贫产前诊断，并愿意将本次妊娠的最终结局与医方沟通。上述内容为双方意思的真实表达，医方已履行告知义务，孕妇方已享有充分的知情和选择权利。

经本人及家属慎重考虑，签字表示同意接受地贫产前诊断。

孕妇签名：_____身份证号码：_____配偶姓名：_____

孕妇家属代表/监护人签名：_____与孕妇的关系：_____

身份证号码：_____

孕妇家庭住址：_____邮政编码：_____

电话号码：_____

医生签名：_____ 日期：_____年___月___日

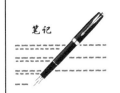

附录 3   地中海贫血产前穿刺取材手术知情同意书

服务机构：_____省_____市_____县（市、区）_____

孕妇姓名：_____   年龄：_____   孕周：_____   病历号：_____

指征：_____

取材方法：□绒毛   □羊水   □胎儿脐血穿刺术

疾病介绍和治疗建议

妊娠_____周，因要对胎儿细胞进行 DNA 分析，明确胎儿有无地中海贫血单基因疾病，需行产前穿刺取材手术。

产前穿刺取材手术是一项相对安全的孕期有创的介入性产前诊断取材技术。

鉴于当今医学技术水平的限制、孕妇的个体差异、有些已知和无法预知的原因，即使在医务人员已认真履行了工作职责和严格执行操作规程的情况下，该项检查仍有局限性，即检查结果不可能百分之百准确。

由于先天性遗传疾病目前尚无治疗方法，一旦发生将给家庭带来沉重负担，尽管存在风险，仍有必要进行此项检查，患者及家属应理解并予以配合。

医务人员将严格按照医疗技术规范进行操作，尽最大努力减少上述风险的发生。

孕妇方应提供真实有效的病史资料。

手术潜在风险和对策

医生告知我产前穿刺取材手术可能发生的风险，有些不常见的风险可能没有在此列出，具体的手术方式根据不同的孕妇、孕周情况有所不同，医生告诉我，我可与我的医生讨论有关手术的具体内容，如果我有特殊的问题也可与我的医生讨论。

（1）我了解孕妇有发生出血、羊水渗漏、流产、胎死宫内（0.5%~1.0%）的可能。

（2）我了解穿刺有损伤胎儿的可能性。

（3）我了解因子宫畸形、胎盘位于前壁、腹壁太厚、羊水量少等原因，穿刺可能失败。

（4）我了解有发生宫内感染及胎儿感染死亡的可能。

（5）我了解疼痛、紧张等刺激有诱发孕妇出现心、脑血管意外之可能。

（6）我了解受现有医学技术水平的影响，羊水生化检查、细胞遗传学和分子遗传学分析不可能做到完全准确。

（7）我了解可能出现其他危险及意外情况。

特殊风险或主要高危因素

我理解根据我个人的情况，除上述风险以外，还可能出现以下特殊并发症或风险：

_____

_____

一旦发生上述风险和意外，医生会积极采取应对措施。

患者知情选择

（1）我的医生已经告知我将要进行的手术方式、此次手术及术后可能发生的并发症和风险、可能存在的其他治疗方法并且向我解答了关于此次手术的相关问题。

（2）我同意在手术中医生可以根据我的病情对预定的手术方式做出调整。

（3）我理解我的手术需要多位医生共同进行。

（4）我并未得到手术百分之百成功的许诺。

（5）我授权医生对操作涉及的病变器官、组织、标本及影像资料等进行处置，包括病理学检查、细胞学检查、科学研究和医疗废物处理等。

（6）我已如实向医生告知我的所有病情，如有隐瞒，一切后果自负。

孕妇签名：_____

身份证号码：_____

孕妇家属代表/监护人签名：_____与孕妇的关系：_____

身份证号码：_____

孕妇家庭住址：_____邮政编码：_____

电话号码：_____

医生陈述

我已经告知患者将要进行的手术方式、此次手术及术后可能发生的并发症和风险、可能存在的其他治疗方法并且解答了患者关于此次手术的相关问题。

医生签名：_____日期：_____年____月____日

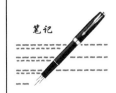

附录 4　地中海贫血产前诊断补助经费四联单

编号：

女方姓名		身份证号码	
女方户籍地	市　　县　　乡　　村　　屯		
男方姓名		身份证号码	
男方户籍地	市　　县　　乡　　村　　屯		
家庭住址	市　县　乡　村　屯	地贫产前诊断时间：　年　月　日	
地贫产前诊断总费用	其中：自治区财政补助金额	其中：中央财政补助金额	
￥1850 元/对	￥1300 元/对	￥550 元/对	

医疗保健机构盖章（财务收费章）	夫妇双方签名：
年　　月　　日	年　　月　　日

注：

第一联　此联由提供地贫产前诊断的产前诊断机构保存。

第二联　此联由经费结算的市级妇幼保健院项目办保存。

第三联　此联由经费结算的县级妇幼保健院项目办保存。

第四联　此联由接受地贫产前诊断的对象保存。

说明：

1. 四联单由各市负责印制。

2. 编号原则：×××××（行政区域代码）+××××（年）+××××××（本市序号）。

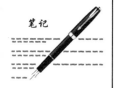

附录 5　地中海贫血产前诊断报告单

出具报告单位：_____

孕妇姓名：_____年龄：_____岁　民族：_____孕周：_____身份证号：_____

登记号：_____标本类型：_____穿刺编号：_____实验室编号：_____

送检单位：_____送检医生：_____送检日期：_____联系电话：_____

取材：_____收样人：_____收样日期：_____

孕妇基因型：_____

丈夫基因型：_____

是否曾生育重型地中海贫血患儿：□否　□是

胎儿基因型：_____

检测方法：_____

检测范围注明：□α 缺失型地中海贫血基因检测

　　　　　　　□α 非缺失型地中海贫血基因检测

　　　　　　　□β 地中海贫血基因检测

备注：

1. α 地贫基因检测采用 Gap－PCR 技术检测常见的三种缺失型：－－^{SEA}、－$\alpha^{3.7}$、－$\alpha^{4.2}$。采用 PCR－DNA 反向点杂交技术检测常见的三种非缺失型：CS、QS、WS 突变。检测覆盖率达 98% 以上，但仍有罕见的缺失或突变类型不在检测范围，因此，存在漏检的风险。

2. β 地贫基因检测采用 PCR－DNA 反向点杂交技术检测常见的 17 种突变，包括 CD41－42、IVS－II－654、－28、CD71－72、CD17、βE、CD43、－29、CD27－28、CD14－15、CD31、－32、－30、IVS－I－1、IVS－I－5、CAP、Int。检测覆盖率达 98% 以上，但仍有缺失型及其他罕见的突变类型不在检测范围，因此，存在漏检的风险。

3. 由于分子诊断技术局限性，准确率约为 98%，建议结合其他相关检查（血常规、Hb 分析等）结果综合分析及咨询临床医生。

4. 此报告仅对送检标本负责！如对结果有疑问，请于收到报告 7 个工作日内与本检测中心联系！

报告日期：_____检验者：_____审核者：_____

遗传咨询意见：

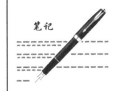

笔记

附录 6　妊娠结局记录表

姓名		年龄（周岁）		联系电话：	
家庭住址	省（区、市）　　　县（市、区）　　　乡（镇、街道）　　村（居）				
随访机构	省（区、市）　　　　　　　　　县（市、区）				
本次妊娠结局□□□（可多选，只选一项或两项时从首格填写，后格空白）	1. 正常活产				
	2. 自然流产				
	3. 医学性人工流产				
	4. 治疗性引产				
	5. 地中海贫血患儿（□中间型 α 地贫　　□重型 α 地贫　　□重型或中间型 β 地贫　　□其他_____）				
	6. 死胎、死产				
	7. 其他				
随访时间	年　　月　　日	随访者签名			

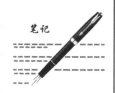
任务3 筛查假肥大性肌营养不良基因携带者

【任务导入】

7岁男孩,行走不稳1年,19个月开始走路,因"出现跑步困难、爬楼费力"就诊。请向患儿及其父母提供遗传咨询。

【任务目标】

知识目标:掌握假肥大性肌营养不良的遗传机制及其携带者筛查的理论和方法,理解筛查假肥大性肌营养不良携带者的意义;了解假肥大性肌营养不良的诊断和治疗技术新进展、相关法律法规政策及行业规范相关知识。

技能目标:能说明假肥大性肌营养不良的遗传机制,能介绍假肥大性肌营养不良的诊断和治疗理论、方法及新进展,能宣教假肥大性肌营养不良的产前诊断策略、诊断技术及防治原则。

职业素养目标:增强向社会公众普及筛查假肥大性肌营养不良的意识,培养主动关注相关法律法规及行业规范的意识。

【任务分析】

一、概述和分类

假肥大性肌营养不良(pseudohypertrophy musculardystrophy)的发病率在罕见病中较高,活产男婴中每3500人中约有1个患者,其属于X连锁隐性遗传病。假肥大性肌营养不良症包括迪谢内肌营养不良(Duchennemuscular dystrophy,DMD)和贝克肌营养不良(Becker muscular dystrophy,BMD),二者均是由于抗肌萎缩蛋白(dystrophin,dys)基因突变所致。习惯上,抗肌萎缩蛋白基因也称 *DMD* 基因。

二、分子基础与病理生理学机制

(一)抗肌萎缩蛋白分子基础

抗肌萎缩蛋白基因位于 Xp21,是迄今所发现的人类最大基因之一。基因全长约 2300 kb,占整个 X 染色体 DNA 量的 1.5%。该基因有 79 个外显子,编码一个约 14 kb 的转录物。79 个外显子平滑连接在一起组成了正常人体内的抗肌萎缩蛋白基因,人体按照这段基因的指导合成了正常的抗肌萎缩蛋白。

抗肌萎缩蛋白所作用的人体肌肉组织十分庞大,约占人体重的 40%。其为一棒状结构的细胞骨架蛋白,含 3685 个氨基酸,分子量为 427 kD,可分为 4 个特征性的结构区域:①N 端区,可能是肌动蛋白结合区域;②类似红细胞内膜蛋白的三螺旋区域;③富含半胱氨酸的区域;④C 末端区(下页图)。抗肌萎缩蛋白与其他蛋白结合形成复合体,发挥稳定肌肉细胞膜的作用。特定的外显子会对应合成蛋白的特定结构,下页图将外显子和它负责合成的蛋白部分用颜色对照标记了出来,比如黄色的外显子指导合成蛋白里黄色的部分，绿色的外显子指导合成蛋白里绿色的部分。

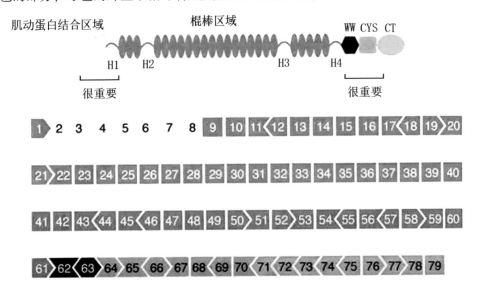

抗肌萎缩蛋白基因外显子及其编码蛋白质的结构示意图

（二）抗肌萎缩蛋白基因突变

抗肌萎缩蛋白基因突变的主要类型是缺失，占总突变类型的 70% 左右。缺失主要发生于 5′端的第 4~21 外显子和中央区第 45~52 外显子。44 和 45 外显子间的大内含子断裂频率高。约 5% 的患者呈现一个或多个外显子的重复。此外还有一些点突变或微小缺失。DMD 和 BMD 在临床表现上的差别与基因缺陷上的差异有关，缺失型 DMD 的基因导致移码突变，没有基因产物；而在 BMD 中由于基因中外显子的缺失或重复没有引起阅读框架的位移，基因产物仍有部分功能。

进行 DMD 的基因检测时，首先采用 MLPA 进行大片段缺失/重复的检测，此类致病性变异在我国患者占 70%~75%，其余未发现大片段缺失/重复致病性变异的患者中，还有约 23% 的微小变异类型，若仍不能确定突变类型，则再进行 DMD 的基因测序，首选外显子靶向捕获二代测序技术。DMD 的基因测序仍未发现致病性变异的患者应行肌肉 mRNA 分析以进一步寻找致病性变异。

（三）病理生理学机制

基因异常导致患者体内不能合成正常的抗肌萎缩蛋白。蛋白缺乏导致肌细胞膜缺陷，细胞内的肌酸激酶（creatine kinase）等外漏，肌细胞坏死，脂肪组织和纤维结缔组织增生。肌肉随年龄的增长而发生退化。就抗肌萎缩蛋白的功能而言，正常的抗肌萎缩蛋白相当于减震器。若基因仅在蓝色部分出现突变，并只影响蓝色部分，蛋白仍然保有部分重要的功能，这意味着患者能合成抗肌萎缩蛋白，但合成的这部分抗肌萎缩蛋白存在部分功能的缺失，导致患者出现症状，但症状较轻，如比 DMD 症状轻的 BMD。减震器左右两端结构复杂，当抗肌萎缩蛋白基因的重要区域发生基因突变时，相应的抗肌萎缩蛋白的特定重要结构无法合成，患者症状严重，如上图中，绿色是重要区域的一部分，承担重要的部分功能，是骨骼肌细胞膜的结合区，帮助抗肌萎缩蛋白定位在细胞膜上，如缺失基因的绿色区域，会影响细胞膜，细胞膜不稳定导致肌细胞坏死或功能丧失。

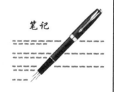

三、DMD 患者的临床症状及其管理

(一) 临床症状

DMD 是一种严重致残致死性遗传病，临床表现以肌肉的进行性萎缩和无力为特征。患者大多 3~5 岁隐袭起病，运动发育迟缓甚至倒退，病情进行性发展。早期的主要表现为下肢双侧近端和骨盆带肌萎缩和无力、起蹲困难，从卧位到站位表现为高尔征（Gower 征）。由于腹肌和髂腰肌无力，患儿仰卧起坐起立时必须先翻身转为俯卧位，依次屈膝关节和髋关节，并用手支撑躯干成俯跪位，然后以两手及双腿共同支撑躯干，再用手按压膝部以辅助股四头肌的肌力，身体呈深鞠躬位，最后双手攀附下肢缓慢地站立。患者有小腿腓肠肌假性肥大。随年龄增长，患者出现双上肢无力及翼状肩胛。正常情况下肩胛骨平贴在肋骨架上。翼状肩胛是指出现了肩胛骨下角或者内侧缘翘起的状况，原因是肩胛骨周围肌力的不平衡，胸小肌相对过于紧缩，前锯肌、菱形肌、斜方肌中部相对过于虚弱时，肩胛骨下角和内侧缘会远离肋骨架，导致肩胛骨不能很好地贴合肋骨架。患者晚期可出现关节挛缩及脊柱畸形，全身肌肉普遍萎缩。血清肌酸激酶显著升高至正常值的数十倍，甚至上百倍。磁共振成像提示肌肉出现水肿和脂肪浸润。无医疗干预情况下，患者通常在 20 多岁死于呼吸衰竭或心力衰竭。规范的多学科综合治疗可以减缓病情的进展，延长患者的生命和提高其生活质量。

肌肉活检免疫组织化学检测有助于了解患儿肌肉 DMD 基因的表达程度并判断病情的轻重。因入幼儿园等其他原因经基因检测已确诊，则不需要做肌肉活检和肌电图检查。

(二) DMD 患者多学科综合管理干预的意义

对患者进行多器官系统的评估，了解器官系统损害的程度，有助于明确患者所处的病情阶段并制定相应的个体化治疗措施。

对患者的综合管理干预主要包括对骨骼肌功能及整体功能状态、心肺功能、骨与关节改变、消化道功能、生长发育状态、认知精神心理状态的随访评估、治疗以及各种并发症的预防。由于患者出现不同器官系统损害的时间在个体间存在很大的差异，建议在患者病情的不同阶段进行相应的处理和指导。检查 DMD 患者的身体状况，并对治疗进行评估，此后各器官系统随访频率和开始时间因病情发展规律而定。

四、遗传方式

假肥大型肌营养不良的致病基因是隐性基因，并且位于 X 染色体上，随 X 染色体传递，这种遗传病属于 X 连锁隐性遗传病（X-linked recessive inheritance disease，XR）。

X 连锁遗传中，基因的传递方式不同于常染色体上的基因。父亲 X 染色体上的基因只能传给女儿，不能传给儿子。因此，男性的 X 连锁基因只能从母亲传来，将来也只能传给女儿，这称为交叉遗传（crisscross inheritance）。这是因为男性和女性不同，男性体细胞内的两条性染色体中，只有一条 X 染色体，这就造成 X 染色体上的基因不能在 Y 染色体上匹配到对应的等位基因。

X 和 Y 虽然是一对染色体，但是它们之间同源序列很少，各有其独特的基因。在 XR 中，男性 X 染色体上的基因不成对存在，当 X 染色体上的基因突变产生致病基因时，携带致病基因的细胞都表现出相应的性状或疾病，男性性染色体的这种生理情况，称为半合子（hemizygote）。

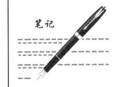

XR 婚配类型和再发风险

基因型	婚配类型（女×男）	子代表型	子代患病概率
$X^AX^A \times X^AY$	正常×正常	正常	0
$X^AX^a \times X^AY$	携带×正常	1/2 女儿患病，1/2 儿子患病	$1/2p^2q$
$X^aX^a \times X^AY$	患者×正常	女儿携带，儿子患病	$1/2pq^2$
$X^AX^A \times X^aY$	正常×患者	女儿携带，儿子正常	0
$X^AX^a \times X^aY$	携带×患者	1/2 女儿患病，1/2 儿子患病	pq^2
$X^aX^a \times X^aY$	患者×患者	患病	q^3

五、治疗

基因治疗指运用 DNA 重组技术修复患者有缺陷的基因，使细胞恢复正常功能。医学干预点是改变细胞的遗传物质。治疗集中于异常基因特定表达的体细胞，不必矫正所有的体细胞。特定载体携带基因编辑的工具，以整体形式递送到人体的相应位置，完成对目标基因的编辑，这种体内基因编辑技术适用于 DMD 等。弥补了抗肌萎缩蛋白作用的骨骼肌和心肌细胞并不能通过干细胞移植的方法得到重建的缺陷。目前针对 DMD 患者的基因治疗策略，主要包括外显子跳跃、终止密码子通读、外源性微小抗肌萎缩蛋白基因替代以及基因修复治疗。

1. 外显子跳跃　外显子跳跃治疗是指利用特异性核苷酸在基因信使 RNA 剪接过程中，排除特定外显子，重建阅读框，将突变类型移码突变纠正为整码突变。抗肌萎缩蛋白基因模块化的结构使得其能够通过外显子跳跃的方式恢复部分功能。

以外显子 50 缺失型患者为例，对外显子 51 进行编辑时，要么直接剪掉外显子 51，使得外显子 49 和外显子 52 可以平滑连接在一起，即外显子跳跃；要么对外显子 51 的形态做出改变，使其能够与外显子 49 平滑连接。这两种方法都可以使编码抗肌萎缩蛋白的过程继续下去，并最终在患者体内合成具有一定功能的"抗肌萎缩蛋白"。尽管外显子 50 的缺失导致合成的蛋白并不具有完整的抗肌萎缩蛋白功能，但仍然可以使 DMD 患者的情况有很大好转。

跳跃 51 号外显子的依特立生（Eteplirsen）有一定的疗效：改善患者运动，延缓呼吸功能的下降。但转导效率低下，组织摄入不稳定，需要频繁用药才能达到治疗效果。

2. 基因替代治疗　完整的抗肌萎缩蛋白由 3684 个氨基酸构成，基础单元编辑法治疗后生成的"抗肌萎缩蛋白"有 3648 个氨基酸，而迷你蛋白只有约 1000 个氨基酸。

以微型抗肌萎缩蛋白基因（产物 1000 个氨基酸）为例，在 DMD 患者的基因组中插入外源的功能性抗肌萎缩蛋白基因，可在一定程度上恢复 DMD 患者骨骼肌、心肌细胞表达抗肌萎缩蛋白的功能。

六、预防

（一）子代发病风险

XR 中，哪些婚配类型的子代发病风险较高？

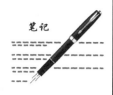
遗传与优生

从性别来看，在 XR 中，人群中最常见的多为男性患者。因为男性是半合子，有一个致病基因即可发病，因此男性的发病率等于致病基因的频率。女性必须纯合才发病，所以女性的发病率为致病基因频率的乘方。

在 XR 中，假设野生型基因是完全显性的，在不同的婚配类型当中，部分婚配类型在子代有性状分离现象，即部分后代是患者，另一部分无表型。

双亲同时携带的均是野生型纯合基因时，表型正常，所有子代表型完全正常。子代表型正常的情况还存在于母亲基因型正常、父亲为患者的婚配类型，但子代中的女儿携带有致病基因，子二代中的外孙有患病风险。

含有致病基因的人群中，女性携带者数量最多。以婚配类型是女性携带者婚配正常男性为例，结合孟德尔的分离定律和自由组合定律，得知子代的基因型，再根据基因的显隐性关系预知子代表型。患者只存在于儿子，且男性子代有一半概率患病，即后代中女性 1/2 为携带者，男性 1/2 为患者。

假设 p 表示显性等位基因 X^A 频率，q 是隐性等位基因 X^a 的频率，女性的 3 种基因型中，X^AX^A 的频率为 p^2，X^aX^a 纯合子的频率为 q^2，杂合子患者的频率为 $2pq$；男性只有两种基因型频率，分别是两种等位基因的频率，X^AY 的频率是 p，X^aY 频率是 q。代入相应基因型频率，X^A 频率为 p，p 趋向于 1，X^AX^a 频率为 $2pq$。推出女性携带者婚配正常男性的婚配类型子代再发风险为 $1/2p^2q$。该婚配类型是 XR 家系中子代患病率最高的婚配类型。

基因型频率（$X^A = p$，$X^a = q$）

女性基因型	频率	男性基因型	频率
X^AX^A	p^2	X^AY	p
X^aX^a	q^2	X^aY	q
X^AX^a	$2pq$	—	—

XR 家系最常见婚配类型是患病女性婚配正常男性。结合孟德尔的分离定律和自由组合定律，所有女儿为携带者，不患病；仅儿子是患者，患病率百分之百。代入计算出男性子代的再发风险即为该家系子代再发风险。

XR 家系中次常见的婚配类型是患病男性婚配女性携带者。X^AX^a 频率是 $2pq$，X^aY 的频率是 q，推导得知子代当中，女性半数为携带者，男性半数患病，符合交叉遗传的特点。该家系子代再发风险为男性子代和女性子代的再发风险之和。公式为：子一代再发风险＝女儿再发风险＋儿子再发风险＝母方携带率×父方携带率×生女概率×女儿患病比例＋母方携带率×父方携带率×生男概率×儿子患病比例。子代基因型及相应概率见下页表。

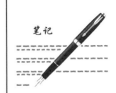

XR 男性患者和女性携带者婚配的子代类型及其概率

子代表现型	正常（携带）	患者	正常	患者
子代基因型	X^AX^a	X^aX^a	X^AY	X^aY
概率	1/2	1/2	1/2	1/2
概率比	1	1	1	1

还有一种常见的婚配类型，即女性、男性都是患者。同样按照孟德尔的分离定律和自由组合定律，以及交叉遗传的特点，子代都是患者，发病风险为 q^3。

（二）XR 系谱的特点

（1）男性患者远多于女性患者，在一些致病基因概率低的疾病中，很少看到女性患者。

（2）双亲都无病时，儿子可能发病，其致病基因是从携带者母亲传来的。

（3）有交叉遗传，患者的兄弟、舅父、姨表兄弟、外甥有患病的风险。

（4）遗传是不连续的。XR 系谱不连续遗传的表现是，常见女性携带者传递过几代后，男性发病；如果女性患病，她的父亲肯定是一个患者，母亲至少是一个携带者。

（三）预防策略

在预防方面，携带者筛查、产前诊断和辅助生殖技术凸显一定的必要性。

1. 携带者筛查的概念　携带者筛查属于遗传筛查的一种。携带者筛查又称杂合子筛查，指对人群中非患病状态的群体进行筛查。群体的筛查重点在人群中的育龄夫妇，婚前孕前皆可。

2、携带者筛查的对象　筛查对象是某些致病基因的携带者，筛查病种一般是隐性遗传病，遗传方式是常染色体隐性遗传和 X 连锁隐性遗传，即一个常染色体上的隐性致病基因，或一个 X 染色体连锁的致病基因，少数携带者筛查的筛查基因是显性致病基因，这些显性致病基因的特点是迟发外显，携带个体在生命早期表现正常。携带者筛查对象还包括平衡易位染色体的携带者。携带者筛查对象一般不包括现患遗传病患者，包括流产胎儿、夭折孩子和携带突变的胚胎。

针对这些已知携带致病基因的群体展开的是临床及分子诊断。如借助辅助生殖技术筛选出携带严重致病性变异的胚胎的胚胎植入前遗传学诊断。

3. 携带者筛查的意义　对严重遗传病进行致病性变异的人群携带者筛查是隐性遗传病预防的非常有效的措施。符合筛查标准的疾病除属于隐性遗传病外，通常还包括一些发病率较高、危害较大，对患者家庭造成严重的经济负担和社会负担的疾病。通过携带者筛查，可以将携带者检出，通过了解基因组，统计人群中的携带者频率，评估携带者本身健康状况及携带者生育患病后代的风险，了解疾病的发生频率，达到降低疾病发生率的目的。

4. 扩展性携带者筛查的概念　携带者筛查和扩展性携带者筛查有一致性。所筛查的遗传病遗传方式都是常染色体隐性遗传和 X 连锁隐性遗传，致病基因总体携带率>1%。但传统携带者筛查与扩展性携带者筛查相比，在疾病种类、筛查技术和筛查对象上都有不同。

致病基因总体携带率一般>1%。携带者筛查中的可筛查遗传病病种必须为已知确切致病基因的病种。已知确切致病基因的数量超过 1981 个。

传统携带者筛查一般筛查对象是基于种族或地域的少数人群，即携带者筛查病种具有较强的种族性和地区性，疾病种类为单病种，病种为针对单一靶点的已知遗传病；筛查技术具有复杂流程，表型筛查一般为手工筛查。在我国南方，携带者筛查病种集中在地中海贫血和 G-6-PD 缺乏症。国外携带者筛查常见疾病包括黑色人种中的镰状细胞病、犹太人中的台-萨氏综合征（Tay-Sachs diesease）、北欧 \ 北美白种人的囊性纤维变性等。携带者筛查具有有效性。

举世公认的携带者筛查预防成就是成功降低东欧犹太人 *HEX－A* 基因携带率，从四千分之一降到四万分之一。台-萨氏综合征，又称黑蒙性家族痴呆症。*HEX－A* 基因定位于 15q23，患者 *HEX－A* 基因突变，溶酶体缺少氨基己糖苷酶，导致神经节苷脂 GM2 储积、沉淀，影响细胞功能。其是早发性神经退行性遗传病。患者出生时表型正常，出生后表现为生长发育迟缓，3~6 个月出现严重的精神运动发育紊乱、易激惹、失明、强直性痉挛、惊厥，最终完全失能并死亡。

扩展性携带者筛查（expanded carrier screening，ECS）的筛查对象是泛种族普通人群，也称不同种族的广泛人群，或临床患者人群。检测方法可以针对多病种，可检测所有已知遗传病，靶疾病种类≥100 种（范围为 41~1700 种）。

5. 产前诊断　在患者家庭，需要确定先证者，即患儿的基因型，然后确定其母亲是否是携带者。携带者怀孕以后应接受产前诊断，若胎儿男性且携带致病基因，可建议其终止妊娠，做到防止患儿出生。MLPA 等方法可准确检测 DMD 携带者的基因杂合缺失/重复的范围，对点突变家系可进行基因测序，明确其杂合突变位点。已生育过 1 个 DMD 患儿的母亲，存在具有生殖细胞嵌合体的风险，即使外周血检测表明其并非携带者，但其基因突变可能发生在卵细胞内，未来也有生育 DMD 患儿的风险。因此，已生育过 1 个 DMD 患儿的母亲再次怀孕时，应检测胎儿抗肌萎缩蛋白基因，检出患儿以降低该家系的再发风险。

【任务实施】

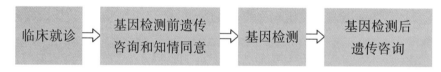

临床就诊 ⇒ 基因检测前遗传咨询和知情同意 ⇒ 基因检测 ⇒ 基因检测后遗传咨询

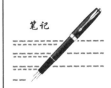
笔记

【实施流程】

流程	内容
患者就诊（初步诊断）	1. 通过患儿的典型症状、起病时间和相关辅助检查完成初步诊断，协助确定基因检测范围 2. 通过现场宣教、派发科普读物、展示科普海报等形式，开展 DMD 的基因检测和产前诊断等宣教
基因检测前遗传咨询	1. 医生为受检者或受检者家属提供基因检测前遗传咨询，使受检者或受检者家属充分理解基因检测的指导意义，有助于筛查出家系中的杂合子并指导其婚育 （1）采用家族中致病基因的靶向检测，有助于确定家系成员的杂合子身份。若患者家庭成员已检出抗肌萎缩蛋白基因致病性变异，通过靶向检测确定家族血亲的杂合子个体 （2）说明缺失/重复突变的检测技术如 MLPA 的局限性 （3）告知检测可能没有结果，有需要后续其他检测项目或对数据进行再分析的可能 2. 在知情同意的前提下，受检者或受检者家属签署"单基因遗传病基因检测知情同意书"（见附录 1）；医生签署"单基因遗传病基因检测送检单"（见附录 2） （1）由医生或遗传咨询师向受检者或受检者家属解释"单基因遗传病基因检测知情同意书"的内容，给予受检者或受检者家属充足的时间认真阅读知情同意书并解答相关疑问 （2）由受检者或受检者家属签字确认表示理解 （3）医生在受检者或其监护人知情同意的前提下填写检测送检单，核对申请单与受检者的基本信息是否一致，检查受检者是否按照医嘱准备，并向其解释操作的目的以取得其配合
基因检测（含样本采集）	1. 采集患儿及其母亲血样 2. 进行 DMD 的基因检测。首选 MLPA 进行大片段缺失/重复的检测，对未发现致病性变异的患者可行进一步基因检测以分析致病性变异 3. 对基因检测不能明确诊断的可做其他实验室检查，如肌肉磁共振和肌肉或组织检查
基因检测后咨询	1. 基因检测确定母亲的杂合子身份（见附录 3 "DMD 基因检测报告"），主要内容包括实验室检测结果（技术类别、检测范围、突变基因型）和遗传咨询指导意见（针对结果的意见和对结果不确定性的解释） 2. 向该夫妇提供遗传咨询，充分说明其家庭的再发风险：所有女儿中携带者比例和正常表型比例，所有儿子中患者比例和正常个体比例 3. 在当事人知情同意的基础上，尊重家属的自主选择权，为其开展健康教育及婚育指导，建议再次妊娠时应进行产前诊断或选择辅助生殖技术，包括介绍辅助生殖技术和胚胎植入前遗传学检测基本方法等干预信息，在其有需求时提供临床干预措施

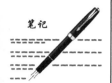

遗传与优生

【任务评价】

工作流程考核表

专业：_____　班级：_____　姓名：_____　学号：_____　成绩：_____

项目	内容	分值	评分要求	自评	互评	师评
筛查假肥大性肌营养不良症携带者	患者就诊和宣传教育	5	面向 DMD 患儿及其家属宣教 DMD 的遗传机制和再发风险			
		10	说明抗肌萎缩蛋白基因携带者筛查的意义			
	检测前遗传咨询	5	介绍家系中基因诊断的意义			
		5	介绍 DMD 基因诊断技术的局限性			
		10	结合基因遗传方式说明仅需检测患儿及其母亲的样本，无须检测父源样本			
		10	患者签署"单基因遗传病基因检测知情同意书"后，医生提交"单基因遗传病基因检测送检单"			
	采集样本	10	需采集患儿及其母亲的血样			
		5	实验室完成基因检测			
	检测后遗传咨询	10	在规定时间内告知并提供书面检测结果			
		10	结合报告说明 DMD 患者多学科综合管理干预的意义			
		10	结合基因诊断报告，为患儿家庭提供遗传咨询			
		10	向携带者介绍辅助生殖技术和胚胎植入前遗传学检测基本方法等干预信息			
总分		100				

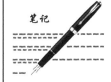

【任务小结】

技能点、知识点学习线

专业：_____　班级：_____　姓名：_____　学号：_____

项目	学习线	评分要点
技能点	XR 的遗传咨询	1.
		2.
		3.
		4.
		5.
知识点	XR 的定义	
	XR 的系谱特征	1.
		2.
		3.
		4.
	携带者筛查的概念和意义	1.
		2.
	扩展性携带者筛查的概念	
	基因编辑的类型	1.
		2.

【测试题】

一、选择题

结合致病基因 DMD 的遗传方式（X 连锁隐性遗传），探讨 DMD 患者致病基因的来源。父母表型正常的前提下，下列选项描述正确的是（　　　）

　　A. 女性 DMD 患者致病基因的来源可能是母源。

　　B. 女性 DMD 患者致病基因的来源可能是父源。

　　C. DMD 患者致病基因可能是新发突变。

　　D. 男性 DMD 患者致病基因的来源可能是父源。

二、案例分析

结合患者父母的二胎需求和基因检测报告，解释该家系的再发风险。请你提供降低该家族成员中 DMD 患者出生概率的临床措施。

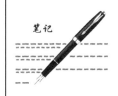

附　录

附录 1　单基因遗传病基因检测知情同意书

临床检验中心　　　　　　　　　　　　　　　　　样本条码粘贴处

单基因病即人体因单个基因缺陷所引发的疾病，这些缺陷包括单个核苷酸的突变、片段缺失、置换引起的移码突变和序列重复等。这些缺陷可能来自父母，也可源于个体自身，并都有遗传给下一代的可能，所以称为单基因遗传病。单基因病虽然发病率低，但由于种类繁多，总的发病数量庞大，已经对人类健康造成了较大的威胁。部分单基因病往往致死、致残或致畸，并且缺乏有效的治疗手段。随着人们对单基因病的重视以及医疗技术的发展，部分单基因病可以通过手术矫正或者避免疾病诱发因素等途径防止病发。总之，单基因病不仅对患者的健康造成了严重危害，而且也给家庭和社会带来了沉重的精神和经济负担。

单基因病基因检测采用目标序列捕获和新一代高通量测序技术，对受检者所检测的遗传病相关基因区域进行检测和分析，结合临床检测信息，分析得出受检者特定基因的突变信息，为后期诊治提供科学依据。

检测技术局限性及潜在风险

（1）该方法适用于点突变、小的缺失插入突变，不适于检测染色体数目及结构异常、DNA 大片段拷贝数变异以及特殊类型突变。另外，由于部分基因存在高重复低复杂度区域或假基因，以致检测不能完全覆盖其所有外显子区，但总体覆盖度可达 95% 以上。

（2）该方法应用的 DNA 源自受检者血液或其他体细胞，非源自生殖细胞，不能排除嵌合现象所致的解读偏差。

（3）由于不可抗拒因素导致样本不合格，受检者需要配合检测机构再次取样，但不重复收取费用。

（4）限于目前人类对疾病的认识水平，进行 DNA 序列分析是为了说明某种遗传病的发病原因或评估遗传风险。如未检出特定基因的致病突变位点（即阴性结果）并不能排除个体患某种疾病的可能性，因为多数遗传病的发病也可能和其他未知基因或难以检测的基因突变类型有关。

（5）本检测技术及相关仪器并非常规临床检测项目，目前主要用于辅助临床诊断或科研等相关目的，本检测结果仅供临床参考，不代表临床诊断意见，需由临床医生结合各方面情况综合判断。

（6）在检测过程中及知晓检测结果后，受检者可能会出现不同程度的精神压力和负担，对此本检测机构不承担任何责任。

受检者知情选择

（1）我已充分理解该基因检测项目的性质、预期目的、风险和必要性。

（2）我承诺提供的资料的真实性、完整性。

（3）我选择的检测机构已经告知我该项检测方法的适用人群。

（4）我并未得到该项检测技术准确率百分之百的许诺。

（5）我同意在去掉所有隐私信息后，检测数据可供研究参考并授权医院及检测机构对检测涉及的样本和医疗废弃物等进行处理。

受检者陈述

我已知晓上述所有内容，愿意进行该项检测，同意回访，并承担因检测带来的相关风险，我已如实填写并对上述信息准确性负责。

受检者签名：　　　　　　　　　　日期：　　年　　月　　日

如果受检者为未成年人或无能力签署知情同意书者，由其监护人在此签名。

受检者监护人签名：　　　与受检者的关系：　　　日期：　　年　　月　　日

医生陈述

我保证已向患者（或他们的法定监护人）说明该检测的性质、预期目的、风险及局限性，并已回答患者（或他们的法定监护人）的相关提问，我已征得患者（或他们的法定监护人）的同意来开展该检测服务。

医生签名：　　　　　　　　　　日期：　　年　　月　　日

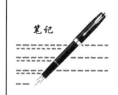

附录 2　单基因遗传病基因检测送检单

样本条码粘贴处

受检者信息

姓名：＿＿＿＿　年龄：＿＿＿＿　性别：＿＿＿＿　家庭住址：＿＿＿＿

民族：＿＿＿＿　籍贯：＿＿＿＿　电话：＿＿＿＿　电子邮箱：＿＿＿＿

病历号/门诊号：＿＿＿＿　送检单位：＿＿＿＿　送检医生：＿＿＿＿

临床信息（送检医生填写）

受检者类型	□确诊患者　□疑似患者　□表型正常人群　□其他（　　）		
检测目的	□查找病因	□辅助诊断	□携带者筛查
	□家系验证（先证者姓名：＿＿＿＿与先证者的关系：＿＿＿＿）		
受检者疾病史			
临床症状			
父母是否近亲结婚	□是　□否		
家族遗传病史	□无		
	□有。若有，是何种疾病：＿＿＿＿患病亲属与受检者的关系：＿＿＿＿		
是否有辅助检查结果	□无		
	□有。若有，请提供临床相关检查结果的电子档或复印件		
是否曾做过相关疾病的基因检测	□无		
	□有。若有，请附检测报告的电子档或复印件		

送检样本信息

样本类型	□血液（推荐）　□基因组 DNA　□其他
采集/提取日期	年　　月　　日

检测项目

项目编号	
疾病名称	
检测基因	

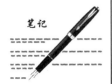

送检样本接收信息

样本是否符合接收标准	□是　□否，原因：
样本接收日期	年　　　月　　　日
接收人签字	

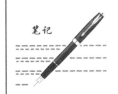

附录3　DMD基因检测报告

姓名：__××__性别：____年龄：____门诊号：_____

简要病史：_____

样本类型：_____　　　　　样本编号：_____

芯片检测号：_____送检日期：××××年××月××日　报告日期：××××年××月××日

临床表型：双侧下肢无力，走路时呈鸭形步态，上楼梯困难；腓肠肌假性肥大；从卧位到站位表现有 Gower 征。

受检者信息

样本编号	姓名	性别	亲属关系	规范化临床表型（CHPO）	标本类型
20C20221	××	男	检测申请人	蹒跚步态，肌张力减退	全血
20C20222	××	女	申请人母亲	正常无表型	全血

　　检测类别：检测申请人为 MLPA 检测，母亲为 Sanger 验证。

　　检测结论：检测到可以解释患者表型的致病性变异。

　　检测结果：可以解释患者表型的致病性变异。

　　下列变异所致的临床表型与患者临床表型吻合，遗传模式符合。变异评级为致病性变异。建议临床医生高度注意，结合临床并以此进一步进行疾病管理、遗传咨询、生育风险评级/控制等系列工作。

基因	染色体位置	基因变异信息	合子类型	疾病名称	遗传模式	变异来源	变异分类
DMD	chrX：32717382-32717384	NM_ 004006. 2 c.676_ 678 delAAG （p. Lys226del）	半合	扩张型心肌病 3B 型（OMIM：302045）/XR 迪谢内肌营养不良（OMIM：310200）/XR 贝克肌营养不良（OMIM：300376）/XR	XR	母源	致病性变异

详细检测结果解读

　　DMD 基因报道与迪谢内/贝克肌营养不良相关。报道为 X 连锁隐性遗传病（XR），理论上女性必须在 2 条等位染色体上同时出现致病性变异才有可能致病（纯合或复合杂合变异致病），男性只有 1 条 X 染色体，出现一处变异点即可致病，该样本在 DMD 基因上检测到外显子区域存在缺失变异，HGMDpro 数据库报道情况：此基因外显子区域缺失位点报道为致病性变异（Muscular dystrophy，Duchenne，PubMed 1D：22985905，PubMed ID：18353051）。MLPA 结果显示其父亲未携带此变异，其母亲携带此变异。此缺失导致

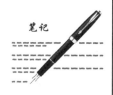

蛋白质结构变异，对蛋白功能的影响可能较大，临床表型可能较严重，根据 ACMG 指南，该变异可评级为致病性变异，理论上应致病。建议临床医生高度注意，结合临床并以此进一步进行疾病管理、遗传咨询、生育风险评级/控制等系列工作。

疾病背景

假肥大性肌营养不良症根据严重程度，可分为迪谢内肌营养不良（DMD）和贝克肌营养不良（BMD）。迪谢内肌营养不良是最常见的一类 X 连锁的肌营养不良疾病。本病特点为进行性肌萎缩，患儿双侧腓肠肌逐渐呈假性肥大，腱反射减弱或消失，近端肌无力导致行走困难。BMD 患者的临床过程与 DMD 相似，但发病年龄较 DMD 晚，病情进展缓慢，预后良好。BMD 的发病年龄一般为 12 岁，部分患者会在很晚的时候才出现症状。患者丧失行走能力的程度不同，且存在一定程度的精神障碍。5% ～ 10% 的女性携带者会出现肌无力、小腿肿大，这种症状可以在儿童时期发展，也可在成年后显著出现，可以是缓慢进展，也可以是静止的。在 DMD 和 BMD 中，女性携带者可能在没有明显症状的情况下发展为扩张型心肌病。

备注

1. 医学建议　建议临床医生参考本检测报告，综合患者临床表现，完善对应检查，制订治疗方案，进行相应的临床咨询。

2. 实验室声明　高通量测序测序量大。结果的分析依赖于临床提供的病史信息、现有的数据库信息和已发表的文献资料，本检测结果只对本次受检样本负责，仅报告与检测项目疾病表型相关的突变结果，供临床医生参考。如对本次检测结果有疑问，请与实验室联系。由于标本保存有一定期限，请在自报告日期起的 20 天内提出复检申请，逾期不再受理复检。

鉴于疾病致病基因研究进展迅速，本实验室将会关注已检测病例的后续数据分析和结果解读。如进行此分析时某些特定变异的临床意义可能不明确，可在此报告签发 3 个月后通过送检医生申请，进行外显子测序数据重新分析以及定期的更新问询。

3. 检测方法的局限性声明

（1）采用 MLPA 仅对已知 DNA 序列信息进行测序，要求待测样本和对照样本基因组的精确数量。本方法不能检测染色体的平衡易位等。

（2）本方法适用于点突变及小片段插入缺失突变的检测，不适用于基因大片段拷贝数变异、动态突变及复杂重组等特殊类型突变的检测，也不适用于检测基因组结构变异、大片段插入变异及位于基因调节区及内含子区±2 bp 以外的变异。

（3）本结果不排除患者表型可由多基因变异所致。

（4）对于非明确致病性变异，请结合临床，其不宜直接作为临床决策的依据。

（5）本检测中不会报告所有识别的变异，仅报告已知致病基因中有证据表明能够或可能引起疾病的变异，对于良性或疑似良性变异不会报告。

（6）本检测适用于遗传性变异的检测和解读，本方法应用的 DNA 源自受检者血液，而非源自体细胞或生殖细胞，因此不能排除体细胞嵌合现象所致的解读偏差。若血液细胞无法获得，检测的 DNA 源自受检者的组织，不能排除体细胞嵌合现象所致的检测或解读偏差。本检测不适用于存在污染可能的样本，假设所获的样本均来自患者。

（7）本检测基于假设患儿父母均为生物学意义上的父母且本报告不涉及血亲关系。

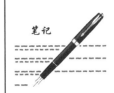

（8）本检测结果仅报告与申请时的临床症状相关的变异。肿瘤、成年期起病、复杂疾病等的基因突变不在本报告范围内。

（9）本检测发现的与患儿目前表型不符的，但有潜在随访意义的位点将放在附表中，供临床医生参考。

（10）鉴于目前人类对疾病认识水平的局限性，DNA 序列分析的目的是了解疾病发病原因或评估遗传风险，如未检出能够解释患者表型的特定基因及致病突变位点，即检测结果为阴性，但阴性的检测结果并不能排除患某种疾病的可能性，仍然存在其他未知基因、难以检测到或无法确定的基因变异类型、非遗传因素参与其中的情况。

（11）由于目前对某些基因与疾病认识不足，在某些情况下，检出的特定基因变异可能并非患者的唯一致病因素，完整的解释有待新的研究与发现。

（12）本检测技术及相关仪器并非常规临床检测项目，目前主要用于辅助临床诊断或科研等相关目的。此外，同其他检验方法一样，基因检测亦存在由于技术、样本及操作所致的低概率的假阴性或假阳性的风险，本检测结果需由临床医生结合各方面情况进行综合判断。

（注：本报告仅对此次检测标本负责）

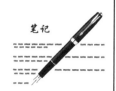

任务4 婚前/孕前防控成人型多囊肾

【任务导入】

在一例遗传咨询门诊遇到的多囊肾家系中，男方兄妹4人，男方本人及其二姐、弟弟均为多囊肾患者，其母亲及其大舅也患有多囊肾。在生育上，夫妻既往因胎儿羊水穿刺提示胎儿为多囊肾患儿而引产两次；男方大姐正常，生育一女正常；男方二姐生育一子正常；男方弟弟结婚，尚未生育；男方大舅生育一女正常，其余舅舅及姨妈生育孩子均正常。请以遗传咨询师的角度向该夫妻提供多囊肾遗传咨询和孕前防控措施。

【任务目标】

知识目标：掌握成人型多囊肾的遗传机制，其孕前防控的理论和方法；理解成人型多囊肾的防治原则，孕前防控措施的选择原则；了解成人型多囊肾孕前防控措施的新进展、相关法律法规政策及行业规范相关知识。

技能目标：能说明成人型多囊肾的遗传机制，能根据描述绘制简单的遗传病家系图，能介绍成人型多囊肾的孕前防控的理论、方法及新进展，能宣教成人型多囊肾的孕前防控策略、检测技术及防治原则。

职业素养目标：增强向社会公众普及多囊肾防控科学知识的意识，具备主动关注相关法律法规及行业规范的意识。

【任务分析】

一、概述

多囊肾是一种常见的先天遗传病，包括成人型多囊肾和婴儿型多囊肾，按照遗传方式一般分为常染色体显性遗传性多囊肾和常染色体隐性遗传性多囊肾两种。

成人型多囊肾绝大多数是常染色体显性遗传性多囊肾（ADPKD），极少数是常染色体隐性遗传性多囊肾。该疾病是泌尿系统遗传性系统性疾病，发病率为1/1000~1/400，约占终末期肾病的5%。患者在中年时期肾脏会慢慢形成囊肿及肿大，最后出现肾衰竭。

二、成人型多囊肾的临床表现

1. 肾囊肿进行性扩大，45%~70%的ADPKD患者在65岁前进展至终末期肾病，是导致肾脏替代治疗的第4大原因。任何年龄均可发病，但是多数于30~50岁发病，一般为双侧发病。

2. 其他表现 主要表现为腰痛、血尿、腹部肿块、腹胀、腹痛，50%~70%的患者有高血压，轻到中度蛋白尿，约有半数的患者出现慢性肾功能不全。肾外表现包括肝脏和胰腺囊肿、脑动脉和胸主动脉瘤、心脏瓣膜病变、消化道憩室等。

本病的外显率高，达90%以上，在患者80岁时，外显率可达100%。

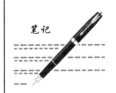

三、成人型多囊肾的诊断

（一）影像学诊断

有明确 ADPKD 家族史和典型肾脏影像学表现（肾脏体积增大，有多个囊肿）时即可确定诊断。B 型超声和磁共振成像（MRI）诊断 ADPKD 的标准和排除标准见下表，这两种诊断和排除标准只适合因 *PKD1* 和 *PKD2* 基因变异导致的 ADPKD。

ADPKD 的超声诊断标准和排除标准

标准	15～39 岁	40～59 岁	≥60 岁
诊断标准	单/双侧肾囊肿≥3 个	每侧肾囊肿≥2 个	每侧肾囊肿≥4 个
排除标准	无	每侧肾囊肿<2 个	每侧肾囊肿<2 个

ADPKD 的 MRI 诊断标准和排除标准

标准	15～39 岁
诊断标准	双侧肾囊肿总数≥10 个
排除标准	每侧肾囊肿总数<5 个

（二）基因确诊

对于没有明确 ADPKD 家族史或肾脏影像学表现不典型的患者，推荐利用基因诊断技术检测 *PKD1*、*PKD2* 或其他囊肿相关性基因变异，以明确诊断。

四、遗传机制

ADPKD 的遗传咨询对象主要是有 ADPKD 家族史的高危人群以及患 ADPKD 的人群。对于有 ADPKD 家族史的高危人群，应该在征得其同意之后进行筛查，建议只对无症状的成人进行筛查，包括物理检查、肾脏 B 超、尿液分析、血清肌酐及尿素氮浓度检测，如果超声检查阴性或不能确定，最好的方法是进行 T2 加强 MRI 检查以排除小囊肿。

目前可能存在 3 种突变基因会引起 ADPKD，按发现先后分别命名为 *PKD1*〔OMIM601313〕、*PKD2*〔OMIM173910〕、*PKD3*〔OMIM600666〕，其中 *PKD1* 和 *PKD2* 基因已经被克隆。*PKD1* 基因是造成 ADPKD 的最主要病因，约占 85%，在上述家系中即为 *PKD1* 基因突变。*PKD1* 基因定位于 16p13.3—p13.12，长 52 kb，含 46 个外显子，蛋白质产物是由 4302 个氨基酸残基构成的一种糖蛋白，称为多囊蛋白-1，位于细胞膜上，研究表明多囊蛋白-1 在正常肾小球囊和肾小管上皮细胞均有表达，在胎肾肾小管和多囊肾衬里上皮表达显著增强，到目前研究推测其作用机制可能与参与调节细胞内钙离子孔道有关。

对于已经诊断 ADPKD 的患者，依据常染色体显性遗传规律，应该告知其生育患病后代的风险：①父母一方患病，子代患病的概率为 50%，男女患病概率相等；②父母均患病，子代患病概率为 75%，男女患病概率相等；③不患病的子代不携带 *PKD* 基因，与无本病的异性婚配，其子女（孙代）不会发病，即不会隔代遗传。参见附录4。

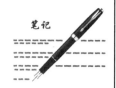

五、治疗

（一）一般治疗

应给予基本肾脏保护治疗，以实现良好的血压、血脂控制，保证体重指数（BMI）达标。

1. 饮食治疗　低盐饮食，每日食盐摄入量<5 g。

2. 水化治疗　每日保证足量饮水，保持尿量 3 L/d 以上，对合并心脏病的患者应予个体化水化治疗。

3. 健康生活方式　患者应戒烟并避免被动吸烟，限制饮酒。鼓励并帮助患者自我监测血压和体重，保持 BMI 在 20~25。患者应谨慎参与剧烈接触性运动或其他具有潜在风险的活动，如骑马、踢足球、打篮球或摔跤等运动，尤其肾脏增大到体检可触及时。

4. 患者教育和心理照护　开展患者及家属教育，提供多种形式、通俗易懂的 ADPKD 诊断、监测、治疗、预后和生育等相关知识。约 60% 的 ADPKD 患者存在焦虑和抑郁，医生应耐心倾听并关注患者的心理和情感问题，缓解他们对生活方式和体形改变等方面的焦虑。

（二）对症治疗

1. 高血压　早期发现和治疗高血压可使 ADPKD 患者获益，降压目标值应个体化并考虑合并症的存在。在没有药物使用禁忌证的情况下，首选肾素-血管紧张素系统阻滞剂（RASI）。

2. 结石　根据结石大小和部位可选用体外震波碎石或经皮肾镜取石，安全性与普通人群无异。输尿管软镜激光碎石也可安全有效地治疗肾结石，减少创伤导致的肾功能损害。

3. 囊肿出血　急性出血时须暂时停用 RASI 和利尿药，以避免急性肾损伤。囊肿出血导致的肉眼血尿多为自限性，轻症患者应绝对卧床休息，多饮水（3 L/d 以上），大部分出血可在 2~7 天内自行停止。对于持续出血超过 1 周或 50 岁后出现血尿的患者，应注意排除肿瘤。卧床休息不能止血时给予抗纤溶药（如氨甲环酸等）治疗，不推荐预防性使用抗生素。持续或严重出血较为罕见，有时可合并包膜下或腹膜后出血，导致进行性贫血，甚至休克，这时可采用选择性血管栓塞或出血侧肾切除术。

4. 囊肿感染　囊肿感染的标准治疗是根据血、尿培养结果选用脂溶性抗生素。治疗 72 小时症状未见好转者联合使用水溶性抗生素。避免使用损害肾功能的药物。疗程至少持续 14 天，或至症状消失、体温正常、两次血尿培养结果阴性后 1 周停药。

5. 代谢紊乱　应积极干预 ADPKD 患者的高脂血症及高尿酸血症，无禁忌证时，建议使用他汀类药物，他汀类药物不耐受时可换用依折麦布。对于严重高尿酸血症，特别合并痛风时，可给予非布司他或苯溴马隆口服治疗。

近年来，国际几项大型临床随机对照试验表明，血管加压素 V2 受体拮抗剂托伐普坦能有效抑制 ADPKD 患者总肾体积增长，延缓肾功能不全进展，包括美国在内的多个国家已批准该药用于治疗快速进展型成年 ADPKD 患者。

六、防控

目前多囊肾尚无有效的治疗方法，因此携带者筛查、产前诊断和辅助生殖技术凸显

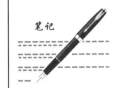

一定的必要性。在患者家庭，需要确定先证者的基因型，通过基因测序明确其杂合突变位点。携带者夫妻应进行产前基因诊断，若胎儿携带致病基因，则建议终止妊娠，做到防止患儿出生。

为减少 ADPKD 患儿出生，实现优生优育，建议如下。

（1）有 ADPKD 家族史的人群婚配前应行肾脏、肝脏、胰腺、脾脏等脏器超声检查，并避免双方均患本病的男女婚配，以减少子代发病率。

（2）女性怀孕第 16 周后做羊水穿刺，检测 *PKD* 基因，以避免不知情状态下生育患儿。

（3）夫妻在生育前进行遗传咨询，选择胚胎植入前遗传学检测技术，在知情自愿前提下选择不携带致病性突变的胚胎进行移植，以一级预防的方式生育健康子代。胚胎植入前遗传学检测（PGT）是指在胚胎植入前，对具有遗传风险的患者的胚胎进行植入前活检和遗传学分析，以选择无遗传学疾病的胚胎植入宫腔，从而获得正常胎儿的诊断方法。该方法主要适应于染色体病患者及基因检测明确、临床诊断清楚的单基因病患者，见附录 2。

【任务实施】

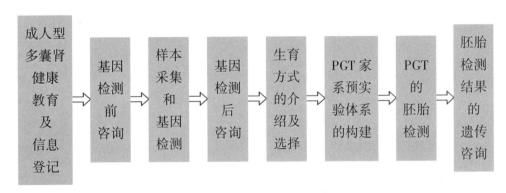

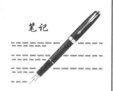
【实施流程】

流程	内容
成人型多囊肾孕前防控健康教育及信息登记	1. 通过现场宣教、派发科普读物、展示科普海报等形式，开展多囊肾基因检测和孕前防控知识等宣教 2. 登记服务对象信息，填写"成人型多囊肾防控服务基础信息表"，见附录3
基因检测前咨询	1. 根据服务对象绘制家系图（参见附录4），圈定有 ADPKD 家族史的高危人群，对高危人群以及相关检查高度怀疑多囊肾的人群进行筛查，建议进行相关基因检测 2. 进行基因检测的人群须知情同意并签署"成人型多囊肾基因检测知情同意书"，见附录5
样本采集和基因检测	1. 针对同意进行基因检测的人群抽血取样，取得检测人群的血液 DNA 样本，对其进行成人型多囊肾基因检测 2. 采用二代测序的方式对血液标本进行成人型多囊肾的基因检测 3. 检测机构出具成人型多囊肾基因检测报告单，见附录6，其主要内容包括实验室检测结果（技术类别、检测范围、突变基因型）和遗传咨询指导意见（针对结果的局限性和不确定性的解释）
基因检测后咨询	1. 为成人型多囊肾基因诊断检测结果为阳性的家系解读报告的临床意义，提供遗传咨询 2. 在当事人知情同意和自主选择的情况下，采取干预措施
生育方式的介绍及选择	1. 对成人型多囊肾基因诊断检测结果为阳性的高风险夫妇在生育前追踪随访，包括告知检测结果、解释生育成人型多囊肾患儿的风险 2. 在遗传咨询的过程中，告知生育方式的选择（如自然妊娠，孕期产前诊断，选择胚胎植入前遗传学检测方式助孕），提供产前诊断教育，同时告知各种生育方式的利弊和局限性
PGT 家系预实验体系的构建	对于选择胚胎植入前遗传学检测方式助孕的夫妇，要收集先证者的相关家系，并进行基因位点验证，在位点明确的情况下，通过两代人家系 SNP 位点的连锁关系构建预实验体系
PGT 的胚胎检测	1. 预实验体系构建成功后，进入助孕过程中的体检、促排、取卵、胚胎培养、活检及冷冻过程 2. 活检的胚胎细胞送分子诊断实验室进行相关基因的检测，并出具相关的检测报告单
胚胎检测结果的遗传咨询	根据胚胎检测结果对夫妇进行相关的报告解读，选择可以移植的胚胎进行胚胎移植，同时再次告知胚胎检测的局限性，以及怀孕后产前诊断的重要性

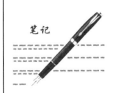

【任务评价】

工作流程考核表

专业：_____　班级：_____　姓名：_____　学号：_____　成绩：_____

项目	内容	分值	评分要求	自评	互评	师评
孕前防控成人型多囊肾	成人型多囊肾孕前防控健康教育及信息登记	5	介绍成人型多囊肾相关科普知识			
		5	宣教成人型多囊肾的孕前防控原则			
		5	介绍成人型多囊肾孕前防控的意义			
		5	介绍成人型多囊肾孕前防控的局限性			
		1	登记服务对象信息			
	基因检测前咨询	1	根据筛查对象的描述绘制家系图			
		3	对有 ADPKD 家族史的高危人群以及相关检查高度怀疑多囊肾的人群进行筛查			
		5	根据前期体检筛查结果决定是否需要基因检测			
		5	面向筛查阳性人员介绍相关基因检测方法、费用以及检测的局限性			
		5	进行基因检测的人群须知情同意并签署"成人型多囊肾基因检测知情同意书"			
	样本采集和基因检测	2	针对同意进行基因检测的人群进行抽血取样			
		2	提取 DNA 样本，对其进行成人型多囊肾基因检测			
		2	采用二代测序的方式对血液标本进行成人型多囊肾的基因检测			
		1	检测机构出具成人型多囊肾基因检测报告单			
	基因检测后咨询	8	为成人型多囊肾基因诊断检测结果为阳性的家系解读报告的临床意义，提供遗传咨询			
	生育方式的介绍及选择	10	对成人型多囊肾基因诊断检测结果为阳性的高风险夫妇在生育前追踪随访，包括告知检测结果、解释生育成人型多囊肾患儿的风险			
		8	在遗传咨询的过程中，告知生育方式的选择（如自然妊娠，孕期产前诊断，选择胚胎植入前遗传学检测方式助孕），提供产前诊断教育，同时告知各种生育方式的利弊和局限性			
	PGT 家系预实验体系的构建	5	对于选择胚胎植入前遗传学检测方式助孕的夫妇，要收集先证者的相关家系，并进行基因位点验证			
		5	在位点明确的情况下，通过两代人家系 SNP 位点的连锁关系构建预实验体系			

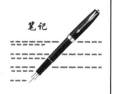

（续表）

项目	内容	分值	评分要求	自评	互评	师评
孕前防控成人型多囊肾	PGT 的胚胎检测	5	预实验体系构建成功后，进入助孕过程中的体检、促排、取卵、胚胎培养、活检及冷冻过程			
		2	活检的胚胎细胞送分子诊断实验室进行相关基因的检测，并出具相关的检测报告单			
	胚胎检测结果的遗传咨询	5	根据胚胎检测结果对夫妇进行相关的报告解读，选择可以移植的胚胎进行胚胎移植			
		5	再次告知胚胎检测的局限性，以及怀孕后产前诊断的重要性			
总分		100				

【任务小结】

技能点、知识点学习线

专业：＿＿＿＿＿　班级：＿＿＿＿＿　姓名：＿＿＿＿＿　学号：＿＿＿＿＿

项目	学习线	评分要点
技能点	孕前防控成人型多囊肾	1.
		2.
		3.
		4.
		5.
知识点	胚胎植入前遗传学检测的定义	
	成人型多囊肾的临床表现及诊断	1.
		2.
		3.
		4.
	遗传机制	1.
		2.
	治疗	
	防控措施	1.
		2.
		3.

【测试题】

一、案例分析题

患者，男，高血压，中度蛋白尿，肾功能差。

影像学检查提示：患者及其家系中患者的超声结果均提示双侧肾脏多发囊肿，不合并多囊肝。

家族史：患者兄妹 4 人中Ⅲ4、Ⅲ5 和Ⅲ7 的超声结果均提示双侧肾脏多发囊肿，不合并多囊肝；患者母亲及大舅也患有多囊肾。

生育史：既往因胎儿羊水穿刺提示胎儿为多囊肾患儿，患者妻子引产 2 次；患者大姐正常，生育一女正常；患者二姐生育一子正常；患者弟弟结婚，尚未生育；患者大舅生育一女正常，其余舅舅及姨妈生育孩子均正常。其家族系谱如下图。

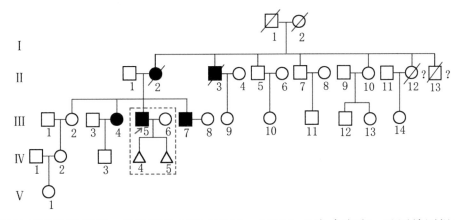

通过基因检测发现，患者携带 *PKD1* 基因 c.8321T>C 杂合突变，基因检测报告详见附录 6。请完成下列分析任务。

（1）通过基因检测发现，患者及其二姐、弟弟均携带 *PKD1* 疑似致病性突变，c.8321T>C 杂合突变，结合基因检测报告，向患者及其家属解释患者症状、病因及两者之间的关系。

（2）结合基因检测报告，估计患者子代再发风险，为该夫妇解释再发风险估算原理。

（3）结合家族史和多囊肾的遗传方式（常染色体显性遗传），解释患者致病基因的可能来源。

（4）为患者及其家庭提供预防生育多囊肾患者的措施。

二、选择题

1. 符合常染色体显性遗传方式的遗传病家族的特点（　　　）

　　A. 患者双亲中必有一方为本病患者

　　B. 杂合子患者子女中，约有 1/2 发病

　　C. 患者同胞有 1/4 的可能性是患者

　　D. 双亲无病时，子女一般不会发病，但不能排除新发突变的可能性

2. 现在临床常用的 PGT 检测技术有（　　　）

　　A. FISH

　　B. PCR

　　C. array-CGH

　　D. NGS

3. PGT 的活检技术包括 （　　　）

    A. 极体活检   B. 原核活检

    C. 卵裂球活检   D. 囊胚活检

4. 以下关于家系图的描述哪一项是正确的 （　　　）

    A. 长辈在上，晚辈在下；同辈中，长者在左，幼者在右；夫妻中，男在右，女在左；同一代人应位于同一水平线

    B. 标准的家系图应描述 2 代或 2 代以上的家人，包括夫妇双方家庭成员

    C. 家系图不能判断某种遗传性状或疾病的传递方式

    D. 家系图可以用于计算疾病的遗传率，并可据此估计疾病的再显率

5. 以下可以选择 PGT 助孕的患者有 （　　　）

    A. 染色体平衡易位携带者

    B. 高血压患者

    C. 既往生育过白化病患儿，基因诊断明确的夫妻

    D. 有 2 次或 2 次以上自然流产经历的不孕症夫妻

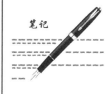

笔记

附　录

附录 1　常染色体显性遗传方式

基因遗传是指某一性状或疾病受一对主基因控制，基因携带遗传信息按一定方式从上代向下代传递，经过表达，控制一定遗传性状或遗传病的形成。因基因的遗传方式遵循孟德尔定律，所以也称孟德尔式遗传。孟德尔提出了分离律和自由组合律。

一、遗传的基本规律

体细胞的遗传物质按特定形式组成染色体。正常情况下，基因组按相对固定的排列，分别位于成对的同源染色体上。我们把能维持配子正常功能的，最低数目的染色体整体称为染色体组或基因组，因为包含整套基因。人体体细胞属于二倍体细胞，二倍体细胞是指在每一个细胞中有两套基因组。基因位于染色体上，是具有特定核苷酸顺序的 DNA 片段，是储存遗传信息的功能单位。

（一）分离律

分离律（law of segregation）是孟德尔第一定律。体细胞中基因成对存在，当生殖细胞进行减数分裂时，同源染色体都要彼此分离，分别进入 2 个生殖细胞中，即每个成熟的精子或卵子中只获得成对的同源染色体中的 1 条。结果，位于同源染色体上的 2 个等位基因也随之分离，使成熟的精子或卵子只含有 2 个等位基因中的 1 个（A 或 a）。受精时，精子和卵子的基因在新的随机组合的基础上又配合成对，可以形成 AA、Aa 或 aa 的组合。在 aa 的组合中，隐性基因所控制的性状就可表现出来。

生物在形成生殖细胞时，成对的等位基因彼此分离，分别进入不同的生殖细胞，这一规律即称分离律。

根据孟德尔的分离学说，以杂合子婚配类型为例，已知有耳垂受显性基因（A）控制，无耳垂受隐性基因（a）控制。所以，纯合子 AA 的个体具有耳垂，纯合子 aa 个体是无耳垂的。杂合子 Aa 的个体，由于显性基因 A 能掩盖隐性基因 a 的作用，因此也是有耳垂的。但是，当杂合子有耳垂的个体相互婚配后，由于分离律的作用，他们产生的精子和卵子中，A 基因与 a 基因分离，并在受精时可以随机组合，从而可以形成数量相等的 4 种组合的基因型，即 AA、Aa、Aa 或 aa，不过表现型只有 2

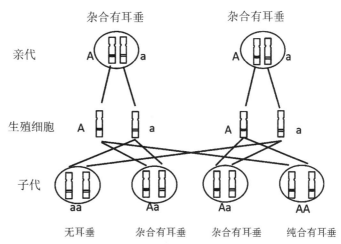

有耳垂杂合子个体之间婚配时基因分离与子女基因型的图解

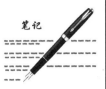

种，有耳垂的（AA、Aa）和无耳垂的（aa）。

（二）自由组合律

自由组合律（law of independent assortment）又称孟德尔第二定律，孟德尔第一定律描述的是同源染色体上一对等位基因控制的相对性状的遗传情况。如果是 2 对基因，并且又分别位于 2 对非同源染色体上时，情况是怎样的呢？

由于 2 对基因各自位于 2 对染色体上，在减数分裂时，各对染色体之一究竟哪一条进入甲生殖细胞，哪一条进入乙生殖细胞，其行动是独立的，机会是均等的。因此，位于其上的非等位基因，也有均等机会组合到甲和乙生殖细胞中，排列组合有 2 种可能。

在生殖细胞形成过程中，不同对的非等位基因可以相互独立地分离，可分可合，有均等机会组合到一个生殖细胞的规律性活动，即称自由组合律。对 2 对性状来说，同样可以自由组合，即一对性状的分离与另一对性状的分离是相互独立的。即：生物在形成生殖细胞时，不成对的基因（非等位基因）独立行动，可以自由组合。例如，Aa、Bb 分别位于 2 对非同源染色体上，属于非等位基因，形成生殖细胞时，等位基因分离为 A、a 和 B、b，非等位基因随机结合，A 可以与 B、b 随机组合，a 也可以与 B、b 随机组合，因此，可以形成 AB、Ab、aB、ab 4 种配子。子一代基因型见下表。

非同源染色体上两对基因的配子及子一代基因型

亲本基因型 AaBb				
生殖细胞	AB	aB	Ab	ab
亲本基因型 AaBb				
AB	AABB	AaBB	AABb	AaBb
aB	AaBB	aaBB	AaBb	aaBb
Ab	AABb	AaBb	AAbb	Aabb
ab	AaBb	aaBb	Aabb	aabb

（三）连锁律与交换律

如果 2 对基因分别决定 2 种性状，这 2 对基因不位于非同源染色体上，而是位于同源染色体上，在生殖细胞的减数分裂中，符合上述条件的 2 对基因，即位于同一条染色体上的决定 2 种性状的基因，将同时随着这条染色体进入一个生殖细胞中。因此，它们不能自由组合，而是连锁在一起传递，这就叫连锁（linkage）。位于同一对染色体上的基因，彼此间互相连锁构成一个连锁群（linkage group）。

在同一序号染色体上的所有基因连锁在一起构成连锁群，它们作为一个单位进行传递，这一遗传规律，即称连锁律（law of linkage）。连锁律不仅适用于动、植物界，而且也适用于人类正常性状或遗传病的传递。生物所具有的连锁群数目一般与其染色体对的数量相一致。如人类有 23 对染色体，其中 22 对常染色体构成 22 个连锁群，X 染色体和 Y 染色体的连锁基因不同，各构成一个连锁群，故人类共有 24 个连锁群。女性有 23 对染色体，就构成 23 个连锁群。男性由于 XY 染色体结构不同，故有 24 个连锁群。

以某些致病基因在 X 染色体上的连锁情况为例，学习其临床实践的意义。例如，已知血友病 A 与葡萄糖-6-磷酸脱氢酶（G-6-PD）缺乏症基因位点紧密相连。血友病 A 是一种 X 连锁隐性遗传病，其隐性致病基因位于 X 染色体上。女性有 2 条 X 染色体，故女性的一条 X 染色体具有血友病 A 的隐性致病基因时，另一条 X 染色体上的正常基因（显性基因）可以掩盖此隐性致病基因的作用，而导致不发病。男性只有一条 X 染色体，如果此 X 染色体上具有血友病 A 的隐性致病基因，由于 Y 染色体小，其上没有正常的等位基因（显性基因）掩盖此隐性致病基因的作用，故男性将发病，因此男性的血友病 A 发病率远比女性高。

血友病 A 患者的血浆中缺乏抗血友病球蛋白（第Ⅷ因子缺乏），所以凝血机制出现障碍。患儿受创伤后往往出血不止，四肢关节腔内出血后可使关节呈强直状态，肢体活动受限。男性患者的致病基因是从其外表正常的母亲（即携带者）传来的。这样的母亲每次所生的儿子中，都有 1/2 可能是血友病 A 患者。为了预防这种患儿的出生，目前可用产前诊断的方法，即用羊水穿刺术采取妊娠 3~4 月胎儿的羊水细胞，分析其细胞的 X 染色质和 Y 染色质的情况，判断胎儿性别，如果是男胎即用人工流产方法终止妊娠。但是这种方法存在的缺点是，被终止妊娠的胎儿中，有 1/2 可能为正常男性胎儿。这种情况下可以借助血友病 A 的致病基因与 G-6-PD 缺乏症基因紧密连锁的特点，同时由于 G-6-PD 的生化特性，羊水中 G-6-PD 活性的易于检出，综合做出间接诊断。对性别诊断确诊为男性的胎儿，再辅以后者的诊断，便可做到有选择地终止妊娠，增加诊断的准确性。

应该注意，染色体上基因的连锁关系，有时并不完全。因为如前所述，生殖细胞形成时的第一次减数分裂前期中，同源染色体间出现配对（联会）和交叉现象，两条同源染色体经过交叉再分离时，染色体可能相互交换了一段，其上的基因也就发生了小部分交换，形成新的连锁关系，因而产生小部分新的类型。

生殖细胞发生过程中，两个相对连锁群基因之间可以发生交换的现象，即称交换律。同一连锁群内的各对非等位基因之间不能独立分配，不能自由组合，但可以发生互换。位于同一条染色体上的基因并非永远连锁在一起。在减数分裂中，同源染色体之间在一定位点发生交换（crossing over），交换是减数分裂的正常过程，是同源染色体之间遗传物质的对等交换。通过交换形成了基因的重组。交叉和交换可以发生在染色体的任何部位，一般说来，交换频率的大小与两对基因之间的距离有关。一对染色体上不同对基因之间的位置相距越远，交换的频率就会越大，反之，则交换频率越小。

只有 X 染色体、Y 染色体例外，两者无对应的位点，即没有同源部分，而两个 X 染色体的配对和常染色体一样可以发生交换。

染色体上两个相对连锁群基因之间的交换，将会增加生殖细胞中染色体组成的差异，而丰富了生物的变异性。重组可大大增加性状的组合，扩大变异范围，这在生物进化中具有十分重要的意义。连锁和交换是生物界普遍存在的现象。对基因连锁和交换的研究，不仅进一步证实了基因在染色体上线性排列的论点，而且可据此定出各个基因在染色体上的排列顺序和相互间的距离，为绘制基因图提供可靠的资料。

假设一个人是双杂合体 Aa 和 Bb，A 和 B 在同一条染色体上，a 和 b 在它的同源染色体上，它们之间如果没有交换发生，减数分裂将产生具有 AB 和 ab 的 2 种生殖细胞。这种现象叫完全连锁。两者之间如果发生交换，将形成具有 AB、Ab、aB、ab 的 4 种生殖细胞，这种现象叫不完全连锁。其中含有 AB 和 ab 的 2 种生殖细胞是亲代原有类型，称亲组合，另外 2 种含有 Ab、aB 的生殖细胞是亲代所没有的，称重组合。一对同源染色体上基因的交换频率一般用交换率或重组率来表示。交换率是以计算重组体的数目计算出来的。交换率公式：交换率（%）= 重组合类型数/（重组合类型数+亲组合类型数）

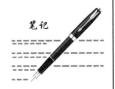

×100%。

中国遗传学之父谈家桢：终身之计在树人

中国遗传学之父谈家桢，被誉为"中国摩尔根"。抗日战争期间大学内迁，谈家桢仍坚持潜心研究，1946年发现嵌镶显性现象及其规律，丰富和发展了摩尔根遗传学说。1961年起，他曾先后担任复旦大学遗传所所长、副校长、生命科学学院院长和校长顾问等职务。1989年，谈家桢以自己的稿酬和积蓄设立了"谈家桢生命科学奖学金"。1999年，他当选为纽约科学院名誉终身院士。

二、遗传的基本概念

自然界中，生物的性状具有稳定和易于区分等特性。性状（character）是指生物具有的、可被观察到的特征，包括基因的化学产物、各种形体和各种行为的特性。同一性状在不同个体间呈现出相对差异，这些个体间表现出差异的性状互为相对性状，如人的皮肤有白化和正常之分，视觉有红绿色盲和正常之分。以白化病为例，一个白化病患者与正常人婚配，所生子女（F1）带有白化病基因和正常基因，但只表现出正常性状，该正常性状称为显性性状（dominant character），子代没有表现出来的白化性状称为隐性性状（recessive character）。

生理状态下，人体细胞包括两个基本类型：体细胞和生殖细胞。生殖细胞是大家熟知的精子和卵子，又称配子。精子和卵子结合后形成的细胞称作合子。合子进行有丝分裂产生数量众多的体细胞。

基因是遗传功能单位，把每一个基因（座）的突变视为一个突变点。基因在染色体上的位置称为座位，每个基因都有自己特定的座位。人体体细胞都是二倍体细胞，基因成对存在，分别位于2个同源染色体的同一位点上。

等位基因指一对基因，这对基因在同源染色体上，且座位相同，但控制的性状不同。相对性状受控于一对等位基因，在同源染色体上占据相同座位的不同形态的基因都称为等位基因。这些等位基因属于基因许多可能的状态之一，一般是由突变所造成的。在自然群体中往往有一种野生型基因，野生型基因指某种类型的基因占多数，常常被视为正常的。

突变型基因：同一座位上的其他基因一般都直接或间接地由野生型基因通过突变产生，相对于野生型基因，称它们为突变型基因。

显性基因（dominant gene）：在杂合状态中，能够表现其表型效应的基因，一般以大写字母表示。

隐性基因（recessive gene）：在杂合状态中，不表现其表型效应的基因，一般以小写字母表示。

以白化病致病基因为例，一个白化病患者与正常人婚配，所生子女（F1）带有白化病基因和正常基因，但只表现出正常性状。该正常基因属于显性基因，子代携带但没有表现性状的白化病致病基因属于隐性基因。

基因型（genotype）：个体或细胞的特定基因的组成称基因型。

表型（phenotype）：生物体某特定基因所表现的性状，可以观察到的各种形体特征、基因的化学产物、各种行为特性等为表型。

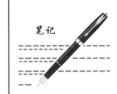

纯合体（homozygote）：就某个基因座而言，基因座上有 2 个相同的等位基因，这种个体或细胞称为纯合体，或称基因的同质结合。

杂合体（heterozygote）：基因座上有 2 个不同的等位基因的个体或细胞称为杂合体，或称基因的异质结合。

在杂合体中，2 个不同的等位基因往往只表现一个基因的性状，这个基因称为显性基因，另一个基因则称为隐性基因。显性性状由显性基因控制，隐性性状由隐性基因控制。如用 A 表示正常性状的基因，a 表示致病性状的基因。以白化病致病基因为例，一个白化病患者与正常人婚配，所生子女（F1）带有白化病基因和正常基因，但只表现出正常性状，该正常性状称为显性性状；子代没有表现出来的白化性状，称为隐性性状。没有白化病致病基因的正常个体的基因型为 AA，白化病患者的基因型为 aa。

在二倍体的生物群体中等位基因往往不止 2 个，2 个以上的等位基因称为复等位基因。不过有一部分早期被认为属于复等位基因的基因，实际上并不是真正的等位，而是在功能上密切相关、在位置上又邻接的几个基因，所以把它们另称为拟等位基因。某些表型效应差异极少的复等位基因的存在很容易被忽视，通过特殊的遗传学分析可以分辨出存在于野生群体中的几个等位基因。这种从性状上难以区分的复等位基因称为同等位基因。许多编码同工酶的基因是同等位基因。

当野生型基因突变成致病基因时，一般情况下突变点大多为单个。等位基因同时发生突变的概率较小，而单一位点的突变只有半合子易于表现。

半合子是等位基因的一方发生机能性失活或基因缺失所致。性染色体属于典型的机能性半合子，女性细胞有 2 个 X 染色体，其中 1 个 X 染色体是失活的，因此发生在 X 染色体上的突变点易于显现突变的表型。此类野生型半合子在正常体细胞中存在。另一种半合子为结构性半合子，只出现于突变细胞中，一般在常染色体上存在，因等位基因的一方发生基因缺失而产生，可能作为承载疾病的病因，因此发生在 X 染色体上的突变点易于表现性状。

等位基因上的基因或染色体缺失导致结构性半合子（0/A）形成。单一位点的突变在半合子时，直接表现功能。当野生型基因 a 缺失时，基因 A 表现出致病性，个体表型为患者。当半合子上野生型基因 a 突变为突变基因 A 时，0/A 基因型产生，同样表现出致病性，机体表型为患者。

根据不同显隐性关系，基因型和表型的对应关系可能有以下几种情况，见下表。如致病基因显性（A）和野生型基因隐性（a）时，可罗列出体细胞的 5 种基因型，包括 2 种野生基因型（纯合子 a/a、半合子 0/a），3 种基因型的突变体，即纯合子 A/A、杂合子 A/a 及半合子 0/A。临床应用中，杂合子也可以用 HET 标识，纯合子用 HOM 标识，半合子用 HEM 标识。

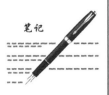
不同显隐性关系下，基因型和表型的对应关系

显隐性关系	基因型	基因型表示方法	表型
野生型基因隐性（a） 致病基因显性（A）	纯合子	A/A	致病
	纯合子	a/a	正常
	杂合子	A/a	致病
	半合子	0/a	正常
	半合子	0/A	致病
野生型基因显性（A） 致病基因隐性（a）	纯合子	A/A	正常
	纯合子	a/a	致病
	杂合子	A/a	正常
	半合子	0/a	致病
	半合子	0/A	正常

三、常染色体显性遗传

　　人类的致病基因最初都是由野生型基因，即正常基因突变而来，突变发生的频率很低，大多为 0.001~0.01。某种疾病的致病基因是显性基因，并且该致病基因位于 1~22 号常染色体上，则这种致病基因的遗传方式为常染色体显性遗传，这种疾病称常染色体显性遗传病（autosomal dominant disease，AD）。由于突变频率偏低，对常染色体显性遗传病来说，患者大多是杂合子。杂合子的基因型表示为 Aa，其中大写字母 A 表示致病基因为显性，小写字母 a 表示野生型基因为隐性，见下表。基于突变的稀有性，患者中很少看到基因型为纯合致病基因的个体。

常染色体显性遗传时，基因型和表型的关系

合子类型	大/小写	表型
纯合子	AA	患病
杂合子	Aa	患病
纯合子	aa	正常

Aa患者

		A	a
aa 正常	a	Aa	aa
	a	Aa	aa

AD 常见的亲代和子代基因型

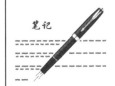

（一）婚配类型

AD 杂合子（Aa）患者与正常人（aa）婚配是最常见的婚配类型，婚后子代中将有 1/2 的个体是该病患者，1/2 的个体不携带该病致病基因，见下表。相对较低的突变频率来说，不携带该病致病基因的个体表型一般为正常表型。综上，基因型符合 Aa 和 aa 类型的夫妇每生育一次，都有 50%的可能生出该病患儿。

AD 最常见婚配类型的子代

子代表现型	概率	概率比
正常（aa）	1/2	1
患者（Aa）	1/2	2

（二）系谱特征

符合常染色体显性遗传方式的遗传病家族有 4 个特点。

（1）患者双亲中必有一方是本病患者，即连续传递，一个家系中连续几代都有发病患者，而且患者常常是杂合子（Aa）。

（2）杂合子患者子女中，约有 1/2 发病，也可以说患者婚后每生育一次，都有 50% 的可能生出该病的患儿，且男女发病机会均等。

（3）患者同胞有 50%的可能是患者。

（4）双亲无病时，子女一般不会发病，但不能排除新发突变的可能性。

在进行先证者家族的系谱分析时，所绘制系谱往往不能完全反映出上述 4 项特点。系谱不与上述 4 项特点相矛盾时，一般认为该系谱所描述遗传病符合常染色体显性遗传方式。

（三）常染色体显性遗传的亚型

常染色体显性遗传时，杂合子有可能出现不同的表现形式，多分为以下几种不同的形式。

1. 完全显性遗传　杂合子（Aa）的表现型和纯合子（AA）的表现型完全一样，称为完全显性遗传（complete dominant inheritance）。并指症是完全显性遗传的实例，婚配类型及子代表型见下表。

常染色体显性遗传方式下婚配类型及子代表型（完全显性）

基因型	婚配类型	子代表型
aa×aa	正常×正常	正常
aa×AA	正常×患者	患者
AA×AA	患者×患者	患者
AA×Aa	患者×患者	患者
Aa×Aa	患者×患者	3/4 患者
Aa×aa	患者×正常	1/2 患者

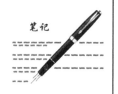

遗传与优生

2. 不完全显性遗传　杂合子（Aa）患者的表型介于显性纯合子（AA）患者和隐性纯合子（aa）正常人之间，即常表现为轻病型患者。这种遗传方式称为不完全显性遗传（incomplete dominant inheritance）或半显性遗传（semidominant inheritance）。杂合子（Aa）中的显性基因 A 和隐性基因 a 此时都得到了一定程度的表达。

软骨发育不全（achondroplaisa，ACH；OMIM#100800）是软骨内骨化缺陷导致的发育异常，主要影响长骨。由于编码成纤维生长因子受体3的基因 *FGFR3* 突变致病，软骨细胞丧失正常排列和生长的功能。软骨内成骨延迟或终止，骨的纵向生长受阻，但骨的横向生长正常。长骨发育粗短。该基因位于4号染色体，和野生型基因共存时，*FGFR3* 基因为显性基因，属于常染色体显性遗传病中的不完全显性亚型。绝大多数患者属于基因热点突变，c. 1138G>A 或 G>C，p. Gly380Arg。

实验室诊断主要包括对软骨发育不全患者行全身骨骼 X 线检查，对照软骨发育不全患者的影像学的特征性改变，包括衡量颅骨大小，评估是否存在颅盖大、颅底小；衡量四肢长骨/短骨长度、比例，评估是否有四肢近侧（长骨）短缩等特征。临床诊断主要基于疾病特征性的骨骼系统体征和影像学检查。杂合子（Aa）患者病情较轻，出生时有体态异常，表现为身材矮小，四肢近端短缩并伴四肢皮肤多余皱褶，肘关节伸展受限，手三叉戟征（指骨发育粗短，手指呈车轮样散开，第2~4指骨呈相等长度，第3、4指分开，第4、5指骨常向尺侧偏斜）（下图），下肢弯曲呈弓形，胸腰椎后凸（婴儿期），腰椎前凸（开始走路时期）等症状。患儿出生时即表现出面中部发育不良，头颅大、前额突出。

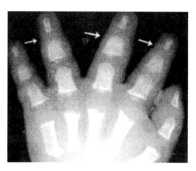

三叉戟征（手部 X 线）

纯合子（AA）患儿病情较重，多在胎儿期和新生儿期死亡。软骨发育不全迄今无特异性治疗，只能对症和支持治疗。

由于患者的生育适合度下降，近90%的患者携带的突变为新生突变或为亲源的生殖腺嵌合。新生突变的软骨发育不全患者通常为散发病例，询问家族史后绘制的系谱图一般看不到常染色体显性遗传病的系谱特点。如婚配个体有生殖腺嵌合情况，子代为患者的概率达到50%。为降低该嵌合体家系的再发风险，再生育前建议对胎儿进行产前筛查和产前诊断。建议用常规围产期超声检测胎儿是否有短四肢。如存在短四肢情况，推测胎儿有可能患软骨发育不全。再通过进一步影像学检查检测宫内胎儿是否可能有骨骼异常。如果进一步检查结果仍怀疑胎儿有骨骼异常，须做胎儿 DNA 的 *FGFR3* 基因突变检查以确诊。如先证者的遗传诊断明确，取胎儿 gDNA 样本（如孕早期取绒毛，中期取羊水），进行 *FGFR3* 基因的分子遗传学分析；根据先证者的突变情况，针对 *FGFR3* 基因第9外显子 c. 1138G>A，p. Gly380Arg 突变区域进行测序及分析，完成产前诊断。

3. 共显性遗传　一对等位基因，彼此间没有显性和隐性的区别，在杂合状态时，两种基因的作用都能表达，分别独立地产生基因产物，形成相应的表型，这种遗传方式称为共显性遗传（codominant inheritance）。人类 ABO 血型和 MN 血型的遗传就是共显性遗传的实例。

4. 不规则显性遗传　在一些常染色体显性遗传病中，杂合子（Aa）由于某种原因不表现出相应的症状，或即使发病，但病情程度有差异，使传递方式有些不规则，称不规则显性遗传（irregular dominant inheritance）。

不规则显性的出现是遗传背景和环境因素相互作用的结果，体现在基因的表达与否或可变的表达程度，在表达过程中出现不同的外显率和表现度。

外显率（penetrance）是指群体中有致病基因的个体，表现出相应病理表型人数的百分率。如果有致病基因的个体 100% 表现出相应的表型，就称为完全外显（complete penetrance），见下图的 b1。在不完全外显（incomplete penetrance）中，外显率高者可达 70%～80%，外显率低者仅有 20%～30%，下图的 b2 示意外显率为 50%。那些未外显的个体称为钝挫型（forme fruste）。钝挫型个体是杂合子，虽然表型正常，但携带致病基因，仍可将致病基因按概率传给下一代。

表现度（expressivity）是指一种致病基因的表达程度，可以有轻度、中度和重度的差异。可变表现度（variable expressivity）群体中基因型相同的个体可能呈现出不同表现程度，见下图的 a1 和 a2。成骨发育不全患者常有骨折、蓝色巩膜和进行性传导性耳聋。重度患者可以有早发和频发的骨折，脊柱侧凸，2/3 有白色巩膜而 1/3 有蓝色巩膜，耳聋，牙本质发育不全。轻度患者有骨折、蓝色巩膜，而无脊柱侧凸和耳聋。在一个家系内可看到受累器官的差异和严重程度的不同，因而成为不规则显性。

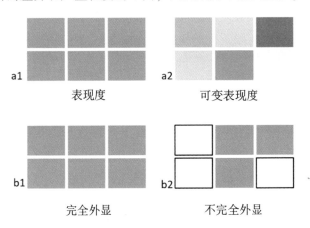

表现度（a1 和 a2）和外显率（b1 和 b2）图示

外显率和表现度是两个不同的概念，前者是说明基因表达与否，是群体概念；后者说明的是在基因的作用下表达的程度不同，是个体概念。

表现度不一致和不完全外显产生的原因还不十分清楚，不同个体所具有的不同的遗传背景和生物体的内外环境对基因表达所产生的影响，可能是引起不规则显性的重要原因。影响显性基因表达的遗传背景主要是由于细胞内存在着修饰基因（modifier gene）。修饰基因指本身具有或者没有任何表型效应，和另一突变基因同时存在时便会影响另一基因的表现程度的基因。修饰基因的作用包括影响表型的外显率、主导性、表达性和多变性。有的修饰基因能增强主基因的作用，使主基因所决定的性状表达完全。此外，各种影响性状发育的环境因素可能作为一种修饰因子影响主基因的表达，从而起到修饰作用。基因与环境的相互作用所产生的现象，被称为表型可塑性。环境因素影响或压力源

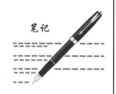

的暴露是许多单基因疾病表型变异的潜在因素。当暴露于不同环境压力时，一种基因型可以产生多种表型，这种表型变异性便被定义为表型可塑性。患者所处的不同的环境条件被认为是导致单基因疾病表型可塑性的一个重要因素。临床和基础科学数据表明，非遗传因素，即暴露因素（包括环境、生活方式和饮食因素）可能会影响修饰基因的表达，从而导致表型的可塑性。环境因素（如接触有毒化学品和脑损伤，以及营养、空气污染和病毒或细菌感染）早已与许多疾病的表型变异有关，包括阿尔茨海默病、孤独症和帕金森病等。

5. 延迟显性遗传和遗传早现 某些带有显性致病基因的杂合体，在生命的早期不表现出相应症状，当达到一定年龄时致病基因的作用才表达出来，称延迟显性遗传（delayed dominant inheritance）。延迟显性是可变表现度的表现形式之一。与之相关的是遗传早现。遗传早现（genetic anticipation）是指某种遗传病在连续世代中，其症状一代比一代严重，而发病时间一代早于一代的现象。

某些延迟显性遗传病在连续几代的传递中，有发病年龄提前和病情严重程度增加的现象出现。亨廷顿舞蹈症的致病基因 *IT15* 基因定位在 4p16.3 上，编码了亨廷顿蛋白（Huntingtin，Htt），主要的突变是这个基因编码区 5′端编码谷氨酰胺的 CAG 重复次数动态突变。正常人一般是 9~35 次，患者的重复次数超过 36 次，甚至超过 120 次。杂合子大多在 40 岁以后才发病，青年期无任何临床症状，婚后生育过子女之后才逐渐发病。已知病理机制是异常的蛋白质沉积在神经元细胞，造成神经毒性。患者有大脑基底神经节变性，主要损伤在尾状核、壳核和额叶。早期病理改变主要涉及纹状体，纹状体主要负责调节肌张力，协调各种精细、复杂的运动，如果纹状体受到损害，功能会发生障碍。亨廷顿舞蹈症患者有进行性不自主的舞蹈样动作，非自主运动是进行性加重的、持续性的，常累及躯干和四肢肌肉，以下肢的舞蹈动作最常见，并可合并肌强直，可出现精神症状，如抑郁症，并有智力衰退，最终痴呆。

从下图可见，四代中，从发病年龄看，第四代明显早于第三代，第三代普遍早于第二代；从三核苷酸的重复次数看，每一代均表现出三核苷酸的重复次数大于亲代的重复次数。脆性 X 综合征携带者也存在遗传早现现象。

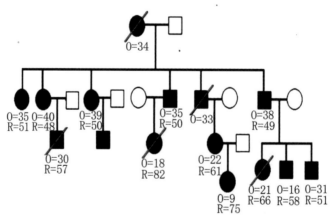

亨廷顿舞蹈症系谱（O 表示发病年龄，R 表示三核苷酸的重复次数）

6. 从性显性遗传 杂合子（Aa）的表达受性别影响，在某一性别表达出相应表型，在另一性别则不表达出相应的性状，这称为从性显性遗传（sex-influenced dominant inheritance）。如早秃，男性杂合子（Aa）一般 35 岁就出现早秃，女性杂合子（Aa）则不出现早秃，只有纯合子显性（AA）才出现早秃。从性显性遗传不是由于性染色体上基因的

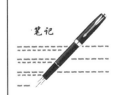

作用造成的，而是由于不同性别的体质差异作为修饰因子影响的结果。

附录 2　胚胎植入前遗传学检测技术

胚胎植入前遗传学检测简称 PGT，是指移植之前，检查每一个胚胎的遗传物质，选择不存在目标遗传性疾病，或目标基因位点正常的胚胎，将其移植到子宫。一般在体外受精的胚胎，发育到第 5~6 天时，会进入囊胚期，通过显微操作技术取出 3~5 个滋养外胚层细胞，应用 PCR、FISH、AGS 等技术进行快速的遗传学分析，包括染色体检查、特定基因检测、性别鉴定等。

PGT 既可避免分娩遗传病患儿，又不必进行妊娠终止术。随着对人类疾病相关基因的认识越来越全面，基因诊断技术的不断成熟，少量细胞或一个细胞中的 DNA 即可以作为基因检测的对象。针对不同的基因序列和检查目的，部分实验室的整个过程能缩短到 3~7 天的时间，甚至当天获得诊断结果。

PGT 属于辅助生殖技术的第三代技术，俗称第三代试管婴儿。试管婴儿的"第一代""第二代""第三代"分别适用于就诊夫妇不同的生育困境。第三代试管婴儿技术主要适用于疑似遗传物质异常的家庭，如有染色体疾病的夫妻，有 2 次或以上自然流产经历的不孕症夫妻；有 3 次或以上辅助生殖手段失败经历的夫妻，性连锁遗传病患者或相关基因的携带者，部分单基因遗传病患者。

一、PGT 的类型

PGT 技术包含三类。PGT-SR：检测夫妻双方或两者之一存在染色体结构重组，比如相互易位、罗氏易位、倒位等。PGT-M：检测对象主要是单基因疾病生育风险者，主要是指孟德尔遗传病，还可延伸到 HLA 配型选择、肿瘤易感基因剔除等。PGT-A：是指针对特定人群进行胚胎染色体非整倍体筛查。胚胎植入前进行筛选，使获得合格胚胎的概率较高。

二、PGT 的检测流程

（一）一般流程

PGT 的检测流程主要分为 4 步：获得卵子和精子、实验室内授精、胚胎植入前遗传学检测（活检）和胚胎移植。

胚胎发育这个动态过程的启动步骤是精子与卵子结合。通过刺激超排卵得到卵子，确认并培养回收卵子后，进行体外受精或显微受精。受精后第 1 天，观察卵子是否受精，如成功受精，则从一个原核到受精卵内有两个原核。下页图中受精卵 2PN 提示胞质的中央位置有大小均匀的两个原核，说明该受精卵正常。原核数量应适中，更多原核或更少原核时，胚胎质量较低。

授精后 1 天观察受精卵，发育为 4 个细胞的最佳。细胞大小对称的，发育较好。细胞碎片的量越少越好。观察受精卵的第 3 天，发育为 8~10 个细胞最佳。第 4 天，胚胎处于融合期，称桑椹胚阶段。第 5 天，胚胎发育达上百个细胞，为囊胚阶段。胚胎分裂发育速度过快或者过慢，通常都会降低种植成功率。第 4 天的桑椹胚较难评定胚胎等级，一般选取第 3 天、第 5 天的胚胎进行评级。第 3 天的胚胎称为卵裂球胚胎，卵裂期胚胎

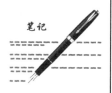
内大约是 8 个细胞，继续培养，第 5~6 天成为囊胚，见下图。

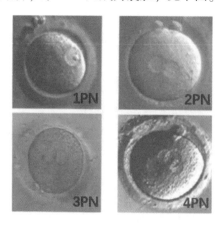

受精卵内原核示意图（PN：原核）

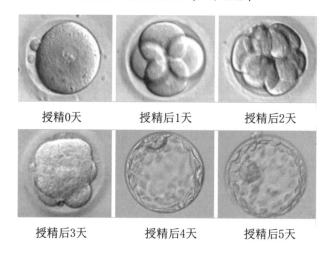

| 授精0天 | 授精后1天 | 授精后2天 |
| 授精后3天 | 授精后4天 | 授精后5天 |

受精卵发育阶段示意图

　　囊胚是目前人类胚胎体外发育所能到达的最高阶段。囊胚的培养过程叫养囊。养囊对胚胎的质量要求比较高。胚胎发育过程中，养囊选择更具发育潜能的胚胎，具有筛选优质胚胎的作用。胚胎如果携带畸变染色体和突变基因，属于质量较差和发育潜能差的胚胎，会因发育受限而淘汰；优质胚胎发育潜能更好，会继续发育，直至囊胚阶段。培养并获得囊胚的成功率最高将近 50%。对于胚胎数目少、质量欠佳的患者来说，有可能无法获得一颗能培育到囊胚阶段的胚胎。

　　自然状态下，人类的胚胎是以囊胚的形式植入母体的。子宫内膜一般在月经的第 20~24 天左右，即排卵后 6~10 天"迎接胚胎"，囊胚刚好也是第 6 天左右。成功获得囊胚后，在显微镜下固定囊胚，对其中的几个细胞进行活检。为最小化对胚胎的伤害，被活检的细胞一般来自第 5 天的囊胚期的滋养层细胞，滋养层细胞属于外胚层，将来分化为胎盘部分。

　　从囊胚中提取细胞后，将囊胚进行冷冻。同时对活检时取出的细胞进行细胞培养并进行遗传分析，如用 PGT 分析设施进行遗传物质检测，检查染色体数量是否正常，或确定目标 DNA 片段序列是否正常。将确定为可移植胚胎的胚泡复苏并移植到子宫内。一次试管可获得多个胚胎。

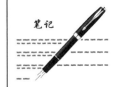

临床链接：冻胚移植的优势

冻胚移植保存了生育力，归纳有3点优势。一，保证胚胎质量较好，对待植入囊胚留出进行遗传检测的时间，合格胚胎的植入极大降低了后期流产和引产等风险，即"种子好"。二，因胚胎处于冷冻状态，移植胚胎的时间可选，移植时间段较宽裕，选择子宫较适合移植的状态进行胚胎植入，宫腔环境较好，选择子宫内膜状态好的时期，改善子宫内膜容受性，即"土壤好"。三，冷冻胚胎复苏成功率大于95%。如果怀孕成功，后续的孕妇健康检查和分娩与常规体外授精相同。

（二）PGT流程

以PGT-M为例，PGT相关工作内容可分为连续的3部分，包括PGT家系预实验体系的构建、PGT的胚胎检测和胚胎检测结果的遗传咨询。胚胎植入前进行筛选，提高获得合格胚胎的概率。

其中PGT家系预实验体系的构建是重要前提。对于选择PGT方式助孕的夫妇，要收集先证者的相关家系，并进行基因位点的家系验证。预实验具体包括基因检测报告上基因突变位点家系验证、单细胞致病位点扩增（单细胞基因组扩增后，设计引物，扩增突变位点，为胚胎的诊断做准备）和家系连锁分析（确认突变位点和家系中遗传病的表型是否存在连锁关系）。在验证完成、突变位点明确的情况下，通过两代人家系SNP位点的连锁关系构建预实验体系。

1. 单核苷酸多态性　单核苷酸多态性（single nucleotide polymorphism，SNP）是人类基因组中一种数目多、分布广泛且相对稳定的遗传标记。SNP作为遗传标记的优势有两方面。

（1）SNP数量多，分布广泛。据估计，人类基因组中每1000个核苷酸就有一个SNP，人类30亿碱基中共有300万以上的SNP。SNP遍布于整个人类基因组中，根据SNP在基因中的位置，可分为基因编码区SNP（coding-region SNP，cSNP）、基因周边SNP（perigenic SNP，pSNP）及基因间SNP（intergenic SNP，iSNP）等3类。

（2）SNP适于快速、规模化筛查。组成DNA的碱基虽然有4种，但SNP一般只有2种碱基组成，所以它是一种二态的标记，即二等位基因（biallelic）。由于SNP的二态性，非此即彼，在基因组筛选中SNP往往只需+/-的分析，而不用分析片段的长度，这就利于发展自动化技术筛选或检测SNP。

2. 家系验证　家系验证是指对患者或者携带者通过基因检测，明确致病基因、致病变异位点和致病性，针对家族中其他成员进行相应变异位点的检测，验证遗传变异在家系中的共分离符合度，确认致病基因及变异位点与疾病的关系，确保后续胚胎检测的可靠性。

在后续进行PGT-M的胚胎检测时，需要较准确地判断胚胎是否遗传到了致病基因突变，最终来确定胚胎是否患病。临床上降低检测结果的假阴性或假阳性风险的方法是利用遗传标记在家系中进行分型，再通过分析得到与疾病共分离遗传标记，从而达到定位与致病基因连锁的特异性遗传标记的目的。检测结果出现假阴性或假阳性的原因是PGT-M胚胎活检细胞数目稀少，需要利用单细胞全基因组扩增（whole genome amplification，WGA）的方法来得到足够的遗传物质满足后续的测序需求。而等位基因其中之一优势扩

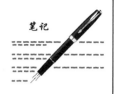

增，另一个扩增完全失败（等位基因脱扣），造成单核苷酸变异检测结果的假阳性或假阴性，是造成PGT-M误诊、可移植胚胎数目减少的重要因素之一。为尽量减少等位基因检测失误、样本污染等因素的影响，确保结果的精准，现临床上常规推荐同时进行突变位点的直接检测和遗传多态位点（SNP/STR）连锁分析构建单体型，明确判断胚胎是否遗传了含有致病基因位点的风险染色体，避免诊断不明。

PGT-M预实验即为遗传多态位点（SNP/STR）连锁分析构建单体型。检测家系中个体基因的有效遗传学标记位点，有效遗传学标记位点是指在致病基因突变位点的上下游一定范围内寻找与致病基因突变在同一条染色体上的单核苷酸多态性（SNP）位点、短串联重复序列（STR）等。

（三）PGT的胚胎检测

1. 预实验体系构建成功后　进入助孕过程中的体检、促排、取卵、胚胎培养、活检及冷冻过程。

2. 胚胎检测　活检的胚胎细胞送分子诊断实验室进行相关基因的检测，并出具检测报告单，同时提供检测后遗传咨询。

（1）活检的胚胎检测技术。由于胚胎单个细胞的检测只有单个拷贝的基因，极其微量，检测方法具有一定的特殊性。一般选择全基因组扩增后的高通量分子遗传检测手段，如芯片技术、二代测序等，可以完成对微量核酸样本的检测，但检测范围有一定的局限性，被检测对象包括单基因突变导致的遗传病患者和携带者，也包括染色体结构异常患者，但被检测对象不包括所有的染色体结构异常携带者。高通量分子遗传检测手段能用来鉴别胚胎的染色体是否存在缺失或者重复等结构异常，不能鉴别胚胎的染色体是否存在平衡易位等结构异常。存在平衡易位结构异常的胚胎移植出生后，未来仍需要面对流产率较高的生育问题。

随着高通量遗传检测技术的发展，胚胎的平衡易位携带者筛查出现新型检测服务。这种技术针对"平衡"染色体结构异常进行检测，但需要先寻找父（母）染色体的断裂点，再特异性检测胚胎，达到在原先可移植胚胎的基础上，再筛掉携带者的目的。

对胚胎是否携带"平衡"染色体结构异常进行鉴别。主要的技术原理是：通过特殊"不平衡"胚胎判断断裂点位置，或者通过特殊二代测序技术寻找断裂点，然后结合断裂点上下游的SNP位点，进行易位重组染色体的连锁分析，或者结合跨断点PCR分析来判断是否为携带者。

（2）平衡易位携带者胚胎检测的遗传咨询。通过鉴别，挑选正常胚胎移植，避免平衡易位携带者类型的后代因染色体结构异常面临与父母类似的生育问题。但应在检测前后的遗传咨询中与患者充分沟通检测的局限性，包括检测技术的局限性、效率问题、费用问题和伦理问题等方面。

从技术原理上来看，染色体结构异常携带者的鉴别有两个关键点，一是鉴别断裂点，二是建立连锁关系。无法准确获得断裂点的可能原因包括断裂点位于基因的高度重复区域、发生基因重组、扩增过程中等位基因脱扣的存在，这些都可能导致鉴别失败或者得到错误的结论。

检测的效率较低。临床数据显示，在染色体易位PGT-SR周期中，约28%的活检周期没有可移植"平衡"胚胎，平均每活检周期仅1.3枚可移植的"平衡"信号的胚胎。总之平衡易位携带者生育时获得的平衡型胚胎少之又少，加上胚胎的发育潜能不确定，相当一部分患者的胚胎甚至无法获得携带者检测的机会。

检测的费用较高。携带者鉴别检测需要进行断裂点的鉴定及家系或者胚胎的 SNP 连锁分析，需要花费更多的实验室检测时间和费用。当患者未能提供足够数量胚胎进行到携带者检测阶段时，进行胚胎活检前的费用，如父母染色体断裂点检测的费用，对这部分患者夫妇来说属于无效支出。

伦理问题包括仅检测到携带者胚胎时，如果患者选择放弃移植，就需要重新开始取卵周期，消耗医疗资源，增加患者额外花费和卵巢刺激的风险；平衡易位携带者胎儿出生后，生育问题与多年后的生育干预水平相比，不排除多年后的生育干预水平比现在更安全高效；获得较多可移植的"平衡"胚胎的患者，其后代也可能倾向于产生"平衡"胚胎，导致携带者筛查对这类人群可能是过度干预；携带者检测干预了染色体"平衡"型结构异常胚胎的生存权。

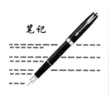

附录3　成人型多囊肾防控服务基础信息表

丈夫姓名		出生年月：		民族：		年龄：		文化程度：
身份证号码	□□□□□□□□□□□□□□□□□□							
职业	1农民　2工人　3服务业　4经商　5家务　6教师/公务员/职员　7其他							
户口所在地	省　　市　　县（市、区）　　乡（镇、街道）　　村（区）							
户口性质	1农业户口（含界定为农村居民者）　2非农业户口							
丈夫联系电话								
妻子姓名		出生年月：		民族：		年龄：		文化程度：
身份证号码	□□□□□□□□□□□□□□□□□□							
职业	1农民　2工人　3服务业　4经商　5家务　6教师/公务员/职员　7其他							
户口所在地	省　　市　　县（市、区）　　乡（镇、街道）　　村（区）							
户口性质	1农业户口（含界定为农村居民者）　2非农业户口							
妻子联系电话								
妻子现住址	省　　市　　县（市、区）　　乡（镇、街道）　　村（区）							
邮编				结婚时间		年　月　日		
填写时间	年　月　日			医生签名				

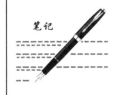

附录 4　系谱分析和家系图绘制

系谱分析法是临床最常用的遗传病分析方法。家族中第一个被明确诊断患有某种遗传病或具有某种性状的成员被称为先证者。从先证者入手，追溯调查某家族中所有成员，包括直系亲属和旁系亲属的发病情况和婚配情况，并将调查的结果按一定格式绘制成的图解，称为系谱（pedigree）。系谱反映遗传病在一个家系中的发病情况。系谱描述的个体不仅包括患病个体，也包括全部健康的家庭成员。

当系谱所描述的同一个家族患两种疾病时，可以有两个先证者，每个先证者所患的疾病不同；也可以只有一个先证者，该先证者被医生确诊同时患有两种疾病。

根据绘制的系谱进行回顾性分析，以确定所发现的某一特定性状或疾病的可能遗传方式，从而对家系中其他成员的发病情况做出预测。在调查过程中，调查的人数越多越好，全部调查工作除要求信息准确外，还要注意患者的年龄、病情、死亡原因和近亲婚配等。上述过程称为系谱分析（pedigree analysis）。系谱中常用的符号及其说明见下图。

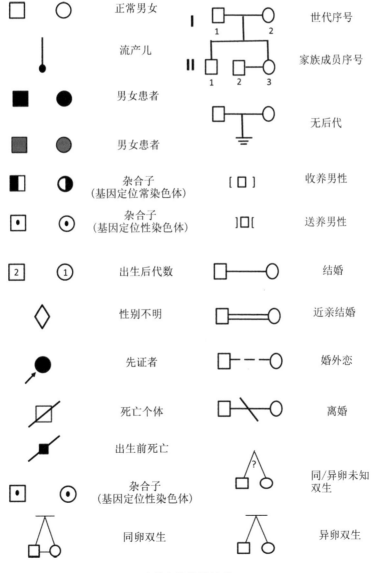

系谱中的常用符号

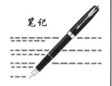

知识链接:"哈布斯堡下颌畸形"

　　哈布斯堡王朝是欧洲历史上影响力最大、统治地域最广的家族。家族延续近400年,直至第一次世界大战被推翻,家族成员患有特有的"哈布斯堡下颌畸形",即下颌前突,下颌生长速度快于上颌,导致下颌突出,俗称地包天。该病共传承34代。王室家族成员遵循与亲属结婚的传统,以此保持王室血统纯正。哈布斯堡王朝在西班牙的直系灭亡之前,近200年中,11次婚姻中有9次是近亲关系,包括舅舅和外甥女的婚姻,堂兄弟姐妹之间的婚姻,见下图。

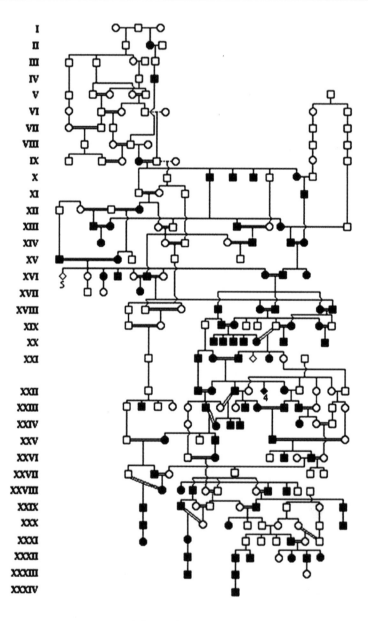

哈布斯堡皇室系谱

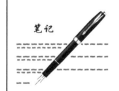

附录 5　成人型多囊肾基因检测知情同意书

成人型多囊肾绝大多数是常染色体显性遗传性多囊肾，简称 ADPKD，极少数患者患有常染色体隐性遗传性多囊肾。该疾病是泌尿系统遗传性系统性疾病，发病率为 1/1000 ~ 1/400，约占终末期肾病的 5%。患者在中年时期肾脏会慢慢形成囊肿及肿大，最后出现肾衰竭。

目前 ADPKD 尚无有效的治疗方法，因此携带者筛查、产前诊断和辅助生殖技术凸显一定的必要性。在患者家庭，需要确定先证者的基因型，通过基因测序明确其杂合突变位点。ADPKD 依据常染色体显性遗传规律：①父母一方患病，子代患病的概率为 50%，男女患病概率相等；②父母均患病，子代患病概率为 75%，男女患病概率相等；③不患病的子代不携带 ADPKD 基因，与无本病的异性婚配，其子女（孙代）不会发病，即不会隔代遗传。携带者夫妻应进行产前基因诊断，若胎儿携带致病基因，则建议终止妊娠，做到防止患儿出生。

但是由于技术发展的限制和实验条件的影响，目前还无法对所有的成人型多囊肾基因进行检出。同时，任何医学检测手段都存在不确定性。在成人型多囊肾相关基因检测和胚胎植入前遗传学检测过程中，个别检测可能出现假阴性和假阳性结果。

如果您和您的家人已详细了解上述疾病的危害性，认同此项检查的重要性和必要性，理解成人型多囊肾基因检测的性质、目的和风险，请签署此自愿书。您的个人信息将会得到严格保密。

受检者意见

本人仔细阅读上述内容，对所涉及情况完全理解。经认真考虑，本人同意接受成人型多囊肾筛查、基因检测和产前诊断，并愿意承担所涉及的风险。

夫妇双方签名：　　　　　　年　　月　　日
医生签名：　　　　　　　　年　　月　　日

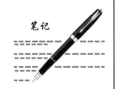

附录6　高精度常染色体显性多囊肾单人检测报告

1. 基本信息						
姓名	××	科室		标本条码		
性别		门诊/住院号		家庭号		
出生日期	××××年××月××日	床位号		采样日期		××××年××月××日
申请医生		标本类型		报告日期		××××年××月××日

2. 临床信息	
送检者	
家族史	

3. 数据质控			
基因数（个）	2	平均覆盖深度（X）±标准差	4906±532
编码区数（个）	61	平均覆盖深度大于10×所占比例	100.0%
碱基数（bp）	16125	平均覆盖深度大于20×所占比例	100.0%

4. 检测结果	
（1）与临床表现相关的罕见变异	检出
（2）需要进一步明确临床相关性的变异	未检出
（3）其他罕见变异	检出
（4）注释	

5. 检测结果说明

与临床表现相关的罕见变异基因（组）

基因（组）名称	OMIM编号	遗传方式	HG19位置	转录本	核苷酸与氨基酸改变	合子状态	人群频率	ACMG变异分类	来源
PKD2	173910	AD	chr4：88964556	NM_000297.4 Exon5	c.1268_1269delTT（p. F423Yfs＊2）	杂合	—	疑似致病性变异	—

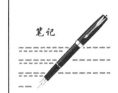

相关疾病/文献：多囊肾 2 型。

疾病描述：*PKD2* 基因编码多囊蛋白 2（polycystin-2），相关疾病为多囊肾 2 型，属常染色体显性遗传。临床表现通常为血压升高、腰部疼痛、肾功能不全、双侧肾囊肿。*PKD1* 基因和 *PKD2* 基因是目前已知的与常染色体显性多囊肾（ADPKD）有关的基因。其中，85% 的 ADPKD 患者由基因 *PKD1* 的突变导致，15% 的 ADPKD 患者由基因 *PKD2* 的突变导致（PMID：20301424）。

PKD2（NM_ 000297.4）：c.1268_1269delTT（p.F423Yfs＊2）。

（1）群体频率：PM2_ Supporting，gnomAD 群体总频率＝0。

（2）保守分析：PP3-AI，这个变异所在区域是这个蛋白质的重要组成部分，不同物种的氨基酸序列高度保守。

（3）算法预测：PVS1，这个变异为移码突变，预测可能会导致蛋白质合成提前出现氨基酸的终止密码。

（4）公开数据。

（5）家系分析。

（6）临床注释：结合送检者的临床表现和检测结果，临床相关性强。

变异分类：疑似致病性突变

（1）检测结果说明：需要进一步明确临床相关性的变异未检出。

（2）检测结果说明：其他罕见变异。

基因（组）名称	OMIM 编号	遗传方式	HG19 位置	转录本	核苷酸与氨基酸改变	合子状态	人群频率	ACMG 变异分类	来源
PKD1	601313	AD	Chr16：2158014	NM_ 001009944.3 Exon16	c.6935C>T （p.A2312V）	杂合	0.04 东亚	临床意义未明的变异	—

相关疾病/文献：多囊肾 1 型（PMID：29520754）。

疾病描述：*PKD1* 基因编码多囊蛋白 1（Polycystin-1），与多囊蛋白 2 形成复合体，通过调控多种信号通路维持肾小管的正常结构和功能。该基因相关疾病为多囊肾 1 型，为常染色体显性遗传。临床表现主要为多囊肾、肝囊肿，最早的临床表现是腰部疼痛，随着年龄的增长囊肿逐渐增大，通常肾脏 B 超结果异常（PMID：20301424）。部分携带者在产前可通过超声检测出双肾回声增大（PMID：26139440）。

6. 遗传咨询与建议

（1）检测结果的解释及疾病的临床相关性仅供送检医生参考。

（2）建议相关亲属进行相应定点变异检测，以评估变异来源、疾病相关性及遗传风险。

7. 检测方法说明与局限性

（1）检测技术方法说明（捕获测序）。针对本检测项目包含的相关基因的编码区使用目标区域 LR-PCR 的方法进行扩增，并用二代测序平台测序。基因名采用 HGNC（HUGO Gene Nomenclature Committee）数据库中记录的基因名称，变异命名规则遵循 HGVS Recommendations for the Description of Sequence Variants：2016Update。变异分析及解

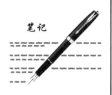

遗传与优生

读结合致病性突变数据库如 ClinVar、HGMD、DECIPHER、ISCA、NCBI 等，正常人群数据库如 gnomAD、ExAC Browser、DGV 等，孟德尔遗传病数据库 OMIM，蛋白功能预测软件如 Polyphen-2、VEP、SIFT、REVEL 等，根据 ACMG 变异分类指南及补充指南，结合送检者的临床表现和相应检查结果报道与临床表现相关或可能相关的罕见变异。

核苷酸 1 对应起始密码子 ATG 的 A，通常报道检测到外显子、外显子/内含子剪接位点附近 10 bp 以内的突变（本检测捕获的区域可达外显子±100 bp），以及已知深度内含子区域致病性突变等。当前意义未明的启动子变异以及深度内含子区域的变异不在本检测范围内。

（2）检测技术的局限性。本检测项目范围以外的或所用技术方法不能可靠地检测的其他致病位点（如基因序列的表观修饰），均不在本次检测的范围之内。

（3）检测流程的局限性。鉴于当今医学技术水平的限制、患者的个体差异以及其他无法预知的原因，即使在医务人员已认真履行了工作职责和严格执行操作规程的情况下，各种已预知或未预知的风险和局限性仍有可能发生。医务人员将严格按照医疗技术规范进行操作，尽最大努力减少上述情况的发生。如遇检测失败需要重新取样，医院会主动与您联系安排取样时间。

其他可能影响结果准确性的原因包括临床医疗行为（如骨髓移植、输血等）、样本混样、影响分析的遗传变异、生物学父母的不匹配以及其他方面的原因。

（4）基因变异解读的局限性。基因变异临床相关性的解读对基因组病因学的临床相关性的建立基于目前我们对于有限的基因组和相关疾病的理解和认知。基因检测不同于临床疾病诊断，虽然可作为疾病评估、预防、治疗和生殖咨询的参考，但其结果不能成为判断某种疾病的单一依据。同时，每个检测技术都有相关局限性，因此检测结果阴性不能完全排除患病的可能。

本次检测解读根据送检者现有的临床信息以及美国 ACMG 变异分类指南对检测范围中基因的特定位点上突变进行解读，符合 1 类（致病性突变）、2 类（疑似致病性突变）和 3 类（意义未明的突变）的变异会在报告中解读说明。因此，检测分析前需要向实验室提供全面准确的送检者临床信息和家族史信息，错误或不完善的临床信息和家族史信息可能会导致错误的分析结果。

随着时间推移，我们会获得更多关于这些基因的信息或者送检者及家系的临床和基因检测信息，我们的解读结果有可能会有更新。

（5）检测数据和标本信息保密。基因检测的相关信息和个人资料属于个人隐私，除非得到送检者本人的确认，此信息不会透露给第三方。我们严格遵循国际《健康保险携带和责任法案》（HIPAA）的相关规定及中国相关法律法规。受检者本次的检测数据及剩余标本将根据生物制品的处理原则定期清理。

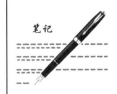

附录 7　单基因遗传病基因检测报告

样本信息

到样日期	样本编号	姓名	样本类型	性别	年龄	送检医生
××××年××月××日	18B0000004	××	全血	男		××

临床表现：确认患者，表现为高血压、动脉硬化，尿酸、肌酐高，尿蛋白高，疲劳，易水肿，家族遗传病史未知。

检测信息

检测疾病编号：DX1102。

疾病名称：1445 项基因检测（1~9 个基因），常染色体显性多囊肾。

检测基因：*PKD1*、*PKD2*。

检测方法：芯片捕获高通量测序。

检测结果

基因	参考序列	核苷酸变化/突变名称	氨基酸变化	基因亚区
PKD1	NM001009944	c. 8321T>C	p. Leu2774Pro	EX23/CDS23
染色体位置	变异类型	杂合性		
chr16：2153737	疑似致病性变异	杂合突变（Het）		

结果说明

本次检测，在受检者中检测到 *PKD1* 基因的一个疑似致病性变异 c. 8321T > C（p. Leu2774Pro；Het）。*PKD1* 基因相关的成人型多囊肾 1 型为常染色体显性遗传。

位点详情：*PKD1*；NM_ 001009944；c. 8321T>C；p. Leu2774Pro；CDS23；Het；错义突变。已有该位点致病性的相关报道。该位点在人群中发生频率极低。

备注：以上解读基于目前对检测疾病致病基因的研究。

建议

建议受检者其他亲属进行家系验证并接受遗传咨询。

参考文献

Audré zet M P，Gall C L，Chen J M，et al. Autosomal dominant polyeystic kidney disease：comprehensive mutation analysis of PKD1 and PKD2 in 700 unrelated patients［J］. *Human Mutation*，2012，33（8）：1239-1250.

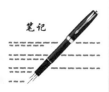

　　本报告结果只对送检样品负责。本中心对以上检测结果保留最终解释权，如有疑义，请在收到结果后的7个工作日内与我们联系。

　　以上结论均为实验室检测数据，仅用于突变检测之目的，不代表最终诊断结果，仅供临床参考。

　　数据解读规则参考美国医学遗传学和基因组学学院（ACMG）相关指南。变异的致病性依据现有的临床表型、文献报道和数据库及生物学信息学软件判定，受科学发展的阶段性限制。随着时间推移，我们会获得更多关于这些基因的信息，我们的解读结果有可能会发生变化。

　　变异命名参照HGVS建议的规则给出（http：//www.hgvs.org/mutnomen/）。

实验操作人：××　报告撰写人：××　审核人：××　报告日期：××××年××月××日

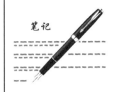

附录8　超声和磁共振的产前诊断应用

产前诊断性超声检查是针对临床或产前超声筛查发现的胎儿异常，围绕可能的疾病，进行有针对性的、全面的检查，并做出影像学诊断。对超声检查发现异常但不能明确诊断的胎儿选择磁共振检查。

一、超声产前诊断的局限性

超声检查诊断出生缺陷存在以下局限性：①出生缺陷必须存在解剖异常，而且该异常必须明显到足以让超声影像所分辨和显现；②超声检查必须在合适时间进行，可在妊娠早期获得诊断的疾病有脊柱裂、右位心、联体双胎等，需在妊娠晚期才能诊断的疾病有脑积水、肾盂积水、多囊肾等，还有些异常的影像学改变可在妊娠早期出现而以后随访时消失；③超声发现与染色体疾病有关的结构畸形时，需要行胎儿核型分析。

二、磁共振产前诊断的适应证

磁共振检查不作为常规筛查方法，只针对超声检查发现异常但不能明确诊断的胎儿进行。磁共振检查可以诊断的胎儿结构异常有：①中枢神经系统异常，如侧脑室扩张、后颅窝病变、胼胝体发育不全、神经元移行异常、缺血性或出血性脑损伤等；②颈部结构异常，如淋巴管瘤及先天性颈部畸胎瘤等；③胸部病变，如先天性膈疝、先天性肺发育不全和先天性囊腺瘤样畸形；④腹部结构异常，包括脐部异常、肠管异常及泌尿生殖系统异常等。

磁共振检查安全性较高，目前尚未发现有磁场对胎儿造成危害的报道。但为确保胎儿安全，对胎龄3个月以内的胎儿尽可能避免磁共振检查。

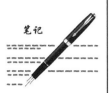

任务5 基因确诊肝豆状核变性患者

【任务导入】

患者，女，14岁，有渐进性四肢抖动、言语不清、头痛等神经系统异常的表现，查体提示双侧角膜缘见典型黄棕色环（K-F环），其血清铜蓝蛋白和铜氧化酶水平较低。

请对该病例进行诊断，并对患儿家属提供遗传咨询。

【任务目标】

知识目标：掌握肝豆状核变性的遗传机制及产前诊断的理论和方法；掌握肝豆状核变性的防控意义、防控原则和制订科普教育方案的原则和方法；掌握肝豆状核变性信息采集和评估知识；掌握常染色体隐性遗传方式的特征；熟悉肝豆状核变性的临床表现、诊断和鉴别诊断；了解肝豆状核变性产前诊断技术的局限性；了解肝豆状核变性产前诊断技术的新进展、相关法律法规政策及行业规范相关知识。

技能目标：能收集肝豆状核变性就诊者的遗传机制、家系信息和患者的病例信息、生化资料和遗传信息；能说明肝豆状核变性的遗传机制；能介绍肝豆状核变性的产前诊断的理论、方法及新进展；能宣教肝豆状核变性的产前诊断策略、诊断技术及防控原则；能运用制订肝豆状核变性科普教育方案的原则和方法制订方案。

职业素养目标：增强向社会公众普及肝豆状核变性防控科学知识的意识，具备主动关注相关法律法规及行业规范的意识。

【任务分析】

肝豆状核变性（hepatolenticular degeneration，HLD）又称 Wilson 病（Wilson Disease，WD），是英国神经学家威尔森于1912年首先报道和描述的。WD 是铜代谢障碍所致的一种常染色体隐性遗传病（见附录1"常染色体隐性遗传方式"），全球发病率在 0.25/10 000~4/10 000，致病基因定位在 13 号染色体上。WD 在男性和女性中患病率相当。相关致病基因 ATP 7B 的携带率为 1/90，WD 为发病率较高的一类神经系统单基因遗传病，好发于儿童及青少年。

一、遗传机制

生理状态下，人体内铜（Cu）的摄入和排出基本处于一个平衡状态。WD 的根本病因是体内铜的摄入量大于排出量。

日常饮食中的铜借助肠黏膜细胞吸收进入机体。铜与氨基酸或寡肽形成低分子量的复合物，通过血液进行运输。铜-氨基酸复合物通过肝细胞肝窦面的铜转运体 CTR1 进入肝细胞，结合一种铜的分子伴侣蛋白——抗氧化蛋白 ATOX1。铜-氨基酸-ATOX1 复合物通过蛋白-蛋白相互作用，将铜运送给 ATP7B 蛋白，ATP7B 蛋白再将铜运输至高尔基体反面，合成血浆铜蓝蛋白。当细胞内铜离子浓度升高时，高尔基体合成的铜蓝蛋白被包裹在小囊泡内，小囊泡被转运至细胞膜处分泌出肝细胞。通过胆小管，过量的铜顺利排出体外。

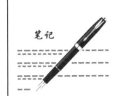

　　铜在肝细胞内的代谢是关键环节，铜复合体进入肝细胞后，主要经 P 型铜转运 ATP 蛋白转运到高尔基体，与 α_2-球蛋白结合成铜蓝蛋白，然后分泌到血液中参与蛋白质、氨基酸、核酸等营养物质的代谢。机体多余的铜也以铜蓝蛋白的形式排出肝细胞，进入胆汁再排出体外。

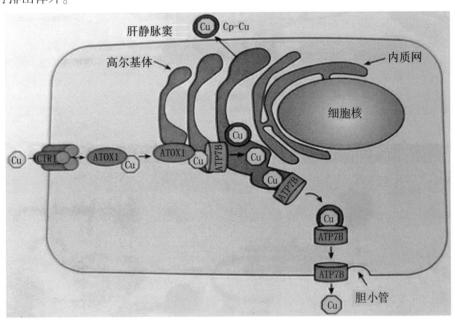

铜的代谢途径

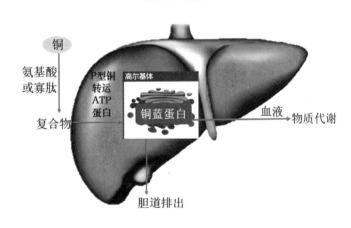

铜在肝细胞内的代谢

　　P 型铜转运 ATP 蛋白出现合成缺陷，会造成肝细胞内的铜不能被转运到高尔基体，最终引起铜蓝蛋白合成不足，导致排铜障碍。过量铜在肝细胞内聚集，造成肝细胞坏死。同时多余的铜离子进入血液，然后在脑、肾、角膜等肝外组织沉积而出现 WD。

　　P 型铜转运 ATP 蛋白缺陷主要由 *ATP 7B* 基因的突变引起。*ATP 7B* 基因位于 13 号染色体长臂 1 区 4 带 3 亚带，基因全长约 80 kb，含有 21 个外显子和 20 个内含子。基因产物 P 型铜转运 ATP 蛋白含 1465 个氨基酸残基。已知 *ATP 7B* 基因的致病性突变超过 900 种，大部分为单核苷酸引起的错义或无义突变，还包括剪切位点突变、缺失及插入突变等。WD 存在极大的遗传异质性。我国 WD 患者有 3 个高频致病性突变（p. R778L、p. P992L 和 p. T935M），占所有致病性突变的 50%~60%；10 种常见的致病性突变包括 p. A874V、p. I1148T、p. Q511X、p. N1270S、p. G943D、p. R919G 和 p. R778Q，占所有致

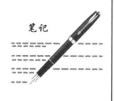

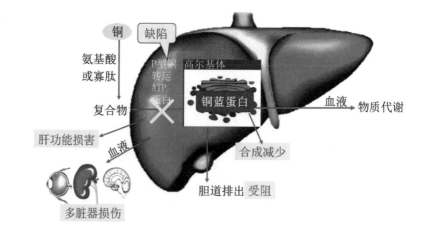

铜的异常代谢

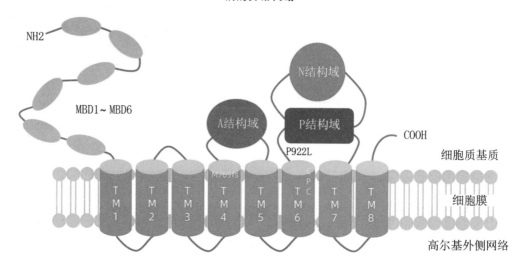

P 型铜转运 ATP 蛋白

病性变异的 67%。

　　ATP 7B 基因突变引起 ATP7B 蛋白功能丧失，或对核苷酸的亲和力降低，或使酶蛋白发生错误定位，ATP7B 蛋白缺陷导致铜离子在细胞内滞留或铜的转运在细胞膜处停滞，引起铜蓝蛋白不足以及胆道排铜障碍，最终使铜离子在特定的器官和组织沉积而发病。

二、临床表现

　　该病临床表现多样，多呈渐进式发展，其中以肝脏病变、神经系统症状和其他系统病变为主要特征。约 50% 患者以肝病病变首发，约 20% 患者以神经系统症状首发。

　　肝脏病变表现为非特异性慢性肝损害，肝细胞出现进行性坏死，有肝硬化症状，如食欲缺乏、倦怠、无力、发热等，渐进性出现肝区痛、肝大，有脾大、黄疸、蜘蛛痣、肝昏迷、腹腔积液及特发性细菌性腹膜炎等。

　　神经系统症状最早表现为肢体震颤，逐渐伴有构音障碍、流涎和吞咽困难等，晚期则发展到肌肉强直、行为异常、智力障碍及其他锥体外系症状。精神症状包括行为异常和情感障碍，表现为幼稚行为、攻击行为、性格改变、易激惹、强哭强笑、欣快、躁狂、抑郁、淡漠等。本案例中患者以神经精神症状为首发症状。

其他系统病变中，角膜色素环（K-F 环）是本病的重要特异特征，95%以上患者会出现，主要表现为铜沉积于眼角膜后弹力层，形成宽 1~3mm 的棕色、绿色或金黄色圆环。K-F 环初期可用裂隙灯检查，后期肉眼可见，可作为诊断的重要依据。其他系统病变还有皮肤色素沉着、肾性糖尿、高尿酸、高钙尿、蛋白尿、氨基酸尿、肾小管性酸中毒、溶血性贫血、佝偻病、骨关节疼痛等。

临床上根据铜沉积的部位不同将 WD 分为肝型、脑型、其他型及混合型。肝型主要表现为肝脏损害，脑型主要表现为神经精神症状，其中以锥体外系症状最常见。其他型以肝脏或脑组织外的其他系统损害为主。混合型是上述各种类型的组合。

三、治疗

WD 是目前少数能够用药物治疗的先天性代谢缺陷病之一。其治疗原则是：尽量减少铜的摄入、增加铜的排出，越早治疗效果越好，建议终身治疗。

治疗方式：主要包括饮食治疗、药物治疗、对症治疗、肝移植治疗和康复及心理治疗等。

（1）饮食治疗。低铜饮食，避免或少量进食铜含量高的食物，如动物内脏、豆类、贝壳类、坚果、巧克力、鸭肉等，适量进食含铜量低的食物，如鱼类、鸡肉、瘦猪肉和精白米面等；不用铜制的餐具及用具；注意饮用水中铜的摄入量，建议饮用净化水。

（2）药物治疗。一是增加尿铜排泄的药物，如铜螯合剂（D-青霉胺、二巯丙磺酸钠注射液和二巯丁二酸等）。二是阻止铜吸收的药物，如锌剂和四硫代钼酸铵等。

（3）对症治疗。对肝损害患者可适当给予保肝治疗。针对神经精神症状，可在神经科医生指导下对症治疗。

（4）肝移植治疗。移植的肝脏可以为患者提供正常的 ATP7B 蛋白，纠正肝内的代谢缺陷，肝外沉积的铜倾向于减少，患者肝脏功能逐步恢复正常。

（5）康复及心理治疗。经治疗，多数患者症状减轻，病情稳定，可正常上学和就业。对照料者，做好其心理和专病教育。鼓励和帮助患者，学龄期患者正常上学有助于恢复或部分恢复正常的社会功能。

四、预后

WD 未经治疗通常致残或致死，主要死因是严重的肝脏疾病或严重的神经症状。若早发现、早诊断、早治疗，尤其是在神经系统症状出现之前进行干预，经过长期规范的排铜治疗或肝移植治疗，大部分患者可回归正常的工作和生活，寿命可大幅度延长。

五、预防

（一）患者及其家庭

针对已出生患儿应遵循治疗原则：早期发现、早期治疗、早期康复训练。患者经过治疗，症状稳定后可正常结婚和生育。为防止子代出现患儿，应告知患者配偶进行 *ATP7B* 基因致病性变异检测，以排除配偶为携带者的可能性。若检测结果为阳性，则配偶为携带者。

WD 患者家庭有再次生育计划时，可分情况给予如下建议：孕前准备期，可选择生育方式，包括辅助生殖技术或自然妊娠；如选择辅助生殖技术，植入前筛选出不携带致病基因的配子进行体外受精，植入成功后常规产检；如选择自然妊娠，妊娠早期和中期需要进行产前诊断，在妊娠早期，可选择绒毛膜取样，诊断胎儿是否携带亲源致病基因，在妊娠中期，可选择羊膜腔穿刺术，判断胎儿是否携带致病基因（见附录 2 "产前诊断"）。

（二）家系及其他携带者

夫妻均为携带者时，妊娠后则需要进行产前诊断，检测胎儿是否携带 *ATP 7B* 致病基因。

对有本病家族史的夫妇进行 *ATP 7B* 基因致病性变异检测，检出家族成员中 *ATP 7B* 基因致病性变异的携带者，提供遗传咨询。

六、宣传及心理指导

对于新诊断的患儿家长提供 WD 的健康宣教，内容包括遗传方式、诊治及随访原则等，以提高治疗依从性，达到良好的疗效。

【任务实施】

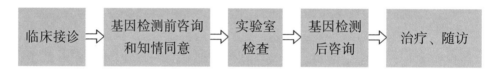

【实施流程】

流程	内容
临床接诊（诊断及鉴别诊断）	1. 对于现症患者，依据临床症状、起病时间和相关辅助检查完成初步诊断。①好发年龄 5~35 岁；②肝脏病变；③神经系统症状；④其他系统病变；⑤出现 K-F 环；⑥血清铜蓝蛋白<200 mg/L，24 小时尿铜≥200 μg；⑦头颅 MRI 检查见对称性基底节异常信号，同时伴有脑干病灶 2. 以肝脏损害为主要表现时，需与慢性活动性肝炎、门脉性肝硬化等肝病鉴别，后者无血清铜减低、尿铜增高、血清铜蓝蛋白降低等铜代谢异常，亦无角膜 K-F 环 3. 以神经系统症状为主要表现时，需与多发性硬化、帕金森病等鉴别，后者均无铜代谢障碍及角膜 K-F 环 4. 拟诊为 WD，建议基因检测确诊
基因检测前咨询和知情同意	1. 医生为受检者或受检者家属提供检测前遗传咨询，使受检者或受检者家属充分理解基因检测的指导意义，有助于筛查出家系中的杂合子并指导其婚育 （1）采用家族中致病性突变等位基因的靶向检测，有助于确定家系成员的杂合子身份。①若患者家庭成员已检出 *ATP 7B* 基因致病性变异，通过靶向检测确定家庭血亲的杂合子身份，建议对其配偶进行 *ATP 7B* 基因突变筛查。②经过治疗的患者，对其配偶进行杂合子检测 （2）说明缺失/重复突变的检测技术如多重连接探针扩增技术（MLPA）和跨越断裂点的 PCR（GAP-PCR）及其局限性 （3）说明点突变的检测技术如 Sanger 测序和等位基因特异性 PCR（AS-PCR）及其局限性

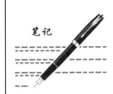

（续表）

流程	内容
基因检测前咨询和知情同意	（4）告知检测可能没有结果，存在需要后续其他检测项目或对数据进行再分析的可能 2. 受检者或受检者家属知情同意前提下签署"单基因遗传病基因检测知情同意书"，见附录 3 （1）由医生或遗传咨询师向受检者或受检者家属解释知情同意书中的内容，给予受检者或受检者家属充足的时间认真阅读知情同意书并解答相关疑问 （2）告知受检者由于个体的生理差别和其他因素的局限性，个别患者可能呈假阴性，即使通过筛查，也需要定期进行儿童保健检查 （3）帮助或指导受检者或其监护人填写检测申请单，核对申请单与受检者的基本信息是否一致，检查受检者是否按照医嘱准备，并向其解释操作的目的以取得其配合 3. 医生签署"单基因遗传病基因检测送检单"，见附录 4
实验室检查	1. 采集患者血样 2. 进行 *ATP7B* 基因检测
基因检测后咨询	1. 基因检测确定父母双方杂合子身份，见附录 5 "单基因遗传病基因检测报告 1" 2. 向杂合子夫妇提供遗传咨询，其所有子女中 50% 为携带者，25% 正常，25% 为患者 3. 建议杂合子夫妇再次妊娠时应进行产前诊断或选择辅助生殖技术 4. 患者如已婚未育，建议其配偶检测 *ATP7B* 基因
产前诊断宣教	1. 建议再次妊娠的杂合子夫妇进行产前诊断或选择辅助生殖技术 2. 对夫妻双方为携带者中的孕妇展开孕期追踪，告知生育患儿的风险；孕妇孕后接受产前诊断教育，包括基因检测和产前诊断的局限性，包括对孕 10~14 周胎盘绒毛或孕 18 周以后的羊水细胞进行 *ATP7B* 基因突变胎儿分析 3. 夫妻须知情同意并签署附录 6 "产前诊断知情同意书"和附录 7 "产前诊断告知书"
样本采集和基因检测	1. 在不同孕周选取适合孕妇的取样方式，取得胎儿 DNA 样本，对其进行致病基因检测 2. 孕 9~14 周后通过绒毛穿刺术，可取得胎儿 DNA 样本进行致病基因检测 3. 孕 16 周后采集孕妇羊水，取得胎儿基因的同时培养羊水中的胎儿脱落细胞，获得其核型 4. 孕 20 周后针对可疑的胎儿可进行脐带血穿刺，同时采集胎儿 DNA 样本进行致病基因检测
产前诊断后咨询	1. 实验室出具"单基因遗传病基因检测报告 2"，见附录 8，主要内容包括实验室检测结果（技术类别、检测范围、突变基因型）和遗传咨询指导意见（针对结果的意见和对结果不确定性的解释） 2. 为产前诊断检测结果为阴性的胎儿家庭解读报告的临床意义，提供遗传咨询，展开健康教育及婚育指导 3. 为产前诊断检测结果为阳性的胎儿家庭解读报告的临床意义，提供遗传咨询。在当事人知情同意的基础上，尊重家属的自主选择权，采取干预措施，包括介绍辅助生殖技术和胚胎植入前遗传学检测等干预信息，在其有需求时提供临床干预措施
治疗和随访	1. 向患儿监护人解释病情，确定治疗原则，尽早开始治疗 2. 及时进行检测并随访，根据患者情况调整治疗方案

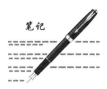

【任务评价】

工作流程考核表

专业：_____ 班级：_____ 姓名：_____ 学号：_____ 成绩：_____

项目	内容	分值	评分要求	自评	互评	师评
肝豆状核变性患者就诊	采集病史	4	1. 常见发病年龄为 5~35 岁 2. 肝脏病变 3. 神经系统症状 4. 其他系统病变			
	实验室检查	3	1. 血清铜蓝蛋白测定 2. 24 小时尿铜测定 3. K-F 环检查 4. 头颅 MRI 检查 5. 基因诊断及分析			
	鉴别诊断	3	1. 慢性活动性肝炎和门脉性肝硬化等肝病：无铜代谢障碍及角膜 K-F 环 2. 多发性硬化和帕金森病等：无铜代谢障碍及角膜 K-F 环			
	肝豆状核变性治疗	5	1. 饮食治疗 2. 药物治疗 3. 对症治疗 4. 肝移植治疗 5. 康复及心理治疗			
肝豆状核变性基因诊断	基因检测前咨询	5	宣教基因检测的意义			
		5	告知基因检测的局限性			
		5	签署知情同意书			
	基因检测	5	采样			
		5	送检			
	基因检测后咨询	10	告知并解读检测结果			
		10	生育风险评估			
		5	介绍辅助生殖技术和胚胎植入前遗传学检测基本方法			

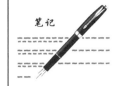

（续表）

项目	内容	分值	评分要求	自评	互评	师评
产前诊断肝豆状核变性	肝豆状核变性宣教	2	宣教肝豆状核变性的产前诊断防治原则			
		4	介绍肝豆状核变性基因检测和产前诊断的意义			
		2	介绍肝豆状核变性基因检测和产前诊断的策略			
		2	登记服务对象信息			
	基因检测前咨询	2	对携带者夫妇介绍肝豆状核变性的遗传机制，展开肝豆状核变性产前诊断宣传教育			
		1	如产前确诊，根据医院条件确定是否需要转院			
		1	受检夫妇签署知情同意书			
		1	信息录入			
	采集样本	1	获取家系突变信息，如无则需要采集夫妇双方和先证者血样			
		2	采集胎儿脱落细胞			
		1	培养胎儿脱落细胞			
		1	实验室完成基因检测			
	基因检测后咨询	2	书面告知检测结果			
		3	对肝豆状核变性产前基因检测结果为阴性的胎儿父母展开健康教育			
		10	为肝豆状核变性基因检测结果为阳性的胎儿父母提供面对面检测后遗传咨询，包括生育咨询，如辅助生殖技术			
总分		100				

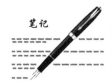

【任务小结】

技能点、知识点学习线

专业：_____　班级：_____　姓名：_____　学号：_____

项目	学习线	评分要点
技能点	常染色体隐性遗传病的遗传咨询	1.
		2.
		3.
		4.
		5.
知识点	产前诊断定义	
	常染色体隐性遗传定义	
	常染色体隐性遗传的系谱特征	
	携带者筛查的概念和意义	
	常染色体隐性遗传病的防控策略	1.
		2.
		3.

【测试题】

选择题

1. 关于肝豆状核变性患者的说法，有误的是（　　）

　A. 怀疑肝豆状核变性但患者未进行 *ATP 7B* 基因检测时，可根据临床症状和其他实验室检查确诊现症患者。

　B. 对肝豆状核变性患者进行 *ATP 7B* 基因检测有助于降低其家系中该病的再发风险。

　C. 对肝豆状核变性患者进行 *ATP 7B* 基因检测有利于再次生育时进行产前诊断。

　D. 对肝豆状核变性患者进行 *ATP 7B* 基因检测有利于基因治疗，基因治疗后患者可生育后代。

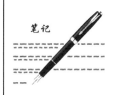

附　录

附录 1　常染色体隐性遗传方式

一、概述

由位于 1 到 22 号常染色体上的隐性致病基因的纯合（aa）而导致发病的疾病称常染色体隐性遗传病（autosomal recessive disease，AR），其遗传方式为常染色体隐性遗传。

二、基本概念

（一）携带者

当个体处于杂合状态时，由于有显性基因的存在，致病基因（a）的作用不能表现，所以杂合子不发病。这种表型正常但带有致病基因的杂合子（Aa）称为携带者（carrier）。携带者群体比较特殊。这一群体携带显性野生型基因，同时带有隐性致病基因，可以将隐性致病基因传递给后代。只有当隐性基因处于纯合状态（aa）时，隐性基因所控制的性状才能表现出来。人群中携带者数量多于患者，是在临床上需要重点关注的一类群体。

（二）最常见的 AR 婚配类型

携带者中最常见的婚配类型，是携带者（Aa）和正常个体（AA）结婚生育，两人的配子同样按照孟德尔的分离定律和自由组合定律结合，子代均不发病，但半数正常，半数是携带者，见下图。对隐性遗传病来说，对携带者进行婚育指导，能有效减少遗传病患者出生，是有效的疾病预防方法。婚育指导的前提是携带者筛查，又称杂合子筛查，筛查出的携带者生育下一代时选用合适的产前诊断方法，避免患儿出生，如我国两广地区普遍施行的地中海贫血筛查已有较好效果。

Aa携带者

亲代 子代	A	a
AA 正常　A	AA	Aa
A	AA	Aa

AR 致病基因携带者最常见的婚配类型

临床上所见到的 AR 患者往往是两个携带者婚配所生的子女。两个携带者婚配，婚后所生子女中，将有 1/4 的个体为隐性遗传病患者，也可以说，他们每生育一次，都有 1/4 的机会生出该病患儿。值得注意的是，他们的无病子女中，有 2/3 可能是携带者。

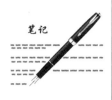

遗传与优生

AR 最常见的婚配类型及子代表型

基因型	婚配类型	子代表型
AA×AA	正常×正常	正常
aa×AA	患者×正常	正常（携带者）
aa×aa	患者×患者	患者
aa×Aa	患者×携带者	1/2 患者，1/2 携带者
Aa×Aa	携带者×携带者	1/4 患者，1/2 携带者，1/4 正常
Aa×AA	携带者×正常	1/2 正常，1/2 携带者

常见的 AR 有苯丙酮尿症、白化病、高度近视、半乳糖血症、β 地中海贫血、脊肌萎缩症和镰状细胞贫血等。

（三）系谱特征

AR 系谱特征如下。

（1）男女发病机会均等。

（2）致病基因隐性，患者子女一般不发病，所以看不到连续传递，常常是散发的，有时系谱中只有先证者一个患者。

（3）患者双亲表型往往正常，都是携带者。

（4）患者表型正常的同胞中有 2/3 的可能性是携带者。患者同胞中约 1/4 发病，在小家系中往往看到患者的比例偏高。如果将相同婚配类型的小家系合并分析，发病比例接近理论值 1/4。

（5）患者的子女一般是携带者，不发病。近亲婚配时子代中发病风险增高。

（四）发病风险的估计

需注意，AR 发病率的统计值高于理论值。理论上 AR 患者同胞中 1/4 发病。在临床实际工作中，小家系中往往看到患者比例偏高。如果将相同婚配类型的小家系合并分析，发病比例接近理论值的 1/4。这是由于不完全确认造成的，也称截短确认。完全确认是指在常染色体显性遗传病家系中，因致病基因显性，每一个患病的人都被确认，数据是完整的，接近于 1：1 的比例。而在 AR 家系中，一对夫妇如果是携带者，只有子女中有一个及以上个体患病时，该家庭的数据才会被确认。携带者没有生出患病子女时，该家庭数据不会被统计，造成实际统计值高于 1/4。

也需注意，近亲婚配时 AR 家系再发风险增高。医学遗传学上将 3～4 代内有共同祖先的个体称为近亲。近亲个体之间的婚配称为近亲婚配。近亲婚配子女的患病风险比非近亲婚配的高，这是由于近亲个体间继承的关系，可能带有共同祖先传递下来的同一基因，因此婚配后，他们后代基因纯合的比例比随机婚配高，故发病风险高。从下页表中可以比较亲缘系数的大小。亲缘系数指亲属之间特定基因座上，等位基因相同的概率。

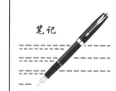

不同亲属之间的亲缘系数

亲属级别	一级亲属		二级亲属		三级亲属
个体之间关系	亲兄弟姐妹之间	父母和子女	祖父祖母和孙子孙女之间	舅姨叔姑与侄甥之间	表兄弟姐妹、堂兄弟姐妹之间
亲缘系数	1/2	1/2	1/4	1/4	1/8

　　AR 的群体发病率并不高，一般为 10^{-4} 或 10^{-6}。但是携带者却有相当的数量。按照哈迪—温伯格（Hardy-Weinberg）公式，设 p 为野生型基因 A 的概率，q 为致病基因 a 的概率，则 p+q=1。如果群体发病率 $q^2=10^{-4}$，则致病基因 a 的概率 $q=10^{-2}$（0.01），显性基因 A 的概率 p=1−q=1−0.01=0.99，则携带者的概率=2pq=2×0.99×0.01≈0.02。同理，群体发病率若为 10^{-6}，则致病基因的概率 q=0.001，携带者的概率=2pq=0.002。

　　关于 AR 发病风险的估计，重点讨论下列两种情况。当群体中个体随机婚配时，子代发病风险如何？若近亲婚配，子代发病风险又如何？

　　假设群体发病率为 10^{-4}，则携带者的频率为 0.02。两个携带者相遇的可能性为 0.02×0.02=0.0004。两个携带者婚配，子代将有 1/4 可能性发病，因此随机婚配时生出患儿的风险为 0.02×0.02×0.25=0.00001。

　　若近亲婚配，则发病风险增加。例如表兄妹婚配情况下，一个人是携带者的可能性为 0.02，如果表兄是携带者，他的表妹有 1/8 的可能性与他是基因相同的，即她是携带者的可能性为 0.125。他们之间婚配后生出 AR 患儿的风险=父亲携带率×父母亲缘系数×子代患病比例=0.02×0.125×0.25=0.0000625。对比之下，表亲婚配生出患儿的风险是随机婚配的 6.25 倍。

　　同理，若 AR 群体发病率为 10^{-6}，则随机婚配子代发病风险=父亲携带率×母亲携带率×子代患病比例=0.002×0.002×0.25=0.000001。若表亲婚配，则子代发病风险=0.002×0.125×0.25=0.0000625。对比之下，表亲婚配生出 AR 患儿的风险是随机婚配的 62.5 倍。

　　综上，AR 发病率越低时，近亲婚配的相对风险就越高。

附录 2　产前诊断

　　产前诊断（prenatal diagnosis）又称宫内诊断或出生前诊断，指对可疑出生缺陷的胎儿在出生前应用各种检测手段，如影像学、生物化学、细胞遗传学及分子生物学等技术，全面评估胎儿在宫内的发育状况，对先天性和遗传性疾病做出诊断，为胎儿宫内治疗（手术、药物、基因治疗等）及选择性流产提供依据。

一、产前诊断的对象

　　产前诊断的对象为出生缺陷的高危人群。除了产前筛查检出的高风险人群外，还需要根据病史和其他检查确定高风险人群。建议进行产前诊断的指征如下。

　　（1）羊水过多或者过少。

　　（2）筛查发现染色体核型异常、胎儿发育异常或可疑结构畸形的高危人群。

　　（3）孕妇妊娠早期接触过可能导致胎儿先天缺陷的物质。

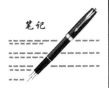

（4）夫妇一方患有先天性疾病或遗传病，或有遗传病家族史。

（5）曾经分娩过先天性严重缺陷婴儿。

（6）孕妇年龄达到或超过 35 周岁。

二、产前诊断的疾病

1. 染色体异常　包括染色体数目异常和结构异常两类。染色体数目异常包括整倍体和非整倍体；结构异常包括染色体部分缺失、易位、倒位、环形染色体等。

2. 性连锁遗传病　以 X 连锁隐性遗传病居多，如红绿色盲、血友病等。致病基因在 X 染色体上，携带致病基因的男性必定发病。携带致病基因的女性为携带者，生育的男孩可能一半是患病，一半为健康者；生育的女孩表型均正常，但可能一半为携带者。故判断为男胎后，可考虑行人工流产终止妊娠。

3. 遗传性代谢缺陷病　多为常染色体隐性遗传病。因基因突变导致某种酶的缺失，引起代谢抑制、代谢中间产物累积而出现临床表现。除极少数疾病在早期可用饮食控制法（如苯丙酮尿症）、药物（如肝豆状核变性）治疗外，至今尚无有效治疗方法。

4. 先天性结构畸形　有明显的结构改变，如无脑儿、开放性脊柱裂、唇腭裂、先天性心脏病和髋关节脱臼等。

三、产前诊断方法

产前诊断的策略是综合各种方法获得胎儿疾病的诊断。首先利用超声、磁共振检查等观察胎儿的结构是否存在畸形，然后利用羊水、绒毛、胎儿细胞培养，获得胎儿染色体疾病的诊断，再采用染色体核型分析和分子生物学方法做出染色体或基因疾病的诊断，最后对代谢性疾病患儿可以利用羊水、羊水细胞、绒毛细胞或胎儿血液，进行蛋白质、酶和代谢产物检测以获得诊断。

进行胎儿染色体和基因疾病的产前诊断，均可以通过绒毛穿刺取样（CVS）、羊膜腔穿刺术或脐血管穿刺取样等介入性方法获得绒毛或胎儿细胞。血液标本可以在 24~48 小时内获得诊断。

四、实验室诊断技术

除传统的 G 显带核型分析外，目前用于染色体核型分析或基因诊断的技术持续更新迭代。

第一代基因测序技术，是对基因组进行一小段一小段的测序，每次测得一小段序列的碱基组成，最后组装所测得的小段序列成为完整的 DNA 分子。1977 年，Sanger 发明双脱氧链终止法测序（Sanger sequencing）金标准技术，又称 Sanger 测序。Sanger 测序的优点是高精度，准确率高，接近百分百；主要缺陷是低通量和高成本，检测时间长。据估算，用该法完成人类全基因组的测序，至少需用时 3 年。Sanger 测序需要放射性同位素标记，操作烦琐且不能自动化，故无法满足大规模测序的要求。

2005 年，Roche 公司、Illumina 公司、ABI 公司发明了高通量测序技术（high-throughput sequencing），即第二代测序技术，又称下一代测序技术（NGS）。2000 年人类基因组序列初稿发表，后续出现了第三代测序技术，甚至划分出第四代测序技术，以单分子实时测序和纳米孔技术为标志。纳米孔测序技术一旦投入市场，将有望在几小时内以几百美元的成本完成全基因组测序。每一项新技术的出现都有超过前代技术的独特

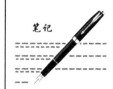

之处。

遗传学技术群列表

检测项目	简称	检测对象	检测重点	分辨率
核型分析（karyotype analysis）	核型分析	染色体	染色体畸变	4~5 mb
染色体芯片分析/染色体微阵列分析（chromosomal microarray analysis）	CMA	基因组	微缺失微重复	30~200 kb
多重连接探针扩增技术（multiplex ligation-dependent probe amplification）	MLPA	基因组	已知序列	1 bp
全外显子组测序（whole exome sequencing）	WES	含人类99%基因的外显子及其侧翼内含子	外显子变异	1 bp
全基因组测序（whole genome sequencing）	WGS	全基因组	全基因组变异	1 bp

（一）荧光原位杂交技术

1. 概述　荧光原位杂交（fluorescent in situ hybridization，FISH）技术的基本原理是采用标记的寡聚核苷酸探针与变性后的染色体、细胞或组织中的核酸进行杂交，然后在荧光显微镜下显影，对待测 DNA 进行定性、定量或相对定位分析。FISH 的临床应用主要涵盖以下领域。

（1）确定异常染色体的来源。对于用染色体核型分析较难归类的环状染色体、双随体双着丝粒的额外小染色体、染色体附加片段和染色体重排等，可应用 FISH 探针进一步证实染色体带型，确定异常染色体的来源。

（2）基因定位。利用特异 FISH 探针与分裂中期细胞 DNA 进行原位杂交，不仅可以定位某一基因或特定 DNA 片段在染色体上的位置，还可以根据不同颜色杂交位点的相互位置确定 2 种或以上的基因在染色体上的排列次序。

（3）产前诊断。虽然传统的染色体核型分析仍然是产前诊断最主要的方法，但该方法存在耗时长、技术难度大、易受培养条件影响等不足之处。应用 FISH 技术可直接检测未经羊水或绒毛培养的分裂间期细胞，而且具有快速、简便和特异的特点，FISH 可作为一种快速产前诊断方法，目前临床上主要用于 13、18、21、X、Y 染色体数目异常的诊断。

（4）辅助诊断染色体疾病。根据目的基因设计特异 FISH 探针可辅助诊断多种染色体疾病，如染色体易位、倒位、缺失和重复等。与染色体核型分析技术相比，FISH 技术不需要培养就可以用分裂间期细胞进行检测，且可用于分析的细胞数目远远大于染色体核型分析的数目，因此特别适合一些不能用于染色体核型分析的样本。

2. 优势和局限性　与染色体核型分析技术相比，FISH 技术优势在于特异性高、快速。FISH 技术操作烦琐、探针成本高、要求操作环境为暗室等限制了该技术的临床应用。

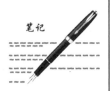

临床链接：FISH 应用的计数和记录

　　计数的细胞必须是完整的，与其他细胞没有相互重叠。细胞中需有清晰可辨的信号，且在细胞核内。避免计数信号在胞核边缘的细胞及异常明亮或者背景很强的细胞。

　　对于一个样本，要做好结果记录并至少采集存储两张图片，记录单上要有受检者姓名以免影响结果判断，记录单信息还应包括性别、年龄、编号、样本来源、收到日期、出报告日期和检测者姓名等。注意做好试验对照，每个所测样本都需有对照的探针同时进行杂交。新批号的试剂或探针在应用前需要先做对照的预实验并做好记录。

（二）染色体微阵列分析

　　1. 概述　染色体微阵列分析（CMA）又称染色体芯片分析，是一种高分辨率的主要用于检测基因组中存在的拷贝数变异（CNV）的分析技术。与传统的染色体分析检测技术相比，该技术具有不需要培养、实验过程短、中等自动化、高分辨率的特点，根据不同芯片类型，最高分辨率可检出高达 1 kb 的基因组不平衡微小片段重复或缺失。临床应用的主要 CMA 平台有两类：微阵列比较基因组杂交（array-CGH）芯片和单核苷酸多态性（SNP）微阵列芯片。CMA 除了能检测 CNV 和 SNP，芯片还能检测基因组中存在的杂合缺失（absence of heterozygosity，AOH）。

SNP

　　SNP 是基因组中散在的单个核苷酸的变异，最多的表现形式是单个碱基的替换（如 C→T 或 A→G）。

　　2010 年美国医学遗传学和基因组学学院（ACMG）发表了 CMA 指南。世界各国已陆续出版 CMA 应用指南，这些指南建议在下列儿童遗传病诊断中将 CMA 推荐为一线检测手段：①不明原因发育迟缓或智力落后；②非已知综合征的多发畸形；③孤独症谱系障碍。对于有下列临床表型的患者，CMA 也是应用的指征，如非家族性的身材矮肥、未知原因的语言发育延迟、癫痫及其他神经发育障碍等。

　　2. 优势　比起染色体核型分析，CMA 有明显的优势，主要包括：①CMA 能比较准确、客观地确定 CNV 的区间及大小，而核型分析要依赖对染色体区带的主观观察和判断；②CMA 可检出几十个碱基的基因组片段缺失或重复，而 550 条带的核型分析可达到的最高分辨率是 10 mb，相比较，CMA 比核型分析的分辨率高近千倍；③CMA 可在全基因组水平上同时检测多种染色体不平衡导致的基因或基因组病，而核型分析将会漏掉 5 mb 以下的缺失和（或）重复；④与核型分析相比，CMA 检测不需要进行细胞培养，几乎可用于任何组织的 DNA 分析，不但缩短了实验周期，扩大了标本的检测类型，也在一定程度上消除了一些细胞在培养过程中选择性的生长优势或劣势，使检测的结果更加客观；⑤SNP 信息融入 CMA 技术之中，不但能检出 CNV，还能检测 AOH 的存在，进而推断可能存在的单亲二倍体（uniparental disomy，UPD）、受检个体父母间的亲缘关系和一定比例的嵌合体；⑥更容易通过网络进行搜索和传输数据。

　　3. 局限性　与染色体核型分析相比，CMA 技术的局限性包括不能或不容易检测到（取决于选用的技术平台）多倍体（三倍体和四倍体）。随着 NGS 全基因组测序价格的快

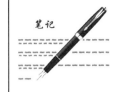

速下降，CMA 检测技术的应用将会逐渐减少，因为 CMA 与染色体核型分析技术相比所存在的局限性，NGS 都可以弥补；而且 NGS 的功能，如检测点变异、检测微小片段的重复和缺失（低于探针覆盖和检测能力）、检测出低比例嵌合体（<10%）、检出基因表达异常和甲基化异常等，CMA 并不具备。

（三）靶向基因测序

可检测已知与遗传病有关的一个或多个特定基因。当临床高度怀疑有遗传学改变但染色体分析结果正常时，可采用该方法寻找特定的基因问题。

（四）全外显子组测序（WES）

利用第二代测序技术对外显子进行测序。在临床上用于评估可能有遗传病而未能做出诊断的胎儿，一般富集全基因组的外显子区域 DNA 后，再进行检测和分析。但该技术在产前诊断中应用有一定的局限性，包括检查时间长，假阳性率和假阴性率高，以及发现不能确定临床意义的基因突变。

（五）多重连接探针扩增技术（MLPA）及其局限性

1. 概述　MLPA 主要用于检测较大片段的基因拷贝数改变。基因的外显子缺失时，验证方法首选 MLPA。几乎所有已明确的染色体微缺失、微重复综合征、已知 SNP 和单核苷酸突变的分析都可以通过 MLPA 技术检测。因此，MLPA 可用于多种单基因遗传病、染色体病、遗传性肿瘤和遗传药理学等的临床检测项目。

2. 局限性　该技术主要局限性表现在以下 3 个方面。①需要防止样本被污染，需要精确测量 DNA 样品的浓度，DNA 样品的浓度不能太低，因此不能直接检测单个细胞的 DNA；检测非整倍体中的嵌合体时，嵌合比例不能低于一定值。②MLPA 检测已知基因的野生型和突变型，不适合检测未知类型的 DNA 序列点突变。③不能检测染色体的平衡易位，如可分析 13、18、21、X 和 Y 染色体的相对拷贝数，但不能检测出这 5 对染色体上的结构改变。详见附录 9。

（六）跨越断裂点的 PCR（GAP-PCR）及其局限性

GAP-PCR 原理是在缺失序列的两侧设计一对引物。在正常 DNA 序列中，上下游引物间相距很远，扩增片段很长或超出有效扩增范围而不能生成扩增产物，由于缺失的存在使断端连接而致两引物之间的距离靠近，因而可以扩增出特定长度的片段。GAP-PCR 是目前检测缺失型 α 地中海贫血和血友病 F8 基因倒位等的常用方法。但该技术要求已知缺失序列及其两侧的序列组成。

（七）Sanger 测序及其局限性

Sanger 测序可以对较小的 DNA 区域、小段基因和少于 1000 个碱基对的样本进行高准确度的测序，尤其样本量少时，技术流程简单快速，检测范围最小到能够解析单个碱基对。Sanger 测序的局限性在于 Sanger 测序的通量较低。

（八）等位基因特异性 PCR 及其局限性

等位基因特异性 PCR（allele specific PCR，AS-PCR）指利用引物与模板之间的碱基错配可以有效地抑制 PCR 反应，进而达到区分等位基因的目的。AS-PCR 适合检测出现点突变的序列。针对不同的已知突变，设计适当的引物，可以通过 PCR 扩增法直接获得一定量的突变型与野生型基因，通过对比基因的突变型与野生型的量，达到区分的目的。

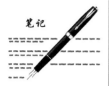

（九）下一代测序技术

相对于传统的 Sanger 测序而言，下一代测序技术（NGS）又称第二代 DNA 测序技术，测序技术可以扩展超高通量，导致测序结果庞大，分析数据工作量较大。NGS 有需要的起始样本少、简单、快速、自动化等优点，应用领域广泛，如全基因组测序、转录组测序、全外显子组测序、扩增子测序、目标区域测序等。详见附录 10。

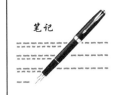

附录3　单基因遗传病基因检测知情同意书

样本条码粘贴处

　　单基因病即人体因单个基因缺陷所引发的疾病，这些缺陷包括单个核苷酸的突变，片段缺失、置换引起的移码突变和序列重复等。这些缺陷可能来自父母，也可能源于个体自身，并都有遗传给下一代的可能，所以称为单基因遗传病。单基因病虽然发病率低，但由于种类繁多，总的发病数量庞大，已经对人类健康造成了较大的威胁。部分单基因病往往致死、致残或致畸，并且缺乏有效的治疗手段。随着人们对单基因病的重视以及医疗技术的发展，部分单基因病可以通过手术矫正或者避免疾病诱发因素等手段防止病发。总之，单基因病不仅对患者的健康造成了严重危害，而且也给家庭和社会带来了沉重的精神和经济负担。

　　单基因病基因检测采用目标序列捕获和新一代高通量测序技术，对受检者所检测的遗传病相关基因区域进行检测和分析，结合临床检测信息，分析得出受检者特定基因的突变信息，为后期诊治提供科学依据。

检测技术局限性及潜在风险

　　（1）该方法适用于点突变、小的缺失插入突变，不适于检测染色体数目及结构异常、DNA大片段拷贝数变异以及特殊类型突变。另外，由于部分基因存在高重复低复杂度区域或假基因，以致检测不能完全覆盖其所有外显子区，但总体覆盖度可达95%以上。

　　（2）该方法应用的DNA源自受检者血液或其他体细胞，非源自生殖细胞，不能排除嵌合现象所致的解读偏差。

　　（3）由于不可抗拒因素导致样本不合格，受检者需要配合检测机构再次取样，但不重复收取费用。

　　（4）限于目前人类对疾病的认识水平，进行DNA序列分析是为了说明某种遗传病的发病原因或评估遗传风险。如未检出特定基因的致病突变位点（即阴性结果）并不能排除个体患某种疾病的可能性，因为多数遗传病的发病也可能和其他未知基因或难以检测的基因突变类型有关。

　　（5）本检测技术及相关仪器并非常规临床检测项目，目前主要用于辅助临床诊断或科研等相关目的，本检测结果仅供临床参考，不代表临床诊断意见，需由临床医生结合各方面情况综合判断。

　　（6）在检测过程中及知晓检测结果后，受检者可能会出现不同程度的精神压力和负担，对此本检测机构不承担任何责任。

受检者知情选择

　　（1）我已充分理解该基因检测项目的性质、预期目的、风险和必要性。

　　（2）我承诺提供的资料真实、完整。

　　（3）我选择的检测机构已经告知我该项检测方法的适用人群。

　　（4）我并未得到该项检测技术准确率百分之百的许诺。

　　（5）我同意在去掉所有隐私信息后，检测数据可供研究参考并授权医院及检测机构

对检测涉及的样本和医疗废弃物等进行处理。

受检者陈述

我已知晓上述所有内容，愿意进行该项检测，同意回访，并承担因检测带来的相关风险，我已如实填写并对上述信息准确性负责。

受检者签名：　　　　　　　　　　日期：　　年　　月　　日

如果受检者为未成年人或无能力签署知情同意书者，由其监护人在此签名。

受检者监护人签名：　　　与受检者的关系：　　　日期：　年　月　日

医生陈述

我保证已向患者（或他们的法定监护人）说明该检测的性质、预期目的、风险及局限性，并已回答患者（或他们的法定监护人）的相关提问，我已征得患者（或他们的法定监护人）的同意来开展该检测服务。

医生签名：　　　　　　　　　　日期：　　年　　月　　日

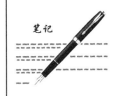

笔记

附录4 单基因遗传病基因检测送检单

样本条码粘贴处

受检者信息

姓名：_____ 年龄：_____ 性别：_____ 家庭住址：_____

民族：_____ 籍贯：_____ 电话：_____ 电子邮箱：_____

病历号/门诊号：_____ 送检单位：_____ 送检医生：_____

临床信息（送检医生填写）

受检者类型	□确诊患者　□疑似患者　□表型正常人群　□其他（　　）
检测目的	□查找病因　　　　□辅助诊断　　　　　□携带者筛查
	□家系验证（先证者姓名：_____ 与先证者的关系：_____）
受检者疾病史	
临床症状	
父母是否近亲结婚	□是　□否
家族遗传病史	□无 □有。若有，是何种疾病：_____ 患病亲属与受检者的关系：_____
是否有辅助检查结果	□无 □有。若有，请提供临床相关检查结果的电子档或复印件
是否曾做过相关疾病的基因检测	□无 □有。若有，请附检测报告的电子档或复印件

送检样本信息

样本类型	□血液（推荐）　□基因组DNA　□其他
采集/提取日期	年　　月　　日

检测项目

项目编号	
疾病名称	
检测基因	

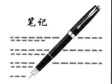

送检样本接收信息

样本是否符合接收标准	□是　□否，原因：
样本接收日期	年　　月　　日
接收人签字	

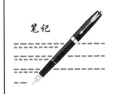

附录 5　单基因遗传病基因检测报告 1

姓名：　×× 性别：　　　年龄：　　　门诊号：　　　　　
主诉："头胎是肝豆状核变性患者，二胎孕 20 周+1 天，担心二胎胎儿患肝豆状核变性"
样本类型：EDTA 全血　送检科室：神经内科门诊　样本编号：　　　　　
送检医生：　×× 送检日期：　××××年××月××日　报告日期：××××年××月××日
已有检测结果：先证者，女，14 岁，渐进性四肢抖动、言语不清、头痛，双侧角膜缘见 K-F 环，血清铜蓝蛋白和铜氧化酶水平较低。

临床诊断：肝豆状核变性。

受检者信息

样本编号	姓名	性别	亲属关系	规范化临床表型（CHPO）	标本类型
20C20231	××	女	检测申请人	口齿不清、言语含糊，间歇性手抖，偶见流涎、吞咽困难	全血
20C20232	××	女	申请人母亲	正常无表型	全血
20C20233	××	男	申请人父亲	正常无表型	全血

检测类别：受检者捕获测序，父母均 Sanger 验证。

检测结论：检测到可以解释患者表型的变异，变异评级为致病性变异。

检测结果：单核苷酸变异（SNV）检测结果为，该样本在检测范围内可见明确致病改变。在铜离子转运 ATP 酶 β 肽基因（ATP7B 基因）上发现错义杂合变异和缺失移码变异（转录版本为 NM_ 000053.3）。

请结合临床表型完成诊断，建议临床医生高度注意，结合临床并以此进一步进行疾病管理、遗传咨询、生育风险评级/控制等的系列工作。

基因	合子型	变异位点（GRCh38）	疾病名称（遗传模式）	ACMG 变异评级	变异来源
ATP7B	杂合	Chr13：51958333 NM_ 000053.3：c.2333G>T（p.Arg778Leu）	肝豆状核变性（AR）	致病性变异（P）	父源
ATP7B	杂合	NM_ 000053.3：c.208delC（p.Gln70Serfs＊4）	肝豆状核变性（AR）	疑似致病性变异（LP）	母源

参考文献：
PMID：11405812、PMID：20931554、PMID：21796144、PMID：27022412、PMID：9837819、PMID：10453196、PMID：11243728 等

注释：
1. 转录版本：参考人类基因突变数据库（HGMD）报道的转录本，若 HGMD 未报道则参考 Ensembl 推荐的最优转录
2. 正常人群携带率：参考 gnomAD 数据库测序样本中关于此 SNP 的频率信息
3. ACMG 变异评级：致病性变异、疑似致病性变异、临床意义未明的变异、疑似良性变异、良性变异。数据解读规则参考美国医学遗传学和基因组学学院（ACMG）相关指南；变异命名参照 HGVS 建议的规则给出（http：//www.hgvs.org/mutnomen）

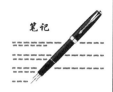

遗传与优生

详细检测结果解读

ATP 7B 基因报道与肝豆状核变性相关（王婧，2022；PMID：11405812；PMID：20931554；PMID：21796144；PMID：27022412；PMID：9837819；PMID：10453196；PMID：11243728 等）。报道为常染色体隐性遗传病（AR），理论上必须在 2 条同源染色体上同时出现致病性变异才有可能致病（纯合或复合杂合变异致病），不论男性或女性。

先证者样本在 *ATP 7B* 基因上检测到存在复合杂合变异，即同时存在 c.2333G>T（p. Arg778Leu）错义杂合变异和 c.208delC（p. Gln70Ser fs * 4）缺失移码变异。通过检索人类基因突变数据库（HGMD）和人类基因组变异数据库（Clin Var）等人类基因组数据库发现，c.2333G>T 错义杂合变异已有致病性报道，根据 ACMG 指南，该变异可评级为疑似致病性变异，建议临床医生高度注意。c.208delC 缺失移码变异则为数据库未报道过的新发变异。经 Mutationtaster 致病性预测软件预测分析，此缺失导致移码变异，后续氨基酸变异为终止密码子，使翻译提前终止，使蛋白功能缺失的可能性较大。先证者既携带了来源于父亲的错义杂合变异，又携带了来源于母亲的移码杂合变异，基因错义杂合变异和缺失移码变异共同作用，导致先证者临床表型异常。因此，先证者在基因两个位点发生复合杂合变异极有可能是先证者临床表型异常的致病因素。

疾病背景

肝豆状核变性（HLD）又称 Wilson 病（WD），是一种遗传性铜代谢障碍所致的疾病，全球发病率为 0.25/10 000~4/10 000，致病基因定位在 13 号染色体上，男、女患病率相当，致病基因 *ATP 7B* 的携带率为 1/90。肝豆状核变性为发病率较高的一类神经系统单基因遗传病，好发于儿童及青少年。该病临床表现多样，多呈渐进式发展。临床上根据铜沉积的部位不同将肝豆状核变性分为肝型、脑型、其他型及混合型。肝型主要表现为肝脏损害，脑型主要表现为神经精神症状，锥体外系症状最常见。其他型以肝脏或脑组织外的其他系统损害为主。混合型是上述各种类型的组合。约 50% 患者以肝病病变首发，肝脏病变表现为非特异性慢性肝损害，肝细胞出现进行性坏死，有肝硬化症状。约 20% 患者以神经系统症状为首发症状。该病未经治疗通常致残或致死。若早发现、早诊断、早治疗，大部分患者可正常工作、生活，寿命延长。

备注

1. 医学建议　建议临床医生参考本检测报告，综合患者临床表现，完善对应检查，制订治疗方案，进行相应的临床咨询，并以此进一步进行疾病管理、生育风险评级/控制等的系列工作。

2. 实验室声明　高通量测序测序量大。结果的分析依赖于临床提供的病史信息、现有的数据库信息和已发表的文献资料，本检测结果只对本次受检样本负责，仅报告与检测项目疾病表型相关的突变结果，供临床医生参考。如对本次检测结果有疑问，请与实验室联系。由于标本保存有一定期限，请在自报告日期起的 20 天内提出复检申请，逾期不再受理复检。

鉴于疾病致病基因研究进展迅速，本实验室将会关注已检测病例的后续数据分析和结果解读。如进行此分析时某些特定变异的临床意义可能不明确，可在此报告签发 3 个月后通过送检医生申请，进行外显子测序数据重新分析以及定期的更新问询。

246

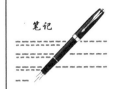

3. 检测方法的局限性声明

（1）采用全外显子组捕获高通量测序技术，仅对基因编码区域进行测序，数据平均覆盖 90-110 x。本方法不能完全覆盖重复区域、富含 GC 区域、假基因区域等。

（2）本方法适用于点突变及小片段插入缺失突变的检测，不适用于基因大片段拷贝数变异、动态突变及复杂重组等特殊类型突变的检测，也不适用于检测基因组结构变异、大片段插入变异及位于基因调节区及内含子区±2 bp 以外的变异。

（3）本结果不排除患者表型可由多基因变异所致。

（4）对于非明确致病性变异，请结合临床，不宜直接将其作为临床决策的依据。

（5）本检测中不会报告所有识别的变异，仅报告已知致病基因中有证据表明能够或可能引起疾病的变异，对于良性或疑似良性变异不会报告。

（注：本报告仅对此次检测标本负责）

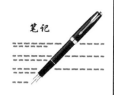

附录6　产前诊断知情同意书

孕妇姓名：___××___ 性别：_____ 年龄：_____ 病历号：_____
孕周：___20⁺¹___ 孕次：_____ 联系方式：_____

诊断：孕妇因"头胎确诊肝豆状核变性，二胎孕 20 周+1 天，担心二胎胎儿患肝豆状核变性"，需行产前诊断穿刺术。☑ 羊膜腔穿刺术　□绒毛活检术　□脐血管穿刺术是一项相对安全的有创性介入性产前诊断技术。

□对穿刺术所获得胎儿细胞行体外培养，制备染色体，行染色体核型分析，明确胎儿有无染色体异常
□对穿刺细胞进行原位杂交检测，明确胎儿有无染色体异常
☑对穿刺细胞进行 DNA 分析，明确胎儿染色体有无微缺失、微重复、单基因病
□其他

产前诊断穿刺术是一项有创性介入性产前诊断技术，鉴于当今医学技术水平的限制、患者的个体差异或某些已知和无法预知的原因，即使在医务人员已认真履行了工作职责和严格执行操作规程的情况下，该项检查仍有一定的导致流产的概率（0.5%~2.0%），检测结果仍有一定的局限性，不能百分之百准确。

孕妇签字：××

由于先天性疾病目前尚无治疗方法，一旦发生将给家庭及社会带来沉重负担，尽管存在风险，仍有必要进行此项检查，希望患者及家属理解并予配合。

孕妇意见：

孕妇签名：××　　　　　　　　　　签名日期：××××年××月××日
医生签名：××　　　　　　　　　　签名日期：××××年××月××日

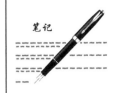

笔记

附录 7　产前诊断告知书

姓名：　×× 　年龄：＿＿＿＿＿＿

一、关于产前诊断适应证的说明

孕妇因"头胎确诊肝豆状核变性，二胎孕 20 周+1 天，担心二胎胎儿患肝豆状核变性"需行□羊膜腔穿刺术　□绒毛活检术　□脐血管穿刺术，并对穿刺标本进行

□染色体核型检测
□产前全基因组拷贝数变异检测
□5 条快速诊断检测
☑基因检测
□其他检测＿＿＿＿＿

二、关于产前诊断禁忌证的说明

☑无侵入性产前诊断禁忌证
有侵入性产前诊断禁忌证
□先兆流产
□术前两次体温（腋温）≥37.3℃
□有出血倾向（血小板≤70×10^9/L）
□有盆腔或宫腔感染征象
□无医疗指征的胎儿性别鉴定

三、关于产前诊断局限性的说明

1. 染色体核型检测的局限性　可检测出染色体非整倍体变异，不能检测染色体微缺失、微重复、低比例嵌合、单基因遗传病、多基因遗传病、环境及药物导致的胎儿宫内结构或形态异常。

2. 产前全基因组拷贝数变异检测的局限性　无法检测平衡易位和倒位等，更小片段的变异和点突变等引起的出生缺陷、遗传病不在此检测范围内。

3. 5 条快速诊断检测的局限性　此检测方法仅限于检测 21、18、13 号染色体及性染色体的非整倍体变异，其他染色体不在此检测范围。

4. 基因检测的局限性　该检测仅对样本进行 *ATP 7B* 基因（NM_ 000053.3）c. 2333G >T 和 c. 208delC 位点检测，其他位点及其他基因不在检测范围内。

5. 其他检测的局限性

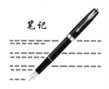

四、关于产前诊断操作风险的说明

在孕期，羊膜腔穿刺术、绒毛活检术和脐血管穿刺术是相对安全的有创性产前诊断技术，存在但不限于以下医疗风险：流产、死胎；穿刺部位出血、血肿形成；宫内感染、胎儿感染；损伤胎儿；胎膜早破、羊水渗漏；胎盘早剥、胎死宫内；疼痛、紧张等刺激有诱发孕妇出现心脑血管意外的可能；羊水栓塞；其他未预料到的风险。

五、关于接受产前诊断后注意事项的说明

（1）可能发生的并发症。

（2）若发生腹痛、流血、流液情况，及时就诊。

（3）禁性生活2周。

（4）检测报告出具后请到遗传咨询门诊咨询。

（5）其他注意事项＿＿＿＿＿＿＿。

孕妇和（或）家属意见：以上情况医生已向我（我们）详细介绍，我（我们）确认对上述内容知情和理解。同意进行产前诊断，现签字生效。

孕妇签字：　××　　　　　家属签字（关系）：　××　　（夫妻）

医生签字：　××　　　　　日期：　××××年××月××日

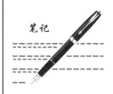

附录8　单基因遗传病基因检测报告2

样本条码粘贴处

姓名：＿×ׯ＿　性别：＿＿＿＿＿＿＿　年龄：＿孕20周+1天＿　门诊号：＿＿＿＿＿＿

主诉："头胎是肝豆状核变性先证者，二胎孕20周+1天，担心二胎胎儿患肝豆状核变性"

样本类型：＿羊水＿　送检科室：遗传咨询门诊　样本编号：＿＿＿＿＿＿＿

送检医生：＿×ׯ＿　送检日期：××××年××月××日　报告日期：××××年××月××日

已有检测结果：家系发现ATP 7B基因上错义杂合变异（父源）和缺失移码变异（母源）（转录版本为NM_ 000053.3）。

受检者信息

样本编号	姓名	性别	亲属关系	规范化临床表型（CHPO）	标本类型
20C20235	××	未知	检测申请人		羊水

检测类别：受检者全外显子组检测，Sanger 验证。

检测结论：检测到可以解释先证者表型的变异，变异评级为疑似致病性变异。

检测结果：单核苷酸变异（SNV）检测结果为，该样本在检测范围内可见明确致病改变。在铜离子转运ATP酶β肽基因（ATP 7B基因）上发现缺失移码变异（转录版本为 NM_ 000053.3）。

请结合临床表型完成诊断，建议临床医生高度注意，结合临床并以此进一步进行疾病管理、遗传咨询、生育风险评级/控制等的系列工作。

基因	合子型	变异位点（GRCh38）	疾病名称（遗传模式）	ACMG 变异评级	变异来源
ATP 7B	杂合	NM_ 000053.3：c. 208delC（p. Gln70Serfs＊4）	肝豆状核变性（AR）	疑似致病性变异（LP）	母源

参考文献：

PMID：11405812、PMID：20931554、PMID：21796144、PMID：27022412、PMID：9837819、PMID：10453196、PMID：11243728 等

注释：

1. 转录版本：参考 HGMD 报道的转录本，若 HGMD 未报道则参考 Ensembl 推荐的最优转录

2. 正常人群携带率：参考 gnomAD 数据库测序样本中关于此 SNP 的频率信息

3. ACMG 变异评级：致病性变异、疑似致病性变异、临床意义未明的变异、疑似良性变异、良性变异。数据解读规则参考美国医学遗传学和基因组学学院（ACMG）相关指南；变异命名参照 HGVS 建议的规则给出（http：//www.hgvs.org/mutnomen）

详细检测结果解读

ATP 7B 基因报道与肝豆状核变性相关（王婧，2022；PMID：11405812；PMID：

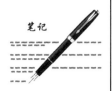

20931554；PMID：21796144；PMID：27022412；PMID：9837819；PMID：10453196；PMID：11243728 等）。报道为常染色体隐性遗传病（AR），理论上必须在两条同源染色体上同时出现致病性变异才有可能致病（纯合或复合杂合变异致病），不论男性或女性。

先证者样本在 *ATP 7B* 基因上检测到存在复合杂合变异，即同时存在 c.2333G>T（p.Arg778Leu）错义杂合变异和 c.208delC（p.Gln70Serfs*4）缺失移码变异。通过检索人类基因突变数据库（HGMD）和人类基因组变异数据库（ClinVar）等人类基因组数据库发现，c.2333G>T 错义杂合变异已有致病性报道，根据 ACMG 指南，该变异可评级为疑似致病性变异，建议临床医生高度注意。c.208delC 缺失移码变异则为数据库未报道过的新发变异。经 Mutationtaster 致病性预测软件预测分析，此缺失导致移码变异，后续氨基酸变异为终止密码子，使翻译提前终止，使蛋白功能缺失的可能性较大。基因错义杂合变异和缺失移码变异共同作用，导致先证者临床表型异常。因此，先证者在基因两个位点发生复合杂合变异极有可能是先证者临床表型异常的致病因素。

受检者仅携带了来源于母亲的移码杂合变异，c.208delC（p.Gln70Ser fs*4）；未携带来源于父亲的错义杂合变异，c.2333 位点为野生型。受检者与先证者基因型不同，与先证者母亲基因型相同，胎儿出现母亲临床表型的可能性较大，与先证者患有相同肝豆状核变性的概率与风险降低。

疾病背景

肝豆状核变性（HLD）又称 WD，是一种遗传性铜代谢障碍所致的疾病，全球发病率为 0.25/10 000~4/10 000，致病基因定位在 13 号染色体上，男、女患病率相当，致病基因 *ATP 7B* 的携带率为 1/90。肝豆状核变性为发病率较高的一类神经系统单基因遗传病，好发于儿童及青少年。该病临床表现多样，多呈渐进式发展。临床上根据铜沉积的部位不同将肝豆状核变性分为肝型、脑型、其他型及混合型。肝型主要表现为肝脏损害。脑型主要表现为神经精神症状，锥体外系症状最常见。其他型以肝脏或脑组织外的其他系统损害为主。混合型是上述各种类型的组合。约 50% 患者以肝脏病变为首发症状，肝脏病变表现为非特异性慢性肝损害，肝细胞出现进行性坏死，有肝硬化症状。约 20% 患者以神经系统症状为首发症状。该病未经治疗通常致残或致死。若早发现、早诊断、早治疗，大部分患者可正常工作、生活，寿命延长。

备注

1. 医学建议　建议临床医生参考本检测报告，综合患者临床表现，完善对应检查，制订治疗方案，进行相应的临床咨询，并以此进一步进行疾病管理、生育风险评级/控制等的系列工作。

2. 实验室声明　高通量测序测序量大。结果的分析依赖于临床提供的病史信息、现有的数据库信息和已发表的文献资料，本检测结果只对本次受检样本负责，仅报告与检测项目疾病表型相关的突变结果，供临床医生参考。如对本次检测结果有疑问，请与实验室联系。由于标本保存有一定期限，请在自报告日期起的 20 天内提出复检申请，逾期不再受理复检。

鉴于疾病致病基因研究进展迅速，本实验室将会关注已检测病例的后续数据分析和结果解读。如进行此分析时某些特定变异的临床意义可能不明确，可在此报告签发 3 个月后通过送检医生申请，进行外显子测序数据重新分析以及定期的更新问询。

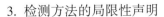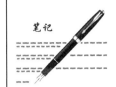

3. 检测方法的局限性声明

（1）采用全外显子组捕获高通量测序技术，仅对基因编码区域进行测序，数据平均覆盖 90-110 x。本方法不能完全覆盖重复区域、富含 GC 区域、假基因区域等。

（2）本方法适用于点突变及小片段插入缺失突变的检测，不适用于基因大片段拷贝数变异、动态突变及复杂重组等特殊类型突变的检测，也不适用于检测基因组结构变异、大片段插入变异及位于基因调节区及内含子区±2 bp 以外的变异。

（3）本结果不排除患者表型可由多基因变异所致。

（4）对于非明确致病性变异，请结合临床，不宜直接将其作为临床决策的依据。

（5）本检测中不会报告所有识别的变异，仅报告已知致病基因中有证据表明能够或可能引起疾病的变异，对于良性或疑似良性变异不会报告。

（注：本报告仅对此次检测标本负责）

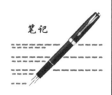

附录9　多重连接探针扩增技术

一、概述

多重连接探针扩增技术（MLPA）是一种针对待检 DNA 序列进行定性和半定量分析的技术，广泛应用于科研与临床检验中。其原理基于 MLPA 探针在靶序列上紧密相连区段的杂交与连接。MLPA 拥有技术上的独特优势。某些基因检测报告在结论部分会注明"建议加测 MLPA 确认检测结果"。

二、适用范围

MLPA 主要用于检测较大片段的基因拷贝数改变，可用于多种单基因遗传病、染色体病、遗传性肿瘤和遗传药理学等临床检测项目。如案例报告提示基因外显子缺失，验证方法首选 MLPA。染色体非整倍体及几乎所有已明确的染色体微缺失、微重复综合征都可以通过 MLPA 技术检测。MLPA 也可以用于已知 SNP 或者单核苷酸突变的分析。MLPA 的优势得益于其探针的设计。以确定待测基因序列为前提，就可以设计出特异探针。

三、技术原理

MLPA 技术流程包括探针和靶序列 DNA 变性后进行杂交，杂交之后进行连接、PCR 扩增，通过毛细管电泳分离产物及收集数据，分析软件对收集的数据进行分析最后得出结论。前四步见下图。

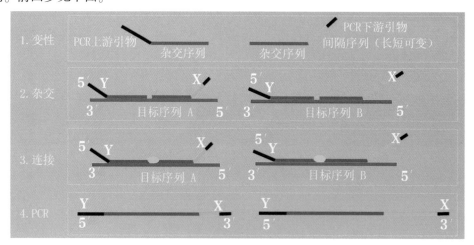

MLPA 原理示意图

（一）变性

红色待测样品目标序列为双螺旋 DNA，DNA 分子需变性，才能进入下一步。同时，准备探针。每套 MLPA 包括两个寡核苷酸片段，即探针，每个探针都包括一段引物序列（一段通用的引物序列，黑色，上游或下游）和一段特异性序列（一段靶核苷酸特异性序列，蓝色）。

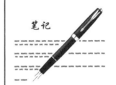

（二）每一对探针与红色待测样品目标序列杂交

经过连接酶连接两部分探针。连接反应高度特异，只有当两个探针与目标序列完全杂交，即目标序列与探针特异性序列完全互补时，才能发生连接反应。如果目标序列与探针序列不完全互补，即使只有一个碱基的差别，就会导致杂交不完全，使连接反应无法进行。

（三）连接反应

连接反应使用连接酶将两段探针连接成一条完整的核酸单链。

（四）PCR 反应

连接反应完成后，再准备一对通用引物扩增连接好的探针，每个探针扩增产物的长度都是唯一的，范围在 130~480 bp。PCR 扩增后收集到相应探针的扩增峰。

（五）数据分析

通过毛细管电泳分离扩增产物，用软件进行分析，得出结论。不同的探针对总长各不相同，这样在后续的毛细管电泳中能根据长度的差别对靶序列进行分离；同时通过电泳结果中不同条带的片段长度与峰值，可以判断出相应靶序列的拷贝数变化。

（六）结论解读

根据扩增峰的改变可判断靶序列是否有拷贝数的异常或点突变存在。如果检测的靶序列发生点突变，那么相应探针的扩增峰便会缺失。如果检测的靶序列发生缺失，那么相应探针的扩增峰便会降低。如果检测的靶序列发生突变的类型是重复，那么相应探针的扩增峰便会增加。女性缺失 Y 染色体上基因的扩增峰，但 X 染色体上基因的扩增峰高度增加至男性的两倍，见下图。

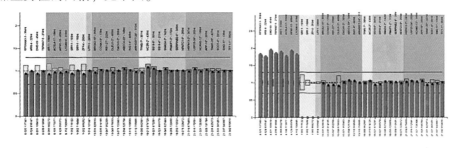

正常男性（左图）和正常女性（右图）性染色体上的基因扩增峰

MLPA 最快 24 小时内可获得实验结果。其基本流程包括探针和目标序列 DNA 的制备、杂交，杂交之后进行连接、PCR 扩增，通过毛细管电泳分离扩增产物并收集其数据，用软件进行数据分析，最后得出结论。只有当连接反应完成，才能进行随后的 PCR 扩增并收集相应探针的扩增峰。MLPA 进行定性和半定量分析时，待检 DNA 序列可以是不同来源的。

四、优势和局限性

1. **优势**　MLPA 的优势在于高效、特异、快速和简便。
（1）高效。可在同一反应管内同时检测多达 50 个核苷酸序列的拷贝数变化。
（2）特异。能区分低至一个核苷酸的序列差异。
（3）快速。最快 24 小时内可获得实验结果。

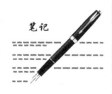

（4）简便。不同的试剂盒操作基本相同，操作流程容易掌握。

MLPA 的优势得益于其探针的设计。以确定待测基因序列为前提，就可以设计出特异探针。MLPA 反应过程中，扩增的是探针。MLPA 针对每一个靶序列设计一对寡核苷酸探针，分别称为左、右探针，只有当相应的左、右探针都正确杂交到相应的靶序列区时，连接反应中左、右探针才能被连接，被连接的探针进而被扩增。在后续 PCR 中探针被扩增需要使用通用引物。同时，MLPA 可用于甲基化分析。MLPA 主要用于 *DMD*、*SMA*、*PWS*、*WBS*、*MECP*2 等多种基因导致疾病的诊断。

2. 局限性　MLPA 的分析结果取决于待测样本与正常对照样本的相对比较，因此精确的分析结果要求待测样本和对照样本基因组的质量以及实验室操作流程尽量一致。ML-PA 的技术原理决定了它主要用于检测较大片段的重复缺失，在用于检测之前，必须先明白检测疾病的遗传特征及所购买试剂盒的检测范围，才能正确地理解检测结果，形成准确描述的检测报告。MLPA 技术局限性如下。

（1）MLPA 用于检测基因的缺失或重复，只能检测已知核苷酸组成的 DNA 序列，不适合检测未知的点突变类型。

（2）须防止样本被污染。需要精确测量 DNA 样品的浓度，DNA 样品的浓度不能太低，因此单个细胞的 DNA 不能直接检测；检测非整倍体中的嵌合体时，嵌合比例不能低于一定值。

（3）不能检测染色体的平衡易位。如可分析 13、18、21、X 和 Y 染色体的相对拷贝数，但不能检测出这 5 对染色体上的结构改变。

由于 MLPA 最终要通过毛细管电泳分辨长度差异来鉴别不同的探针，因此每一个反应最多只能整合 45 对探针，检测通量有限。而且由于不同探针长度不同，PCR 扩增效率也有一定的差异，从而带来一定的检测误差。

了解技术的本质才能明确技术的局限性和适用性。MLPA 具有高度的特异性和稳定性，其检测结果一般不需要进一步验证，但特殊情况或者非常见检测结果的判断仍需要谨慎，如 MLPA 用于产前诊断时，需要考虑胎儿组织中母体细胞污染对结果的可能影响，对男性胎儿的性染色体异常、嵌合体胎儿、携带者胎儿的判断往往需要用不同的技术手段进行验证。部分基因如 *DMD* 基因，每个外显子仅设计有一对探针，此时如果出现某个外显子缺失，建议使用其他方法进行确认。

技术特点对比，相对于 NGS 分析技术，MLPA 成本低廉、操作简单；相对于 FISH 技术，MLPA 可以检测到更小的小片段重复或者缺失。

附录 10　下一代测序技术

相对于传统的 Sanger 测序而言，第二代 DNA 测序技术又称下一代测序技术（NGS）。该技术在临床分子诊断中得到广泛的应用。根据检测目的的不同，NGS 在临床中的应用主要有以下两种策略：①针对已知病因的疾病设计合适的芯片，直接对多个已知的致病基因进行靶向基因组测序；②针对未知病因的疾病对外显子组或全基因组进行测序。

一、NGS 概述

截至 2017 年，发现新的致病基因的技术绝大多数是以第二代测序技术为基础，如全外显子组测序和全基因组测序。以儿童神经系统发育障碍为例，染色体微阵列分析

（CMA）技术可以检测出 CNV，该技术所检测出的 CNV 占整个儿童神经系统发育障碍致病基因诊断数的 9%～13%。临床外显子组测序可以检测出 CNV 和 SNV，将检出率增加到 26%～30%。用全外显子组测序可以将检出率增加到 40%～45%。

NGS 的出现促使临床基因诊断逐渐从单基因时代跨越到多基因时代。随着靶向基因组测序、全外显子组测序及全基因组测序项目在临床中的广泛应用，医务工作者将依据遗传学检测结果对每一位患者进行二次分类并给予精准治疗。

二、NGS 的原理和流程

第二代测序技术原理是把整个基因组打成碎片，同时对这些碎片化的基因进行序列组分的测定，一次性测定出整个基因组序列的碱基组成。NGS 并不是某种单一的技术，而是一个技术群。技术总体往高通量、低成本方向发展。NGS 测序的缺陷是序列长度较短。NGS 能够一次性对多个靶基因进行准确检测，具有所需样本量小、敏感性高、检测成本低、耗时短等优点。该技术在病原微生物的快速鉴定、药物的靶向治疗以及产前筛查等多个领域具有应用优势。

目前高通量测序的主要平台代表有罗氏公司的 454 测序仪、Illumina 公司的 Solexa 基因组分析仪和 ABI 的 SOLiD 测序仪。

在目前高通量测序的科研领域，Illumina 测序占主导地位，今天我们对 Illumina 测序的原理做一个比较详细的介绍。

测序基本分为这几个步骤：制备文库、簇生成、测序和数据分析。

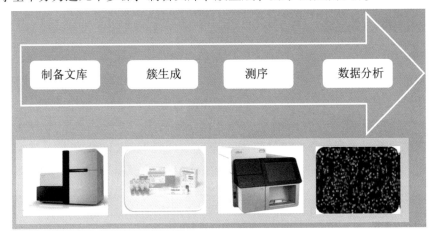

制备文库　　簇生成　　测序　　数据分析

Illumina 的测序原理

在了解测序的基本原理前，我们先来了解一些基本概念。

NGS 涉及词汇的基本概念

流动池（flowcell）是指载玻片大小的半导体芯片，指 Illumina 测序时，测序反应发生的位置。1 个 flowcell 含有 12345678 条通道（lane）。

Lane 是指每一个 flowcell 上都有 8 条泳道，用于测序反应，可以添加试剂、洗脱液等。

每次测序荧光扫描的最小单位称为 tile。

测序结果称为 reads，1 条序列一般称为 1 条 reads。

接头（adapter）就是测序中需要的一段特定的序列，有类似于引物的功能。

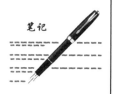

1. 制备文库　文库制备是决定测序实验成功与否的关键步骤。Illumina 测序长度不能太长，所以不能直接拿整个基因组去测序，在测序的时候需要先打断 DNA 分子，DNA 分子断开形成多个长度不一的片段，一般测人源的基因组，我们是将其打断成 300～500 bp 的长度。DNA 片段打断后会出现末端不平整的情况，可用酶补平。完成补平以后，在 3′端使用酶加上一个特异的碱基 A。加上 A 之后就可以利用碱基互补配对的原则，加上 adapter，这个 adapter 可以分成两个部分，一个部分是测序的时候需要用的引物序列，另一部分是建库扩增时需要用的引物序列。

2. 簇生成　接下来进行 PCR 扩增，使得 DNA 样品浓度达到足够上机的要求。

第一步，先把文库 DNA 解成单链加到芯片上。由于文库的接头序列与 DNA 引物的碱基互补，使用氢键完成 AT 或 GC 的配对。

第二步，先往芯片中加入 dNTP 和聚合酶。聚合酶会聚合生成一条与文库模板互补的新链。然后加入水溶性氢氧化钠 [NaOH（aq）]，使 DNA 解链，从而方便冲洗掉没有在第一步成功种在芯片上的模板链，即洗去没有与芯片上的引物完成互补配对的模板链。

第三步，加入中性液，用于稀释中和溶液的碱性。由于存在两种引物和接头，DNA 链自由端的部分就会和旁边的 adapter 进行匹配，形成拱桥。

第四步，往芯片中加入 dNTP 和聚合酶。聚合酶会从第二个引物向第一个引物延伸出一条新链。

第五步，加入 NaOH（aq），使 DNA 解链，从而生成一对种在芯片上的互补单链。

这样不断重复第三步至第五步，使 DNA 链的数量以指数方式增长。如此循环下去，就会得到一个具有完全相同序列的簇（cluster）。

接下来是制备单链，目的是得到可供测序的正向单链。加入 NaOH（aq），使所有桥式 DNA 解链成直线。采用高碘酸希夫反应，将反向链与引物的连接切断。封闭引物 3′端避免发生配对。用碱液清洗中和芯片，从而留下共价键连在芯片上的正向链。

3. 测序　接下来加入中性溶液和测序引物，开始第一次测序。测序的过程相对简单。加入引物，然后加入特殊处理过的 A、T、C、G4 种碱基。

处理过程特殊在两点：一是脱氧核糖 3 号位加入了叠氮基团而不是常规的羟基，这样的目的是保证每次只能够在序列上添加 1 个碱基；二是碱基部分加入了荧光基团，根据碱基类型，可以激发出 4 种不同的颜色，方便后续读取序列。

在测序过程中，每一轮测序，保证只有 1 个碱基加入当前测序链。这时候测序仪会发出激发光，并扫描荧光。因为一个簇中所有的序列是一样的，所以理论上，这时候簇中发出的荧光应该颜色一致。

加入试剂，将脱氧核糖 3 号位的—N₂ 变成—OH，然后切掉部分荧光基团，使其在下一轮反应中不再发出荧光。如此往复，就可以测出序列的内容。序列读取根据的是每个点每轮反应读取的荧光信号序列转换成相应的 DNA 序列。

4. 数据分析　数据分析需要结合临床案例。

5. NGS 的优势　优点包括可以扩展超高通量、需要的起始样本少、简单、快速、自动化等。

6. NGS 的局限性　本例中 NGS 所测的序列在序列读长方面比起第一代测序技术短很多，所引入 PCR 过程会在一定程度上增加测序的错误率，并且具有系统偏向性。测序仪器昂贵。

附录 11 甲基丙二酸血症

以甲基丙二酸血症（methylmalonic academia，MMA）为例，介绍常染色体隐性遗传病的遗传咨询。

一、病例

患者，女，31 岁，4 年前结婚，既往妊娠 4 次，4 年前足月顺产 1 男，该婴儿 4 个月时因甲基丙二酸血症夭折。患者有 2 次早孕因个人因素行人工流产。患者 2 年前孕 6+月因产前诊断胎儿患有甲基丙二酸血症行引产术。询问其家族史，绘制系谱图，可以看出家系中除了先证者及引产胎儿外未发现其他患者。

二、基因检测及其咨询

这个家系的基因检测显示，先证者男性患儿有 MMACHC 基因复合杂合变异。基因变异来源于父母，母亲携带 MMACHC 基因 c.80A>G（p.Q27R）点突变，父亲携带 MMACHC 基因 c.658-660delAAG 缺失变异。引产胎儿基因检测同先证者。

临床门诊上夫妻双方提出这样的疑问："祖祖辈辈都没有问题，我们也很健康，怎么会生出不好的孩子？兄弟姐妹都很好，他们的孩子也很好，为什么我们的孩子会出问题？我们怎么样能避免再生育这样的孩子？"

MMA 是一种常染色体隐性遗传病，主要是由于甲基丙二酰辅酶 A 变位酶或其辅酶钴胺素代谢缺陷，导致甲基丙二酸等代谢物异常蓄积引起。

MMA 的发生机制如下。异亮氨酸、缬氨酸、甲硫氨酸、苏氨酸等支链氨基酸和奇数链脂肪酸，以及胆固醇分解代谢途径中，分解出甲基丙二酰辅酶 A 等代谢产物。正常情况下，甲基丙二酰辅酶 A 在甲基丙二酰辅酶 A 变位酶及腺苷钴胺素的作用下转化成琥珀酰辅酶 A，参与三羧酸循环。由于基因突变导致甲基丙二酰辅酶 A 变位酶或甲基钴胺素活性下降从而导致甲基丙二酰辅酶 A 代谢受阻，其旁路代谢产物甲基丙二酸、3-羟基丙酸、甲基枸橼酸等代谢物异常蓄积，引起脑、肝、肾、骨髓及心脏等多脏器损伤。

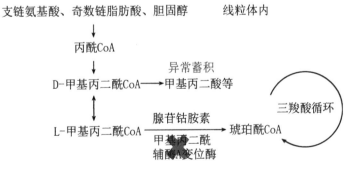

MMA 的发病机制

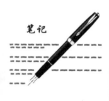
MMA 的类型及相对应的致病基因

生化表型	互补组	基因	OMIM
MMA（AdoCbI缺乏症）	/	MMUT	609058
	/	MCEE	251120
	cbIA	MMAA	607481
	cbIB	MMAB	607568
	cbID methyl malonic aciduria	MMADHC	611935
MMA 合并同型半胱氨酸血症（AdoCbI和MoCbI缺乏症）	cbIC cbIX	MMACHC PRDXI HCFCI(cbIX) THAPII ZNF143	611935 176763 300019 609119 603433
	cbID-ocmbined	MMADHC	611935
	cbIF	LMBRDI	612625
	cbIJ	ABCD4	603214
同型半胱氨酸血症（MoCbI缺乏症）	cbID-homocystinuria	MMADHC	611935
	cbIE	MTRR	602568
	cbIG	MTR	250940

  MMA 在欧美发病率为 1/50 000~1/30 000，发病率存在一定的地域性差异。根据 2018 年的文献报道，我国 MMA 发病率明显高于平均水平，河南省的发病率达到了 1/6000。

三、临床表现

  MMA 一般起病早，多在出生后一周内发病。患儿会出现意识减退、呼吸窘迫、反复呕吐、肌张力降低、嗜睡、低体温等症状。生化检验异常主要包括酮体升高、高血氨、低血糖及血常规的改变。新生儿、婴幼儿病死率高。

四、遗传模式

  MMA 为常染色体隐性遗传。常染色体隐性遗传病发病特点是患者是致病基因的纯合体，其父母不一定发病，但都是致病基因的携带者。两个携带相同隐性致病基因的人婚配，子代 1/4 患病，1/4 完全正常，1/2 与亲代一样携带有致病基因但不发病。此病与性别无关，男女发病机会均等。系谱中看不到连续传递，患者的分布往往是散发的，甚至整个系谱中只有先证者一个患者。从这些特点就很容易解释夫妻双方的前两个疑惑了。

五、治疗

  MMA 的治疗是患儿家属最关心的问题。目前 MMA 的治疗主要有 4 种：饮食控制、药物治疗、手术治疗和基因治疗。但是以上措施均不尽如人意，现状是对症治疗效果有限，基因治疗尚处于动物实验阶段。因此，预防 MMA 的再发生是临床中的首要任务，这也是夫妻双方提出的第三个问题。

六、预防

《黄帝内经》有言，"上医医未病之病，中医医欲病之病，下医医已病之病"。对应于现代医学的就是疾病的三级预防。一级预防是病因预防，是在疾病尚未发生时针对致病因素、高危因素进行筛查和纠正，是预防疾病和消灭疾病的根本措施。二级预防是"三早"预防，即早发现、早诊断、早治疗，就是孕期进行产前诊断以避免异常患儿的出生。三级预防是对新生儿进行早期筛查、早期诊断和及时治疗。MMA 现尚无有效的治疗措施，所以避免 MMA 患儿的出生仍然选择一、二级预防。

（一）MMA 的一级预防

MMA 的预防指的是婚前、孕前筛查。正常人群 MMA 致病基因变异携带率约为 1/90，即每 90 个人中就有一个人携带 MMA 的致病基因，因此对于 MMA 的筛查是很有必要的。另外，生育过 MMA 患儿的父母或有家族史的个体应该在再生育前进行遗传咨询，避免再生出 MMA 患儿。

胚胎植入前遗传学检测（PGT）运用于试管婴儿治疗中，通过在胚胎植入前对胚胎进行检测，筛选无特定基因异常、染色体结构和数目正常的胚胎进行移植。主要步骤为：首先通过超排方式获得卵子，超声引导获得女性的成熟卵子，同时通过体外射精的方式获得男性的精液；接下来使用卵胞质内单精子注射技术让精子和卵子在实验室内受精结合形成胚胎；进行胚胎活检，对获取的胚胎遗传物质进行分析，了解是否存在遗传性疾病；最后将没有遗传性疾病的胚胎移植到母体内进行受孕。

（二）MMA 的二级预防

MMA 的二级预防就是指产前诊断，根据人类生殖时间图，产前诊断包括孕早期的绒毛活检、孕中期的羊水穿刺检测和孕晚期的脐血穿刺检测。

胚胎植入前遗传学检测将胚胎致病基因的检测端口前移，即在胚胎囊胚期进行检测，有效地减少了因产前诊断异常而使女性遭受人工流产或引产的痛苦。

附录 12　常染色体隐性遗传病的
遗传咨询：以白化病为例

一、案例引入

小赵和小钱，从恋爱到结婚，融洽幸福，直到生出一个白化病患儿。夫妻俩看起来都正常，也没有听说过家里人有患白化病的，为什么会生出患白化病的孩子呢？这个疑问导致小两口家庭矛盾重重，婚姻濒临破裂。家里有人偷偷问医生，如果他们俩离婚了，找一个健康的新配偶结婚，还会生出这样一个白化病患儿吗？

二、遗传机制

白化病是一组因色素合成相关基因变异导致黑色素缺乏的疾病。不伴有其他器官和系统的异常，仅表现为眼、皮肤和毛发色素缺乏的白化病，被归类为眼皮肤白化病。该

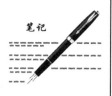

类病的基因已明确 8 种，除 1 种外均属于常染色体隐性遗传方式，其中定位在 15 号染色体上的 *SLC 26A 5* 基因是眼皮肤白化病 6 型的致病基因，由北京儿童医院李巍等合作发现。值得一提的是，白化病致病基因和突变类型存在突变热点，眼皮肤白化病 4 型的 *SLC 45A 2* 致病基因是存在于中国人群中的热点，因此临床结合此类特点，已经针对性优化基因诊断流程，进一步提高诊断效率。

人非综合征型白化病致病基因列表

白化病类型		疾病英文简写	致病基因英文简写	染色体定位	遗传方式	OMIM编号	基因产物及其功能
眼皮肤白化病	1 型	OCA-1	*TYR*	11q14. 3	AR	606933	酪氨酸酶：合成黑色素
	2 型	OCA-2	*OCA2*	15q12—q13. 1	AR	611409	黑色素体膜蛋白：参与合成黑色素
	3 型	OCA-3	*TYRP 1*	9p23	AR	115501	酪氨酸酶相关蛋白-1：参与稳定黑色素合成酶
	4 型	OCA-4	*SLC 45A 2*	5q13. 2	AR	606202	黑色素体膜蛋白：参与合成黑色素
	6 型	OCA-6	*SLC 24A 5*	15q21. 1	AR	609802	钠/钙离子交换蛋白：参与黑色素小体成熟
	7 型	OCA-7	*LRMDA/C10ORF 11*	10q22. 2—q22. 3	AR	614537	富亮氨酸黑色素细胞分化相关蛋白：参与黑色素细胞分化
单纯眼白化病	1 型	OA-1	*OA 1/GPR 143*	Xp22. 2	XR	300809	黑色素体 GPCR 膜蛋白：参与合成黑色素

眼皮肤白化病主要临床表现为眼、皮肤和毛发黑色素缺乏。患者通常全身皮肤、毛发、眼睛缺乏黑色素，全身终身白化，虹膜和视网膜色素减退，甚至没有，因血管的存在，虹膜和瞳孔呈现出淡红色；对紫外线极为敏感，畏光、怕光，常伴有眼球震颤、视力低下等眼部症状；患者皮肤容易被晒伤，甚至诱发皮肤癌。在生活当中，这类患者应避免阳光直接照射，避免长时间处于阳光下，要减少外出，外出时佩戴遮阳帽、穿长袖长裤、戴墨镜等有防紫外线效果的眼镜以预防伤害。

这种疾病是怎么发生的呢？白化病是黑色素细胞中的黑色素小体无法正常合成黑色素导致的。酪氨酸是人体必需的氨基酸之一。酪氨酸在分解代谢过程中合成黑色素，合成过程需要酪氨酸酶。酪氨酸酶基因突变使得酪氨酸酶无法正常催化代谢，导致白化病。酪氨酸酶基因定位于 11 号染色体长臂的 1 区 4 带的 3 亚带，含有 5 个外显子，转录产物含 2384 个碱基对，编码 529 个氨基酸残基。酪氨酸酶相对分子量为 6 万。

三、遗传规律

眼皮肤白化病是典型的常染色体隐性遗传病。父母双方是携带者（Aa）时，有 1/4 的概率生出白化病患儿。

四、风险评估

携带者与健康的新配偶结婚，在新配偶没有白化病家族史的前提下，小赵或小钱再婚，有没有生出白化病患儿的风险？如果有的话，风险多大呢？

根据哈迪-温伯格定律，满足一定条件的种群中，等位基因只有一对（Aa）时，设致病基因隐性，用 a 代表，a 的出现频率设为 q，野生型基因用 A 代表，设出现频率为 p，则 aa、AA、Aa 的基因型频率分别为 q^2、p^2、2 pq。患病率指的是一定时间内一定人群中某种病症新发生病例出现的概率。根据流行病学调查资料，该地区白化病患病率约为 1/40 000，即患者基因型 aa 出现的概率为 1/40 000，即患者 q^2 = 1/40 000。致病基因频率 q 等于 1/40 000 开平方根，即 1/200。基因频率 p+q = 1 的前提下，p 等于 199/200，再婚的新配偶表型正常。

根据常染色体隐性遗传病常见的婚配类型，健康新配偶又分为表型和基因型两者都正常以及仅表型正常两种情况。新配偶表型和基因型都正常时，不会有白化病患儿出生。

如果新配偶仅表型正常，基因型为携带者，那么不论小钱和小赵哪个人再婚，再婚家庭都有相同的白化病患儿出生概率，即 1/4。一起推算一下，小钱和小赵确定为携带者，所以再婚家庭中，不论是小钱还是小赵致病基因携带率必定是 1，新配偶携带率等于人群当中携带者的频率，即 1%。刚才提到 2 个携带者婚配，子代再发风险是 1/4，因此，该家庭成员再婚后，新家庭子女的白化病再发风险是 1/400。

从优生优育角度，无论该家庭成员是否再婚，计划生育前建议进行孕前遗传咨询，必要时进行分子遗传学检测以确诊；妊娠后，选择合适的产前诊断，进行有效的预防。

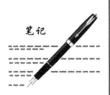

工作领域 5　筛诊常见染色体病

任务 1　产前筛查 21-三体综合征

【任务导入】

张某，36 岁，G1P0，孕 15 周，现咨询 21-三体综合征的产前筛查相关内容，请你为其提供优生宣传教育。

【任务目标】

知识目标：掌握 21-三体综合征的类型及其典型症状和核型；熟悉 21-三体综合征的遗传机制和产前筛查流程；熟悉 21-三体综合征的干预措施；掌握 21-三体综合征筛查科普教育方案的制订原则和方法；了解 21-三体综合征产前筛查策略及进展。

技能目标：能够进行 21-三体综合征产前筛查的科普教育并对其宣教效果进行评定；能指导 21-三体综合征产前筛查科普教育方案的制订；能介绍 21-三体综合征的病因；能结合产前筛查知情同意书，向产妇及其家属解释 21-三体综合征产前筛查的目的、意义、条件、方式、灵敏度和费用等情况。能正确贮存和运输血液样本；能介绍 21-三体综合征的筛查项目。

职业素养目标：培养有关 21-三体综合征防控的宣教能力，培养有效沟通能力以提高高风险家系和高龄产妇产前筛查的积极性。

【任务分析】

21-三体综合征，又称唐氏综合征（Down syndrome，DS）或先天愚型，是儿科中最常见的染色体病，属于严重的出生缺陷，由人体细胞第 21 号染色体多 1 条所致。产前筛查和产前诊断是减少出生缺陷性疾病发生的重要关口。我国自 2002 年起开始规范开展产前诊断工作，以血清学产前筛查为一线筛查方案，取得了较好的出生缺陷防控效果。2011 年后，孕妇外周血胎儿游离 DNA 无创产前检测技术（NIPT）开始进入产前筛查领域。学习产前筛查技术原理及特点有助于选择适宜的产前筛查方式，更好地落实出生缺陷风险防控工作。医院等筛查机构面向群众开展 DS 产前筛查宣传教育，宣教形式包括但不限于宣传画、手册、传统媒体和新媒体等。

一、DS 的发病率

据统计，新生儿中 DS 的发病率为 1/800~1/600，我国目前大约有 60 万以上的 DS 患儿，全国每年出生的 DS 患儿高达 27 000 例。DS 发病率随母亲生育年龄增高而增高，当母亲年龄大于 35 岁时，发病率明显增高。DS 由生殖细胞减数分裂时第 21 号染色体不分

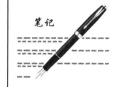

离所致，高龄母亲的卵子老化是发生染色体不分离的重要原因。父亲的高龄会增加后代发生其他遗传病的风险。因此，提倡适龄生育，避免高龄妊娠。

二、DS 的临床特征

主要临床表现为生长发育迟缓、不同程度的智力低下以及头面部特征在内的一系列异常体征。因智力障碍不可逆，DS 患者存在生活不能自理、长期需要人照顾等生存障碍，常被称为"唐氏儿""唐宝宝"。

三、DS 核型的类型

根据患者核型组成的不同，可将 DS 分为三种核型。

（一）21-三体型

21-三体型，也称游离型，具有 3 条独立存在的 21 号染色体，约占患者的 92.5%。核型为 47，XX（XY），+21。

（二）易位型

此类型占全部患者的 3%～4%。如：非同源罗伯逊易位核型可见 46，XX（XY），-14，+rob（14；21）（q10；q10）；同源罗伯逊易位核型可见 46，XX（XY），-21，+rob（21；21）（q10；q10）。

染色体数目为 46，其中包含一条罗伯逊易位染色体，属于假二倍体，分为非同源罗伯逊易位和同源罗伯逊易位。决定本病的关键区带在 21 号染色体长臂上，非同源罗伯逊易位通常由 1 条 D 组或 G 组染色体与 1 条 21 号染色体的长臂通过着丝粒融合而成。同源罗伯逊易位型较少见，其大部分为 21 号染色体长臂复制形成的等臂染色体，记作 46，XX，i（21）（q）。

（三）嵌合型

此类型少见，约占 2.5%。个体有两种核型的细胞系，46，XX（XY）/47，XX（XY），+21。嵌合体产生的原因主要是受精卵在胚胎发育早期的卵裂过程中，第 21 号染色体发生不分离。染色体不分离发生的时期越晚，21-三体细胞越少，患者病情越轻。嵌合体详见附录 8 "染色体数目畸变和嵌合体"。

四、遗传机制

（一）21-三体型

患者多出的 21 号染色体多起源于减数分裂时 21 号染色体不分离，95% 的病例来源于母亲，其中又有 80% 是减数分裂 I 时的不分离造成的。这种不分离情况的发生率随着母亲年龄的增大而显著增高。极少数是由亲代遗传的：21-三体型患者或某些表型正常的 21-三体嵌合体个体，在配子形成过程中会因 21 号染色体发生次级不分离而产生含有 2 个 21 号染色体的配子，这样的配子受精而形成遗传性的 21-三体型患者。21-三体型的发生机制见附录 8。

（二）易位型

易位型产生的原因较复杂，与母亲生育年龄关系不大。据统计，在由 D 组染色体与

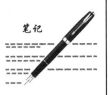

遗传与优生

21 号染色体组成的罗伯逊易位 DS 患者中 75% 属于新发，其余少数为家族性遗传；由 G 组染色体与 21 号染色体组成的罗伯逊易位患者中，几乎都是新发的，由遗传而来的仅占 4% 左右。

如果为罗伯逊易位携带者的亲代传递，则表现为明显的家族倾向，不但罗伯逊易位携带者再次生育有复发风险，其兄弟姐妹也有可能是携带者，他们的子女也具有较高的发病风险。易位携带者核型常见的为 45，XX，-14，-21，+rob（14；21）（q10，q10），这种携带者可产生 6 种类型的配子，除受精后不能正常发育而流产的胚胎外，易位携带者后代中可以有正常个体、易位型 DS 患者和平衡易位携带者 3 种类型。

（三）嵌合型

嵌合型产生的原因主要是胚胎发育早期卵裂过程中，21 号染色体发生了不分离，形成 46，XX（XY）/47，XX（XY），+21 两种核型的细胞系。这种情况染色体不分离发生的时期越晚，21-三体细胞比例越低，患者病情越轻。

五、DS 产前筛查类型和工作程序

产前筛查是通过使用创伤性较小的方法对孕早期、孕中期孕妇进行检查，从而发现特定遗传病的高风险胎儿的检测，目的是在胎儿出生前检出其是否携带特定致病基因，尤其是缺乏有效治疗方案的重要遗传病的致病基因，通过检测发现高风险胎儿。通过筛查得到的高风险病例，必须再通过其他诊断性检查做最终的诊断，从而最大限度减少患儿的出生。产前筛查的特点是开展简便、经济成本低、创伤性小。

我国的产前筛查技术体系已经建成，且较为规范。近几年，产前筛查的灵敏度和准确度更是有了大幅度提高。产前筛查的主要对象是胎儿染色体非整倍体的改变。以 DS 为代表的非整倍体染色体异常是产前筛查的重点。目前展开风险评估、进行产前筛查的主要病种还包括 18-三体综合征、13-三体综合征、开放性神经管畸形和结构畸形等（详见附录 9 "产前筛查开放性神经管畸形等结构畸形"）。筛查后对高危人群进行后续诊断性检查及治疗，达到早期诊断和治疗的目的。

根据检查对象的不同，产前筛查的类别分为血清学产前筛查、产前超声筛查和无创产前 DNA 检测。

产前筛查的对象是妊娠早期、妊娠中期的胎儿，检查结果仅提供一定的风险范围，因而对高风险病例，需要进一步行诊断性检查，减少患儿出生的可能性。

（一）妊娠早期联合筛查

妊娠早期联合筛查包括超声测定胎儿颈部透明层（nuchal translucency，NT）厚度和孕妇血清学检查两类。

核型异常的胎儿往往存在解剖学改变和畸形，所以可通过超声检查发现异常，但染色体异常相关的超声指标异常仅提示染色体非整倍体异常的风险增高，可以是正常胎儿的变异，也可以是一过性的，至妊娠晚期或出生后可缓解或消失，不一定发生后遗症。因此，超声检查发现的遗传学标志物又称为软指标，包括妊娠早期的 NT 增厚、妊娠中期的颈部皮肤皱褶增厚、肠管回声增强、肾盂扩张、长骨短缩、心室内强光点等。另外，超声发现结构畸形的胎儿也可提示染色体异常的风险增高，但何种风险取决于具体的畸形和发现的时机。超声软指标异常时应注意是否存在其他结构畸形，并根据特定软指标的风险度决定是否需要进一步产前诊断。血清学检测指标包括妊娠相关血浆蛋白-A

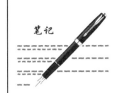

（PAPP-A）和游离 β-人绒毛膜促性腺激素（β-hCG）。

联合应用血清学和 NT 检测，DS 的检出率为 85%～90%，假阳性率为 5%。但 NT 检测需要经过专门的技术培训，并建立良好的质量控制体系。

孕早期筛查的 NT 检测是目前染色体异常产前超声筛查中唯一一个得到广泛认可的筛查。孕 11～13⁺⁶ 周，胎儿正中矢状面可见胎儿颈后呈现一处透明区域，厚度为 0～3 mm。染色体异常胎儿 NT 值大于 3 mm。

> **临床链接：胎儿 NT 超声筛查的技术规范**
>
> 英国胎儿基金会（FMF）提出的 NT 测量规范如下。
>
> 取胎儿正矢状切面，即头臀长切面；胎儿处于自然姿势状态，面部朝向探头；胎儿头臀径长度为 45～84 mm 时进行测量；需要高分辨率超声，一定要放大图像，使影像只显示胎儿头部及上胸，游标尺的轻微移动只会带来 0.1 mm 的改变；探头声束方向与颈背部皮肤垂直，仔细辨别羊膜层回声；注意颈部有无脐带环绕；测量从皮肤的内缘到筋膜层外缘的最宽距离，测量 3 次，取最大值。

NT 的变化与孕周密切相关，对测量 NT 的孕周已做出严格的规定，限制在妊娠 11～14 周，胎儿头臀径长度为 45～84 mm 时进行，参考正常值范围为 NT<3 mm。妊娠 14 周后发育完善的淋巴系统迅速将积聚在颈部的淋巴液引流至颈内静脉，因而颈部透明层也随之迅速消失。

（二）妊娠中期筛查

妊娠中期的筛查包括血清学标志物三联筛查法和四联筛查法。血清学标志物三联筛查法指甲胎蛋白（AFP）、人绒毛膜促性腺激素（hCG）或游离 β-hCG、游离雌三醇（uE$_3$）三联筛查，或增加抑制素 A 形成四联筛查，结合孕妇的年龄、孕周、体重等综合计算发病风险。检查孕龄一般设定为 15～20 周，DS 的检出率为 60%～75%。该方法还可作为 18-三体综合征和神经管缺陷的筛查方式。

（1）血清学产前筛查适应证为除禁忌证外的所有孕妇，如小于 35 岁的孕妇等都应进行产前筛查。

（2）血清学产前筛查禁忌证包括：分娩时大于 35 岁的孕妇；曾生育过染色体病患儿的孕妇；产前检查怀疑胎儿患染色体病的孕妇；夫妇一方为染色体病携带者；孕妇可能为某种 X 连锁遗传病基因携带者；其他情况，如曾有不良孕产史或者特殊致畸因素接触史的孕妇。

推荐以上不适合产前筛查的孕妇进行遗传咨询，选择适合本人情况的产前诊断检测项目。

（三）产前筛查工作程序

应由经过专门培训并已经取得产前筛查资质的医疗保健机构和医务人员承担。以妊娠中期产前筛查为例，在确定筛查对象后，孕妇签署知情同意书；筛查机构收集知情同意后所筛查的孕妇病史，确定孕周，采集外周血，测定血清学指标，确定风险值，提供筛查报告；向高风险人群提供遗传咨询，对其中同意介入性产前诊断者进行产前诊断；随访妊娠结局。

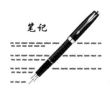

六、知情同意注意事项

（1）产前筛查应按照知情选择、孕妇自愿的原则，医务人员应事先告知孕妇及其家属产前筛查的性质。

（2）提供产前筛查服务的医疗保健机构应在知情同意书中标明本单位所采用的产前筛查技术能够达到的检出率，以及产前筛查技术具有出现假阴性的可能性。

七、DS产前筛查样本采集和运输

（1）按照常规无菌操作，用静脉穿刺术采集孕妇静脉血2~3 ml，收集于干燥的真空采血管中。

（2）采集样本时，应在采血管上贴上医院样本的唯一条码，并标明受检者姓名、年龄、检测项目等信息，确保与产前筛查申请单一致。如果无法贴上医院条码，则须确认采血管上的受检者信息清楚，且与产前筛查申请单上的信息一致。

（3）样本接收。检查样本量、样本类型是否符合检测要求，并核查随样本寄送的检测申请单信息是否完整，并核对其与电子版本的一致性。

（4）将含有血液标本的采血管静置于室温（18℃~28℃）下0.5~2小时，待其凝集后迅速离心分离得到血清，若室温低于18℃，则可将含有血液的采血管静置于37℃恒温水浴箱内0.5小时使其凝集。

（5）血清标本运输过程中应保持4℃~8℃冷藏条件。

（6）血清标本在4℃~8℃温度下保存，不应超过7天；在-20℃以下保存不应超过3个月，长期保存应在-70℃温度下，保存过程中应避免反复冻融。

八、实验室检测

（一）标本的接收

标本采用唯一编号，实验开始前应再次核对标本编号与患者姓名，检查产前筛查申请单的相关信息和知情同意书。

（二）实验室规范

产前筛查实验室应符合WS/T250的要求，应用定量检测系统，而非半定量或定性检测系统。应选择获得国家食品药品监督管理局批准上市使用的产前筛查设备、试剂盒和风险计算软件。AFP检测WS/T247执行。

（三）产前筛查结果的临床价值

1. NT超声筛查　妊娠第11~13^{+6}周进行超声检测时，胎儿正中矢状切面下可见胎儿颈后透明区域，此为NT，是少部分淋巴液聚集在颈部淋巴囊或淋巴管内所致。NT值和核型有重要关系，NT值参考范围小于3 mm。临床数据显示，NT增厚不仅与DS风险增加相关，还提示胎儿畸形甚至死亡的高风险。如NT越厚，胎儿心脏畸形的发生率越高。

2. 血清学产前筛查

常用血清学产前筛查标志物

标志物名称	甲胎蛋白	人绒毛膜促性腺激素	游离雌三醇	妊娠相关血浆蛋白-A	抑制素 A
标志物简写	AFP	hCG	uE_3	PAPP-A	inhibin-A

妊娠早期血清学产前筛查在妊娠 $8\sim13^{+6}$ 周进行，受 NT 检测孕周的限制，建议孕妇在 11~13 周进行。DS 的妊娠早期筛查主要应用三联筛查。三项筛查项目包括 NT、hCG 和 PAPP-A 检测，此外还需要结合孕妇的年龄。

DS 的妊娠中期血清学筛查在 $15\sim20^{+6}$ 周进行。通过妊娠中期母体血清 AFP、hCG、游离 β-hCG、uE_3、抑制素 A 检测，结合孕妇的年龄、体重、孕周、病史等进行综合风险评估。

我国 2010 年颁布实施的胎儿常见染色体异常与开放性神经管缺陷的产前筛查与诊断技术标准指出，妊娠中期 DS 筛查结果可采用 1/270 为阳性切割值。

临床链接：风险切割值

在某一产前筛查体系中，认为设定的高危和低危风险的临界值即为风险切割值（cutoff value）。对于一个筛查系统，检出率和假阳性率是相互关联、连续变化的，风险切割值设定在较低风险水平时，检出率将提高，假阳性率也将上升；而当风险切割值设定在较高风险水平时，检出率将下降，假阳性率也将下降。因此，设定风险切割值需要在检出率和假阳性率之间找到一个合适的平衡点，使假阳性率在可接受的范围内，同时实现较高的检出率。

（1）PAPP-A。PAPP-A 是 DS 血清学筛查标志物之一。PAPP-A 由胎盘合体滋养细胞分泌，非妊娠期妇女子宫内膜、卵泡液、黄体也有少量分泌。PAPP-A 是胰岛素样生长因子结合蛋白 4（IGFBP4）的蛋白酶，参与协调细胞滋养层的增生分化，影响母体免疫系统，保护胎儿免遭排斥，对早期配子发育、受精卵着床、维持胎儿的生长发育起到重要的作用。妊娠期间，PAPP-A 由蜕膜大量产生并释放到母血循环中。胎血中检测不到 PAPP-A，因为其分子量大，不能通过胎盘屏障进入胎儿血液循环。

妊娠 7 周时，PAPP-A 血清含量开始上升，足月时达到高峰。母亲血清 PAPP-A 检测在妊娠早期（孕 $8\sim13^{+6}$ 周）产前筛查中占据重要地位。胎儿患 DS 时，母亲血清 PAPP-A 在妊娠早期表现为降低。

（2）hCG/游离 β-hCG。hCG 是由胎盘合体滋养层细胞分泌的激素，由 α 和 β 两个亚基组成的二聚体糖蛋白。β-hCG 因其特殊的氨基酸序列，有不同于其他激素的免疫学特征，被检测时可避免交叉反应，更好地反映胎盘功能和胎儿情况。孕妇血清游离 β-hCG 一般为总 hCG 的 1%。

总 hCG 和游离 β-hCG 检测均可用于产前筛查，游离 β-hCG 特异度更高，是目前最常用的妊娠中期产前筛查指标。胎儿患 DS 时，母亲血清游离 β-hCG 在妊娠早中期均表现出升高。

（3）AFP。AFP 是一种胎儿来源的糖蛋白，妊娠早期由卵黄囊产生，妊娠晚期主要由胎儿肝脏大量产生。胎儿血清 AFP 通过血循环到达母体外周血中，存在于正常孕妇的血清中。胎儿患 DS 时，母体血清 AFP 在妊娠中期表现为降低。胎儿患开放性神经管畸

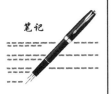

形时, 神经管开放, AFP 直接进入羊水, 母体血清 AFP 在妊娠中期表现为升高。胰岛素依赖性糖尿病患者血清 AFP 值偏低, 孕妇体重高者血清 AFP 值亦偏低; 吸烟和肝功能异常的孕妇 AFP 值偏高。

（4）uE_3。uE_3 是由胎儿肾上腺皮质和肝脏提供前体物质, 最后由胎盘合成的一种类固醇激素, 以游离形式从胎盘分泌, 进入母体血液循环, 从妊娠 7~9 周起, 母体血清 uE_3 水平随着孕周的增加而上升。胎儿患 DS 时, 母体血清 uE_3 在妊娠中期表现为降低。

（5）抑制素。抑制素 A （inhibin-A）是一种异二聚体的糖蛋白。胎儿患 DS 时, 母体血清 inhibin-A 在妊娠中期表现为升高。将 inhibin-A 筛查联合游离 β-hCG、AFP 和 uE_3 筛查组成四联筛查, 可提高 DS 筛查的检出率。

（6）NIPT 为一种无创产前筛查技术, 又称无创产前 DNA 检测, 或无创胎儿染色体非整倍体检测。NIPT 的原理是妊娠 12 周左右, 母体血浆可含有一定量的游离胎儿 DNA。通过对孕妇外周血游离 DNA 进行分析, 对常见胎儿染色体异常有较高的检测效能, NIPT 对 DS 的敏感度较高, 接近 100%。该技术安全性较高, 可避免胎儿宫内感染及流产, 减轻孕妇心理负担。

妊娠 12 周后即可进行 NIPT, 一般采集孕妇外周血, 母体血浆中的胎儿游离 DNA 被同时采集。利用测序技术, 检测采集到的血中游离胎儿 DNA 片段, 将游离胎儿 DNA 片段的测序结果进行数据化处理, 统计数据, 计算结果, 对比分析其中生物信息。

NIPT 结果分低危和高危两类。高危结果意味着胎儿有可能罹患染色体疾病, 这里的染色体疾病特指 21-三体综合征, 18-三体综合征和 13-三体综合征。一般建议高危孕妇进行产前诊断, 进一步确诊。当 NIPT 检测结果为低危时, 应明确 NIPT 低风险不等于零风险。

现阶段, NIPT 常用领域是三大染色体遗传病的风险度评估, 即排查目标是畸变率最高的 3 对染色体: 21、18、13 号染色体。这 3 对染色体数量异常涉及 21-三体综合征、18-三体综合征和 13-三体综合征, 分别对应着唐氏综合征、爱德华综合征、帕托综合征, 它们也是新生儿最常见的三类染色体三体综合征。这些三体综合征发病率高, 且不可治愈, 给家庭和社会造成巨大的精神、心理和经济负担。

3. NIPT 慎用条件

（1）妊娠早、中期产前筛查高风险。

（2）预产期年龄≥35 岁。

（3）重度肥胖（体重指数>40）。

（4）通过体外受精-胚胎移植方式受孕。

（5）有染色体异常胎儿分娩史, 不包括夫妇染色体异常的情况。

（6）双胎及多胎妊娠。

（7）医生认为可能影响结果准确性的其他情形。

4. NIPT 的不适用条件

（1）孕周<12 周。

（2）夫妇一方有明确染色体异常。

（3）1 年内接受过异体输血、移植手术、异体细胞治疗等。

（4）胎儿超声检查提示有结构异常, 须进行产前诊断。

（5）有基因遗传病家族史或提示胎儿具有罹患基因病的高风险。

（6）孕期合并恶性肿瘤。

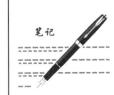

（7）医生认为有明显影响结果准确性的其他情形。

相比胎儿染色体核型分析而言，NIPT 有开展简便、经济成本低、创伤性小等产前筛查技术的共同优点，可减少患儿出生的可能性，提高国民身体素质。NIPT 是预防遗传病最重要的手段之一。对特定疾病检查后，方便针对高危人群进行后续的诊断性检查及治疗，更好地达到早期诊断和治疗的目的。

九、筛查高风险时的措施

（1）对于筛查结果为高风险的孕妇，应由产前咨询或遗传咨询人员解释筛查结果，并向其介绍进一步确诊的方法，建议行产前诊断，由孕妇知情选择。

（2）对筛查出的高风险病例，在未进行产前诊断之前，不建议为孕妇做终止妊娠的处理。

（3）产前筛查机构负责产前筛查高风险病例的转诊，产前诊断机构一般在妊娠 22 周内进行筛查高风险病例的后续诊断。

十、追踪随访

（1）强调对所有筛查对象进行随访。随访时限为产后 1~6 个月。

（2）随访内容包括：妊娠结局，孕期是否顺利，胎儿或新生儿是否正常。

（3）对筛查高风险的孕妇，应随访产前诊断结果和妊娠结局。对流产或终止妊娠者，应尽量争取获取组织标本行遗传学诊断，并了解引产胎儿的发育情况。

（4）应向低风险的孕妇说明筛查结果提示 DS 患儿出生的可能性较小，但是并不能完全排除 DS 患儿出生的可能。

（5）随访信息登记。产前筛查机构应如实登记随访结果，进行统计分析，评估筛查效果，定期上报省级产前诊断中心。

【任务实施】

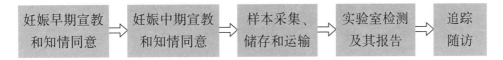

妊娠早期宣教和知情同意 → 妊娠中期宣教和知情同意 → 样本采集、储存和运输 → 实验室检测及其报告 → 追踪随访

【实施流程】

流程	内容
妊娠早期宣教和知情同意	1. 孕妇建档，进行常规围产保健，医生结合"产前超声筛查知情同意书"（见附录1）对妊娠早期（11~13^{+6} 周）孕妇进行超声筛查宣教，通过 NT 测量，评估非二倍体风险
	2. 以知情同意为前提，孕妇签署"产前超声筛查知情同意书"，医生填写"产前超声筛查申请单"（见附录2）
	3. 筛查结果显示 NT 增厚时，提示胎儿患 DS 的风险较高，建议孕期进行进一步检测
	4. 筛查结果提示"未见明显异常"时，建议孕妇正常进行围产保健
	5. 医生结合"胎儿染色体无创产前基因检测知情同意书"（见附录3）对妊娠早期（约12周）孕妇进行常见胎儿单纯型染色体筛查宣教，以评估胎儿常见染色体异常风险
	6. 以知情同意为前提，孕妇签署"胎儿染色体无创产前基因检测知情同意书"。医生填写"胎儿染色体无创产前基因检测申请单"（见附录4）

流程	内容
妊娠早期宣教和知情同意	7. NIPT 筛查结果提示胎儿患 DS 风险较高时，建议孕妇行进一步检测 8. 筛查结果提示"低风险"时，建议孕妇继续常规进行围产保健
妊娠中期宣教和知情同意	1. 妊娠中期时，医生结合"妊娠中期母体血清学筛查知情同意书"（见附录5），告知孕妇及其家属产前筛查的目的、意义、筛查疾病病种范围、条件、方式、灵敏度和费用等情况 2. 以知情同意为前提，孕妇签署"妊娠中期母体血清学筛查知情同意书" 3. 医生详细询问病史，确认孕周，在"产前血清学筛查申请单"（见附录6）上准确填写孕妇姓名、出生日期（公历）、采血日期、孕龄、体重、民族、月经周期、孕妇是否吸烟、本次妊娠是否为双胎或多胎、孕妇是否患有胰岛素依赖性糖尿病、既往是否有染色体异常或神经管畸形等异常妊娠史、家族史、孕妇的联系电话
样本采集	1. 严格按照无菌操作常规，用静脉穿刺术采集孕妇静脉血 2～3 ml，收集于真空干燥采血管中 2. 在采血管标签上写明患者姓名、标本编号、采血日期。标本编号应采用唯一编号，也可使用条形码作为唯一编号，应与产前筛查申请单及采血工作登记册上的编号一致 3. 产前筛查实验室对所接收的血液标本类型做出明确规定，类型包括空腹血标本、全血标本、血清分离管标本、离心分离的血清标本
样本储存和运输	1. 将血液标本静置于室温下（18～28℃）0.5～2 小时，待其凝集后迅速离心分离得到血清，若室温低于 18℃，则可将血液标本静置于 37℃恒温水浴箱内 0.5 小时使其凝集 2. 血清标本运输过程中应保持 4～8℃冷藏条件 3. 血清标本在 4～8℃温度下保存，不应超过 7 天；在-20℃以下保存不应超过 3 个月，长期保存应在-70℃温度下，保存过程中应避免反复冻融
实验室检测及其报告	1. 标本采用唯一编号，实验开始前再次核对，检查申请单相关信息和知情同意书 2. 实验室须在接到标本 2～5 个工作日内进行检测，并出具可疑阳性报告，报告发放应在收到标本的 7 个工作日以内 3. 筛查结果以书面形式告知，应通知孕妇和（或）家属获取"血清学产前筛查报告单"（见附录7）的时间与地点，便于及时获悉筛查结果 4. 筛查结果为高风险时应尽快通知孕妇，建议该孕妇进行产前诊断，并有记录可查 5. 筛查结果为低风险时，应向孕妇说明筛查结果并不完全排除染色体遗传病的可能性
追踪随访	1. 强调对所有筛查对象进行随访，随访时限为产后 1～6 个月 2. 随访内容包括：妊娠结局，孕期是否顺利，胎儿或新生儿是否正常 3. 对筛查高风险的孕妇，应随访产前诊断结果、妊娠结局。对流产或终止妊娠者，应尽量争取获取组织标本行遗传学诊断，并了解引产胎儿的发育情况 4. 随访信息登记。产前筛查机构应如实登记随访结果，进行统计分析，评估筛查效果，定期上报省级产前诊断中心

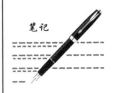

笔记

【任务评价】

工作流程考核表

专业：_____　班级：_____　姓名：_____　学号：_____　成绩：_____

项目	内容	分值	评分要求	自评	互评	师评
DS 的产前筛查	展开孕期宣教、提供遗传咨询并录入信息	10	对一般孕妇展开产前筛查宣传教育			
		15	为高风险孕妇提供遗传咨询，建议其进行产前诊断			
		15	孕妇知情同意并签署相应母体血清学筛查知情同意书，医生告知其意义及局限性，并提交检测申请单			
		10	孕妇不同意产前筛查时，医生告知可能的不良妊娠结局，同时登记信息并随访			
	产前筛查的采样及其检测	10	孕妇知情同意前提下，医生签署产前筛查申请单			
		10	采集孕妇血样并检测			
	展开产前筛查后咨询	10	发放血清学产前筛查报告单，当筛查结果提示低风险时，提供检测后咨询，孕妇进行常规围产保健			
		10	发放血清学产前筛查报告单，当筛查结果提示高风险时，医生提供检测后咨询后，孕妇选择继续妊娠，医生须告知孕妇可能的妊娠结局，同时登记信息并随访			
		10	发放血清学产前筛查报告单，当筛查结果提示高风险时，医生提供检测后遗传咨询，孕妇知情后自愿进行生育选择，同时登记信息并随访			
总分	100					

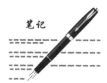

遗传与优生

【任务小结】

技能点、知识点学习线

专业：_____　班级：_____　姓名：_____　学号：_____

项目	学习线	评分要点
技能点	DS 产前筛查的宣教	
	储存和运输血液样本	
知识点	DS 的核型特点	
	DS 的临床分类及其典型症状	1.
		2.
		3.
	DS 核型分类	1.
		2.
		3.
	DS 的遗传机制	1.
		2.
		3.
	DS 产前筛查的临床价值	
	筛查项目的类型	1.
		2.
		3.
		4.

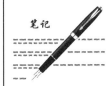

笔记

【测试题】

选择题

1.21-三体综合征的核型可能为（　　　）
  A. 45，XX（XY），-21　　　　B. 46，XX（XY），+21
  C. 47，XX（XY），+21　　　　D. 48，XX（XY），+21

2. 易位型21-三体综合征的个体核型中染色体总数是（　　　）
  A. 48　　　　B. 46
  C. 47　　　　D. 45

3. 选项中属于21-三体综合征筛查常见的样本来源是（　　　）
  A. 羊水中的胎儿细胞　　　　B. 胎儿血细胞
  C. 母体血清　　　　D. 母体血细胞

4. 先天愚型（21-三体综合征）主要通过哪种方法早期预测风险（　　　）
  A. 唐氏筛查　　　　B. 通过年龄估计
  C. 家族史估计　　　　D. 超声检查

5.21-三体综合征最常见的伴发畸形的器官是（　　　）
  A. 肾脏　　　　B. 心脏
  C. 消化道　　　　D. 生殖器

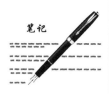

附　录

附录 1　产前超声筛查知情同意书

本次检查要求在 11~13^{+6} 周完成，旨在妊娠早期确定胎儿活性、胎儿个数及胎儿孕周，如针对多胎妊娠须判断绒毛膜性，并进行 NT 测量评估非二倍体风险，初步筛查无脑儿、露脑畸形、严重脑膨出、严重胸腹壁缺损伴内脏外翻及严重开放性脊柱裂等。本次检查旨在筛查胎儿结构畸形，降低漏、误诊率，达到优生优育的目的。建议所有孕妇在妊娠 20~24 周进行系统超声检查。

超声受各种被检查因素（如胎儿体位、羊水、胎儿活动、胎儿骨骼声影）的影响，不可能将胎儿的所有结构显示出来；胎儿畸形的形成是一个动态发展的过程，没有发展到一定程度时，有可能不为超声所显示。

本次超声检查结果"未见明显异常"不代表"一切正常"，超声检查只检查报告中"超声描述"的内容，不能检测胎儿智力、视力、听力、运动功能、代谢性疾病等。检查结果为胎儿结构形态无异常，不能说明这些结构功能无异常。胎儿性别及生殖器有关的问题不在胎儿产前超声检查范围内。

生育健康的宝宝是每个家庭的愿望，但是请理解产前超声检查具有局限性，以及胎儿生长发育过程中变化的不确定性和随访的必要性。若不能接受可能发生的漏筛、漏诊，请放弃本检查。

超过 11~13^{+6} 周仍未参与检查者，视为主动放弃本检查项目。

我已经认真完整地阅读了本知情同意书，对知情同意书述及的所有问题均已知晓和理解。为确认上述内容为双方意思的真实表达，医生已履行了告知义务，我已享有充分知情和选择的权力，现签字生效。

是否同意：

孕妇签字：

身份证号码：

联系电话（孕妇本人）：

联系电话（孕妇家属）：

居住地址：

医生签字：

签字日期：

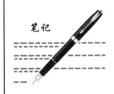

附录 2 产前超声筛查申请单

姓名：_____身份证号：_____

联系电话：_____出生日期：_____年____月____日

申请日体重：____kg

种族：□黄种人 □黑种人 □美洲印第安人 □其他

吸烟史：否□；是□_____

高血压：否□；是□_____

1 型糖尿病：否□；是□_____

体外受精（IVF）：否□；是□ 植入日期：_____年____月____日

本次怀孕胎儿数：单胎□；多胎□_____

既往超声检查异常：否□；是□_____

末次月经：____年____月____日 月经周期 35 天（不规律者需要用 B 超计算孕周）

异常妊娠史	否□		
	是□	□21-三体综合征	□神经管缺陷
		□死胎史	□新生儿死亡史
		□自然流产史	□孕期感染史

家族史：

临床诊断：

申请医生：

申请单位：   申请日期：   年   月   日

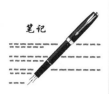

附录 3 胎儿染色体无创产前基因检测知情同意书

我_____（姓名），_____岁，孕_____周，_____（单/双）胎妊娠，妊娠方式□自然受孕、□促排卵、□宫内人工授精、□体外受精-胚胎移植，委托＊＊生殖与遗传实验室行胎儿染色体无创产前基因检测。本检测主要针对 21、18、13 三体等常见胎儿染色体非整倍性进行筛查，采用华大基因 NIFTY-全因 1.0 无创产前基因检测技术，通过采集孕妇外周血提取游离 DNA，检测孕期母体外周血中胎儿游离 DNA 片段，评估胎儿常见染色体异常风险，我已经被充分告知并明确以下事项。

一、检测范围

（1）本检测技术可检测 21-三体、18-三体、13-三体这 3 种常见胎儿单纯型染色体非整倍体。

（2）本检测技术可检测其他单纯型染色体数目异常和 88 种染色体缺失/重复综合征，但此部分目前积累的数据及可参考的样本有限，检测效果较 21-三体、18-三体、13-三体筛查可能差，假阳性或假阴性风险可能上升，结果仅供临床医生参考。

（3）本检测适宜孕周为 $12^{+0} \sim 22^{+6}$ 周。

（4）有以下情形的受检者为慎用人群，其进行检测的准确性有一定程度下降，检出效果尚不明确；按有关规定建议其进行产前诊断的受检者也为慎用人群。

慎用人群包括：

1）受检者妊娠早、中期产前筛查高风险。

2）受检者预产期年龄≥35 岁。

3）受检者重度肥胖（体重指数>40 kg/m^2）。

4）受检者通过体外受精-胚胎移植方式受孕。

5）受检者有染色体异常胎儿分娩史，但夫妇染色体无异常。

6）双胎妊娠。

7）医生认为可能影响结果准确性的其他情形。

我_____（姓名）现孕周超过 22^{+6} 周，知晓已错过最佳产前诊断时间，我自愿要求进行本检测，并承担检测相关风险，例如可能无足够时间进行后续适宜临床处理等一切后果。

二、检测局限性和风险

因本检测项目的技术原理所限，检测项目无法检测到由以下因素引起的胎儿异常：染色体多倍体（三倍体、四倍体等），染色体平衡易位、倒位、环状，单亲二倍体（UPD）。

受检者（签字）：_____ 签字日期：   年   月   日

医生（签字）：_____ 签字日期：   年   月   日

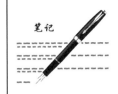

附录4 胎儿染色体无创产前基因检测申请单

孕妇基本信息

孕妇姓名：_____手机号码：_____病历号/门诊号：_____

姓名拼音：_____身份证号：_____通信地址（或电子邮箱）：_____

标本采集时间：_____送检单位：_____样本编号：_____

年龄：_____身高：____cm 体重：____kg 家族史：_____

申请检测时孕周：_____末次月经：_____年___月___日

本次妊娠：□自然受孕 □促排卵 □宫内人工授精 □体外受精-胚胎移植

现病史及孕产史（请用对号标记符合您情况的方框）

项目	选项（选择后如需填写，请按照实际情况填写）		
目前患何种疾病	无□	接受治疗□	未治疗□
生育史	孕（ ）次 产（ ）次	人工流产（ ）次	家族史：_____
不良孕产史	无□	自然流产（ ）次	新生儿死亡（ ）次
	死胎（ ）次	畸形儿（ ）次	21-三体□
	18-三体□	13-三体□	神经管缺陷□
	其他□		

既往史（请用对号标记符合您情况的方框）

项目	选项（如需填写，请按照实际情况填写）	
一年内接受过异体输血	无□	有（不接收）□
移植手术	无□	有（不接收）□
4周内接受过异体细胞免疫治疗	无□	有（不接收）□
干细胞治疗	无□	有（不接收）□

产前检查（请用对号标记符合您情况的方框）

项目	选项（如需填写，请按照实际情况填写）		
B超	单胎□	双胎□	三胎及以上（不接收）□
筛查模式	未做□	NT 筛查□	妊娠早期筛查□
		妊娠中期筛查□	妊娠早中期联合筛查□
孕妇血清筛查风险率	高风险□	低风险□	临界风险□

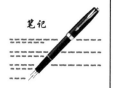

（续表）

项目	选项（如需填写，请按照实际情况填写）		
神经管缺陷筛查	未做☐	已做（高风险）☐	已做（低风险）☐
21-三体综合征	1/（ ）		
18-三体综合征	1/（ ）		
超声 NT 测定孕周	（ ）周（ ）天；NT 测定值_____ mm		
孕妇染色体核型	未做☐	正常☐	异常（不接收）☐
丈夫染色体核型	未做☐	正常☐	异常（不接收）☐

我承诺以上所提供信息属实，若信息有误，一切后果由本人承担；我享有充分知情和选择的权利，明确院方已履行了告知义务；我已阅读并知情胎儿染色体无创产前基因检测内容，我自愿要求、授权和同意该实验室进行胎儿染色体无创产前基因检测，并愿意承担由此带来的一切风险和后果，签字生效。

受检者/监护人（签字）：_____

与受检者的关系：_____

签字日期：　　年　　月　　日

医生（签字）：_____

签字日期：　　年　　月　　日

（续表）

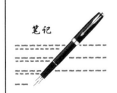

附录 5　妊娠中期母体血清学筛查知情同意书

21-三体综合征（又称唐氏综合征，先天愚型）是由胎儿 21 号染色体异常引起的出生缺陷，也是智力低下最常见的遗传性病因。开放性神经管缺陷是一类中枢神经系统的出生缺陷，属于多基因病，包括无脑儿、脊柱裂等，常导致胎死宫内或者出生后夭折，能存活者通常也伴有智力发育迟缓和多发畸形。

上述疾病大多并非由家系遗传而来，因此每个孕妇都有分娩先天缺陷儿的可能。根据目前的医学水平，患儿出生后无法治愈。目前家庭中减少上述出生缺陷儿出生的有效途径是进行产前筛查和产前诊断，避免患儿的出生。21-三体综合征在活产婴儿中的发生率为 1/800～1/600。在经筛查干预出生的婴儿中，21-三体综合征的发生率降低到1/1600，甚至更低。

目前针对上述胎儿异常的妊娠中期血清学产前筛查方法的最佳筛查时间在 15 周 0 天～20 周 6 天之间（包括当天），胎儿数量仅为单胎。通过抽取少量孕妇静脉血，测定孕妇血清中的甲胎蛋白（AFP）、β-人绒毛膜促性腺激素（β-hCG）、游离雌三醇（uE$_3$）和抑制素 A（inhibin-A）等生化指标的水平，结合孕妇的年龄、体重、孕周、病史等因素来计算胎儿罹患上述先天性疾病的风险。若筛查结果为低风险，我们建议继续妊娠和行产前检查；若筛查结果为高风险，我们建议进一步行介入性产前诊断或超声产前诊断。

孕妇预产期年龄≥35 岁时，不适宜做血清学产前筛查，建议直接进行产前诊断。通过介入性产前诊断或超声产前诊断，若胎儿确诊为染色体异常或开放性神经管缺陷，可尊重孕妇本人的意愿终止或继续妊娠。

针对上述两种先天性疾病的妊娠中期产前筛查只是进行风险的评估而不是进行诊断。通过上述产前筛查和诊断的流程，能够在生产前发现 75%～80% 的 21-三体综合征患儿和约 85% 的开放性神经管缺陷患儿。由于目前医疗水平的现状以及受检个体差异的存在，该检测项目有约 5% 的假阳性和 20%～30% 假阴性的可能。也有少数胎儿有染色体异常或开放性神经管缺陷时，孕妇血清筛查结果为低风险而未能在产前发现。同时，本筛查对其他类型的出生缺陷如单基因病、唇腭裂、先天性心脏病、染色体微缺失、闭合性神经管畸形等无风险评估作用。

我们已充分了解该检查的目的、性质、必要性和风险性。经本人及家属慎重考虑后同意接受产前筛查，并承诺如实提供产前筛查所需资料，愿将本次妊娠的最终结局及时与医方沟通。为确认上述内容为双方意思的真实表达，医方已履行了告知义务，孕妇已享有充分知情和选择的权利，签字生效。

是否同意：

孕妇签字：　　　　　　　　　　　身份证号码：

联系电话（本人）：

联系电话（家属）：

详细住址：

医生签字：　　　　　　　　　　　日期：

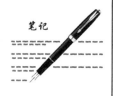

附录 6　产前血清学筛查申请单

姓名：_____联系电话：_____身份证号码：_____

出生日期：_____民族：_____体重：_____

本次怀孕胎儿数：_____　月经规律：否□；是□

月经周期（不规律者须用 B 超计算孕周）：_____天

采血日孕周：_____孕周计算方法：_____

超声测定孕周：_____周_____天　超声测定孕周日期：_____

吸烟史：否□；是□_____

1 型糖尿病：否□；是□_____

体外受精（IVF）：否□；是□　植入日期：_____年____月____日

家族史：否□；是□_____

异常妊娠史：否□；是□_____

临床诊断：妊娠中期

筛查项目：□21-三体产前筛查；□18-三体产前筛查；□神经管缺陷产前筛查

申请医生：_____　采血人员：_____　采血日期：_____

采血单位：_____　检测单位：_____　送检日期：_____

血清学产前筛查申请单填写说明

请申请医生用正楷认真填写。血清学产前筛查申请单信息填写不准确甚至错误填写均会导致风险计算产生较大偏差，与实际结果不一致。现将填写申请单需要注意的事项进行说明，尽量减少出现假阴性和假阳性的概率。

1. 出生日期　年龄与风险值的计算过程密切相关，用于风险值计算的出生日期以身份证号中的出生日期为准。因身份证号出生日期与实际出生日期不符导致的年龄计算错误，结果由被筛查人员自行承担。

2. 体重　体重是估算风险值的参数之一，必须填写采血当日的体重数（kg）。因系统原理限制，本评估系统对被筛查人员的体重有一定的范围限制：被筛查人员的体重不应≤40 kg 或≥120 kg。

3. 吸烟、1 型糖尿病　对于长期吸烟或患有 1 型糖尿病的孕妇，需要区别计算。

4. 本次怀孕胎儿数　本评估系统只针对单胎进行风险估算，所怀胎儿数为双胎及多胎时不适合估算风险值。

5. 孕周　如月经周期规律（28±7 天），按末次月经确定孕周；如月经周期不规律，按超声数据所提示孕周计算（优先选用妊娠早期超声数据）。同时建议，无论月经是否规律，提供超声提示孕周以便与根据末次月经所推算出的孕周进行核对。

"超声测定孕周"项要求填写 B 超检测当天胎儿头围（HC）提示的孕周，"超声测定孕周日期"项要求填写 B 超检测当天的日期。

规范的孕周填写方式为"××周+×天"，日期填写方式为"××××年××月××日"，孕周

笔记

的准确填写与计算风险值的准确性密切相关。本评估系统的孕周范围限制为孕 15 周 0 天~20 周 6 天，超出此范围则无法估算出风险值。

6. 采血日期　为避免个别孕妇在申请单填写并发出后无故推迟抽血日期，导致参数有误，估算出现偏差，医生可着重提示孕妇及其家属严格按申请单标注日期完成采血。

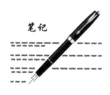

附录7 血清学产前筛查报告单

姓名：_____胎儿数：_____预产年龄：_____

出生日期：_____年____月____日 电话：_____

末次月经：_____年____月____日 孕周计算方法：末次月经

条形码号：_____采血人员：_____

采血医院：_____申请医生：_____

吸烟史：否□；是□
1型糖尿病：否□；是□
家族史：否□；是□
异常妊娠史：否□；是□

样本信息

样本编号：	采样日期： 年 月 日
体重： kg	采样日孕周： 周 天
B超日期：	B超孕周： 周 天

标记物	结果	单位	校正MoM	参考范围（单胎）
甲胎蛋白（AFP）		ng/ml	0.62	0.5~2.5
游离雌三醇（uE₃）		ng/ml	0.66↓	≥0.7
游离β-hCG		mIU/ml	5.53↑	0.25~2.5
抑制素A（inhibin-A）		pg/ml		<1.95

风险计算结果

筛查项目	风险值	截断值			筛查结果
		高风险	临界风险	低风险	
年龄风险		≥35		<35	
21-三体综合征		≥1/270	1/1000~1/270	<1/1000	
18-三体综合征		≥1/350	1/1000~1/350	<1/1000	
开放性神经管缺陷				<2.5	

说明：①产前筛查低风险，只表示您的胎儿发生21-三体综合征、18-三体综合征和开放性神经管缺陷的机会较小，但并不能完全排除这种异常或其他异常的可能性；②产

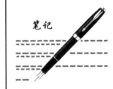

前筛查临界风险，或者 AFP、游离 β-hCG、uE$_3$ 或抑制素 A 的 MoM 值超出参考范围，表明您的胎儿有发生该种疾病的一定风险，建议您接受遗传咨询；③产前筛查高风险，表明您的胎儿发生该种疾病的可能性较大，需要进一步检查确诊，请进一步接受产前诊断和遗传咨询。

报告日期：　　　　　检验者：　　　　　审核者：

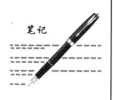

附录 8　染色体数目畸变和嵌合体

　　人类是二倍体生物，正常人的体细胞中含有 2 个染色体组，称为二倍体（2n）。生殖细胞中含有一个染色体组，称为单倍体（n）。染色体组指一个正常配子中的全部染色体。以正常二倍体的染色体数为标准，染色体数目的增加或减少称为染色体数目畸变。染色体数目畸变可分为整倍体畸变和非整倍体畸变。

一、整倍体畸变

　　整倍体畸变是指染色体整组增减的数目畸变。含有整组染色体的细胞或个体称为整倍体（euploidy）。正常体细胞是二倍体（diploidy），减少 1 个染色体组成为单倍体（haploidy）（n），单倍体细胞不能存活；增加 1 个染色体组成为三倍体（3n），增加 2 个染色体组成为四倍体（4n），多于二倍体的整倍体称多倍体（polyploidy）。人类全身性的三倍体是致死的，能活到出生的三倍体患儿极为罕见，存活者都是正常二倍体与三倍体的嵌合体。三倍体常见于自发流产的胚胎中，核型有 69，XXX、69，XXY、69，XYY 及其与二倍体形成的嵌合体。四倍体患者临床上极为罕见。

临床案例链接：葡萄胎

　　患者，女，已婚未育，因"停经近 3 个月，阴道少量出血 1 周"就诊。

　　平时月经规律，4~5 天/30~32 天，量中等。

　　妇科检查：子宫如妊娠 4 个月大，质软，双附件区均可触及约 5 cm×5 cm×3 cm 的囊性包块。

　　初步诊断：葡萄胎？

　　葡萄胎是指妊娠后胎盘绒毛滋养细胞增生、间质水肿而形成大小不一的水泡，水泡间借蒂相连，成串，形如葡萄，也称"水泡状胎块"。

　　葡萄胎分完全性葡萄胎和部分性葡萄胎两类。半数以上的葡萄胎患者出现的症状包括停经后不规则阴道出血，体征主要有子宫异常增大（因滋养细胞增生、绒毛水肿和宫腔积血导致子宫明显大于停经月份）、质软、无胎体感，常伴 hCG 水平异常升高。临床检测 hCG 水平>80 000 U/L。

　　完全性葡萄胎宫腔内 B 超的回声显示落雪征：宫内无回声和低回声区，不见胎体，胎盘呈囊样外观，肿大的绒毛和子宫内凝血块产生混合回声，如雪花纷飞；血流极其丰富，见动静脉瘘，称为"落雪状"或"蜂窝状"；子宫大于孕周，未见妊娠囊或胎心搏动，一侧或双侧卵巢可探及卵巢黄素化囊肿。

　　现代医学证实患者葡萄胎的发病原因在于父系基因组过多，或者仅有父系基因的双倍体基因组，或者拥有的是双雄单雌三倍体基因组。

　　完全性葡萄胎的基因组是二倍体，仅有父系基因，根据参与受精的精子数量不同将发生机制分为两种。第一种发生机制是单精完全性葡萄胎的核内复制，一个精子携带遗传物质进入一个空卵（enucleate egg），空卵指卵细胞的细胞核缺如，即细胞没有遗传物质或染色体失活，也称遗传物质失能，精子为单倍体（23，X），受精后受精卵经自身复制为二倍体（46，XX）。这种情况下的受精卵中只有来源于精子，即父亲的遗传物质，

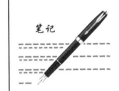

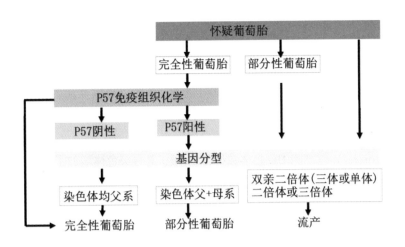

葡萄胎的诊断流程

没有来自母亲细胞核的遗传物质，受精卵就会发生葡萄胎现象。完全性葡萄胎的第二种发生机制是双精完全性葡萄胎的双雄受精，由一个空卵和两个单倍体精子（23，X 和 23，Y）同时受精而形成。以上完全性葡萄胎染色体基因为父系来源，但其线粒体 DNA 仍为母系来源。

一般多倍体的形成机制为：①双雄受精，即 2 个精子和 1 个成熟卵子受精，形成三倍体的受精卵；②双雌受精，即卵子发生第二次减数分裂时，由于某种原因未形成极体，应分给极体的一组染色体留在卵子内，形成二倍体卵子，这种卵子与正常精子受精，就形成三倍体的受精卵；③核内复制，也称核内有丝分裂，是指在一次细胞分裂时，染色体不是复制 1 次，而是复制了 2 次，每条染色体形成 4 条染色体，即形成四倍体。染色体正常地复制第 1 次时，分裂中期核膜未消失，纺锤丝未形成，也无后期、末期的胞质分裂，直接发生第二次复制，则结果形成四倍体。

三倍体胎儿易流产的原因一般认为是，胎儿在胚胎发育过程中，细胞有丝分裂时会形成三极纺锤体，导致染色体在细胞分裂中、后期的分布和分配紊乱，最终造成子细胞中染色体数目异常，严重干扰胚胎的正常发育而引起自发流产。

整倍体畸变检测的临床意义

三倍体胎儿细胞中染色体数目异常严重干扰胚胎的正常发育，引起自发流产。对要求保留生育功能的患者来说，准确诊断葡萄胎及其各个亚型是指导临床治疗和判断预后的重要前提条件。

葡萄胎等异常妊娠的遗传学诊断有利于患者的个体化管理，以及为后续治疗和妊娠提供指导。

二、非整倍体畸变

比正常二倍体增多或减少 1 条或几条染色体的数目畸变称为非整倍体畸变，这是临床上最常见的一类染色体异常。发生非整倍体畸变的细胞或个体称非整倍体（aneuploidy），包括亚二倍体（hypodipioidy）和超二倍体（hyperdipioidy）。亚二倍体指染色体数比正常二倍体少 1 条或几条的个体，常见的是单体；超二倍体是指染色体数比正常二倍体多 1 条或几条的个体，包括三体和多体。

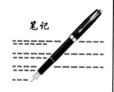

（一）非整倍体畸变的类型

1. 单体（monosomy）　细胞中染色体数目为 45 条，即 2n-1。某号染色体少了 1 条，就构成某号染色体的单体。单体个体的细胞中，因缺少 1 条染色体而造成基因组严重失衡。常染色体单体中，即使缺失最小的第 21、22 号单体，个体也难以存活。核型为 45，X 的女性性腺发育不全（Turner 综合征）患者是 X 染色体的单体个体，虽有极少数可以存活，但绝大多数（约 98%）在胚胎期流产。幸存的患者虽有女性表型，但也有某些畸形。

2. 三体（trisomy）　细胞中染色体数目为 47 条，某号染色体增加了一条（2n+1），这是人类中最常见的染色体畸变类型，可分为常染色体三体和性染色体三体。常染色体三体以 13-三体、18-三体、21-三体最常见。性染色体三体有 47，XXX、47，XXY、47，XYY 等。

3. 多体（polysomy）　细胞中染色体数目为 48 或以上，某号染色体增加了 2 条或以上，仅见于性染色体，如 48，XXXX、49，XXXXX 等。不论男性或女性，随着性染色体的增多，其对表型的影响程度亦随之递增。

（二）非整倍体的形成机制

一般认为主要是染色体不分离和染色体丢失。

1. 染色体不分离（non-disjunction）　染色体不分离是指细胞分裂过程中，一对同源染色体或一对姐妹染色单体未分别分向两极，而是同时进入一个子细胞中，另一个子细胞未能得到这号染色体，结果形成的 2 个子细胞中，一个因增加 1 条染色体成为 n+1（或 2n+1），另一个则因减少 1 条染色体而成为 n-1（或 2n-1）。染色体不分离可发生在配子形成时的第一次减数分裂或第二次减数分裂过程中，也可发生于受精卵的有丝分裂过程中。常染色体和性染色体均可发生不分离。

如果染色体不分离发生在配子形成时的第一次减数分裂过程中，即一对同源染色体联会后未分离，这样形成的成熟配子中，1/2 为 n+1，1/2 为 n-1。这 2 种类型的异常配子与正常配子受精后，就会产生三体个体或单体个体（下图）。

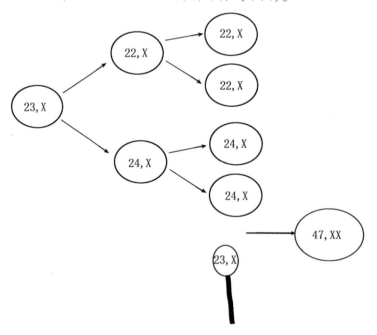

减数分裂后期 I 染色体不分离导致三体型

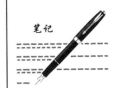

如果染色体不分离发生在配子形成时的第二次减数分裂过程中，即一对姐妹染色单体未分离，则所形成的成熟配子中，1/2 正常，1/4 为 n+1，1/4 为 n-1（下图）。后 2 种异常配子与正常配子受精后，也会形成三体个体或单体个体。实验证明，不分离多发生于第一次减数分裂过程中。

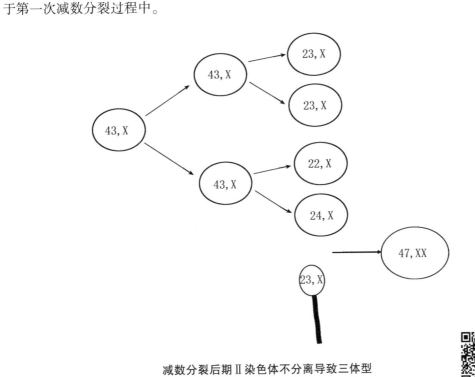

减数分裂后期Ⅱ染色体不分离导致三体型

如果染色体不分离发生在受精卵的早期卵裂过程中，则会产生由 2 种细胞系或 3 种细胞系组成的嵌合体（下图）。

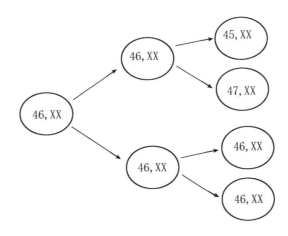

第二次卵裂时染色体不分离与嵌合体的形成

（1）嵌合体概念。嵌合体是指一个个体或一种组织中，含有 2 种或以上细胞系的现象，这些细胞系在遗传组成上有差异，一般仅限于特定基因位点、基因组片段或染色体。依据细胞是否与生殖功能相关，人体细胞可分为两类，即体细胞和生殖细胞。根据染色体异常是否累及生殖细胞以及是否可传递给子代，嵌合体可分为体细胞嵌合体、生殖腺嵌合体和体细胞-生殖腺嵌合体三类。

嵌合体存在于除生殖细胞以外的其他体细胞中时，该个体属于体细胞嵌合体。若个

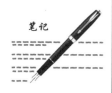

体中仅生殖细胞有嵌合现象的发生，体细胞没有嵌合现象，该个体称为生殖腺嵌合体。当某个体中生殖细胞和体细胞均有嵌合现象时，个体属于体细胞-生殖腺嵌合体。

（2）嵌合体的遗传机制。生殖腺嵌合体个体本身不是患者，因为体细胞不存在突变基因，则体细胞不受累。但由于生殖细胞内存在突变基因，能产生带有致病基因的配子（精子或卵子），生殖腺嵌合体个体的突变基因向其下代子女传递而使子女发病。在临床上，如果出现不典型的孟德尔遗传系谱，疾病总是发生在某一对夫妇的晚辈家族成员中，而不能在其长辈各代的家族成员中发现患者，在这种情况下，该家庭很可能出现生殖腺嵌合体的情况。这时需要对患者父母进行嵌合体检查，因为基因突变可能发生在这一对夫妇中的任一方。

生殖腺嵌合体个体的子女患病的概率与生殖腺嵌合体个体自身的嵌合比例直接相关，携带者所能产生的异常配子占所有配子的比例越高，患病概率越大。

染色体嵌合患者表型的严重程度与体内的异常细胞占所有细胞的比例有直接的关系。异常细胞比例较高时，表型较严重。

（3）嵌合体的发生机制。嵌合现象的发生机制包括两种：有丝分裂染色体不分离、体细胞内发生新的突变。

2. 染色体丢失（chromosome loss） 染色体丢失是指有丝分裂后期，某一染色单体的着丝粒未与纺锤丝相连，不能移向一极参与新细胞核的形成；或者某一染色单体向一极移动时，由于某种原因行动迟缓，发生后期迟滞，不能和其他染色体一起进入子细胞的核区域参与新细胞核的形成，而遗留在细胞质中。随后染色体丢失，又称染色体分裂后期迟滞，导致某一子细胞及其后代细胞中该条染色体减少成为亚二倍体，即45，XX/46，XX，形成由单体和正常二倍体组成的嵌合体（下图）。

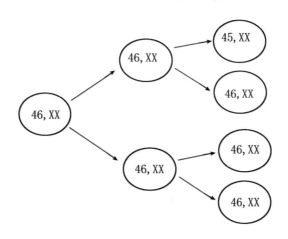

染色体丢失与嵌合体的形成

单体细胞系在后续发育过程中丢失，即发生亚二倍体丢失，三体细胞系与整倍体共同存活。

妊娠期检测一般通过绒毛取样和羊膜腔穿刺术采集胎儿细胞，从而对胎儿进行确诊。依据展开遗传学检查的时期，检测被划分为孕前、产前和产后三种类型。

产前检测时，尽管理论上胎儿、胎盘和胎膜都来源于同一受精卵时具有相同的遗传组成，在这个分裂过程中，细胞的遗传物质有机会发生嵌合现象，因此需要采集不同样本来源的细胞，进行嵌合体检查。绒毛取样样本是胎盘而不是胎儿细胞。羊膜腔穿刺术采集羊水，羊水样本中含羊膜细胞和从胎儿身上直接脱落的体细胞。

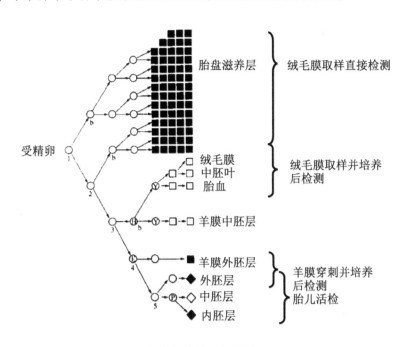

胎儿细胞样本来源类型

事实上，嵌合体检查多在成人期进行，且检查需要结合个体的具体嵌合情况。如脆性X综合征男性患者多见嵌合体，嵌合体比例影响患者大脑发育，使其智力受影响，临床检测意义上，全血为样本时意义较小，发根检测的意义较大，这是因为头发和大脑在发育阶段上来源更接近。

嵌合体中各细胞系的比例决定于发生染色体不分离的时期的早晚。如果染色体不分离发生于受精卵的第1次卵裂中，则会形成具有2个细胞系的嵌合体：一个细胞系为超二倍体（2n+1），一个细胞系为亚二倍体（2n−1），2种细胞系各占50%。如果染色体不分离发生于第2次卵裂中，从理论上讲，将会形成由3个细胞系组成的嵌合体，3个细胞系分别为2n、2n+1和2n−1，三者的比例分别为50%、25%、25%。如果染色体不分离发生于第3次卵裂中，将会形成与上述相同的3种细胞系组成的嵌合体，三者的比例分别为75%、12.5%、12.5%。染色体不分离发生得越晚，正常细胞系所占的比例越大，异常细胞系所占的比例越小，则临床症状就越轻。实际上，由于异常细胞的存活能力降低，嵌合体中异常细胞系的比例将低于理论比例，尤其是缺少1条常染色体的亚二倍体细胞，因不能存活而被淘汰，不能形成细胞系。所以，在临床病例中，常见的为46/47型嵌合体，极少见45/46/47三种细胞系组成的嵌合体。当有丝分裂后染色体不分离涉及X染色体时，单体细胞系一般会持续存在，如在性染色体嵌合体中，45，X/46，XX/47，XXX和45，X/46，XY/47，XYY的核型则可见到。

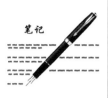

附录9　产前筛查开放性神经管畸形等结构畸形

除非整倍体染色体异常外，目前广泛应用的产前筛查所检测的疾病还有神经管畸形和胎儿结构畸形。

一、神经管畸形

1. 血清学筛查　约有95%的神经管缺陷（NTD）患儿无家族史，但约90%的孕妇血清和羊水中的AFP水平升高。筛查应在妊娠15~20周进行，以中位数的倍数（MoM）为单位。以2.0 MoM为AFP正常值的上限，筛查的阳性率为3%~5%，敏感性为90%以上，阳性预测值为2%~6%。但孕妇血清AFP水平受多种因素影响，如孕龄、孕妇体重、种族、糖尿病、死胎、多胎、胎儿畸形、胎盘异常等。

2. 超声筛查　99%的NTD可通过妊娠中期的超声检查获得诊断，因此孕妇血清AFP升高但超声检查正常时，可不必抽取羊水检测AFP。

3. 高危因素　神经管畸形无固定的遗传方式，但存在高危因素，如神经管畸形家族史、1型糖尿病、高温等。对高危人群，在妊娠期要重点观察，加强产前筛查和诊断。

二、胎儿结构畸形

对于出生缺陷的低危人群，可在妊娠20~24周期间，通过超声对胎儿各器官进行系统的筛查，可以发现胎儿结构畸形，如无脑儿、严重脑膨出、严重开放性脊柱裂、严重胸腹壁缺损伴内脏外翻、单腔心、致死性软骨发育不良等。因此建议所有孕妇在此时期均进行一次系统胎儿超声检查，妊娠中期产前超声胎儿畸形的检出率为50%~70%，漏诊的主要原因包括：

（1）母体因素，如孕周、羊水、胎位、母体腹壁等。

（2）部分胎儿畸形的产前超声检出率极低，如房间隔缺损、室间隔缺损、耳畸形、指/趾异常、肛门闭锁、食管闭锁、外生殖器畸形、闭合性脊柱裂等。

（3）部分胎儿畸形目前还不能为超声所发现，如甲状腺缺如和先天性巨结肠等。

产前筛查不是确诊试验，筛查阳性结果意味着患病的风险升高，并非诊断疾病；同样，阴性结果提示低风险，并非完全正常。筛查结果阳性的患者需要进一步确诊，不建议根据筛查结果人工干预妊娠结局。

产前筛查和诊断一样，均要遵循知情同意原则。

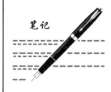

任务 2　产前诊断 21-三体综合征

【任务导入】

患儿，男，10 个月，生长发育迟缓，智力发育不全。患儿呈特殊面容：眼距过宽、眼裂狭小、外眼角上倾、内眦赘皮、鼻梁低平、外耳小、流涎、舌大外伸。查体：患儿肌张力低下、四肢短小、手短而肥。患儿患有先天性心脏病。

请对该病例做出初步诊断并为患儿父母（患儿母亲孕 10 周，G2P1）提供 21-三体综合征相关遗传咨询服务。

【任务目标】

知识目标：掌握 21-三体综合征的临床症状；掌握 21-三体综合征护理诊断标准和产前诊断流程。

技能目标：能对患儿展开初步检查并收集、记录患儿家系系谱信息；能宣教 21-三体综合征的遗传机制、诊治流程及随访原则；能宣传产前诊断是降低 21-三体综合征患儿出生率的有效方法；能解读 21-三体综合征筛查报告并提供相应遗传咨询。

职业素养目标：培养 21-三体综合征防控的宣教能力，培养有效沟通能力以提高 21-三体综合征高风险家族及高龄产妇的产前诊断意识；培养面对 21-三体综合征患者及其家属的共情能力，切实做到珍视生命、关爱患儿。

【任务分析】

21-三体综合征又称唐氏综合征（DS）或先天愚型，属严重的出生缺陷。DS 患者有智力障碍，生活不能自理，终身需要他人照顾。

一、DS 的发病率和临床症状

据统计，新生儿中 DS 的发病率为 1/800~1/600，我国目前大约有 60 万以上的 DS 患儿。该病发生风险与父母年龄有关，随着父母年龄增大，其后代发病风险增高。因此，提倡适龄生育，避免高龄妊娠。

1. 智力及运动技能发育显著迟缓　智力发育不全是本病最突出的症状，患者智商为 20~60。

2. 特殊面容　眼距过宽、眼裂狭小、外眼角上倾、内眦赘皮、鼻梁低平、外耳小、耳郭常低位或畸形、硬腭窄小、舌大外伸、流涎，故 DS 又被称为伸舌样痴呆。

3. 皮肤纹理改变　小指因中间指骨发育不良而只有一条横褶纹，肤纹异常。

4. 其他畸形　肌张力低下，四肢短小，手短、宽而肥。40% 患者有先天性心脏病。白血病发病风险是正常人的 15~20 倍。患者 IgE 水平较低，容易发生呼吸道感染。白内障发病率高。存活到 35 岁以上的患者出现老年性痴呆的病理表现。男性患者常有隐睾，无生育能力；女性患者无月经，偶有生育能力，并有可能遗传给下一代。

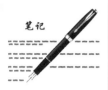

遗传与优生

二、DS 的遗传学类型

根据患者核型组成不同，可将 DS 分为三类。

（一）21-三体型

21-三体型，也称游离型，具有 3 条独立存在的 21 号染色体，约占患者的 92.5%，核型为 47，XX（XY），+21。

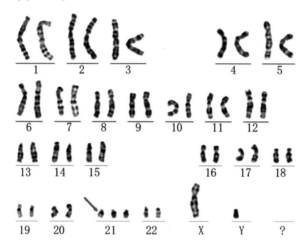

游离型 DS 患者核型

该种类型的发生与父母核型无关。生殖细胞形成过程中，在减数分裂时 21 号染色体发生不分离，结果形成染色体数目异常的配子，当与正常的配子结合后，即产生 21-三体型患儿。染色体不分离发生在母方的病例约占 95%，另 5% 见于父方，且主要为第一次减数分裂不分离。

（二）易位型

此类型约占全部患者的 5%。易位型产生的原因比较复杂，与母亲生育年龄关系不大。据统计，在由 D 组染色体与 21 号染色体组成的罗伯逊易位 DS 患者中约 75% 属于新发，其余少数为家族性遗传；由 G 组染色体与 21 号染色体组成的罗伯逊易位患者中，几乎都是新发，遗传性仅占 4% 左右。

如果是罗伯逊易位携带者的亲代传递，则表现为明显家族倾向，不但罗伯逊易位携带者再次生育有复发风险，他（她）的兄弟姐妹也有可能是携带者，他们的子女也具有较高的发病风险。易位携带者核型常见的为 45，XX，-14，-21，+rob（14；21）（q10；q10），这种携带者可产生 6 种类型的配子，除受精后不能正常发育而流产的胚胎外，易位携带者后代中可以有正常个体、易位型 DS 患者和平衡易位携带者 3 种类型。

21qGq 易位中，21q21q 和 21q22q 易位的遗传学意义不完全相同。如果双亲之一为 21q21q 平衡易位携带者，就没有可能娩出表型正常的胎儿，因为他们只能产生三体或单体的合子。21q22q 易位的遗传后果与 Dq21q 相似，即双亲之一为 21q22q 平衡易位携带者时，有一定概率娩出表型正常的胎儿。

（三）嵌合型

此类型少见，约占 2.5%。这种类型形成 46，XX（XY）/47，XX（XY），+21 两种核型的细胞系，产生的原因主要是受精卵在胚胎发育早期的卵裂过程中，第 21 号染色体发生不分离。染色体不分离发生的时期越晚，21-三体细胞越少，患者病情越轻。

三、DS 发生的分子机制

通过对部分 21-三体的基因型与表型关系的研究，现已将 DS 的 24 种特征定位在 21 号染色体长臂的 6 个小区域，其中 D21S52 和 D21S55-MX1 两个区域尤为引人关注。其中 D21S55 及 21q22.3 远端被称为 DS 关键区（Down's syndrome critical region，DCR），只要这个关键区多出一个拷贝就可以导致 DS。

四、保健服务

DS 患儿可以接种所有常规疫苗，合并重症慢性疾病及神经系统疾病的患儿病情稳定后，可按计划接种疫苗。DS 患儿接种减毒活疫苗须慎重。DS 患儿免疫力较低，需要做好儿童保健，注意预防感染，如伴发先天畸形，可考虑手术矫治。

五、宣传和心理指导

需要采取综合措施，对 DS 患者进行耐心教育和培训，提高患者的生活质量及社会适应能力。2011 年，联合国大会将 3 月 21 日定为"世界唐氏综合征日"，并从 2012 年起每年举办相关活动，以提高公众对 DS 的认识，倡导全社会尊重善待 DS 患者。

六、DS 产前诊断适应证

（1）孕妇羊水过多或者过少。
（2）胎儿发育异常或者胎儿有可疑畸形。
（3）孕早期时接触过可能导致胎儿先天缺陷的物质。
（4）有遗传病家族史或者曾经分娩过严重先天性缺陷的婴儿。
（5）年龄超过 35 周岁。

七、产前诊断技术方法

（一）绒毛穿刺术

绒毛穿刺术主要适用于有医学指征的孕 $10 \sim 13^{+6}$ 周期间的产前诊断。绒毛穿刺术指征如下：
（1）孕妇预产期年龄≥35 岁。
（2）孕妇曾生育过染色体异常患儿。
（3）夫妇一方有染色体结构异常。
（4）孕妇曾生育过单基因病患儿或先天性代谢病患儿。
（5）DS、18-三体综合征产前筛查高风险者。
（6）其他需要抽取绒毛标本进行检查的情况。
绒毛穿刺术的禁忌证如下：
（1）先兆流产。
（2）术前两次测量体温（腋温）高于 37.3 ℃。
（3）有盆腔或宫腔感染征象。
（4）无医疗指征的胎儿性别鉴定。

绒毛穿刺取材术是一项相对安全的妊娠早期有创性介入性产前诊断技术，存在但不局限于以下医疗风险：①孕妇有发生出血、流产的可能；②穿刺有损伤胎儿的可能；③因孕妇子宫畸形、腹壁太厚、胎盘位于子宫后壁、胎盘太薄等原因，可能发生绒毛取材失败；④如术前孕妇存在隐性感染或术后卫生条件不佳，有发生宫内感染及流产的可能；⑤疼痛、紧张等刺激有诱发孕妇出现心脑血管意外的可能。

（二）羊膜腔穿刺术

目的：主要用于有医学指征的孕 16~22^{+6} 周期间的产前诊断。

羊膜腔穿刺术指征如下：

（1）孕妇预产期年龄≥35 岁。

（2）孕妇曾生育过染色体异常患儿。

（3）夫妇一方有染色体结构异常。

（4）孕妇曾生育过单基因病患儿或先天性代谢病患儿。

（5）DS、18-三体综合征产前筛查高风险者。

（6）其他需要抽取羊水标本进行检查的情况。

羊膜腔穿刺术的禁忌证如下：

（1）先兆流产。

（2）术前两次测量体温（腋温）高于 37.2℃。

（3）有出血倾向（血小板≤70×10^9/L，凝血功能检查有异常）。

（4）有盆腔或宫腔感染征象。

（5）无医疗指征的胎儿性别鉴定。

羊膜腔穿刺术是一项相对安全的妊娠中期有创性介入性产前诊断技术，存在但不局限于以下医疗风险：①孕妇有发生出血、羊水渗漏、流产的可能；②穿刺有损伤胎儿的可能；③因孕妇子宫畸形、胎盘位于子宫前壁、腹壁太厚、羊水量少等原因，可能发生羊水穿刺失败；④如术前孕妇存在隐性感染或术后卫生条件不佳，有发生宫内感染及胎儿感染死亡的可能；⑤疼痛、紧张等刺激有诱发孕妇出现心脑血管意外的可能。

（三）经皮脐血管穿刺术

目的：主要用于有医学指征的孕 18 周以后的产前诊断。

经皮脐血管穿刺术指征如下：

（1）胎儿核型分析。

（2）胎儿宫内感染的诊断。

（3）胎儿血液系统疾病的产前诊断及风险估计。

（4）其他需要抽取脐血标本进行检查的情况。

经皮脐血管穿刺术禁忌证如下：

（1）先兆流产。

（2）术前两次测量体温（腋温）高于 37.2℃。

（3）有出血倾向（血小板≤70×10^9/L，凝血功能检查有异常）。

（4）有盆腔或宫腔感染征象。

（5）无医疗指征的胎儿性别鉴定。

脐血管穿刺术是一项相对安全的妊娠中期有创性介入性产前诊断技术，存在但不局限于以下医疗风险：①孕妇有发生出血、胎盘出血、血肿、胎盘早剥、羊水渗漏、胎膜早破、胎死宫内、晚期流产等手术并发症的可能；②胎儿并发症包括感染、出血、严重心动过缓、脐带压塞或血栓形成，以及穿刺造成的胎儿损伤；③因孕妇子宫畸形、胎盘位于子宫后壁、腹壁太厚、脐血管异常等原因，可能发生穿刺失败；④如术前孕妇存在隐性感染或术后卫生条件不佳，有发生宫内感染及胎儿感染死亡的可能；⑤疼痛、紧张等刺激有诱发孕妇出现心脑血管意外的可能。

临床应用

　　胎儿样本取材方法的选择，需要综合就诊时间、胎儿安全性、孕妇意愿以及产前实验室检测目的确定。一般常用羊膜腔穿刺术、绒毛穿刺取材术和脐血管穿刺术。

　　羊膜腔穿刺术操作相对简便、应用最广泛。羊膜腔穿刺在孕 16 周以后均可进行。羊膜腔穿刺前检查内容：胎儿彩超、血常规、血型、凝血功能、传染病等。穿刺后一周内胎儿丢失率为 0.12%～0.3%。羊水所含胎儿细胞的来源：胚外外胚层（即羊膜来源）、胚内外胚层、胚内中胚层、胚内内胚层等。

　　绒毛穿刺取材术适宜对孕 10～14 周的孕妇进行检测。取样前检查内容：胎儿彩超、血常规、血型、凝血功能、传染病等。穿刺后一周内胎儿丢失率为 0.11%～2.1%。绒毛成分来源：直接检测的绒毛主要来源为滋养层，用于细胞培养的绒毛来源为绒膜中胚层。样本的遗传检测结果可能会出现绒毛来源的结果与胎儿来源的结果不一致的情况，即假阳性。假阳性和假阴性的总概率占 1%～2%。

　　脐血管穿刺术的适宜时期在孕 18 周后，鉴于胎儿发育情况，孕 20 周后穿刺成功率更高。脐血管穿刺术多用于快速染色体核型分析、血液系统疾病的诊断、绒毛或羊水嵌合性质的鉴别等。相比羊膜腔穿刺术和绒毛穿刺取材术而言，脐血管穿刺术操作难度较大、并发症也较高。穿刺后胎儿丢失率为 1%～3%。

八、DS 预后

　　DS 胎儿中，有 3/4 自发流产，仅 1/4 能活到出生。患者智力低下，缺乏抽象思维能力，存在精神运动性发育缺陷，但许多患者经过训练可以学会读和写，以及一些基本生活技能。一些患者可以达到接近边缘的社会适应力。但绝大部分患者没有自理能力。

【任务实施】

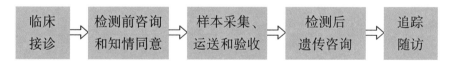

临床接诊 → 检测前咨询和知情同意 → 样本采集、运送和验收 → 检测后遗传咨询 → 追踪随访

【实施流程】

流程	内容
宣传教育	医院、检测机构、婴幼儿托育机构和家政公司等面向群众开展 DS 产前诊断宣传教育，宣教形式包括但不限于宣传画、手册、传统媒体和新媒体等

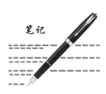
（续表）

流程	内容
临床接诊	1. 采用"以受检者为中心"的访谈模式，收集临床信息。医生对受检者进行问诊和有针对性的查体，采集病史，筛选采集到的信息，进行归纳总结形成系谱 （1）基本信息。姓名、性别、年龄、居住地、联系方式、产前诊断指征、末次月经日期（公历）、是否为双胎或多胎、是否有异常妊娠史 （2）主诉。主诉是主要的就诊原因。一般有高龄妊娠、家族成员中有遗传病患者、染色体异常携带者、分娩过遗传病患儿或出生缺陷儿、有反复流产或死胎等不良孕产史、接触致畸物质和有害环境等高危因素，必要时对胎儿进行染色体核型分析 （3）现病史。受检者的生育年龄、夫妻双方是否为染色体异常携带者、是否分娩过遗传病患儿或出生缺陷儿、是否有反复流产或死胎等不良孕产史、是否接触过致畸物质和有害环境等 （4）出生史、既往病史、输血史、移植史等 （5）家族史。患儿家长有无近亲婚配，绘制系谱图同时收集家族成员的表型 （6）生活史。患儿母亲怀孕期间的过敏史、有毒有害物质接触史等 （7）既往的辅助检查结果，如染色体核型分析，还包括基因检测以及生化、病理和影像学等检查的结果 2. 根据受检者体征及已知检查结果，建议对夫妻双方进行染色体核型分析以及初步拟定基因检测方案 3. 无产前诊断条件的医院提供"胎儿染色体产前诊断服务转诊单"，见附录1
检测前咨询和知情同意	1. 产前诊断手术取材之前应按照知情同意、孕妇自愿的原则，医务人员事先告知孕妇或其家属本次产前诊断的目的和必要性，说明细胞遗传学产前诊断的局限性、各类有创取材手术的风险 2. 孕妇同意产前诊断时，在知情同意前提下签署"产前诊断告知书"，见附录2。同时医生提交"染色体核型产前诊断申请单"，见附录3。医生只为已同意接受产前诊断，并已签署知情同意书的孕妇提交检测申请单，并为受检者实施产前诊断手术及其相关检查。"绒毛穿刺取材术知情同意书"见附录4，"羊膜腔穿刺术知情同意书"见附录5，"脐血管穿刺术知情同意书"见附录6。医生在术前谈话及知情同意书中应向孕妇说明细胞遗传学产前诊断技术的局限性，即常规染色体检查不能诊断染色体微小结构改变、单基因遗传病、多基因遗传病、环境及药物导致的胎儿宫内发育异常。如因细胞培养失败而无法得到结果，则有再次取材的可能。见附录7"关于胎儿染色体检查的说明" 3. 孕妇不同意时，告知可能的不良妊娠结局，同时登记信息并随访 4. 夫妻双方在知情同意前提下签署"外周血淋巴细胞染色体分析知情同意书"，见附录8。同时医生提交"外周血淋巴细胞染色体分析申请单"，见附录9。采集外周血进行染色体核型检测 5. 检测申请单应提供检测报告发放的途径、时间和报告发放机构的联系方式，便于受检者或其家属及时联系和领取报告

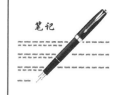

（续表）

流程		内容
样本采集、运送和验收	1. 绒毛穿刺	（1）适用情况：曾生育过染色体异常患儿；夫妻一方染色体异常 （2）采集孕周：$10 \sim 14^{+6}$ 周 （3）在 B 超的引导下穿刺抽取绒毛组织 （4）送检量：≥100 mg，浸泡于生理盐水中运输 （5）注意事项：须同时送检母亲血样（EDTA 抗凝管，2 ml）以排除样本母源污染的可能
	2. 羊膜腔穿刺	（1）适用情况：孕妇年龄≥35 岁；产前筛查高风险；既往有胎儿染色体异常的不良孕产史；产前检查疑胎儿患染色体病的孕妇；曾有不良孕产史者等 （2）采集孕周：$18 \sim 23^{+6}$ 周最佳 （3）送检量：大于 10 ml，一般为 15～20 ml，使用羊水采集管采集，低温运输 （4）注意事项：须同时送检母亲血样（EDTA 抗凝管，2 ml）以排除样本母源污染的可能
	3. 脐带血穿刺	（1）适用情况：具有羊膜腔穿刺适应证但错过穿刺孕周；对绒毛及羊水培养失败进行校正或补救诊断；胎儿宫内感染 （2）采集孕周：孕 24 周以后的产前诊断 （3）最佳送检量：4 ml，用 EDTA 抗凝管，低温运输 （4）注意事项：须同时送检母亲血样（EDTA 抗凝管，2 ml）以排除样本母源污染的可能
检测后遗传咨询		1. 发放"细胞遗传学产前诊断报告单"，见附录 11、12 2. 检测报告发放过程的提示 （1）首选发送给送检医生，因送检医生知晓患者基本情况，这样利于沟通检测结果，便于进行遗传咨询，以免造成受检者或受检者家属对报告的误解以及不必要的心理负担 （2）报告直接发送给受检者或受检者家属时，应同时告知预约报告解读及遗传咨询的必要性，并说明报告解读和遗传咨询的途径 （3）发送流程应严格遵循信息保密原则 3. 送检医生向受检者或受检者家属解释报告的结果并提供必要的生育咨询 （1）进行遗传咨询时尽量清晰、客观、无倾向地传达检测结果，根据受检者或受检者家属的教育背景及理解能力，尽量用通俗易懂的语言进行遗传咨询，并及时确认受检者或受检者家属是否理解讲述的内容。在咨询过程中，应注意受检者或受检者家属的心理和情感变化，及时回应和调整策略 （2）对于产前诊断为低风险的受检者进行健康教育，进行常规的产前检查 （3）在产前诊断发现胎儿异常的情况下，医生必须将继续妊娠和终止妊娠可能出现的结果以及进一步处理意见，以书面形式明确告知孕妇，由夫妻双方自行选择处理方案，并签署知情同意书。如若孕妇缺乏认知能力，由其近亲属代为选择，涉及伦理问题时，应当由医学伦理委员会讨论
追踪随访		1. 在获得受检者或受检者家属的配合后，展开临床上可行的治疗方案 2. 获得当事人或其监护人的知情同意后，酌情制订受检者健康管理的随访计划

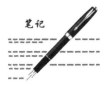

【任务评价】

工作流程考核表

专业：_____ 班级：_____ 姓名：_____ 学号：_____ 成绩：_____

项目	内容	分值	评分要求	自评	互评	师评
DS 的产前诊断	展开孕期宣教、提供遗传咨询并录入信息	10	对高危孕妇展开产前诊断宣传教育			
		10	为高风险孕妇提供遗传咨询，建议其进行产前诊断			
		10	孕妇知情同意并签署相应产前诊断技术的知情同意书时，医生告知其意义及局限性，并提交检测申请单。如夫妻双方未进行遗传检测，建议开展相关检测			
		10	孕妇不同意产前诊断时，医生告知可能的不良妊娠结局，同时登记信息并随访			
	产前诊断的采样及其检测	10	孕妇知情同意并签署相应产前诊断技术的知情同意书			
		10	知情同意并检测夫妻双方核型			
		10	医生根据孕妇情况，说明可选择的产前诊断项目			
	展开产前诊断后咨询	10	发放检测报告，如其结果未提示异常，则医生提供检测后咨询，孕妇继续妊娠，常规进行围产保健			
		10	发放检测报告，如其结果异常而孕妇选择继续妊娠，医生告知孕妇可能的妊娠结局，同时登记信息并随访			
		10	发放检测报告，如其结果异常，医生提供检测后遗传咨询，孕妇知情后自愿进行生育选择，登记并随访			
总分	100					

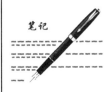

【任务小结】

技能点、知识点学习线

专业：_____　班级：_____　姓名：_____　学号：_____

项目	学习线	评分要点
技能点	能向孕妇介绍产前诊断的意义、局限性和高危孕妇继续妊娠的可能不良结局	1. 2. 3.
	能够对染色体核型检测报告进行临床意义解读	1. 2.
	能介绍产前诊断技术适用人群、手术指征和禁忌证	1. 2. 3.
知识点	高风险孕妇划分标准	1. 2. 3. 4. 5.
	核型的定义	
	核型分析的定义	
	产前诊断技术的适用人群	

【测试题】

选择题

1. 若孕妇自行提出进行产前诊断，经治医生可根据其情况提供医学咨询，由（　　）决定是否实施产前诊断技术。

　　A. 医生　　　　　　　　　　　B. 孕妇

　　C. 医院　　　　　　　　　　　D. 计生部门

2. 血清标本运输过程中应保持（　　）

　　A. -20℃　　　　　　　　　　 B. 0~4℃

　　C. 4~8℃　　　　　　　　　　 D. 常温

3. 随访内容不包括（　　）

　　A. 妊娠结局　　　　　　　　　B. 孕期是否顺利

　　C. 胎儿或新生儿是否正常　　　D. 分娩方式

4. 对于年龄在（　　）岁以上，或者符合其他产前诊断指征的孕妇，均应推荐其做产前诊断。

　　A. 30　　　　　　　　　　　　B. 35

　　C. 40　　　　　　　　　　　　D. 45

5. G 显带染色体标本应达到（　　）条带的分辨率。

　　A. 280　　　　　　　　　　　 B. 300

　　C. 320　　　　　　　　　　　 D. 350

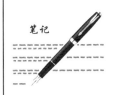

附　录

附录1　胎儿染色体产前诊断服务转诊单

_____产前诊断中心：

孕妇_____，身份证号：_____，因以下原因，须转诊到你中心进行胎儿染色体检测。

年龄≥35周岁（未进行免费唐氏筛查）
血清学筛查21-三体高风险1∶21
血清学筛查18-三体高风险
曾经孕育或生育过21-三体、18-三体或13-三体等非整倍体胎儿的孕妇
夫妇一方为染色体平衡易位携带者、罗氏易位及倒位携带者
孕妇为迪谢内肌营养不良、血友病A、血友病B基因携带者
夫妇均为脊髓性肌萎缩症、苯丙酮尿症、甲基丙二酸血症基因携带者（致病基因及致病位点根据ACMG指南判定为致病性变异或疑似致病性变异）。
预产年龄≥32岁（双胎妊娠）
夫妇一方为染色体数目异常

（附：产前筛查申请单、筛查报告单、风险评估与医学遗传咨询指导建议各1份）

（一式两份，技术服务机构1份，服务对象1份）

转诊医疗机构（盖章）

转诊医生：

转诊日期：

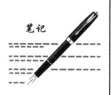

附录 2　产前诊断告知书

姓名：_____年龄：_____

一、关于产前诊断适应证的说明

孕妇因_____须行□羊膜腔穿刺术　□绒毛穿刺取材术　□脐血管穿刺术，并对穿刺标本进行：

□染色体核型检测
□产前全基因组拷贝数变异检测
□5 条快速诊断检测
□基因检测
□其他检测_____

二、关于产前诊断禁忌证的说明

□无侵入性产前诊断禁忌证
有侵入性产前诊断禁忌证 □先兆流产 □术前两次体温（腋温）≥37.3 ℃ □有出血倾向（血小板≤70×10⁹/L） □有盆腔或宫腔感染征象 □无医疗指征的胎儿性别鉴定

三、关于产前诊断局限性的说明

1. 染色体核型检测的局限性　可检测出染色体非整倍体变异；不能检测染色体微缺失、微重复、低比例嵌合，单基因遗传病，多基因遗传病，环境及药物导致的胎儿宫内结构或形态异常。

2. 产前全基因组拷贝数变异检测的局限性　无法检测平衡易位和倒位等，更小片段的变异和点突变等引起的出生缺陷、遗传病不在此检测范围内。

3. 5 条快速诊断检测的局限性　此检测方法仅限于检测 21、18、13 号染色体及性染色体的非整倍体变异，其他染色体不在此检测范围内。

4. 基因检测的局限性　该检测仅对样本进行_____基因（NM_____）_____位点检测，其他位点及其他基因不在检测范围内。

5. 其他检测的局限性

四、关于产前诊断操作风险的说明

在孕期，羊膜腔穿刺术、绒毛穿刺取材术和脐血管穿刺术是相对安全的有创性产前诊断技术，存在但不限于以下医疗风险：流产、死胎；穿刺部位出血、血肿形成；宫内

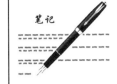

感染、胎儿感染；损伤胎儿；胎膜早破、羊水渗漏；胎盘早剥、胎死宫内；疼痛、紧张等刺激有诱发孕妇出现心脑血管意外的可能；羊水栓塞；其他未预料到的风险。

五、关于接受产前诊断后注意事项的说明

（1）可能发生的并发症。

（2）若发生腹痛、流血、流液，及时就诊。

（3）禁性生活 2 周。

（4）检测报告出具后请到遗传咨询门诊咨询。

（5）其他注意事项_____。

孕妇和（或）家属意见：以上情况医生已向我（我们）详细介绍，我（我们）确认对上述内容知情和理解，同意进行产前诊断，现签字生效。

孕妇签字：_____　家属签字（关系）：_____

医生签字：_____　日期：_____

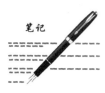

附录 3　染色体核型产前诊断申请单

孕妇姓名：_____年龄：_____出生日期：_____年____月____日

身份证号码：_____

联系电话：_____详细地址：_____

本次怀孕胎儿数：□单胎　□双胎　□多胞胎（胎数：_____）

末次月经：_____年____月____日

月经周期（不规律者须用 B 超计算孕周）：_____天

超声测定孕周：____周____天　超声测定孕周日期：_____

孕期感染史：□否；□是_____

产前诊断指征

□母体血清学筛查高风险
□高龄孕妇
□胎儿父母为平衡易位、罗氏易位或染色体倒位携带者 患者核型：_____
□21-三体、18-三体、13-三体等染色体非整倍体患儿生育史 患儿核型：_____
□其他（自费）

申请医生：_____　申请日期：_____

申请单位名称：_____　组织机构代码：_____

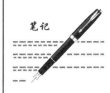

附录 4 绒毛穿刺取材术知情同意书

患者_____，_____岁，因_____需要行绒毛穿刺取材术进行产前诊断。绒毛取材术是一项相对安全的妊娠早期有创性介入性产前诊断技术，存在但不局限于以下医疗风险。

（1）孕妇有发生出血、流产的可能。

（2）穿刺有损伤胎儿的可能。

（3）因孕妇子宫畸形、腹壁太厚、胎盘位于子宫后壁、胎盘太薄等原因，可能发生绒毛取材失败。

（4）如术前孕妇存在隐性感染或术后卫生条件不佳，有发生宫内感染及流产的可能。

（5）疼痛、紧张等刺激有诱发孕妇出现心脑血管意外的可能。

鉴于当今医学技术水平的限制、患者的个体差异以及其他无法预知的原因，即使在医务人员已认真履行了工作职责和严格执行操作规程的情况下，上述风险仍有可能发生。医务人员将严格按照医疗技术规范进行操作，尽最大努力减少上述风险的发生。

孕妇方应提供真实有效的病史材料。

孕妇方已充分了解该检查的性质、目的、风险性和必要性，对其中的疑问已得到经治医生的解答。经本人及家属慎重考虑后同意接受产前诊断并愿将本次妊娠的最终结局及时与医方沟通。为确认上述内容为双方意思的真实表达，医方已履行了告知义务，孕妇方已享有充分知情和选择的权利，签字生效。

孕妇签字：_____日期：_____

家属签字：_____与孕妇的关系：_____

医生签字：_____日期：_____

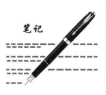

附录5 羊膜腔穿刺术知情同意书

患者_____，_____岁，因_____需要做羊膜腔穿刺术以产前诊断胎儿有无异常。羊膜腔穿刺术是一项相对安全的妊娠中期有创性介入性产前诊断技术，存在但不局限于以下医疗风险。

（1）孕妇有发生出血、羊水渗漏、流产的可能。

（2）穿刺有损伤胎儿的可能。

（3）因孕妇子宫畸形、胎盘位于子宫前壁、腹壁太厚、羊水量少等原因，可能发生羊水穿刺失败。

（4）如术前孕妇存在隐性感染或术后卫生条件不佳，有发生宫内感染及胎儿感染死亡的可能。

（5）疼痛、紧张等刺激有诱发孕妇出现心脑血管意外的可能。

鉴于当今医学技术水平的限制、患者的个体差异以及其他无法预知的原因，即使在医务人员已履行了工作职责和严格执行操作规程的情况下，上述风险仍有可能发生。医务人员将严格按照医疗规范进行操作，尽最大努力减少上述风险的发生。

孕妇方应提供真实有效的病史材料。

孕妇方已充分了解该检查的性质、目的、风险性和必要性，对其中的疑问已得到经治医生的解答，经本人及家属慎重考虑后同意接受产前诊断并愿将本次妊娠的最终结局及时与医方沟通。为确认上述内容为双方意思的真实表达，医方已履行了告知义务，孕妇方已享有充分知情和选择的权利，签字生效。

孕妇签字：_____日期：_____

家属签字：_____与孕妇的关系：_____

医生签字：_____日期：_____

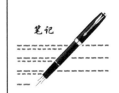

笔记

附录6　脐血管穿刺术知情同意书

患者_____，_____岁，因_____需要行经皮脐血管穿刺术进行产前诊断。经皮脐血管穿刺术是一项相对安全的妊娠中期有创性介入性产前诊断技术，存在但不局限于以下医疗风险。

（1）孕妇可能发生出血、胎盘出血、血肿、胎盘早剥、羊水渗漏、胎膜早破、胎死宫内、晚期流产等手术并发症。

（2）胎儿并发症包括感染、出血、严重的心动过缓、脐带压塞或血栓形成，以及穿刺造成的胎儿损伤。

（3）因孕妇子宫畸形、胎盘位于子宫后壁、腹壁太厚、脐血管异常等原因，可能发生穿刺失败。

（4）如术前孕妇存在隐性感染或术后卫生条件不佳，有发生宫内感染及胎儿感染死亡的可能。

（5）疼痛、紧张等刺激有诱发孕妇出现心脑血管意外的可能。

鉴于当今医学技术水平的限制、患者的个体差异以及其他无法预知的原因，即使在医务人员已认真履行了工作职责和严格执行操作规程的情况下，上述风险仍有可能发生。医务人员将严格按照医疗技术规范进行操作，尽最大努力减少上述风险的发生。

孕妇方应提供真实有效的病史材料。

孕妇方已充分了解该检查的性质、目的、风险性和必要性，对其中的疑问已得到经治医生的解答。经本人及家属慎重考虑后同意接受产前诊断并愿将本次妊娠的最终结局及时与医方沟通。为确认上述内容为双方意思的真实表达，医方已履行了告知义务，孕妇方已享有充分知情和选择的权利，签字生效。

孕妇签字：_____日期：_____

家属签字：_____与孕妇的关系：_____

医生签字：_____日期：_____

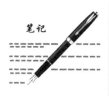

附录7　关于胎儿染色体检查的说明

胎儿细胞培养制备胎儿染色体是进行产前诊断的一项技术，在培养、分析过程中可能出现以下情况。

（1）培养失败。活细胞数量少、质量差或宫内感染等原因导致细胞生长较差或不生长，使培养失败。

（2）影响检测结果。细胞生长较差以及染色体可分析核型过少或形态较差会影响分析结果。

（3）常规染色体检查不能诊断染色体微小结构改变、单基因遗传病、多基因遗传病、环境及药物导致的胎儿宫内发育异常。

（4）如孕妇术前存在隐性感染，则细胞培养可能因感染而失败，无法得到产前诊断结果。如因细胞培养失败而无法得到结果，则有再次取材的可能。

鉴于当今医学技术水平的限制、患者的个体差异以及其他无法预知的原因，即使在医务人员已认真履行了工作职责和严格执行操作规程的情况下，上述情况仍有可能发生。医务人员将严格按照医疗技术规范进行操作，尽最大努力减少上述情况的发生。

孕妇方已充分了解该检查的性质，对其中的疑问已得到经治医生的解答。经本人及家属慎重考虑后同意接受胎儿染色体检查并愿将本次妊娠的最终结局及时与医方沟通。为确认上述内容为双方意思的真实表达，医方已履行了告知义务，孕妇方已享有充分知情和选择的权利，签字生效。

孕妇签字：_____日期：_____

家属签字：_____与孕妇的关系：_____

医生签字：_____日期：_____

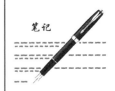

附录 8   外周血淋巴细胞染色体分析知情同意书

病友：

您好！

染色体异常是不孕、不良孕产史、发育异常、智力低下等情况的重要原因，只有少数染色体异常是遗传的，大部分染色体异常是个体发育过程中新发生的，因此对患者或其亲属进行染色体检查是发现上述疾病病因的重要手段之一。为更好地为您服务，请您认真阅读以下条款。

限于当前实验室主流技术的检测条件和业务水平，本检查能提供约550条带水平的染色体可疑异常，包括常染色体数目可疑异常、性染色体数目可疑异常及常见可疑结构异常，不能保证检测出更高条带水平的染色体异常或基因异常。

本检查需要经过外周血淋巴细胞培养、低渗、固定、制片、烤片、显带、核型分析等步骤，分析是否成功受外界环境影响较大，其中个体差异是分析失败的主要原因之一。如分析失败，院方将尽快电话通知您，并提供免费重做的机会（若因电话不通失去本次重做机会，本实验室不属于责任方）。

临床资料（特别是孕产史）对保证染色体异常的准确诊断十分重要。请您配合我们的登记工作，详细描述您的病史，真实回答工作人员的询问，并留下真实可用的电话号码。

您的临床资料和检查结果将被保存在我院，除了本项目的医务人员外，所有其他人员（如涉及隐私内容，将包括您的配偶）不能获得您的资料。

如果您签上您的名字，说明您已认真阅读以上内容，理解和接受染色体检查的必要性、本实验室的检测水平及可能遇到的问题和解决办法，同意在本实验室接受外周血淋巴细胞染色体 G 显带分析。

受检人（签字）：   联系电话：

签字日期：   年   月   日

您的染色体分析编号为：_____，请您于 20 日后（_____年____月____日，报告领取时间逢节假日则顺延），到我院细胞遗传学实验室报告领取处领取报告，建议领取时间不超过 3 个月。

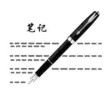

附录9 外周血淋巴细胞染色体分析申请单

受检者基本信息

姓名：_____ 手机号码：_____ 住院号/门诊号：_____

职业：_____ 通信地址/电子邮箱：_____

标本采集时间：_____年___月___日 送检部门：_____ 样本编号：_____

性别：_____年龄：_____民族：_____体重：____kg 籍贯：_____

主诉：_____

_____

简要病史

项目	用对号标记符合您情况的方框		
不良孕产史	无□	自然流产（　）次	流产时间：孕（　）周
	人工流产（　）次	死胎（　）次	死胎时间：孕（　）周
	曾育先天愚型患儿□	曾育智力低下患儿□	
	曾育核型异常患儿□，核型_____		
患者症状	发育迟缓□		
	原发闭经□		
	无月经紊乱□		
	染色体平衡易位携带者□，核型_____		
	畸形（部位/症状：_____）		
	其他：_____		
有害物质接触史	化学物质	无□	有□
	农药	无□	有□
	放射性物质辐射	无□	有□
	生物因素（如病毒）	无□	有□
	其他接触史（如家居装修、电脑操作时间过长等）：_____ _____		
婚姻史	近亲婚配	无□	有□
家族史	遗传病史和家系图		
体检			
发育：	智力：	身高：____cm	发际：
眼：	眼眶：	鼻：	耳：
口：	颈部：	其他：_____	

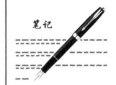

辅助检查：内分泌、病理、影像学检查等。

说明：

（1）请务必详细填写本申请单，以作为诊断时参考。如为急诊或出生 4 周内婴儿、危重儿，请务必填写联系电话。

（2）本申请单留在实验室存档，不返还医院。需要重抽血送检时，请尽量将原单附回或在醒目位置注明。

（3）染色体检查前两周内避免服用抗生素等影响细胞生长的药物。因亲属诊断染色体病而做染色体检查者，本单家系图处务必注明或用文字描述。

（4）如进行初生婴儿脐血染色体检查，必须写明婴儿姓名或"某某之子/女"，正确填写出生天数，并尽量详细地列明主要的症状。

（5）标本要求。①外周血染色体：建议空腹采血 3~4 ml，肝素抗凝管保存。②脐血染色体：无菌采集 3~4 ml 脐带血，肝素抗凝管保存；必须同时收集夫妇双方 EDTA 抗凝血及干燥管血清各一管（共 4 管）。③流产绒毛染色体：无菌收集流产绒毛，浸泡于无菌生理盐水中，必须同时收集夫妇双方 EDTA 抗凝血及干燥管血清各一管（共 4 管）。④羊水染色体：孕 18~22 周羊水，无菌收集。以上标本禁止冷冻，4~25℃温度内可保存 24小时，建议 24 小时内尽快送检。

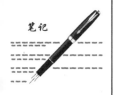

附录10　染色体核型分析报告

姓名：_____　性别：_____　年龄：_____　门诊号：_____
样本类型：__羊水__　显带方法：__G显带__　送检日期：_____
核型图：

染色体核型：47，XY，+21

（正常男性核型：46，XY；正常女性核型：46，XX）

备注

染色体检查不能检测微小缺失或重复，染色体正常但有异常表型（不明原因发育迟缓、智力低下和多种体征畸形等）的患者建议做染色体微阵列分析。

结果说明

本报告仅对此次检测标本负责。

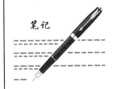

附录 11　细胞遗传学产前诊断报告单 1

患者姓名：＿＿＿＿＿＿　　性别：＿＿＿＿＿＿　　年龄：＿＿＿＿＿

送检医生：＿＿＿＿＿＿

产前诊断指征：孕妇高龄

标本类型：羊水　　　　　　标本采集日期：＿＿＿＿＿＿

标本编号：＿＿＿＿＿　　　标本接收日期：＿＿＿＿＿＿

检查要求：染色体核型分析

方法：原位法染色体分析（320 条带），G 显带

结果：胎儿羊水细胞 G 显带染色体 320 条带水平未见异常

检验者：＿＿＿＿＿＿　　　审核者：＿＿＿＿＿＿

日期：＿＿＿＿＿＿

注：常规染色体检查不能诊断染色体微小结构改变、单基因遗传病、多基因遗传病、环境及药物导致的胎儿宫内发育异常。

附录 12　细胞遗传学产前诊断报告单 2

患者姓名：＿＿＿＿＿＿　　性别：＿＿＿＿＿＿　　年龄：＿＿＿＿＿

送检医生：＿＿＿＿＿＿

产前诊断指征：孕妇高龄

标本类型：羊水　　　　　　标本采集日期：＿＿＿＿＿＿

标本编号：＿＿＿＿＿　　　标本接收日期：＿＿＿＿＿＿

检查要求：染色体核型分析

方法：原位法染色体分析（320 条带），G 显带

结果：47，XX（XY），+21

该胎儿羊水细胞染色体数目 47 条，多一条 21 号染色体，建议遗传咨询。

检验者：＿＿＿＿＿＿　　　审核者：＿＿＿＿＿＿

日期：＿＿＿＿＿＿

注：常规染色体检查不能诊断染色体微小结构改变、单基因遗传病、多基因遗传病、环境及药物导致的胎儿宫内发育异常。

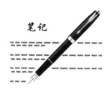

任务 3　诊断 Y 染色体微缺失

【任务导入】

患者，男，30 岁，因"婚后未避孕 2 年不育"到生殖中心男科门诊就诊。门诊询问病史如下：患者体健，自诉无慢性疾病及不明原因疾病，婚后性生活正常，无避孕措施 2 年未怀孕。配偶性激素水平正常，AMH 值 5.47 ng/ml，妇科 B 超检查无异常，输卵管造影提示双侧输卵管通畅等。患者 3 次精液常规检查均无精，性激素检查正常。查体：外生殖器发育正常，无隐睾，双侧睾丸体积正常。患者行泌尿系统彩超检查未发现精索静脉曲张及生殖道梗阻。患者否认生殖器外伤及腮腺炎病史，否认肿瘤及泌尿生殖道感染史。患者双亲否认曾出现生育问题。

请从上述门诊资料出发，从生殖遗传的角度给患者提供遗传咨询。

【任务目标】

知识目标：掌握 Y 染色体长臂无精子症因子微缺失的发病机制、遗传机制，掌握其诊断的思路和方法，明确该病对生殖健康影响的意义；了解相关生殖法律法规政策及行业规范相关知识。

技能目标：能说明 Y 染色体长臂无精子症因子微缺失的机制；能介绍 Y 染色体长臂无精子症因子微缺失诊断的理论、方法以及根据患者需求进一步提供生育健康咨询。

职业素养目标：丰富生殖遗传学知识，具备从实际病例中快速做出相关生殖遗传判断的职业敏感度。

【任务分析】

一、概述

男性不育的因素很多，包括内分泌异常、遗传、感染、环境等因素，其中遗传因素引起的男性不育占 30%。

人类 Y 染色体大部分是重复序列，1976 年 Tiepolo 等报道了 6 例无精症患者的 Y 染色体长臂存在大片段缺失，并将在 Yq11 内可能与精子发生相关的区域命名为 AZF（azoospermia factor）。该部分的基因微缺失是 Y 连锁生精障碍发生的主要遗传病因。目前，临床上一般将之称为 Y 染色体微缺失或 AZF 微缺失，也称 Y 染色体长臂无精子症因子微缺失。在无精子症和少精子症的患者中，Y 染色体微缺失约占 15%，是男性不育的第二大遗传因素，仅次于 Klinefelter 综合征（47，XYY）。

中国是 Y 染色体微缺失的高发区，2016 年国内 1808 例大规模多中心临床试验数据显示，Y 染色体微缺失发生率总体达 8.3%，且无精子症患者 Y 染色体微缺失发生率高于严重少精子症患者。

二、Y 染色体微缺失的分类及症状

随着分子生物学技术的飞速发展，多重聚合酶链反应（PCR）技术和基因组物理图

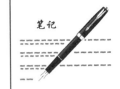

谱研究技术的广泛应用，进一步研究发现，76 个与男性生殖细胞发育相关的微缺失位点可以划分在 Yq11 的 3 个亚区，1996 年 Vogot 等将 AZF 分为 AZFa、AZFb、AZFc 3 个区域。当微缺失发生在同一区域时，精子发生阻滞在相同时相；而当微缺失发生在不同区域时，则精子发生阻滞在不同时相。

（1）AZFa 区长度约 782 kb，AZFa 区微缺失大约占 AZF 微缺失的 0.5%～4%。微缺失若发生在 AZFa 区，患者精子发生阻滞在青春期前，导致成年男性无法生成精子，通常可表现为无精子症，病理类型为唯支持细胞综合征（sertoli-cell-only syndrome，SCOS），表现为生精细胞不发育，仅有支持细胞，临床表现为无精子症、睾丸体积减小。

（2）AZFb 区的长度约 3.2 Mb，AZFb 区微缺失大约占 AZF 微缺失的 5%～15%，精确断裂位置因个体差异和研究方法不同而有所不同。AZFa 和 AZFb 区微缺失患者精子发生阻滞在青春期减数分裂前或减数分裂期，睾丸活检可见初级精母细胞，几乎无精子生成。

（3）AZFc 区长度约 3.5 Mb，AZFc 区微缺失大约占 AZF 微缺失的 80%。AZFc 区微缺失患者的临床表型和睾丸组织学类型多样化，可出现无精子症、严重少精子症，甚至有患者可有精子数量正常的表现，但这类患者精子数一般呈现进行性下降，最终发展成无精子症。

（4）还有少量的 AZFb+c 及 AZFa+b+c 缺失类型。AZFb 合并 AZFc 区域微缺失的发生概率为 1%～3%，大多表现为无精子症；病理类型为 SCOS 或精子发生阻滞。AZFa、AZFb、AZFc 区域全部微缺失患者 100% 表现为无精子症，核型检查多为异常，如 46，XX 男性及双着丝粒 Y 染色体等。

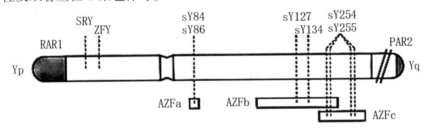

AZF 微缺失图示

三、Y 染色体微缺失的发病机制

Y 染色体微缺失与 AZF 区内被累及的基因或基因家族的功能丧失有关。

AZFa 区基因 USP 9Y 编码一个类泛素蛋白酶，该基因的完全缺失可能与中等程度生精功能低下有关。单拷贝基因 DDX 3Y 编码 DEAD 盒蛋白，在睾丸组织有独特的转录本，并且只在男性生精细胞中翻译。

AZFb 与 AZFc 区域内涉及的基因数较多，包括双拷贝基因、单拷贝基因及多拷贝基因。其中双拷贝基因 HSFY 属于热休克转录因子家族成员，它的缺失会影响精母细胞成熟。双拷贝基因 VCY 在男性生殖细胞中表达，其中 VCY 2 在圆形精子细胞、精原细胞、精母细胞中特异性表达。单拷贝基因 KDM 5D 编码男性减数分裂特异的组蛋白去甲基化酶。RPS 4Y 2 基因在睾丸组织特异性表达，编码一个核糖体蛋白。多拷贝基因 RBMY 编码蛋白与 RNA 结合调控剪切因子活性，在睾丸组织特异性表达。PRY 基因和 CDY 基因均有 4 个拷贝，分布于 AZFb、AZFc 区，前者编码蛋白，可能与精细胞或精子凋亡有关；后者编码染色质域蛋白，在成熟精子细胞中特异性表达，可能参与了组蛋白到鱼精蛋白的转换。DAZ 基因的 4 个拷贝位于 AZFc 区，在精原细胞中特异表达，编码 RNA 结合蛋白，可能与单倍体配子发育相关。

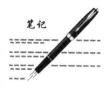

四、Y 染色体微缺失临床检测指征与诊断方法

（一）检测指征

（1）非梗阻性无精子症、严重少精子症患者，建议进行 Y 染色体微缺失检测。

（2）原因不明的男性不育患者可选择性行 Y 染色体微缺失检测。

（3）AZF 微缺失能垂直遗传，有相关家族史者，建议进行检测。对于其父亲已确诊 Y 染色体微缺失的男性胎儿，须行产前诊断。

（二）诊断方法

Y 染色体微缺失的常用检测方法包括实时荧光定量 PCR 法、多重 PCR-电泳法等。外周血标本行多重 PCR-电泳法耗时长，结果判定的主观性大，还存在交叉污染的风险，因此建议应用实时荧光定量 PCR 技术，同时加强质控。

根据 AZF 微缺失的机制，对 3 个亚区内的标签序列位点（STS）进行检测。目前对 AZF 微缺失可实行以下 6 个 STS 的检测：分别是 AZFa 区的 sY84 和 sY86、AZFb 区的 sY127 和 sY134 以及 AZFc 区的 sY254 和 sY255。sY145 及 sY152 位点检测的临床意义因缺乏国人大样本的数据支持，还需进一步研究。亚区内的 STS 丢失即代表相应 AZF 区域的微缺失。STS 检查结果的可靠性由区内多个物理距离较近的位点共同缺失来保证，不宜根据单一位点缺失做出 AZF 微缺失判断。

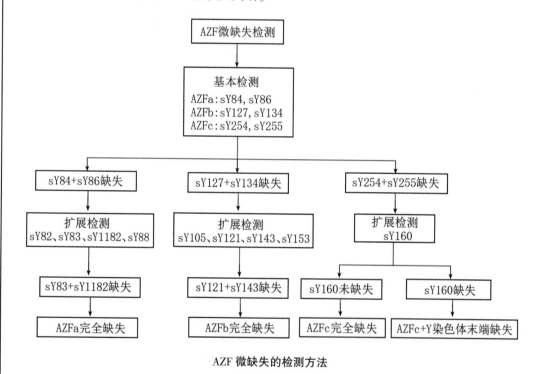

AZF 微缺失的检测方法

五、Y 染色体微缺失遗传学处理策略

AZFc 微缺失患者除不育外没有其他临床表现，日常生活没有受到影响，如无生育需求则可不进行处理。

但对于有生育需求的患者，因为针对 AZF 微缺失导致的严重生精障碍，目前还缺乏有效的治疗手段来提高患者的生精能力，因此运用辅助生殖技术是最直接有效的方法。

AZFa 区基因发生微缺失会导致 SCOS。由于 AZFa 区基因是精子生成必需的基因，因此 AZFa 区微缺失确诊意味着即使采用包括显微穿刺取精术在内的所有取精手术都不能获得精子。患者如有生育需求，则仅能进行供精。

AZFb+c 微缺失会导致 SCOS 或精子发生阻滞，患者多为无精子症，故建议 AZFb 完全缺失（含 AZFb+c 微缺失）的患者如有生育需求，须对其实施供精辅助生殖技术。

AZFc 微缺失患者的表型具有较高差异，由于仍有产生成熟精子的可能，AZFc 微缺失患者是 AZF 微缺失患者中唯一可能获得自身后代的患者。对于 AZFc 微缺失的无精子症患者，可以尝试睾丸穿刺以获得精子，并通过行卵胞质内单精子注射（intracytoplasmic sperm injection，ICSI）进行体外辅助受孕。而对于 AZFc 微缺失合并严重少精子症患者，可以选择直接 ICSI。需要注意的是，AZFc 微缺失的少精子症患者的精子数目有进行性下降的趋势，可发展成无精子症。因此，这类患者如有生育需求，应尽量早生育，或及时行生育力保存。

六、防控

AZFa、AZFb（包括 AZFa+b+c 和 AZFb+c）微缺失患者均无法获得自身后代，因此这类患者的突变都是新发突变，突发基因无法遗传下去，该类疾病无法防控。

单纯性 AZFc 微缺失患者由于有通过自然生育或者辅助生殖方法生育自身后代的可能，Y 染色体微缺失可垂直传递给男性后代，但后代生精障碍的严重程度无法估计。因此在采用自体精子生育后代前，应充分向患者告知风险。如患者选择的是体外受精胚胎移植技术，可以通过胚胎植入前遗传学筛查（PGS），筛选女性胚胎进行移植。如患者是自然受孕，则可选择产前诊断，提取胎儿基因组 DNA 检测胎儿性别及男胎 AZF 微缺失的情况。

【任务实施】

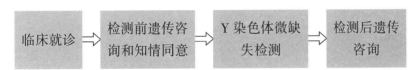

【实施流程】

流程	内容
临床就诊	1. 对就诊患者及其配偶的病史进行详细询问及记录，见附录 1 "病史询问信息表"。对确实需要进行检测的患者开具 "Y 染色体微缺失检测告知书"，见附录 2 2. 对行辅助生殖的夫妻宣教胚胎活检的意义和重要性
Y 染色体微缺失检测	1. 按要求采集男性患者外周血样本，及时送检进行相关位点检测 2. 如就诊夫妇选择三代辅助生殖技术，须对囊胚期胚胎进行胚胎活检，并送检进行胚胎性别或男胎 AZF 微缺失筛查 3. 确诊 Y 染色体微缺失的患者若有男性胎儿，根据患者要求，可在孕 16 周后采集孕妇羊水，取得胎儿基因的同时培养羊水中的胎儿脱落细胞，获得其核型及行 AZF 微缺失检测 4. 针对可疑的 Y 染色体微缺失胎儿，孕 20 周后可进行脐带血穿刺，采集胎儿 DNA 样本进行检测

(续表)

流程	内容
检测后遗传咨询	1. 检测后出具"Y 染色体微缺失检测报告单",见附录 3 2. 为患者解读检测报告结论的临床意义,提供遗传咨询。在当事人知情同意和自主选择的情况下,展开健康教育及婚育指导,包括介绍辅助生殖技术和胚胎植入前遗传学检测基本方法等干预信息 3. 如胎儿确诊为 Y 染色体微缺失,应充分说明胎儿出生后所受的影响等。在当事人知情同意的基础上,尊重家属的自主选择权,提供辅助生殖技术和胚胎植入前遗传学检测基本方法等干预信息,在其有需求时提供临床干预措施
随访	对选择进行辅助生殖的患者夫妇的妊娠结局进行随访

【任务评价】

工作流程考核表

专业:_____ 班级:_____ 姓名:_____ 学号:_____ 成绩:_____

项目	内容	分值	评分要求	自评	互评	师评
Y染色体微缺失筛查	详细询问及记录患者的病史	10	重点询问有无性功能障碍,既往有无外生殖器创伤及腮腺炎等;询问家族史,重点包括家族成员生育情况			
		10	查体:第二性征与外生殖器发育情况			
		10	完善精液质量分析,重点为精子数量。排除输精管梗阻或缺如			
		10	对非梗阻无精子症或严重少精子症患者,排除 Klinefelter 综合征、常染色体相互易位等核型异常			
	采集样本	5	采集男性患者外周血样本			
		10	对行三代辅助生殖技术的家庭,采集 3~5 个囊胚期胚胎细胞			
		10	当患者的配偶处于妊娠期时,须采集羊水中胎儿脱落细胞			
		10	培养胎儿细胞获得胎儿遗传物质			
	基因检测后咨询	5	在规定时间内告知并提供书面检测结果			
		10	对于检测结果异常的患者,向其家庭提供遗传咨询			
		5	为检测结果异常的胎儿的家庭提供遗传咨询			
		5	向Y染色体微缺失的夫妇介绍辅助生殖技术和胚胎植入前遗传学检测基本方法等干预信息			
总分	100					

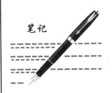

【任务小结】

技能点、知识点学习线

专业：_____　班级：_____　姓名：_____　学号：_____

项目	学习线	评分要点
技能点	Y 染色体微缺失遗传咨询	1.
		2.
		3.
		4.
		5.
知识点	Y 染色体微缺失	定义：
	临床分类及症状	1.
		2.
		3.
		4.
	发生机制	
	临床诊断方法	
	防控措施	1.
		2.
		3.

【测试题】

选择题

1. Y 染色体微缺失可发生在哪些区域 （　　）
   A. AZFa 区 　　　　　　　B. AZFb 区
   C. AZFc 区 　　　　　　　D. AZFa+b 区
   E. AZFa+b+c 区 　　　　　F. AZFb+c 区

2. 可能产生成熟精子的 Y 染色体微缺失患者缺失区域发生在 （　　）
   A. AZFa 区 　　　　　　　B. AZFb 区
   C. AZFc 区 　　　　　　　D. AZFb+c 区

3. 单纯 AZFc 区微缺失的患者可尝试哪些操作以获得自身后代 （　　）
   A. 自然受孕 　　　　　　B. 卵胞质内单精子注射技术
   C. 胚胎活检技术 　　　　D. 附睾穿刺取精术

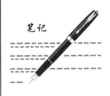

附　录

附录 1　病史询问信息表

基本信息

姓名：_____手机号码：_____住院号/门诊号：_____

职业：_____身份证号：_____

标本采集时间：_____年___月___日　送检部门：_____样本编号：_____

年龄：_____身高：_____cm　体重：_____kg　家族史：_____

检查项目	用对号标记符合您情况的方框		
染色体核型	未做□	正常□	异常□
梗阻性	是□	否□	未知□
腮腺炎	是□	否□	未知□
生殖器外伤	是□	否□	未知□
B 超	未做□	□已做：	
精液常规	精子浓度（10^6/ml）：		
	总活力（PR+NP%）：		
	向前运动（PR%）：		
	非向前运动（NP%）：		
	不活动精子（IM%）：		
外界环境因素	高温	是□	否□
	辐射	是□	否□
	重金属	是□	否□
	棉籽油	是□	否□
	其他（根据实际情况填写）：		

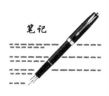

附录2　Y染色体微缺失检测告知书

　　Y染色体微缺失是男子精子发生障碍引起不育的重要遗传因素之一，精子发生障碍通常由男性Y染色体q11上无精子症因子基因家族（AZF）多个位点的缺失引起，其中任何一个位点的缺失都可能引起生精障碍，导致不育。本检测主要通过采集患者外周血提取DNA，采用多重PCR检测技术，针对Y染色体15个位点进行检测。

　　我已经被充分告知并明确以下事项。

　　（1）本检测标准符合欧洲男科协会（EAA）和欧洲分子遗传实验质控协会（EMQN）的《Y染色体微缺失分子诊断指南》（2013版）、《男性生殖遗传学检查专家共识》（2015版），以及《中国男科疾病诊断治疗指南与专家共识》（2016版），共检测6个基础位点和9个拓展位点，其他位点、序列及其他基因均不在本检测范围之内。

　　（2）Y染色体微缺失分析的主要适应证：①严重少精子症患者（精子数目少于5×10^6/ml）；②非梗阻性无精子症患者；③原因不明的不育的男性可选择性行Y染色体微缺失检测。

　　（3）本检查需要经过外周血DNA提取，AZF区段扩增、电泳，影响分析的因素较多，如分析失败，我们会及时电话通知您尽早免费重做一次。（因联系不到患者带来的后果，本实验室不承担责任。）

　　（4）抽取的样本如有剩余部分，□（同意）□（不同意）由本中心按生物医学伦理相关规定、人类遗传资源管理办法用作科学研究，为未来的健康科学及医疗进步做出贡献。

　　（5）一般于送检日期后2周之内出具分析报告，您可以在自助报告机获取纸质报告，或在医院微信公众号或医院app上查询电子报告。

　　（6）本检测出具的报告只对该检测样品负责，供临床医生参考，如需要进一步诊断和治疗，请咨询临床医生。

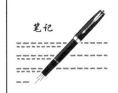

附录 3　Y 染色体微缺失检测报告单

患者姓名：_____　病案号：_____　送检医生：_____
申请时间：_____　检验医生：_____　审核医生：_____
审核时间：_____

检测结果：Y 染色体 AZFc 区检测到微缺失

项目	结果	参考范围
AZFa-sY82	阳性 （+）	
AZFa-sY83	阳性 （+）	
AZFa-sY84	阳性 （+）	
AZFa-sY86	阳性 （+）	
AZFa-sY88	阳性 （+）	
AZFa-sY1182	阳性 （+）	
AZFb-sY105	阳性 （+）	
AZFb-sY121	阳性 （+）	
AZFb-sY127	阳性 （+）	
AZFb-sY134	阳性 （+）	
AZFb-sY153	阳性 （+）	
AZFc-sY160	阴性 （-）	
AZFc-sY254	阴性 （-）	
AZFc-sY255	阴性 （-）	
SRY 基因	阳性 （+）	男 （+） 女 （-）

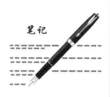

遗传与优生

任务4　人类非显带染色体核型分析

【任务导入】

某实验室发现有几张无标记的人类非显带染色体核型照片混在了一起，请你使用核型分析来确认照片中核型的提供者是男性还是女性。

【任务目标】

知识目标：掌握人类中期染色体形态结构与数目；掌握非显带核型的基本分析方法；掌握人类男性和女性性染色体的差异。

技能目标：能使用非显带核型的丹佛（Denver）体制进行核型分析；能解释性染色质检查结果的临床意义。

职业素养目标：具备性染色体细胞遗传学检查项目的解读能力。

【任务分析】

一、概述

染色体核型分析是医学遗传学在细胞层面的诊断技术。人类染色体数目被确认为46条，这标志着现代细胞遗传学的起点。染色体是种的标志，各种生物染色体数目和形态是恒定的。人类染色体及其基本结构见附录5。

> **蒋有兴——人类细胞遗传学的开创者**
>
> 医学细胞遗传学的临床常用技术"染色体标本制备"的理论基础，离不开华裔科学家蒋有兴的贡献。
>
> 1955年12月22日，蒋有兴发现人类染色体准确的数量。当时世界上权威的认知是"人类染色体为48条"，蒋有兴不畏权威，选取人胚胎肺组织细胞进行观察，反复确认染色体准确数目是46条，他被誉为人类细胞遗传学的开创者。受此启发，法国儿科医生勒琼等发现并确证了唐氏综合征与21-三体的关联，这被视为医学细胞遗传学建立的起点。

（一）染色体识别的意义

对人类染色体的识别，是依据正常人类染色体的固有形态特征和数目进行对照分析，这也是确定和发现染色体异常和染色体畸变综合征的基本手段和诊断基础。

（二）非显带染色体的应用特点

非显带染色体时期，用中期染色体（见附录4"细胞分裂周期及其划分"）进行核型分析或染色体研究，较准确地识别出第1、2、3、16号和Y染色体，对于其他序号染色体则确定组别，暂不准确确定染色体序号，这样可以检出染色体的数目畸变和较明显的结构畸变。较低的分辨率限制了对许多染色体畸变，特别是结构畸变的研究和临床应用。

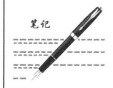笔记

二、检测原理

按着丝粒在染色体长轴的位置，染色体可分成 3 种类型：中央着丝粒染色体（1/2~5/8）、亚中着丝粒染色体（5/8~7/8）、近端着丝粒染色体（7/8~末端）。

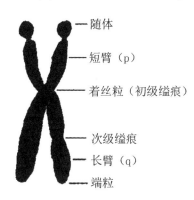

- 随体
- 短臂（p）
- 着丝粒（初级缢痕）
- 次级缢痕
- 长臂（q）
- 端粒

中期染色体的典型形态结构示意图

人类染色体核型分析标准是丹佛体制（人类有丝分裂染色体的标准命名体制）。该体制的规定如下。

（一）染色体的识别

每一条染色体可通过相对长度、臂率和着丝粒指数等 3 个参数予以识别。

$$每条染色体相对长度 = \frac{每条染色体长度}{22 条常染色体 + X 染色体的总长度} \times 100\%$$

$$臂率 = \frac{长臂长度}{短臂长度}$$

$$着丝粒指数 = \frac{短臂长度}{该条染色体长度} \times 100\%$$

（二）体细胞的染色体组成

人类体细胞的 46 条染色体中，常染色体按长度递减的次序以 1~22 号编号，即从第 1 号染色体到第 22 号染色体称为常染色体，其是男女共有的。另有 2 条染色体随男女性别不同而不同，称为性染色体（X 和 Y），女性为 XX，男性为 XY。

人类的 46 条染色体根据长度递减顺序和着丝粒位置划分为 7 个易区分的组，以字母 A~G 表示 7 组染色体，分别为 A、B、C、D、E、F、G 组。A 组最大，G 组最小，X 染色体根据大小列入 C 组，Y 染色体列入 G 组。将次级缢痕和随体作为识别染色体的辅助指标。

1. A 组　包括第 1~3 号染色体。1 号为核型中最大的中央着丝粒染色体，长臂近着丝粒处有次级缢痕；2 号为亚中着丝粒染色体，略小于 1 号染色体；3 号为较大的中央着丝粒染色体。A 组 3 对染色体之间区别明显，与其他组染色体也有较大区别，在非显带的情况下也可确定。

2. B 组　包括第 4~5 号染色体，是较大的亚中着丝粒染色体。这 2 对染色体的大小、形态非常相似，彼此间难以区分，但易与 A 组、C 组的染色体区分。

3. C 组　包括第 6~12 号染色体和 X 染色体，都是中等大小的亚中着丝粒染色体，彼此间极难区分。相对来说，第 6、7、8、11 号染色体和 X 染色体着丝粒略靠近中央，

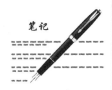

短臂相对较长；第9、10、12号染色体的着丝粒偏离中央，即短臂相对较短；第9号染色体长臂上常有一明显的次级缢痕。X染色体的大小介于第7、8号染色体之间。

4．D组　包括第13~15号染色体，都是中等大小的近端着丝粒染色体，具有随体，彼此间难以区分。

5．E组　包括第16~18号染色体，是一组较小的染色体。16号为中央着丝粒染色体，长臂近着丝粒处有一次级缢痕，在非显带情况下可以鉴别；17号、18号为亚中着丝粒染色体，后者的短臂较短，二者之间不易区分。

6．F组　包括第19、20号染色体，是次小的2对中央着丝粒染色体，彼此间难以区分，但与其他组染色体容易区分。

7．G组　包括第21号、22号和Y染色体。这是一组最小的近端着丝粒染色体。21号和22号染色体短臂末端有随体，22号比21号稍大，二者之间难以区分。Y染色体大小有变异，一般略大于21号和22号染色体，无随体，短臂较短，长臂较平行，不像21号、22号染色体那样长臂叉开，较易与21号、22号染色体区别。

人类染色体及其基本结构的解析详见附录5。

（三）核型的描述规则

正常核型的描述方式如下。

正常男性核型：46，XY。核型含义：46条染色体，包括1条X染色体和1条Y染色体。

正常女性核型：46，XX。核型含义：46条染色体，包括2条X染色体。

人类染色体X和Y在性别决定中的作用及其临床应用详见附录6。

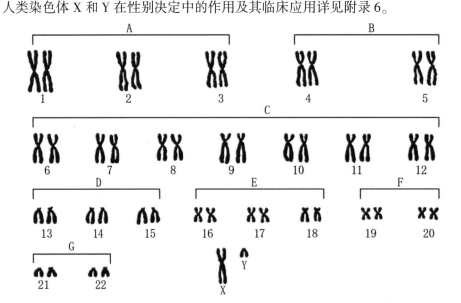

正常男性的非显带核型

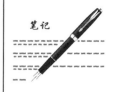

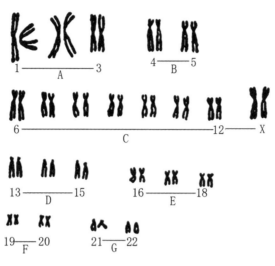

正常女性的非显带核型

【实施流程】

流程	内容
染色体计数	1. 显微镜下进行核型分析时，务必选择分散良好、染色体着色好、轮廓完整的中期分裂相，且此分裂相远离其他细胞的分裂相 2. 为了便于计数和避免计数时发生重复和遗漏，在计数前应先按染色体的自然分布图形大致划分几个区域（下图），然后按顺序数出各区染色体的实际数目，最后加在一起求出该细胞的染色体数。计数时应注意，对过于分散的分裂相或重叠较多的分裂相应除外，以免人为的丢失或计数困难 <div style="text-align:center">染色体计数方法示意图</div>
顺序分组并标号	1. 自由选用"非显带染色体核型图 1"和"非显带染色体核型图 2"之一，见附录 1 和附录 2。每个附录均由 2 个相同的镜下核型图组成。选择一个附录其中的一个核型图，根据各组染色体的特征予以分组 A 组（1~3 号）：最大，着丝粒在中部或几乎在中部 1 号：中央着丝粒 2 号：着丝粒接近中部 3 号：中央着丝粒 B 组（4~5 号）：2 对大的亚中着丝粒染色体 C 组（6~12 号+X）：中等大小的亚中着丝粒染色体

329

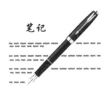

(续表)

流程	内容
顺序分组并标号	6、7、8 和 11 号：着丝粒更接近于中部 9 号：长臂有较显著的次级缢痕 X：大小介于 7 号和 8 号之间 D 组（13~15 号）：中等大小，近端着丝粒染色体，一个重要形态特征是随体 E 组（16~18 号）：16 号最大，中央着丝粒；17 号中等大小，亚中着丝粒，短臂看得很清楚；18 号最小，其短臂很小 F 组（19~20 号）：小的中央着丝粒染色体 G 组（21~22 号+Y）：最小，近端着丝粒。在 21 和 22 号染色体的短臂上可见到随体。22 号比 21 号要大些 Y 染色体：形态和大小跟 G 组染色体相似。它有以下几个特征：①呈现异固缩状态；②它的 2 条染色单体一般不分叉，几乎是平行的；③在许多细胞中，在其长臂上可见到次级缢痕；④一般来说，它比第 21、第 22 号染色体要长一些；⑤没有随体；⑥长臂的端部模糊不清，呈"细毛状" 2. 仔细地观察中期分裂相，寻找 1、2 和 3 号染色体。在草图上的染色体旁标上序号，然后依次找出 B 组、G 组（包括 Y 染色体）、F 组、D 组、E 组染色体。在各染色体旁标上相应的组号，最后鉴定 C 组染色体
判断性别	1. 一般根据 C 组和 G 组的染色体数目来判断性别 2. C 组 16 条染色体、G 组 4 条染色体时，提示细胞由女性个体提供 3. C 组 15 条染色体、G 组 5 条染色体时，提示细胞由男性个体提供 男性染色体核型图
剪贴	1. 将图片上的染色体按上述辨认顺序逐个剪下，按短臂向上、长臂向下、着丝粒置于同一直线上的原则，将其依次排列在有分组横线的报告单上 2. 校对调整后，用牙签挑取少许浆糊或胶水，小心地将每号染色体贴在"非显带染色体核型分析报告单"上（见附录3）。按组别编号校对调整后，应随即贴在报告单上，以防染色体被吹落而丢失
分析实验结果，正确描述核型分析结果	1. 粘贴完后，再检查一次有无遗漏或错误 2. 完成核型描述

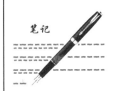

笔记

【任务评价】

工作流程考核表

专业：_____　班级：_____　姓名：_____　学号：_____　成绩：_____

项目	内容	分值	评分要求	自评	互评	师评
非显带染色体核型分析	染色体计数	10	选择中期分裂相			
		5	分裂相分散良好、染色体着色好、轮廓完整			
		5	按染色体的自然分布图形大致划分			
		5	按顺序数出各区染色体的实际数目			
		10	求出该细胞的染色体数			
	基因检测前咨询	10	根据各组染色体的特征予以分组			
		5	先寻找 A 组染色体并标明序号			
		5	依次找出 B 组、G 组（包括 Y 染色体）、F 组、D 组、E 组染色体，并在各染色体旁标上相应的组号			
		5	最后鉴定 C 组染色体			
	判断性别	5	C 组 16 条染色体、G 组 4 条染色体时，提示细胞由女性个体提供			
		5	C 组 15 条染色体、G 组 5 条染色体时，提示细胞由男性个体提供			
	剪贴	10	按上述辨认顺序逐个剪下图片上的染色体			
		10	染色体排列原则：短臂向上，长臂向下，着丝粒置于同一直线上			
		10	粘贴完后，检查并进行核型描述			
总分	100					

【测试题】

选择题

1. 21-三体综合征的核型应为（　　　）

　A. 前期　　　B. 中期　　　C. 后期　　　D. 间期

2. 一般个体体细胞的染色体总数是（　　　）

　A. 48　　　　B. 46　　　　C. 47　　　　D. 45

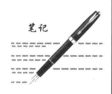

附　录

附录 1　非显带染色体核型图 1

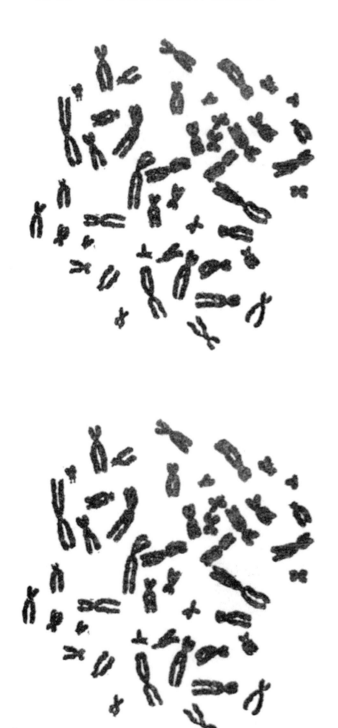

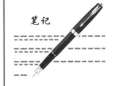

附录 2　非显带染色体核型图 2

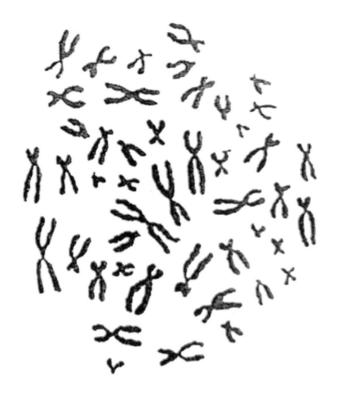

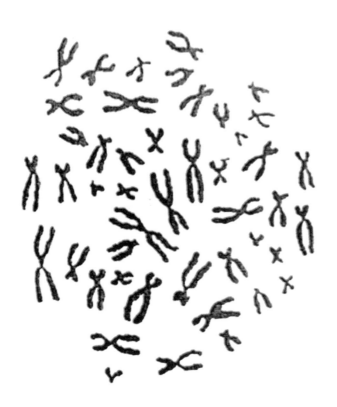

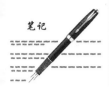

附录 3　非显带染色体核型分析报告单

报告人：＿＿＿＿＿＿＿

学　号：＿＿＿＿＿＿＿

专　业：＿＿＿＿＿＿＿

班　级：＿＿＿＿＿＿＿

受检者信息：

姓　　名：＿＿＿＿＿＿

性　　别：＿＿＿＿＿＿

年　　龄：＿＿＿＿＿＿

样本类型：＿＿＿＿＿＿

显带方法：＿＿＿＿＿＿

送检日期：＿＿＿＿＿＿

核型：

1	2	3		4	5
6	7	8	9	10	11	12
13	14	15		16	17	18
19	20		21	22		X	Y

核型结果：

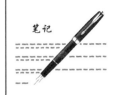

附录 4 细胞分裂周期及其划分

　　细胞在生活的某一阶段具有繁殖的特性，分裂后所产生的新细胞生长到一定阶段，又平均分成 2 个子细胞。这种周期性的生长和分裂，可使细胞数目逐渐增多。

　　细胞从上一次分裂结束，经过生长，到下一次分裂结束所经历的时期称为细胞增殖周期（cell generation cycle），简称细胞周期（cell cycle）。细胞周期可分为 G_1 期（DNA 合成前期）、S 期（DNA 合成期）、G_2 期（DNA 合成后期）和 M 期（分裂期）。G_1 期、S 期、G_2 期合称间期，是细胞的生长阶段，M 期是细胞有丝分裂阶段。

一、间期

（一）G_1 期（DNA 合成前期）

　　从细胞结束一次分裂形成新的细胞，到 DNA 复制之前的间隙时间称 G_1 期。此期细胞内物质代谢活跃，RNA 和蛋白质的生物合成快速进行，为 DNA 复制做准备，细胞体积迅速增大。

　　进入 G_1 期的细胞可有 3 种去向：①始终停止在 G_1 期而失去增殖能力，这类细胞也称"不育细胞"，如神经细胞、肌细胞、成熟的红细胞等；②细胞不断进入细胞周期进行生长和分裂，称增殖细胞，如骨髓造血干细胞、皮肤生发层细胞、精原细胞等；③细胞有增殖能力但暂时不增殖，只有在机体需要增殖补充时（如部分切除术后）才进入增殖周期进行分裂，这类细胞称 G_0 期细胞或"非增殖细胞"，如肝、肾细胞。

（二）S 期（DNA 合成期）

　　S 期的主要特征是 DNA 进行复制，复制后的 DNA 含量增加 1 倍。此期也合成一些组蛋白，以供组成新的染色质。通常只要 DNA 合成一开始，细胞增殖活动就会进行下去，直到分裂成 2 个子细胞。

（三）G_2 期（DNA 合成后期）

　　此期 DNA 复制已经完成，开始合成与有丝分裂有关的微管蛋白、膜蛋白、RNA 等，为分裂期做物质准备。

　　经过以上 3 个时期的变化，细胞不仅完成了 DNA 的复制，而且也为细胞的分裂做好了准备。

二、分裂期

　　从间期结束到细胞分裂成 2 个子细胞的时期称为分裂期（mitotic phase，M）。此期确保了亲本遗传物质能精确、均等地分配给 2 个子细胞，使分裂后的细胞获得相同的遗传信息。在这一过程中，细胞的形态发生了明显的变化。根据细胞的形态特征，人们将该期分为前、中、后、末 4 个时期。

（一）前期

　　前期开始，中心体内 2 个中心粒复制成 2 对，每一个中心粒周围出现由微管呈放射状排列的星体。2 个星体分别向细胞两极逐渐移动，中间以纺锤丝相连组成纺锤体。与此同时，细胞核膨大，核仁、核膜逐渐消失，核内染色质先形成染色质纤丝，进一步凝

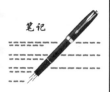

集、缩短、变粗，形成染色体，每条染色体包含 2 条染色单体，在着丝粒处相连。

（二）中期

中心粒已到达细胞两极，染色体排列在细胞中央的赤道部位，形成赤道板。每条染色体都与纺锤丝的纵轴垂直并通过着丝粒相连接。

（三）后期

每条染色体从着丝粒处纵裂成 2 条染色单体，这样就形成了数目完全相等的两组染色体，在纺锤丝的作用下，分别移向细胞的两极。

（四）末期

染色体到达细胞两极，逐渐解旋成染色质；纺锤丝和星射线消失；核膜、核仁重新出现，核膜包围染色质、核仁，形成 2 个新核；细胞膜在中央赤道板处横缢，将细胞质平均分成两等份，形成 2 个子细胞。

附录 5 人类染色体及其基本结构

染色体（chromosome）是遗传物质——基因的载体。它由脱氧核糖核酸（DNA）和蛋白质组成，具有储存、传递遗传信息，控制分化和发育的作用。染色质和染色体其实是同一物质，是细胞在不同时期呈现出的两种不同的表现形式。染色体是用简单的光学显微镜即可观察到的凝聚状态下的遗传物质，仅存在于细胞分裂期。细胞分裂期属于细胞分裂周期的时期之一，细胞分裂周期的其他时期统称间期。间期的遗传物质被称作染色质（chromatin）。

一、主要储存遗传物质的生物结构——细胞核

人体细胞属于真核细胞，其主要的特征是核物质被膜所包围，形成了细胞核。细胞核结构非常重要，其中的遗传物质主要功能是储存和复制遗传信息，在很大程度上控制着细胞的代谢、生长、发育、繁殖和分化等各种生命活动。任何有核细胞一旦失去了细胞核，细胞就会很快死亡。核内物质受到一定损伤，将导致细胞功能的丧失，直至细胞凋亡。

（一）核膜

核膜包围遗传物质，起保护作用。

（二）核基质

核基质，提供遗传物质进行生化反应过程的必需环境。

（三）核仁

间期细胞核中常见核仁。核仁含有 81% 蛋白质、11% RNA、8% DNA，其中所含的 DNA 分子可作为合成 RNA 的模板。除了极少数细胞核如精子细胞核等以外，大多数细胞核都有 1 个或以上的核仁。核仁是间期核中一种较恒定的结构，常呈圆形或卵圆形，外无包膜，埋于核质中，也有附着在核内膜上的。核仁以其中的 DNA 为样板，在 RNA 聚合酶的催化下，按碱基互补原则合成特定 RNA，即核仁的主要功能是合成 RNA，并不断向胞质内释放，参与胞质内蛋白质的合成。当细胞快速生长并积极合成蛋白时，核仁体积大，数量多。有丝分裂时，核仁消失，核仁物质分散于核质之中。有些细胞的核仁结构

随细胞的生理和病理状态而发生变化。

二、人类染色体

（一）染色体的数目

人体细胞中的染色体是成对的，称为二倍体，以 2 n 表示，每对染色体中一条来自父方，一条来自母方。配子中染色体的数目是体细胞中染色体数目的一半，为单倍体，以 n 表示，受精后配子形成合子，合子为二倍体。

（二）染色体的结构

核小体进一步组装成的结构是 30 纳米纤丝。此结构可以在显微镜下观察到，组装成的代表模型是螺线管模型。此时 DNA 的线性长度已经压缩到最初的 1/40。组装进更大组件，也就是更高级空间结构里的核小体构成染色体。染色质在细胞分裂过程中被高度凝缩、螺旋化，形成染色体，此时不存在染色质状态。即染色质和染色体的空间折叠程度有差异，造成空间结构不同，但基本结构即一级结构相同，一级结构单位均是核小体。核小体围成螺旋，形成中空的螺线管。螺线管盘曲、折叠、螺旋化，最终形成染色单体，其长度可压缩至原来的 1/10 000～1/8400。染色体结构有利于细胞分裂时遗传物质的平均分配，较高的组装程度不利于基因表达。

（三）染色体的形态

人类染色体的形态一般都是以细胞有丝分裂中期的染色体作为标准，因为这个时期的染色体分化最清晰，形态特征最典型，称为中期染色体（metaphase chromosome）。每条中期染色体由 2 条染色单体构成，这 2 条染色单体互称姊妹染色单体（sister chromatids）。它们各含 1 条 DNA 分子，2 条姊妹染色单体通过着丝粒连接在一起。每 1 染色单体有 1 个着丝粒，2 个着丝粒是纺锤丝附着的位置。着丝粒所在的区域富含重复性 DNA 构成的异染色质，中期时相对解旋、浅染且内缢，故称初级缢痕或主缢痕（primary constriction）。由着丝粒向两端伸展的部分是染色体的臂，按其相对长度可分为长臂（q）和短臂（p）。两臂末端各有一特化部分，称端粒。有的染色体臂上还有另一浅染且内缢的区域，称为次级缢痕或副缢痕（secondary constriction）。D 组和 G 组 5 对染色体短臂的末端有小的球形染色体节段，称随体（satellite），它们通过狭窄的部分和短臂相连接，见下图中的 15 号染色体。

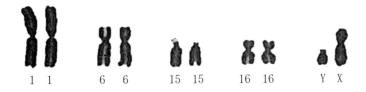

| 1 1 | 6 6 | 15 15 | 16 16 | Y X |

染色体形态示意图

着丝粒和端粒对保持染色体的稳定性和完整性有重要作用。若着丝粒丢失，在细胞分裂过程中，染色体因不能和纺锤丝相连，后期不能向两极移动而丢失。若端粒缺失，染色体产生的 DNA 分子游离端易与其他染色体粘合，发生 DNA 分子易位、倒位等畸变。

（四）染色体的类型

染色体上着丝粒的位置是恒定的。将染色体纵向等分为 8 份，根据着丝粒在染色体

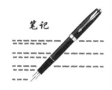

上的相对位置，人类染色体可被分为 3 类，见下图。

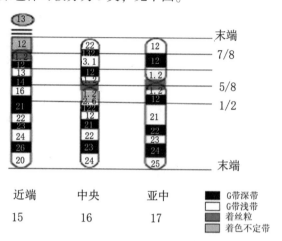

| 近端 | 中央 | 亚中 | ■ G带深带 |
| 15 | 16 | 17 | □ G带浅带 |

染色体类型示意图

1. 中央着丝粒染色体　着丝粒基本位于染色体中央（染色体纵轴的 1/2～5/8 区段），将染色体分为长短相近的两个臂，见上图中的 16 号染色体。

2. 亚中着丝粒染色体　着丝粒略偏于一端（位于染色体纵轴的 5/8～7/8 区段），将染色体分为长度明显不同的两个臂，即长臂和短臂，见上图中的 17 号染色体。

3. 近端着丝粒染色体　着丝粒靠近一端（位于染色体纵轴的末端 1/8 区段），见上图中的 15 号染色体。

<h1 align="center">附录 6　人类染色体 X 和 Y 在性别
决定中的作用及其临床应用</h1>

人类正常体细胞中含有 46 条染色体，相互构成 23 对，其中包括 22 对常染色体（autosome）和 1 对性染色体（sex chromosome）。性染色体包括 X 和 Y 2 种。男性的性染色体组成为异型的 XY，女性的性染色体组成为同型的 XX。

一、性别决定和性染色体

在形成生殖细胞时，2 条性染色体彼此分离。男性可以产生 2 种精子：含有 X 染色体的 X 型和含有 Y 染色体的 Y 型，2 种精子的数目相等。女性只能形成 1 种含有 X 染色体的卵子。

受精时，如果 X 型精子与卵子结合，就形成性染色体组成为 XX 的受精卵，将来发育成女性；如果是 Y 型精子与卵子结合，则形成性染色体组成为 XY 的受精卵，将来发育成男性。精卵的结合是随机的，因此人类的男女比例大致保持为 1∶1。

二、性染色质的临床应用

性染色质（sex chromatin）包括 X 染色质和 Y 染色质，是 X 染色体和 Y 染色体在间期细胞核中显示出来的一种特殊结构。

（一）X 染色质（X chromatin）

1. X 染色质及其失活假说　雌性哺乳类动物（包括人类）的间期细胞中存在一种浓

缩小体，雄性不存在这种显示性别差异的结构。该结构在体细胞的间期核中均可见，称为性染色质，也称 X 染色质或 X 小体（下图）。

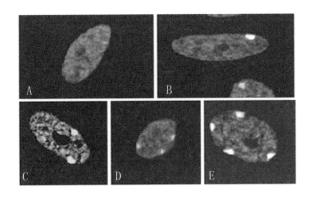

X 染色质（A、B、C、D、E 分别含有 0、1、2、3、4 个 X 染色质）

上图 B 所示正常女性的间期细胞核中紧贴核膜内缘有一个染色较深，大小约为 1 μm 的椭圆形小体，即 X 染色质。正常男性则没有 X 染色质。

X 染色体失活的假说（Lyon 假说）要点如下。

（1）失活发生在胚胎发育早期，人类胚胎囊胚期——妊娠第 16 天左右。

（2）X 染色体的失活是随机的，异固缩的 X 染色体可以来自父亲也可以来自母亲。

（3）失活是完全的，雌性哺乳动物体细胞内仅有一条 X 染色体是有活性的，另一条 X 染色体在遗传上无功能。

（4）失活是永久的，失活后细胞的子细胞中 X 染色质来源与亲代细胞的 X 染色质来源相同。即如果特定的细胞内是父源的 X 染色体失活，则其增殖的所有子代细胞中失活的 X 染色体也是父源的，所有这个细胞的子代细胞中都将表达有活性的母源 X 染色体。

一个正常女性的细胞中，失活的 X 染色体既有父源的，也有母源的。因此，失活是随机的，但失活的性染色体生成子细胞中发生 X 的失活时，被失活 X 的来源却是恒定的。

2. X 染色质数目和 X 染色体数目关系式

间期核内：X 染色质数目 = X 染色体数目 −1

举例：性染色体组成是 XX 的个体有 1 个 X 染色质，性染色体组成是 XXX 的个体有 2 个 X 染色质。因此，两个 X 染色体中有 1 个 X 染色体是异固缩的，并且是迟复制的。在细胞代谢中，异固缩的 X 染色体没有活性，只有 1 个 X 染色体有活性。异常细胞中具有的额外 X 染色体也无活性。对于正常男性，单个的 X 染色体不发生异固缩，而且任何时候都是有活性的，故无 X 染色质。

3. X 染色体的偏倚和不完全失活　染色体的失活情况不随机发生，即称存在偏倚。如结构异常的 X 染色体，如果 X 染色体发生了缺失，则缺失型 X 是 X 染色体中优先失活的那条。在 X 染色体平衡易位携带者个体中，通常是正常的 X 染色体优先失活。

虽然 X 失活是广泛的，但并不是完全的，失活的 X 染色体上的基因并非都失去了活性，有一部分基因仍保持一定活性。据估计，人类 X 染色体上约有 1/3 的基因可能逃避完全失活。因此当 X 染色体数目偏离正常数目时，个体就表现出了多种异常临床症状。如 47，XXY 的个体不同于 45，XY 的个体；47，XXX 的个体不同于 46，XX 的个体。而且 X 染色体越多时，表型的异常越严重。

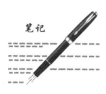

X 染色体失活基因和逃避失活基因一览表

序号	已知经历失活的基因	已知逃避失活的基因
1	PHPS2	MIC2XG
2	DMD	STS
3	RP3OTC	ZFX
4	TIMP	UBEI
5	AR	RPS4XXIC
6	PGK1	XIST
7	GLA	
8	HPRT	
9	FMR1	
10	G6PD	

（二）Y 染色质（Y chromatin）

間期核内：Y 染色质数目＝Y 染色体数目

正常男性的间期细胞用荧光染料染色后，在细胞核内可出现一个强荧光小体，直径为 0.3 μm 左右，其称为 Y 染色质或 Y 小体（下图）。研究发现 Y 染色体长臂远端部分为异染色质，可被荧光染料染色发出荧光。

Y 染色质为男性特有。

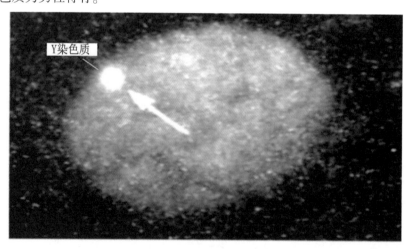

Y 染色质

专业技能链接：X 染色质和 Y 染色质的应用价值

（1）根据 X 染色质和 Y 染色质的有无来鉴别胎儿性别。

（2）对于 X 染色质和 Y 染色质数目异常的个体，且为嵌合体时，染色质分析相比其他常用遗传检测项目更节省时间，同时使用可提高检测结果的准确率。

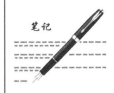

笔记

任务 5　人类外周血淋巴细胞培养染色体标本制备及 G 显带核型分析

【任务导入】

患者，19 岁，男性，以"发热、皮肤黏膜出血 5 天"入院。结合该患者的症状及实验室检查，需要考虑白血病的可能性。现进行实验室检查项目"急性白血病细胞遗传学分型诊断"，请你完成检查操作。

【任务目标】

知识目标：掌握外周血细胞染色体标本制备的流程；掌握染色体 G 显带技术的一般流程；掌握正常人体细胞的染色体数目与形态特点，人类染色体 G 显带带型特征；熟悉人类染色体核型分析的方法，急性白血病的细胞遗传学分型诊断方法。

技能目标：能完成染色体常规 G 显带；能介绍急性白血病的细胞遗传学分型诊断方法；能说明外周血细胞染色体标本制备的流程。

职业素养目标：具备急性白血病细胞遗传学实验室检查分型诊断思路。

【任务分析】

一、概述

白血病细胞遗传学分型诊断主要是依据对白血病细胞染色体的分析而确定，染色体提供的遗传学信息还可用于白血病患者的预后判断。染色体显带技术除了是临床常用的白血病细胞遗传学诊断方法，还在临床多种疾病（如染色体病、肿瘤等）的诊断及研究中具有重要意义。

染色体显带技术因操作简便快速、对实验条件要求较低而成为广泛应用的染色体分析方法。显带技术的类型较多，按照显带范围，主要分两大类。一类为整条染色体显带技术，如 G 显带、Q 显带和 R 显带等；另一类为染色体局部显带技术，如 C 显带、T 显带等。其他技术还有姐妹染色单体互换技术、染色体原位杂交技术和染色体脆性部位检测技术等，详见附录 6 "染色体显带技术"。本实验以国内推广应用的常规显带技术——G 显带为例，该技术优势显著：方法简便，设备要求低，试剂便宜，标本容易保存，重复性好，带纹清晰并且观察方便。

本实验主要涉及 G 显带，包括三大部分：外周血细胞染色体标本制备、染色体 G 显带和染色体 G 显带分析。

二、实验原理

（一）染色体标本制备的原理

1. 染色体分析首选中期细胞　在细胞周期中，染色体形态结构是动态的，是存在变化的。细胞周期是指细胞从一次分裂完成开始到下一次分裂结束所经历的全过程。细胞

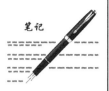

周期分为间期和分裂期，分裂期又分为前期、中期、后期和末期。细胞分裂周期所涉及基本概念见任务4附录4。

一般情况下，被分析的染色体最好是有丝分裂中期的染色体，因其形态最为典型，易于辨别染色体形态正常与否。在制备人类染色体标本时，不论培养与否，皆需要获取中期分裂相，秋水仙素的作用是抑制形成纺锤丝的蛋白质合成，从而抑制分裂周期的进行，使正在分裂的细胞停止在中期，同时它可改变细胞质的黏度，引起染色体在细胞质中分散。秋水仙素有利于细胞分裂同步化，获得大量的中期分裂相，这是蒋有兴教授的成就之一。

秋水仙素的浓度不够或处理时间太短，则标本中分裂相少；秋水仙素的浓度过高或处理时间过长，虽然标本中的分裂相多，但染色体收缩，导致长度太短，甚至成粒状，难于计数及分析。

专业技能链接：临床应用

骨髓染色体标本制备通常用于白血病患者，特别是急慢性粒细胞白血病的检查，也适用于淋巴细胞性白血病的检查。当骨髓细胞处于生长分裂期，可以直接取样制备染色体标本片。

---

2. 染色体标本制备的影响因素

（1）细胞的类型。制备人染色体所用的实验材料类型较多，部分样本细胞可以直接用作染色体标本制作，包括骨髓细胞、胸腔积液细胞、腹水细胞、性腺活检细胞及胎儿绒毛细胞。外周血淋巴细胞、羊水标本和癌瘤患者的实体瘤细胞等样本中细胞总量一般较少，要经过体外培养，制备出足量的子细胞后才能完成染色体标本的制备。其中选用外周血淋巴细胞制备较为简便。外周血小淋巴细胞在培养时，可经植物血球凝集素（PHA）刺激进入有丝分裂，即由已成熟的不具有进行有丝分裂能力的细胞转变为具有细胞分裂能力的母细胞。

（2）影响细胞培养的其他因素。培养基最关键的是所用的血清品质和PHA效价，此外还和培养基的质控、有效期、保存条件有关，考虑到运输条件，应注意季节差异，夏天的培养基有效期相对短。

专业技能链接：细胞培养技术

贴壁培养是指大多数动物细胞在离体培养条件下都需要附着在带有适量正电荷的固体或半固体的表面上才能正常生长，并最终在附着表面扩展成单层。

贴壁培养基本操作过程：①在无菌条件下采用物理（机械分散法）或化学（酶消化法）的方法将采集到的组织分散成细胞悬液；②经离心、纯化后将其接种到加有适宜培养液的培养皿（瓶、板）中；③再放入二氧化碳培养箱中进行培养。

用此法培养的细胞生长良好且易于观察，适于实验室研究。但贴壁生长的细胞有接触抑制的特性，一旦细胞形成单层，生长就会受到抑制，细胞产量有限。如要继续培养，还需要将已形成单层的细胞再分散，稀释后重新接种，然后进行传代培养。

（3）细胞低渗过程的影响因素。在有限的空间内，由于染色体数量多达数十条，在细胞核大小的区域里大概率将交互缠绕，必须将交缠的染色体分散开来才能够完成临床

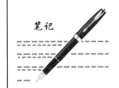

观察。为了更好地得到分散良好的分裂相，选用低渗技术进行处理。低渗液可以使细胞体积膨大，使染色体之间松散距离较大。

弃上清液的时候在保留细胞的同时，尽可能把原有等渗的培养基吸掉，如果留得太多，等于变相增加低渗浓度，会影响低渗效果。

KCl 低渗液使白细胞膨胀，染色体分散。低渗固定后，细胞膜胀得很薄且脆弱，易导致处于分裂期的细胞过早破裂，致使染色体数不完整。当离心速度过低时，细胞团不易散开；离心速度过高时，细胞丢失多，分裂相也相应丢失。

如低渗时间过长，则细胞膜常过早破裂，造成染色体有丢失；如低渗处理时间不够，细胞尚未胀开，则染色体往往分散不好，仍成团而不利于观察计数和分析。

（4）染色体固定过程的影响因素。固定液（甲醇：冰醋酸＝3：1）现配现用，固定不充分会造成形态模糊不分散，胞浆残留（细胞质多）。增加甲醇比例，有助于胞浆的清除，可增加固定液中甲醇的比例至 4：1 固定 1 次，再换回正常比例的固定液固定 1~2 次。冰醋酸比例增加利于细胞膨胀、染色体铺展，但易导致细胞破裂、染色体散失。

细胞在固定液内充分分散，最好是在经固定一定时间之后再打散细胞团，否则细胞容易破碎，致使染色体数不完整。操作宜轻，可用手指弹管底使沉淀松散，颠倒混匀。每次离心后去掉上清液时，要尽可能除尽，但又要注意不使细胞丢失。

（5）染色体制片、干燥过程的影响因素。载玻片不洁净会引起镜下分散不开，细胞流失。空气干燥法使细胞和染色体展平。玻片干烤温度过高、时间过长可致染色体变性固缩，难于分析；温度过低、时间过短则使带纹不清。

专业技能链接：核型分析技术规范

严格按照相关技术规范的要求，培养瓶数量不少于 2 个，分析细胞不少于 20 个，获得分裂相不少于 5 个，进行 G 显带染色，条带数量为 320 条以上。

（二）染色体标本显带技术

1. 染色体显带和带型的基本概念　与显带染色体比较，用非显带染色体进行核型分析或染色体研究，只能较准确地识别出第 1、2、3、16 号和 Y 染色体，其他序号染色体则只能确定组别，无法准确确定染色体序号；可以检出染色体的数目畸变和较明显的结构畸变，难以检出染色体的微小结构畸变。较低的分辨率限制了许多染色体畸变，特别是结构畸变的研究和临床应用。1970 年以后染色体显带技术应运而生。染色体显带是当今细胞遗传学领域染色体分析的常规要求。

染色体显带是指染色体标本经过一定程序处理，并用特定染料染色。经染色后，染色体沿其长轴显现明暗或深浅相间的横行带纹，或不同强度的荧光节段，称为染色体带。这种使染色体显带的方法，称为显带技术。每号染色体都有各自特异的带纹，称带型。染色体带的颜色深浅不一。"深带"表示被染料吉姆萨（Giemsa）着色的带纹，"浅带"表示不着色或基本不着色的带纹。"浓""淡"表示深带着色的强度。近侧段、中段、远侧段表示距离着丝粒的远近。

显带技术既能显示染色体本身更细微的结构，又有助于准确地鉴定每一条染色体序号，并检出染色体的结构畸变。带型的存在反映染色体的功能结构，是诊断染色体遗传病的前提。每对同源染色体的带型基本相同而且稳定，非同源染色体的带型各不相同。

2. 染色体显带技术原理　G 显带是最常用的染色体显带技术。染色体标本经胰蛋

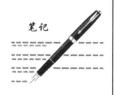

酶、NaOH、柠檬酸盐或尿素等试剂处理。染色体显带现象的存在原因是染色体本身存在着致密和疏松的不同部位，即"带"的结构。在未经显带处理的染色体标本上也可以直接观察到带的存在。但用特殊方法处理后，再用染料染色，带纹会更清楚。一般认为，易被 Giemsa 深染的阳性带富含 A-T，复制晚，含基因较少；相反，富含 G-C 的染色体节段复制早，含基因较多，不易染色，称为阴性带。据报道，已被定位的基因绝大部分都在阴性带区。人类染色体能显现出近 2000 条带纹，这些带再融合成一般显微镜下可见的 300~850 条带。

由于每条染色体具有较为恒定的带纹特征，G 显带后，可较为准确地识别每条染色体，并发现染色体上较细微的结构异常。近年来，在常规 G 显带技术的基础上发展起来的高分辨 G 显带技术，使人类染色体的单倍体带纹数由 320 条增加到 400 条、550 条、850 条，甚至 1200~2000 条之多。

专业技能链接：染色体高分辨显带的应用价值

染色体高分辨显带能为染色体及其所发生的畸变提供更多细节，有助于发现更多、更细微的染色体结构异常，使染色体发生畸变的断裂点定位更加准确，对于进一步研究较细小的染色体缺陷和进行基因定位具有重大意义，有助于准确识别每一条染色体及诊断染色体异常疾病。因此这一技术无论在临床细胞遗传学、分子细胞遗传学的检查上，或者是在肿瘤染色体的研究和基因定位方面都有广泛的应用。

---

3. 染色体显带技术要点　胰蛋白酶的作用是除去 G 带区中浅带部分的蛋白质，染色体上从而产生显带染色体的深带。胰蛋白酶抽提了与 DNA 上富含 GC 碱基对的区段相结合的蛋白质，降低该区段和 Giemsa 染料的亲和力而呈浅带；反之，DNA 上富含 AT 碱基对的区段和组蛋白结合紧密，不易被胰蛋白酶抽提，有助于染料产生的沉淀物累积，和 Giemsa 染料有较强的亲和力，呈整个染色体上分布的深带。

消化液浓度过高和消化时间过长，可使染色体结构变得模糊，带纹模糊甚至损失而不利于分析；消化液浓度过低和消化时间短，则染色体着色不鲜明，染色体浅带和深带之间区别不明显，导致带纹不清晰或染色体未出现带纹，为显带不足。胰蛋白酶消化处理时应不断摆动使胰蛋白酶的作用均匀，但精确的时间需要自行摸索。0.85% 生理盐水漂洗可终止胰蛋白酶的作用。

专业技能链接：染色体染色

临床检测项目之一为染色体标本制备技术，该技术的一个必备步骤是，选择合适时长和合适浓度的胰蛋白酶处理染色体。胰蛋白酶处理染色体的目的是将目标蛋白质内部分氨基酸残基分解，利于下一步染料染色。组蛋白的氨基端属于完整核小体中最易被外界物质接近的部分，也是完整核小体中最易暴露蛋白质成分的部分。4 种组蛋白的主要差异在于氨基端空间结构的不确定，胰蛋白酶主要是从组蛋白的氨基端开始分解。实验也证实，胰蛋白酶接触到核小体结构时，尽管形成核小体蛋白核的八聚体结构保留，但组成核心颗粒部分的组蛋白的氨基端被特异性分解。

染色体标本制备技术的后续环节为染色，被胰蛋白酶处理过的染色体更易和染料结合，染出深浅和宽窄不同的带纹。这些带纹被称为染色体带，送检者的染色体带是否处于正常人类染色体带型的范畴之内，是判定送检者是否有染色体遗传病的重要依据。

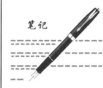

Giemsa 染液（1：9 的 Giemsa 原液和 pH 为 6.8 的磷酸缓冲液）需要现配现用，以防沉淀影响染色效果。染色液浓度高，染色时间过长，会出现染色体着色深而使带纹不清晰的情况。此时应根据具体情况增减处理时间，重新处理一张标本。

（三）染色体核型分析

将一个待测细胞中全部染色体按大小、形态和特征，进行分组、编号、排列所构成的图像，称为核型（karyotype）。核型代表一个个体的染色体组成。对于待测细胞的全部染色体，通过分析确定其是否与正常核型一致的过程叫核型分析（karyotype analysis）。

细胞遗传学分析中，待测细胞的染色体被分组、编号、配对、排列，被分析的特征包括但不限于带型、相对长度和着丝粒位置等。对染色体的描述，应符合国际人类细胞遗传命名系统（International System for Human Cytogenetic Nomenclature，ISCN），详见附录 1。

【实施流程】

外周血细胞染色体标本制备流程

流程	内容
标本采集	1. 用 5 ml 0.2% 肝素湿润注射器 2. 抽取 2 ml 外周血
细胞接种	1. 超净工作台内将抗凝血加入含 RPM1640 培养液的培养瓶中混匀，约 20 ml 2. 37℃恒温培养箱内静置培养约 72 小时。24 小时后，水平轻摇培养瓶一次
阻留中期分裂相	1. 向 1 ml 培养液中加入浓度为 0.05 μg/ml 的秋水仙素，摇匀 2. 细胞悬液于 37℃恒温箱孵育 1~2 小时后，终止
细胞低渗处理	1. 将培养物吹打混匀，用一次性吸管将 10 ml 培养物吸至尖底离心管 2. 离心机以 1000 r/min 离心 10 分钟，弃上清液 3. 加入 37 ℃预温（水浴锅中）的 KCl 溶液 5 ml（0.075 mol/L），混匀 4. 置 37 ℃恒温箱中低渗处理 10~30 分钟
预固定	1. 用移液器向细胞悬液中加入新配制的 3：1 的甲醇：冰醋酸溶液 1 ml 2. 一次性吸管吹打混匀，预固定 1~2 分钟 3. 离心机以 1000 r/min 离心 10 分钟，用吸管吸去上清液
固定	1. 加入新鲜配制的固定液即 3：1 的甲醇：冰醋酸溶液 5 ml，吹打混匀，第一次固定 15 分钟；离心机以 1000 r/min 离心 10 分钟，弃上清液 2. 第二次固定时长为 10 分钟；离心机以 1000 r/min 离心 10 分钟，弃上清液。加适量固定液制成磨砂状悬液
制片	1. 将玻片放到染色架上，用滴管将细胞悬液轻轻打匀后吸取少量 2. 把玻片倾斜 15°~20°角，将细胞悬液从 10 cm 高处滴至玻片上，每片滴 2~3 滴 3. 将玻片在酒精灯火焰上通过 3~5 次
观察标本	待标本空气干燥完毕后，在显微镜下观察制得的标本是否合格

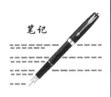
染色体 G 显带实施流程

流程	内容
烘烤	1. 细胞经培养后制备的中期染色体标本，置 75 ℃烤箱内烘烤 2~3 小时 2. 自然冷却至室温备用
消化	1. 水浴锅预温胰蛋白酶至 37 ℃，0.125%的工作液，并用 5% NaHCO₃ 调 pH 值至 7.4 左右 2. 标本加入 5 ml 胰蛋白酶消化 1~2 分钟
染色和镜检	1. 水浴锅预温磷酸盐缓冲液（PBS 缓冲液）至 37 ℃ 2. 用已预温的 PBS 缓冲液冲洗标本 3. 用 37 ℃的 5% Giemsa 染液染色 15 分钟 4. 染色后用自来水冲洗，空气干燥或电吹风吹干 5. 光镜观察分裂相

G 显带结果分析流程

流程	内容
光镜观察并获得核型图片后剪裁	1. 镜下确认分裂相后拍照，获得染色体 G 显带材料，参见附录 2 "G 显带染色体材料图 1" 2. 剪下附录 2 图片中每一条染色体
配对	使用附录 3 "G 显带染色体材料图 2"，根据各染色体的大小、形态、着丝粒位置、随体有无和带型特征，依次对 1~22 号染色体和性染色体共 46 条染色体进行配对，共配对 23 对染色体
排列和分组	1. 将配成 23 对的染色体按长度由大到小进行次序排列，一对性染色体最后进行排序 2. 把排列好的 23 对染色体分为 A 组到 G 组，按顺序粘贴于"染色体核型分析报告"上，参见附录 4
描述实验结果并出具报告单	1. 根据核型分析描述该样本细胞的核型 2. 出具"细胞遗传学产前诊断报告单"，参见附录 5 3. 在规定时间内通知受检者或其家属领取报告单

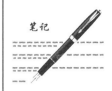

笔记

【任务评价】

工作流程考核表

专业：_____ 班级：_____ 姓名：_____ 学号：_____ 成绩：_____

项目	内容	分值	评分要求	自评	互评	师评
人类外周血淋巴细胞培养染色体标本制备及G显带核型分析	外周血细胞染色体标本制备	5	获得 2 ml 肝素抗凝外周血			
		5	加入含 RPM1640 培养液的培养瓶中，制成细胞悬液培养			
		10	加入浓度为 0.05 μg/ml 的秋水仙素，摇匀并孵育 1~2 小时			
		10	细胞培养物 1000 r/min 离心 10 分钟，弃上清液后 37 ℃ 低渗液恒温处理			
		10	细胞悬液中加入新配制的固定液（3：1 的甲醇：冰醋酸溶液）1 ml 预固定，时长 1~2 分钟。离心 1000 r/min，10 分钟后，弃上清液。5 ml 第一次固定，时长 15 分钟，离心 1000 r/min，10 分钟后，弃上清液。5 ml 第二次固定，时长 15 分钟，离心 1000 r/min，10 分钟后，弃上清液			
		10	将细胞悬液轻轻打匀后吸取少量，从 10 cm 高处滴至 15°~20° 倾斜玻片上，每片滴 2~3 滴 玻片在酒精灯火焰上通过数次 干燥后，显微镜下观察			
	染色体G显带	2	将已制备的中期染色体标本置于 75℃ 烤箱中烘烤 2~3 小时			
		3	冷却至室温的标本中加入 5 ml 37 ℃ 胰蛋白酶，消化 1~2 分钟			
		3	用已预温至 37℃ 的 PBS 缓冲液（pH 7.4）（水浴锅中预温）冲洗后，用 5% Giemsa 染液染色 15 分钟			
		2	染色后冲洗 光镜观察分裂相			
	G显带结果分析	10	确认分裂相后拍照，获得 "G 显带染色体材料图 1"，见附录 2 用剪刀剪下附录 2 图片中每一条染色体			
		10	配对 46 条染色体，使用附录 2 和附录 3			
		10	将配对的染色体按长度由大到小进行顺序排列并分至 A 组到 G 组，按顺序粘贴于 "染色体核型分析报告" 上，参见附录 4			
		10	描述核型并出具 "细胞遗传学产前诊断报告单"，参见附录 5			
总分	100					

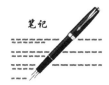
【任务小结】

技能点、知识点学习线

专业：_____ 班级：_____ 姓名：_____ 学号：_____

项目	学习线	评分要点
技能点	外周血细胞染色体标本制备	1.
		2.
		3.
		4.
		5.
		6.
		7.
		8.
	染色体 G 显带	1.
		2.
		3.
	G 显带结果分析	1.
		2.
		3.
		4.
知识点	细胞周期的定义	
	染色体带的定义	
	秋水仙素的作用	
	低渗技术处理细胞的目的	
	固定液的作用	1.
		2.
		3.

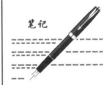

笔记

【测试题】

选择题

1. 下列关于制片后"载玻片上未能观察到染色体,染色体未能处于分散状态"的可能原因描述正确的选项 (　　)

　　A. 培养液中未加入 PHA,淋巴细胞无法转化为淋巴母细胞并进入有丝分裂。

　　B. 秋水仙素处理,可抑制纺锤丝的形成使细胞分裂停止在中期。

　　C. 秋水仙素处理可改变细胞质的黏度,引起染色体在细胞质中分散。

　　D. KCl 低渗液使白细胞膨胀,染色体分散。

2. 下列对"染色体不显带、染色体发毛"的原因描述正确的选项是 (　　)

　　A. G 显带染色体长度要适中,以早中期为宜,且中期相丰富、分散好,无胞浆背景。

　　B. 若染色体边缘发毛,为显带过头,应缩短显带时间。

　　C. 标本片龄不宜太长,片龄越长,细胞对胰蛋白酶处理的抵抗性越强,片龄过长的标本染色后会导致斑点状而非带纹。

　　D. 若染色体上未出现带纹,则为显带不足,应延长显带时间。

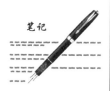

附　录

附录1　国际人类细胞遗传命名系统（ISCN）

国际人类细胞遗传命名系统（ISCN）是人类染色体命名的国际标准，用于规范描述人类染色体和染色体畸变时使用的条带名称、符号和缩写词术语等。

一、区的划分和命名

每条显带染色体都以 ISCN 规定的某些显著的形态特征作为界标，分成若干个区，每个区中含有一定数量的染色深浅不同的带。界标是每一染色体上具有重要意义的、稳定的、有显著形态学特征的指标。它包括染色体两臂的末端、着丝粒和某些稳定着色的带。区为两相邻界标之间的区域。区的命名是从着丝粒（为起点）开始，沿每一染色体臂向外依次编号。靠近着丝粒的 2 个区分别标记为长臂或短臂的 1 区，向外侧依次分别为 2 区、3 区等。

二、带的命名

每个区的带是从近着丝粒侧开始向远侧依次编为 1 带、2 带、3 带等。被着丝粒一分为二的分属长、短臂的 2 个带，分别标记为长臂的 1 区 1 带和短臂的 1 区 1 带（下图）。

描述某一特定带时，需要写明 4 项内容：①染色体号；②臂的符号；③区号；④带的序号。以上内容按顺序书写，中间无空格、无标点。例如 13q31 表示第 13 号染色体、长臂、3 区、1 带。高分辨染色体显带技术出现后，带又可以分为亚带。当描述某条亚带时，只需在带的序号之后加小数点，然后写上亚带的编号。如 13q31.3 表示第 13 号染色体、长臂、3 区、1 带、3 亚带。

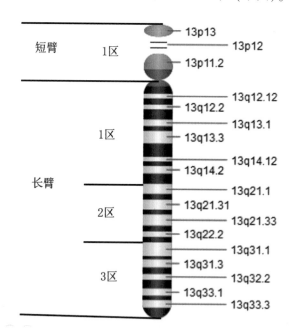

染色体带的识别例解

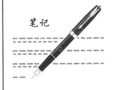

附录 2　G 显带染色体材料图 1

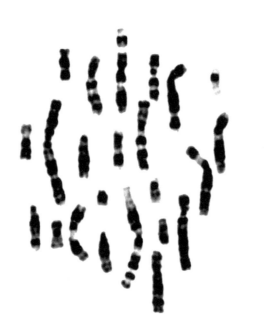

附录 3　G 显带染色体材料图 2

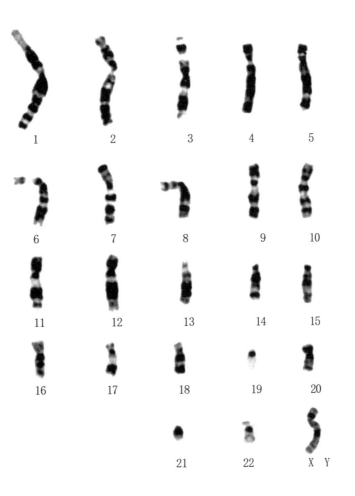

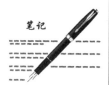

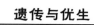 **遗传与优生**

附录4 染色体核型分析报告

姓名：__××__ 性别：_____ 年龄：_____ 门诊号：_____
样本类型：__外周血__ 显带方法：__G显带__ 送检日期：__××××年××月××日__

核型图：

核型：

结果说明：本报告仅对此次检测标本负责。

352

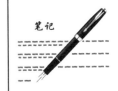

附录 5　细胞遗传学产前诊断报告单

病人姓名：＿＿××＿＿　性别：＿＿＿＿＿＿　年龄：＿＿＿＿＿＿

送检医生：＿＿××＿＿

产前诊断指征：＿＿孕妇高龄＿＿

标本类型：＿＿羊水＿＿　　　标本采集日期：＿＿＿＿＿＿＿

标本编号：＿＿＿＿＿＿＿　　标本接收日期：＿＿＿＿＿＿＿

检查要求：染色体核型分析

方法：原位法染色体分析（320 条带），G 显带

结果：胎儿羊水细胞 G 显带染色体 320 条带水平未见异常

检验者：＿＿××＿＿　审核者：＿＿××＿＿

日期：＿＿××××年××月××日＿＿

注：常规染色体检查不能诊断染色体微小结构改变、单基因遗传病、多基因遗传病、环境及药物导致的胎儿宫内发育异常。

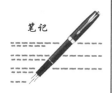

附录6 染色体显带技术

一、Q带

染色体标本经氮芥喹吖因或双盐酸喹吖因荧光染料染色后，呈现明暗不同的荧光带纹即 Q 带。Q 显带方法简便，效果稳定，带纹较清晰，标本不受时间限制，对 D 组、G 组的多态性和 Y 染色体有特异性，但荧光易褪色，显带标本不能长久保存，且需荧光显微镜观察。

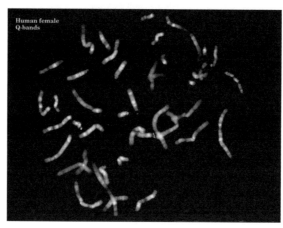

Q 显带染色体

二、G带

染色体标本经胰酶或热处理，再经吉姆萨（Giemsa）染色后，所呈现的带纹即 G 带。G 带的深带对应 Q 带的明亮带，浅带对应 Q 带的暗带，二者是一致的。G 显带方法简便易行，带纹较清晰，标本可长久保存，光学显微镜下即可观察，是当今细胞遗传学领域染色体分析的主要常规方法。

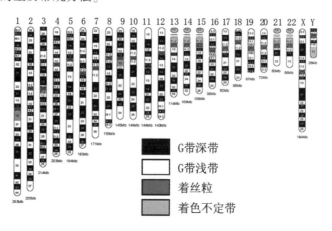

G 显带染色体模式图

三、R带

用热磷酸缓冲液处理染色体标本，再用吉姆萨染色后所显示的带纹即 R 带。显示的

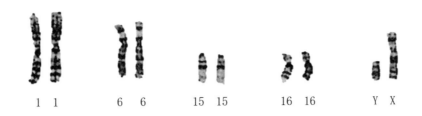

G 显带染色体

带纹与 G 带、Q 带的带纹相反，所以又称反带。R 显带法较易得到带型，标本可重复使用。染色体的末端为阳性带，可协同观察 Q、G 带浅染区结构上的变化，特别适用于检测染色体的末端缺失。

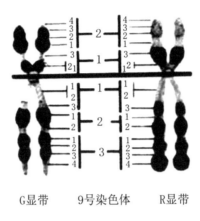

G显带　　9号染色体　　R显带

G 显带和 R 显带染色体

四、重复条带

重复条带显带技术主要用于鉴定无活性的染色质。选用核苷酸类似物（BrdU），添加在细胞周期的开始或结束时，以对早期复制的染色质和晚期复制的染色质进行细胞遗传学区分。它的图案类似于 R 带。

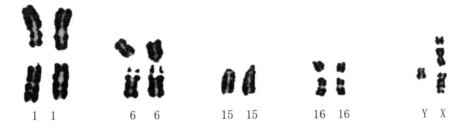

重复条带染色体

五、C 带

染色体标本经 NaOH 或 Ba（OH）$_2$ 预处理后再用吉姆萨染色。该显带技术特异性染色异染色质，这些异染色质区域主要包括每条染色体的着丝粒区域，近端着丝粒染色体短臂，Y 染色体长臂的远端部分，第 1、9、16 号染色体的次级缢痕区。异染色质区没有直接的表型效应，并且通常缺乏有活性的基因。和常染色质的区别在于异染色质是由高度重复的 DNA 组成，特别是靠近染色体着丝粒的广泛的异染色质片段，基本上由最少

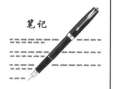

171 个碱基对重复序列的几十万份拷贝组成的 α 卫星 DNA 构成。C 显带技术又被称为结构显带技术,最常用于查看异染色质变异,适用于检测上述特异性着色区域的染色体形态。这些区域缺乏有活性的基因,呈现染色体多态性,在 C 带型上,表现出相当显著的差异,可参看染色体多态性。

六、N 带

N 带又称银染,核仁组织区(nucleolar organizing region,NOR)染色。N 显带能通过硝酸银染色鉴定出随体和 NOR,呈现出特异性的黑色银染物,这种银染色阳性的 NOR 称为 Ag-NOR。NOR 含有编码 rRNA 的多个基因拷贝,位于近端着丝粒染色体的随体柄上。Ag-NOR 的可染性取决于它的功能活性,即具转录活性的 NOR 着色,但被染色物质不是次级缢痕整体,而是 NOR 及附近区域中与 rDNA 转录有关的酸性蛋白。

七、T 带

将染色体标本加热处理后,再用吉姆萨染色可使染色体末端区段特异性深染。T 显带是 R 显带法的分支,只是其仅显示染色体末端的端粒部分,因此 T 带也称端粒带(te-lomere banding)。T 显带能特异性判断染色体末端结构正常与否。

八、高分辨显带

高分辨染色体显带技术,使人类一个染色体组可以显示 550 条、800 条甚至更多的条带数,见下图。常规的显带技术,人类一个染色体组大约显示 320 条带。

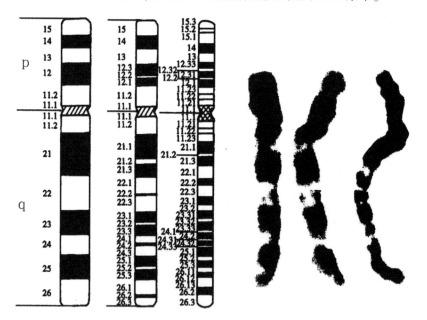

高分辨显带染色体

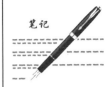

附录 7　G 显带口诀

一禿二蛇三蝶飘；四像散炮五黑腰；

六号白脸七瓶盖；八下带深九苗条；

十号长臂三条带；十一低来十二高；

十三十四和十五；醒目深带三二一；

十六长臂缢痕大；十七长臂带脚镣；

十八人小肚子大；十九中间一点腰。

二十头重脚却轻；二十一像葫芦瓢；

二二头上一点黑；X 挑担 Y 黑脚。

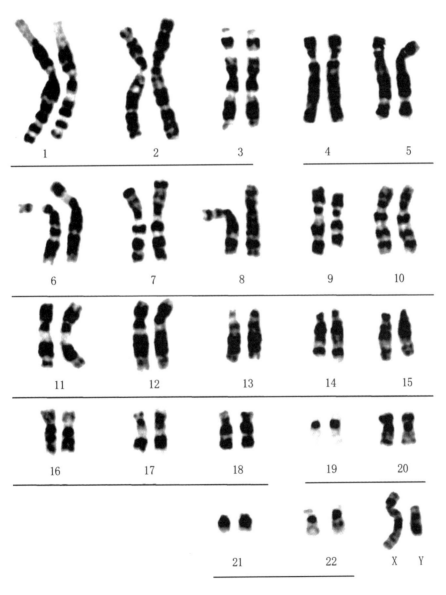

染色体

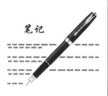

附录8　遗传多态性现象

世界上没有两个人是完全相同的，生物学特征的差别包括性格、特长、解剖、生理、生化等层面，还包括对各种疾病的易患性。这些个体差异很大一部分是由遗传差异造成的。这些差异被称为遗传多态性。群体的高度遗传多态性和个体的遗传独特性由不同基因座等位基因的组合决定。

遗传多态性是指在一个群体中存在由遗传决定的2种或以上的基因型，其中最低的频率也远远高于依赖突变所能维持的频率。同一基因座上的2个或以上的等位基因，频率至少为0.01，携带该等位基因的杂合子频率大于2%，则人为界定该基因座具有多态性。遗传多态性在多种层次上都有表现：个体水平上的表型性状的遗传多态性、细胞水平上的染色体遗传多态性和分子水平上的DNA遗传多态性。

对于表型的影响最终将体现在蛋白质或RNA水平上。在已知蛋白质中，1/3以上的编码基因座具有多态性，例如编码常见血型如ABO、MN等系统的基因座，编码各种红细胞酶类和血清蛋白的基因座，编码主要组织相容性复合物白细胞抗原的基因座。

个体水平上的表型性状的遗传多态性包括蛋白质多态性、酶多态性和抗原多态性等。形成原因除了DNA和蛋白质多态性外，还可能有转录水平上的表达差异。酶多态性的实例是乳酸脱氢酶，乳酸脱氢酶实质上含5种同工酶（见下图），能催化同一种反应在体内发生，但这5种同工酶的组成亚基MH的数量各不相同，导致不同同工酶在同一器官内数量有差异，这是表型在个体的多态性表现形式。

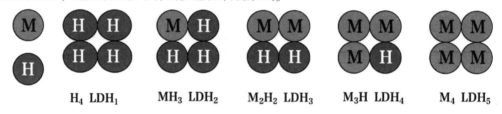

$H_4 LDH_1$　　　$MH_3 LDH_2$　　　$M_2H_2 LDH_3$　　　$M_3H LDH_4$　　　$M_4 LDH_5$

乳酸脱氢酶（LDH）同工酶的多态性

一、DNA多态性

人类基因组具有广泛的多态性，这些DNA多态性可作为遗传标记广泛用于基因定位、连锁分析和关联研究。根据发现的时间顺序，DNA多态性通常分为：限制性片段长度多态性（restriction fragment length polymorphism，RFLP）——第Ⅰ代遗传标记；数目可变的串联重复（variable number tandem repeat，VNTR）——第Ⅱ代遗传标记；单核苷酸多态性（SNP）——第Ⅲ代遗传标记。

SNP是最常见的DNA多态性，占基因组DNA变异的90%以上，SNP即DNA序列中单个核苷酸发生的变异。SNP不仅分布在基因组非编码区域，而且也存在于基因的编码序列中，称为编码SNPs（cSNPs），20%~30%的SNP可能会导致蛋白质功能的变化。

基因组中还广泛存在串联重复序列，群体的不同个体或同一个体的不同染色体中，这种由串联重复的拷贝数不同而产生的多态性称为VNTR。VNTR在不同染色体中的拷贝数变化较大，在人群中存在大量等位基因，而且杂合度高，因而可据此绘制DNA指纹图谱用于亲权鉴定和法医学个体识别。

多态性引起某个限制性内切酶酶切点丢失/产生，或位于酶切点之间存在 VNTR 都可能导致酶切片段长度的变化，称为 RFLP。

2002 年，在人类基因组计划完成的基础上，美国、加拿大、英国、中国、日本和尼日利亚等国的研究机构发起了国际人类基因组单体型图计划（HapMap 计划），明确人类 DNA 多态性，揭示人类遗传的相似性和差异性。该项目选取了来自欧、亚和非三洲共 270 个正常个体，包括欧洲的 30 个三联家系（父母和孩子），亚洲的 45 个中国人和 45 个日本人，以及非洲的 30 个三联家系。2007 年 10 月，HapMap 发表第二阶段数据，共发现超过一千万个 SNP，并完成了 310 万个 SNP 的基因分型。第二代 HapMap 分辨率达到 1 kb 至少一个 SNP，构建完成一张高精度的人类 DNA 多态图谱。中国承担 3 号、21 号和 8 号染色体短臂单体型图的构建，约占总计划的 10%。

HapMap 提供的高密度 SNP 信息为全基因组关联研究（genome wide association study, GWAS）提供可能。GWAS 是指在全基因组层面开展多中心、大样本、反复验证的基因与疾病的关联研究。GWAS 通过对大规模的群体 DNA 样本进行全基因组高密度 DNA 多态性的基因分型，寻找与复杂疾病相关的遗传因素，全面揭示疾病发生、发展与治疗相关的遗传基础。目前，科学家已对阿尔茨海默病、乳腺癌、糖尿病、冠心病、肺癌、前列腺癌、胃癌和肥胖等一系列复杂疾病进行了 GWAS 并找到疾病相关的易感基因。我国科学家也在银屑病、精神疾病和冠心病等方面开展了 GWAS 并取得了显著成果。

二、染色体多态性

染色体的多态性是指正常人群中经常可见到各种染色体形态的微小变异。这种变异是恒定的，主要表现为染色体大小、形态或显带等方面的改变，如带纹宽窄和着色强度的改变，变异主要发生在结构异染色质区，该区域不含有活性转录基因，因而对个体表型影响不大。染色体多态性往往没有明显的表型效应或病理学意义，也就是说一般没有不良的临床后果。

染色体多态性现象是一种较稳定的结构变异，遵循孟德尔遗传定律，以一定的遗传方式传给下一代，而且可在显微镜下观察到，因此可以作为一种遗传标志，应用于临床实践。如染色体可以作为遗传标记使用，进行亲权鉴定，在法医学确认亲缘关系时，具有重要意义。染色体多态性可能具有民族、种族和地域等差异，此类差异提示有遗传基础的差别，当这种差别存在于双亲中时，在产前诊断中可据此区分胎儿和母体细胞。各种染色体显带技术是判定染色体多态性的技术手段。

除亲权鉴定外，染色体多态性可用于基因定位。历史上首次成功的基因定位发生在 1968 年，被定位的基因是 Duffy 血型系统的红细胞抗原基因。定位成功的原因是发现了一条异形性 1 号染色体，其和标准型 1 号染色体形态不同，异形性 1 号染色体的异染色质区有加长现象。在具有 Duffy 血型系统的系谱中可见异形性 1 号染色体在家系世代中被传递时，Duffy 的红细胞抗原基因和该基因所定位的异形性 1 号染色体的传递完全一致。

染色体多态性常见的部位包括 3 类。

（1）Y 染色体的长度变异，这种变异存在着种族差异。主要变异部位是 Y 染色体长臂结构异染色质区，即长臂远端约 2/3 区段。如果 Y 染色体大于 F 组或大于第 18 号染色体，称为"长 Y""大 Y"或"巨 Y"染色体，描述为 Yqh+；若 Y 染色体的长度为 G 组染色体长度的 1/2 以下，称"小 Y"染色体，描述为 Yqh−。它们均属于比较罕见的现象。

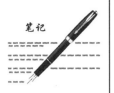

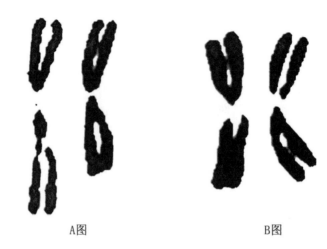

1 号染色体多态性

A 图：左侧为异形性 1 号染色体；B 图：均为标准型 1 号染色体

（2）D 组、G 组近端着丝粒染色体的随体及随体柄部、短臂和次级缢痕区的变异。

D 组（第 13、14、15 号染色体）和 G 组（第 21 和 22 号染色体）属于近端着丝粒染色体，均有随体（satellite，简写为 s）和随体柄（satellite stalk，简写为 stk）。这些染色体的多态性表现为随体的有无、长度的增加、重复现象导致双随体等。例如，随体长度增加写作 ps+，随体柄长度增加写作 pstk+，双随体写作 pss，双随体柄写作 pstkstk，着丝粒区域长度增加写作 cenh+。

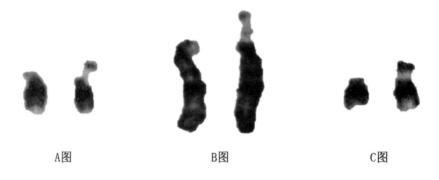

随体及随体柄部多态性

A 图：右侧为 21pstk+；B 图：右侧为 15pstkstk；C 图：右侧为 21ps+

短臂和次级缢痕区的变异表现为增长或缩短。短臂有 3 个组成部分：着丝粒异染色质、随体柄和随体（分别被识别为 p11、p12 和 p13 带）。p12 带含有多个编码核糖体 RNA 的基因拷贝，因为细胞的核仁是由 rRNA 聚集形成的，所以这个随体柄区域也被称为核仁组织区（NOR）。尚未发现近端着丝粒染色体的短臂变异的表型效应。

（3）第 1、9 和 16 号染色体次级缢痕的变异。次级缢痕属于结构性异染色质区（heterochrome，简写为 h），不含有活性转录基因，对表型影响不大。多态性表现为次级缢痕的有无或长度的差异，如 9qh+ 表示 9 号染色体长臂异染色质区长度较"标准核型"增加；也可以表现为在 1、9 和 16 号染色体的着丝粒异染色质区出现倒位，如 inv（9）（p11q13）指 9 号染色体长臂 1 区 3 带的异染色质倒位至 9 号染色体短臂 1 区 1 带。

笔记

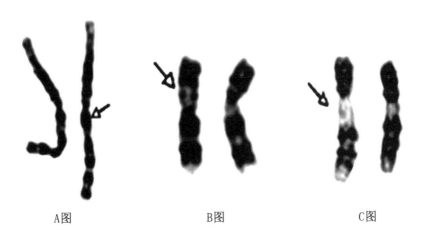

A图　　　　　　　　　B图　　　　　　　　　C图

染色体次级缢痕的多态性

A 图：右侧为 1qh+；B 图：左侧为 inv（9）（p11q13）；C 图：左侧为 9qh+

涉及 1qh、9qh 和 16qh 的常见多态性为：1qh+、1qh−、9qh+、9qh−、16qh+、16qh−、inv（1）（p11q12）、inv（9）（p11q12）、inv（9）（p11q13）、inv（9）（p12q13）。

通常染色体多态性仅涉及异染色质区，该区域不含有活性转录基因，因而对个体表型影响不大。除了临床工作，在产前诊断中可据此区分胎儿和母体细胞。染色体多态性在众多领域也有应用，对亲权鉴定具有一定意义。染色体多态性可能具有民族差异。染色体多态性为其他研究提供了新的人类遗传学证据和研究手段。

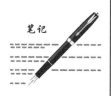

任务 6   产前诊断染色体平衡易位

【任务导入】

夫妻双方结婚 3 年，分别于 2016 年孕 2 个月胚胎停育 2 次，2017 年孕 50 余天自然流产 1 次，夫妻双方行相关检查，结果发现：男方染色体核型为 46，XY，女方染色体核型为 46，XX，t（2；6）（q13；p21.1）。夫妻双方外观均无异常。请以遗传咨询师的角度向夫妇双方提供染色体平衡易位健康宣教和遗传咨询。

【任务目标】

知识目标：掌握染色体平衡易位的遗传机制及防控染色体平衡易位的意义；了解染色体平衡易位的产前诊断；熟悉染色体平衡易位的胚胎植入前遗传学检测。

技能目标：认识染色体平衡易位的核型及分类；了解染色体平衡易位的形成机制；明确染色体平衡易位的预防策略。

职业素养目标：具备普及染色体平衡易位防控科学知识的意识，具备主动预防因染色体异常而导致习惯性流产及畸形胎儿出生的意识。

【任务分析】

临床上较常见的染色体结构畸变包括染色体平衡易位。染色体结构畸变详见附录1。染色体平衡易位是指 2 条染色体各发生一处断裂并相互交换其无着丝粒片段，形成了 2 条新的衍生染色体，这被称为相互易位，而相互易位又包括同源和非同源染色体之间的易位，同源和非同源染色体之间的相互易位虽然引起了染色体片段位置的改变，但是仍然保留了基因的总数，所以被称为平衡易位。

染色体平衡易位的患者可以正常受孕，但是怀孕后流产的概率会非常高，因此平衡易位多发生在习惯性流产的人群身上。

一、概述

染色体平衡易位通常指相互易位，是人类最常见的染色体异常，在人群中的发生率为 1‰～2‰。染色体平衡易位是指 2 条染色体发生断裂后相互交换无着丝粒片段形成了 2 条新的衍生染色体。这种染色体易位通常没有重要遗传物质的增多与缺失。

二、平衡易位的临床表现及其分类

（一）临床表现

平衡易位造成了染色体遗传物质的"内部搬家"。但就一个细胞而言，染色体的总数未变，所含基因并未缺少，所以这种类型的个体不会表现出不正常的症状，外貌、智力都是正常的，发育上也没有任何缺陷，他们属于易位染色体的携带者。

（二）临床分类

染色体平衡易位包括同源染色体平衡易位和非同源染色体平衡易位。根据重组形式，

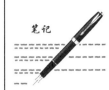

染色体平衡易位包括单向易位、相互易位、复杂易位及罗伯逊易位等类型，其中相互易位、罗伯逊易位较为常见，详见附录 1。

三、染色体平衡易位的原因

染色体易位的原因很复杂，通常来说母体受孕的年龄越大，那么发生染色体易位的概率就越大，主要是因为女性年龄增大，卵巢衰退严重，卵子老化，这种情况下容易发生异常。染色体易位的形成还与以下因素有关。

（一）环境因素

孕妇长期接触不良的生活环境，比如辐射环境，其含有的大量辐射线会对人体造成危害，使得染色体发生异常。

（二）化学因素

在生活中接触到的各种各样的化学物质（有的是纯天然的，有的是人工合成的），通过饮食、呼吸、皮肤接触等途径进入人体内部，引发染色体出现不同程度的变异。

（三）免疫性疾病

自身免疫性疾病容易导致染色体平衡易位。研究表明，自身免疫性疾病似乎在染色体不分离中起一定作用，比如甲状腺原发性自身免疫抗体增高与家族性染色体异常之间具有密切的相关性。

（四）遗传因素

家族中曾经出现过染色体易位患者，受遗传基因垂直传递的影响，其后代容易出现胚胎染色体异常现象。

（五）生物因素

体外实验已发现，当以病毒处理培养中的细胞时，往往会引起多种类型的染色体畸变，包括断裂、粉碎化和互换等。体内发生特定病毒感染时，染色体（尤其是在胚胎期）易受影响而发生畸变。

四、遗传学机制

平衡易位的携带者与染色体正常的配偶婚后生育的子女中，有可能得到 1 条衍生异常染色体，导致某一易位节段的增多（部分三体性）或减少（部分单体性），并产生相应的效应。因为胎儿是从父母双方各获得 1 条染色体组成自己的染色体，如果其没有全部遗传父亲（母亲）易位的染色体，或是没有全部遗传父亲（母亲）正常的染色体，而是只遗传了 1 条易位的衍生染色体，这就会出现遗传物质总数不对的状况，从而造成某个易位节段的缺失（部分单体性）或多余（部分三体性），这样就破坏了遗传物质的平衡，导致胎儿畸形或自然流产。

相互易位携带者理论上可形成 18 种配子，1/18 具有完全正常的染色体，1/18 具有与携带者相同的结构异常而遗传物质数量无增减的染色体，16/18 的配子遗传物质数量异常；罗伯逊易位（作为平衡易位的特殊类型）携带者，理论上可形成 6 种配子，1/6 具有完全正常的染色体，1/6 具有与携带者相同的结构异常而遗传物质数量无增减的染色体，2/6 增加 1 条染色体，2/6 缺失 1 条染色体。

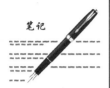

五、染色体平衡易位的危害

染色体平衡易位的首要危害就是流产和胎儿畸形的比例高，健康新生儿出生的比例很低，胚胎的染色体出现增减的概率会大大提高，导致发生妊娠失败的结局的概率提高，其中包括生化异常、胎儿停育、流产、胎儿发育异常、婴儿出生后患有严重的先天性疾病等。

六、治疗

目前染色体病尚无治疗方法。

七、防控措施

（一）产前诊断

夫妻双方或其中一方有平衡易位，在女方妊娠后，应该及时做羊膜腔穿刺，检查胎儿的染色体，保留正常胎儿或为平衡易位携带者的胎儿。

（二）供精（卵）助孕

若男方有平衡易位，女方双侧或单侧输卵管通畅，结婚后，夫妻双方同意，可采用"精子库"精子进行人工授精。若女方有平衡易位，结婚后，夫妻双方同意，可采用供卵助孕。

（三）试管婴儿

第三代试管婴儿PGT技术可在胚胎移植前筛查遗传物质，从而剔除染色体异常的胚胎，植入健康胚胎，保证了胎儿的健康。

【任务实施】

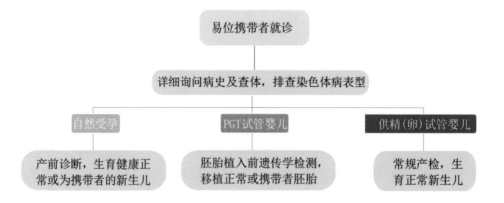

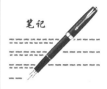

笔记

【实施流程】

产前诊断染色体平衡易位的流程

流程	内容
染色体平衡易位宣传教育	1. 通过现场宣教、派发科普读物、展示科普海报等形式，开展有关染色体平衡易位的危害和预防措施的宣教 2. 登记服务对象信息
病史采集和遗传咨询	1. 详细询问夫妇双方的孕育史，并根据异常临床表现及细胞遗传学检查结果（附录2~4）提供优生遗传咨询 2. 当就诊夫妇中的妻子处于妊娠期，已知夫妻中存在平衡易位携带者，医生须告知产前诊断的目的和必要性，说明细胞遗传学产前诊断的局限性、有创取材手术的风险。夫妻在知情同意后签署"羊膜腔穿刺术知情同意书"（适用于妊娠中期），见附录5 3. 在夫妻知情同意前提下，医生签署"产前诊断告知书""关于胎儿染色体检查的说明""染色体核型产前诊断申请单"，见附录6~8
检测后优生遗传咨询	1. 当胎儿染色体检查为正常时，对孕妇及其配偶进行健康教育，进行常规产前检查 2. 当染色体检查提示胎儿为平衡易位携带者时，解释报告的结果并提供胎儿在育龄期可能面临的生育选择 3. 当染色体检查提示胎儿染色体异常时，解释报告的结果并将继续妊娠和终止妊娠可能出现的结果以及进一步处理的意见以书面形式明确告知孕妇 4. 终止妊娠后再次生育时可能的生育选择如下 （1）自然受孕：先尝试备孕、自然怀孕，孕期做好相关检测，比如唐筛、羊膜腔穿刺等，若发现异常，及时终止妊娠 （2）胚胎植入前遗传学检测：在胚胎植入前，对具有遗传风险的患者的胚胎进行植入前活检和遗传学分析，以选择无遗传病的胚胎植入宫腔，从而获得正常胎儿 （3）供精（卵）助孕：夫妻双方知情同意的前提下，男方为平衡易位携带者时，可采用"精子库"精子；女方为平衡易位携带者时，可采用供卵助孕
随访	对高风险夫妇的妊娠结局进行随访

胚胎植入前遗传学检测染色体平衡易位实施流程

流程	内容
染色体平衡易位宣传教育	1. 通过现场宣教、派发科普读物、展示科普海报等形式，开展有关染色体平衡易位的危害及其预防措施的宣教 2. 登记服务对象信息
病史采集和遗传咨询	1. 详细询问夫妇双方的孕育史，并根据异常临床表现及细胞遗传学检查结果（附录2~4）提供优生遗传咨询 2. 若已知夫妻中存在平衡易位携带者且女方处于非妊娠期，医生须告知实施防控措施的必要性，解释3种防控措施的意义和实施流程，逐一说明3种防控措施的局限性，包括植入前遗传学检测和囊胚活检的相关风险。夫妻在知情同意后自愿进行生育选择

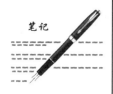

（续表）

流程	内容
生育选择	1. 自然受孕：先尝试备孕、自然怀孕，孕期做好相关检测，比如唐筛、羊膜腔穿刺等，若发现异常，及时终止妊娠 2. 胚胎植入前遗传学检测：在胚胎植入前，对具有遗传风险的患者的胚胎进行植入前活检和遗传学分析，以选择无遗传病的胚胎植入宫腔，从而获得正常胎儿 3. 供精（卵）助孕：夫妻双方知情同意的前提下，男方为平衡易位携带者时，可采用"精子库"精子；女方为平衡易位携带者时，可采用供卵助孕
随访	对高风险夫妇的妊娠结局进行随访

【任务评价】

产前诊断染色体平衡易位的工作流程考核表

专业：_____　班级：_____　姓名：_____　学号：_____　成绩：_____

项目	内容	分值	评分要求	自评	互评	师评
平衡易位的产前诊断	展开孕期宣教、提供优生遗传咨询并录入信息	10	对高危孕妇展开产前诊断宣传教育			
		10	为高危孕妇提供遗传咨询，建议其进行产前诊断			
		10	孕妇知情同意并签署相应产前诊断技术的知情同意书时，医生告知其意义及局限性，并提交检测申请单。如夫妻双方未进行遗传检测，建议开展相关检测			
		10	孕妇不同意产前诊断时，医生告知可能的不良妊娠结局，同时登记信息并随访			
	产前诊断的采样及其检测	10	孕妇知情同意并签署相应产前诊断技术的知情同意书			
		10	如需要，知情同意前提下检测夫妻双方核型			
		10	医生根据孕妇情况，说明可选择的产前诊断项目			
	展开产前诊断后咨询	10	发放检测报告，如产前诊断结果正常，继续妊娠，常规进行围产保健			
		10	发放检测报告，如其结果异常，孕妇选择继续妊娠，医生告知孕妇可能的妊娠结局，同时登记信息并随访			
		10	发放检测报告，如其结果异常，医生提供检测后遗传咨询，孕妇知情后自愿进行生育选择			
总分	100					

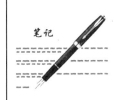

胚胎植入前遗传学检测染色体平衡易位工作重点考核表

专业：＿＿＿＿　班级：＿＿＿＿　姓名：＿＿＿＿　学号：＿＿＿＿　成绩：＿＿＿＿

项目	内容	分值	评分要求	自评	互评	师评
诊断染色体平衡易位	染色体平衡易位遗传概述	10	介绍染色体平衡易位的定义			
		10	介绍染色体平衡易位的分类			
		10	介绍染色体平衡易位形成的配子概率			
		10	介绍染色体平衡易位的发病原因			
		10	介绍染色体平衡易位的主要危害			
	染色体平衡易位的预防措施	10	染色体平衡易位的产前诊断			
		20	介绍染色体平衡易位的助孕选择			
		20	介绍胚胎植入前遗传学检测			
总分	100					

【任务小结】

技能点、知识点学习线

专业：＿＿＿＿　班级：＿＿＿＿　姓名：＿＿＿＿　学号：＿＿＿＿

项目	学习线	评分要点
技能点	染色体平衡易位的预防措施	1.
		2.
		3.
		4.
		5.

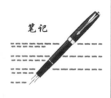
（续表）

项目	学习线	评分要点		
知识点	染色体平衡易位的定义			
	临床分类	1.		
		2.		
		3.		
		4.		
	遗传机制	1.		
		2.		
	产前诊断			
	防控措施	1.		
		2.		
		3.		

【测试题】

1. 夫妻双方婚后 3 年，因反复"孕 50 天+胚胎停育"前来门诊进行遗传咨询。请你向夫妻双方介绍可能的病因及检测手段。

2. 夫妻双方原发不孕，相关检查发现：男方染色体核型为 46，XY，女方染色体核型为 45，XX，der（13；14）（q10；q10）。请你向夫妻双方介绍罗伯逊易位配子形成的概率、可能的妊娠结局及现有的防控措施。

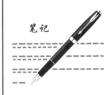

附　录

附录 1　染色体结构畸变及其描述方法

染色体在各种内外因素的作用下，可以发生断裂和断裂后的重接。如果 1 条染色体发生了断裂，但断片随后在原位连接，称为重接。

一、染色体结构畸变

（一）描述染色体结构畸变的缩写符号

人类细胞遗传学国际命名体系（ISCN）正式批准的缩写符号参见下表。

核型分析中常用的符号术语

符号术语	意义	符号术语	意义
A~G	染色体组的名称	1~22	常染色体序号
→	从……到……	+或-	在染色体和组号前表示染色体或组内染色体增加或减少；在染色体臂或结构后面，表示这个臂或结构的增加或减少倒位
/	表示嵌合体	?	染色体分类或情况不明
:	断裂	::	断裂与重接
dn	新发的	g	裂隙
upd	单亲二体	end	（核）内复制
ace	无着丝粒断片	cen	着丝粒
chi	异源嵌合体	chr	染色体
cht	染色单体	pro	近侧
der	衍生染色体	dis	远侧
dir	正位	dup	重复
dmin	双微体	Plus（+）	整条染色体重复
min	微小体	minus	整条染色体丢失
f	断片	del	缺失
fra	脆性部位	mar	标记染色体
h	副缢痕/异染色质	i	等臂染色体
ins	插入	inv	倒位
mal	男性	fem	女性
mat	母源的	pat	父源的

（续表）

符号术语	意义	符号术语	意义
mn	众数	mos	嵌合体
psu	假	e	交换
tri	三着丝粒	dic	双着丝粒
p	短臂	q	长臂
qr	四射体	r	环状染色体
rcp	相互易位	rea	重排
rec	重组染色体	rob	罗伯逊易位
s	随体	t	易位
ter	末端	tr	三射体
ph	费城染色体	var	可变区

（二）染色体结构畸变的类型

如果1条染色体发生断裂后，未发生重接或未原位连接，就将引起各种染色体结构畸变，称染色体重排。断裂是染色体重排发生的先决条件。发生了结构畸变的染色体称为衍生染色体。临床上较常见的染色体结构畸变主要有缺失、倒位、易位、重复等。

1. 缺失　染色体臂发生断裂，断片未发生重接而丢失称缺失（deletion，del）。按断裂和丢失的部位不同，缺失分为末端缺失和中间缺失。

（1）末端缺失。染色体长臂或短臂发生1处断裂，形成的无着丝粒断片未能重接，而在细胞分裂过程中丢失，造成有着丝粒节段丢失了部分遗传物质（下图）。这种情况称末端缺失。

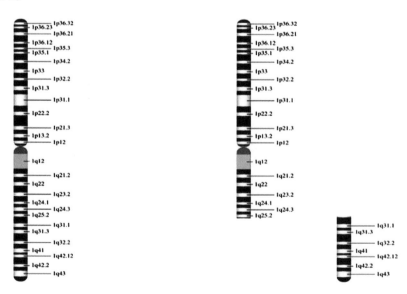

末端缺失

（2）中间缺失。一条染色体同一臂内发生2处断裂，形成的中间断片丢失，而近侧端和远侧端的断面彼此连接，即形成中间缺失（下图）。

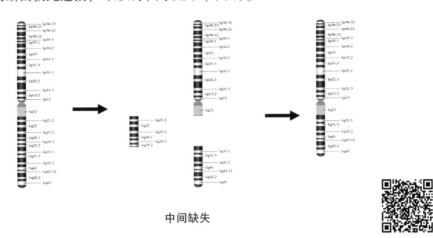

中间缺失

缺失引起的表型效应与染色体丢失片段的大小及丢失片段上所具有的基因性质有关。一般说来，丢失的片段越大，缺失的基因越多，表型效应越明显。但有时丢失的片段虽不大，可是带有重要基因，也可造成非常严重的遗传效应。

2. 倒位   一条染色体发生 2 处断裂，中间的断片倒转 180°后又重新连接起来，称为倒位（inversion，inv）。倒位按发生部位分为臂内倒位和臂间倒位。臂内倒位是指倒位的片段在染色体的长臂或短臂内，不涉及着丝粒。如果倒位的片段含有着丝粒，则称为臂间倒位。

倒位仅使倒位片段的基因顺序发生改变，并不引起基因数量的改变。具有倒位染色体的个体即倒位携带者，一般表型并无异常。只是在个别情况下，如果断裂点破坏了该位点上的基因，就会导致疾病的发生。

在形成生殖细胞的减数分裂过程中，倒位可影响同源染色体的配对，发生倒位的染色体只有形成其特有的倒位环才能与正常的同源染色体配对。如一对夫妇一方为某号染色体臂间倒位携带者，形成生殖细胞时倒位染色体形成倒位环，着丝粒在倒位环内，经过倒位环内的一次交换，理论上就会形成 4 种不同的生殖细胞：一种正常，一种具有倒位染色体，另外 2 种分别具有部分重复和部分缺失的染色体。后 2 种携带异常染色体的生殖细胞受精后，往往导致受精卵或胚胎致死或致畸。

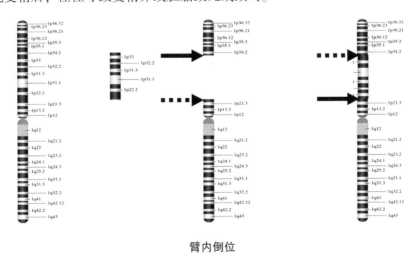

臂内倒位

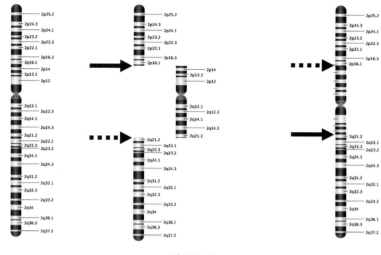

臂间倒位

通常倒位环形成后，2条染色单体之间至少发生一次重组，才可能产生遗传学效应。交叉点代表此处相靠近的两条染色单体 cc′ 和 dd′ 均发生了断裂，并且在断裂点进行了错误的重接，即完成了重组这一重要的遗传学行为。

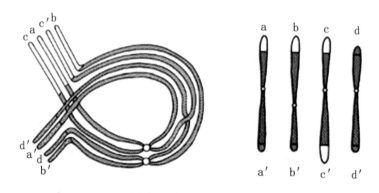

臂间倒位的倒位环及其配子

（aa′为正常染色单体；bb′、cc′、dd′为异常染色单体）

临床发现减数分裂过程中在倒位圈里发生的重组（这里特指一个特定位点断裂发生的重组），次数可以是1次、3次、5次等奇数，这是因为如果发生的是2次重组，重组行为不会影响最终染色体的组成成分，不会出现畸变染色体。什么情况下会发生重组行为呢？重组行为发生的概率跟倒位片段的大小有关系。倒位的染色体片段越大，通过重组行为形成异常配子的概率越高。当倒位片段越小时，有研究报道倒位片段长度低于染色体长度的30%时，重组行为发生概率较低，异常配子不会形成。

臂内倒位后减数分裂也形成4种配子。因倒位形成的异常的配子往往导致妊娠失败，

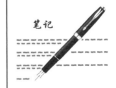

倒位生成的 2 种异常配子，一个是双着丝粒染色体，一个是无着丝粒染色体，这两种产物都非常不稳定，那么携带这两种产物的配子也没有办法继续发育下去，臂内倒位的异常不可能形成一个可存活的缺陷个体，因此在临床中，对于臂内倒位，往往不进行过激的干预。

一些倒位不引起生物学上的致病性，归类于正常范畴，即为多态性。臂间倒位区域的遗传物质大部分属于着丝粒，对功能性区域影响较小，甚至不产生表型影响。对于这种多态性无须采取任何临床措施，其不影响个体及后代的生存。

3. 易位　从某条染色体上断裂下来的断片连接到了另一条非同源染色体上称易位（translocation，t）。根据重接的部位和方式不同，易位可分为多种类型，其中临床关注较多的是相互易位和罗伯逊易位。

（1）相互易位。2 条非同源染色体各发生一处断裂，其断片相互交换位置后重接而形成 2 条结构重排的染色体，称为相互易位。如果 2 个相互易位的片段均不含着丝粒，则易位后形成 2 条新的衍生染色体。此时单个细胞内遗传物质的片段没有长度增减，亦不影响正常的有丝分裂，对个体发育一般无严重影响，所以称为平衡易位。这是一类较多见的染色体结构畸变。

具有染色体平衡易位的个体称为易位携带者。在形成生殖细胞的减数分裂的前期 I 时，易位染色体将在联会时配对形成四射体。

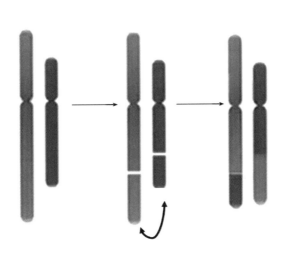

平衡状态下的相互易位

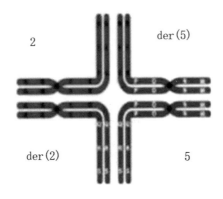

2 号和 5 号染色体相互易位形成的四射体

至后期 I 时，相关染色体可进行对位分离和邻位–1 分离、邻位–2 分离以及 3：1 分离，结果可形成 18 种配子。其中，仅有一种配子是正常的，一种配子是平衡易位的，其余 16 种配子都是不平衡的（下图）。这些不平衡的配子受精后，将形成单体或部分单体、三体或部分三体的合子而导致流产、死胎或畸形儿。

正常　平衡易位携带者　6种部分三体型和部分单体型　　　10种部分三体型和部分单体型

a der(a)　a der(a)　a b　a der(a) b der(b)　a der(a)der(a)a　a der(b)a b
b der(b)der(b) b　der(a)der(b) a der(a)　b der(b)　b　b　der(a)　der(a)
　　　　　　　　　　　　　　　 der(b)　der(b)　b　der(b)
　　　　　　　　　　　　　　　 b　b　der(a)
　　　　　　　　　　　　　　　　　　　der(b)

相互易位携带者产生的 18 种配子类型

若 2 个相互易位的片段中有 1 个含有着丝粒，易位后将形成 1 个双着丝粒染色体和 1 个无着丝粒片段，此种易位称不平衡易位。不平衡易位所形成的染色体在细胞有丝分裂时不稳定，无着丝粒片段由于在细胞分裂时，无法与纺锤丝连接而导向两极，因而很快从分裂细胞中丢失；双着丝粒染色体在细胞分裂后期可形成染色体桥，同样阻碍细胞分裂，导致细胞死亡。

临床链接：易位携带者拥有正常胚胎的机会有多大？

易位携带者往往希望知晓他（她）们拥有正常胚胎的概率大小。一般情况下，易位携带者配子中部分染色体如果是不平衡染色体，则往往是明确致死的或致病的，导致胚胎停育、流产或胎儿畸形。有研究指出，参与相互易位的染色体是随机的，交换时断裂点的出现也是随机分布的，这都将导致易位携带者具有染色体特异性和断裂点特异性。推测平衡易位患者提供的配子种类多于 18 种，即不产生新发突变的前提下，平衡易位患者提供的正常配子理论值接近 1/18，而平衡易位配子理论值接近 1/18。这是否意味着相互易位携带者拥有正常胚胎的机会低于 1/18？

人体是复杂的，理论推导值不代表真实世界的数据，影响生育问题的因素众多。《实用胚胎植入前遗传学诊断》（*Practical Preimplantation Genetic Diagnosis*）一书中统计了欧美部分生殖中心平衡易位患者 PGT 检测胚胎情况，提示：平衡易位患者实际产生正常配子的概率要大于 1/18。项目统计了 1081 个胚胎，其中可移植胚胎（包括正常的和平衡易位的）为 276 个，占 25.5%。在具有男性平衡易位因素的胚胎中，最终可移植的胚胎占胚胎总数的 29.8%；在具有女性平衡易位因素的胚胎中，最终可移植的胚胎占胚胎总数的 23%。

作为医务工作者，临床工作的意义在于让理论更接近真实世界，以帮助患者及其家庭实现生育愿望。

（2）罗伯逊易位。罗伯逊易位（Robertsonian translocation，rob）是只发生于近端着丝粒染色体之间的一种易位形式。2 条近端着丝粒染色体在着丝粒处发生断裂，断裂后 2 条染色体的长臂在着丝粒处相接，形成 1 条大的亚中（或中央）着丝粒染色体，它含有原来 2 条染色体的大部分遗传物质；而 2 个短臂可融合成 1 个有着丝粒的小染色体，或不发生融合而散在于细胞中，随后由于不稳定而逐渐丢失。发生罗伯逊易位的 2 条近端着丝粒染色体，因其断裂点常发生在着丝粒处，重接点也在着丝粒处，故罗伯逊易位又称着丝粒融合。

临床链接：罗伯逊易位患者流产风险与易位类型相关

罗伯逊易位可以发生在同源染色体之间，也可以发生在非同源染色体之间。

同源染色体之间发生的罗伯逊易位不可能形成正常配子。

非同源染色体之间发生的罗伯逊易位有 4/6 的合子，是各种单体或者三体，甚至四体。

罗伯逊易位保留了 2 条染色体的整个长臂，缺少 2 条短臂，由于短臂小，含基因不多，且所含基因在遗传学上意义不大，所以这种易位携带者一般无表型异常。

非同源染色体之间发生的罗伯逊易位，这种易位可以形成 6 种不同染色体组成的配子（下图）。配子受精形成合子，在配偶提供的配子正常的前提下，合子有 1/6 的机会是正常的，1/6 的合子可能是罗伯逊易位携带者，另外 4/6 的合子，是各种单体或者三体，甚至四体。

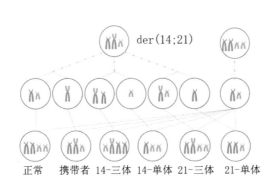

非同源染色体间的罗伯逊易位

同源染色体之间发生的罗伯逊易位不可能形成正常配子。例如下图中所列第 13 号染色体和同源的 13 号染色体之间发生了罗伯逊易位，形成的合子是 13-三体和 13-单体。13-三体大多在新生儿期或婴儿期夭折。13-单体无法完成胚胎发育。

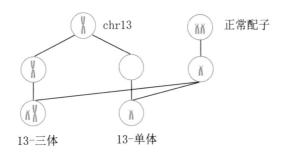

同源染色体间的罗伯逊易位

易位患者流产的风险与易位染色体的断裂点具体位置相关，也和易位染色体的来源是父源还是母源相关。有研究表明，相比罗伯逊易位和相互易位患者，罗伯逊易位携带者自然生育，子代正常或者属于易位携带者的比例较高，流产风险低于相互易位患者的

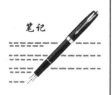

流产风险。根据易位携带者易位染色体是近端着丝粒还是非近端着丝粒来分，前者生育正常或者易位携带者的比例约7%，流产风险高于断裂点在非近端着丝粒的易位携带者。根据染色体相互易位的断裂点位于染色体末端还是非末端来分，断裂点位于染色体末端时，生育正常和易位携带者的比例低至3.4%，后者稍高，是17.8%。按照生育男性和女性谁是携带者来分类，那么男性生育正常或者易位携带者后代的概率是26%，女性则只有15.5%。

临床链接：辅助生殖技术 PGT-SR

植入前胚胎染色体结构变异遗传学检测，简称 PGT-SR。

针对夫妇一方的染色体结构异常进行检测，选择染色体正常或平衡的胚胎植入子宫，以提高临床妊娠率、活产率，降低流产率和畸形儿及染色体异常儿的出生。

需要注意同源染色体之间发生的罗伯逊易位，其携带者不宜再次怀孕，可建议通过赠精或者是赠卵的方式使其得到遗传基础正常的后代。

---

4. 重复　重复（duplication，dup）是指在1条染色体上某一片段出现2份或以上的结构异常。可分为正位重复（dir dup）（即重复节段与原方向一致）和倒位重复（inv dup）（即重复节段与原方向相反）。重复引起的表型效应比缺失稍缓和，若重复片断较大，也会导致个体出现异常表型，严重时可造成死亡。

徐丛剑教授团队在 PGT 研究领域取得重要成果

复旦大学附属妇产科医院（上海市红房子妇产科医院）徐丛剑教授团队的一项研究在国际上首次报道了临床上适用于不同单基因病和染色体结构变异患者/携带者的 PGT（第三代试管婴儿）技术。

目前的 PGT 技术存在不足，如不同类型的指征（PGT-A、PGT-M、PGT-SR）需要不同的技术方法，甚至相同指征、不同的病种也可能需要不同的技术方法。徐教授团队研究的突出优点是通过一次检测便能同时检测出胚胎中的基因变异、染色体非整倍体和染色体结构重排等多种遗传异常，且对不同的遗传病具有普遍适用性，经济而高效，为临床上遗传性出生缺陷的早期胚胎阻断提供了精准方案。

2020年，国际上首例同时阻断单基因病和染色体平衡易位的试管婴儿于复旦大学附属妇产科医院上海集爱遗传与不育诊疗中心出生。该技术已申报了国家发明专利，一体化的综合性通用 PGT 技术将在防控出生缺陷、提高子代生殖健康中发挥重要作用，助力健康中国建设。

（三）染色体结构畸变的描述方法

染色体结构畸变的描述方法有简式和详式2种。

1. 简式　即简单方式，这种方式只标出发生了结构畸变的染色体的断裂点。按照国际规定，具体描述方法是：先写明染色体数目、性染色体组成，然后用一个字母或三联字母符号表示重排方式，再在括号内写明畸变染色体的号数，最后在另一括号内写明断裂点。如 46，XX，del（1）（q21）表示染色体数目为46，性染色体为 XX，第1号染色体缺失，断裂点在长臂的2区1带。

2. 详式 简式中所用的规定在详式中仍然适用。不同的是详式的描述更加准确，染色体的结构改变用衍生染色体的带的组成表示，即在最后的括号里，不仅注明断裂点，而且描述衍生染色体的带的组成。如上面描述的简式核型，用详式描述为 46，XX，del（1）（pter→q21：），表明第 1 号染色体长臂的 2 区 1 带发生断裂，其末端断片丢失，衍生染色体由 1 号染色体的短臂末端至长臂的 2 区 1 带组成。描述衍生染色体时，一般是从短臂端开始到长臂端，无短臂端时，顺序相反。

二、细胞遗传学术语解析示例

示例	解析
46，XX，del（4）（p15）	4 号染色体短臂 1 区 5 带断裂，导致末端缺失
46，XX，del（5）（q13）	5 号染色体长臂 1 区 3 带断裂，导致末端缺失
46，XX，del（18）（q12）	18 号染色体长臂 1 区 2 带断裂，导致末端缺失
46，XY，dup（17）（p13.3）chr17：0.2-3.0Mb	17 号染色体短臂末端 p13.3 重复，包含 200 000～3 000 000 个核苷酸构成的片段
46，XX，t（4；12）（p14；p13）	4 号染色体和 12 号染色体的相互易位，断点位于 4 号染色体短臂 1 区 4 带和 12 号染色体短臂 1 区 3 带
46，XY，der（12）t（4；12）（pl4；p13）mat	非平衡状态染色体，从母源易位携带者处获得 12 号衍生染色体
47.XX.+der（22）t（11；22）（q23；q11）pat	多倍体，从父源易位携带者处获得 22 号衍生染色体
46，der（15）t（8；15）（q22.3；q26.2）mat，ishder（15）t（8；15）（qter+；qter−）	非平衡状态染色体，从母源易位携带者处获得 15 号衍生染色体。荧光原位杂交提示 15 号染色体长臂的部分缺失和 8 号染色体部分重复
46，der（15）r（8；15）（q22.3；q26.2）mat，arr-8q22.3q24.3（14 620 191-105 171 556）×3，15q26.2q26.3（96 062 102-100 201 136）×1	非平衡状态染色体，从母源易位携带者处获得 15 号衍生染色体。微阵列检测提示多出片段（×3），多出的片段定位于 8 号染色体第 14 620 191 个核苷酸到第 105 171 556 个核苷酸，缺失的片段（×1）位置定位是从 15 号染色体第 96 062 102 个核苷酸到第 100 201 136 个核苷酸位点
46，t（1；9）（p10；p10）	平衡易位携带者，2 个断点都在着丝粒处，2 个短臂以完整臂的形式交换
45，XY，der（14；21）（q10；q10）或 45，XY，rob（14；21）（q10；q10）或 45，XY，rob（14；21）	14 和 21 号染色体发生罗伯逊易位，该个体的遗传物质属于平衡状态
46，XY，der（14；21）（q10；q10）mat，+21 或 46，XY，rob（14；21）（q10；q10）mat，+21	非平衡状态染色体，携带 1 条母源罗伯逊易位染色体和第 3 条游离型 21 号染色体
46，XY，t（1；18；15）（q32；q21；q24）dn	复杂易位，断裂点分别位于 3 条染色体上，并在 3 条染色体之间发生交换

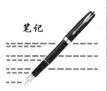

（续表）

示例	解析
46，XX，r（15）	15 号环状染色体
46，X，i（Xq）	X 长臂等臂染色体
46，XX，add（19）（p13）	连接在 19 号染色体 p13 的额外物质，物质的来源尚未知
46，XY，upd（15）mat	母系来源的 15 号染色体单亲二体
46，XY，fra（10）（q23.3）	正常男性，位于 10 号染色体长臂 2 区 3 带 3 亚带的脆性位点

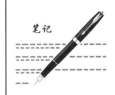

附录 2　细胞遗传学诊断报告单 1

患者姓名：　　　　　　　　性别：男　　　　　　　年龄：

送检医生：

诊断指征：配偶出现孕 2 个月胚胎停育 2 次，孕 50 余天自然流产 1 次

标本类型：外周血　　　　　标本采集日期：

标本编号：　　　　　　　　标本接收日期：

检查要求：染色体核型分析

方法：原位法染色体分析（320 条带），G 显带

结果：46，XY，t（2；6）（q13；p21.1）

检验者：　　　　　　　　　审核者：

日期：

注：常规染色体检查不能诊断染色体微小结构改变、单基因遗传病、多基因遗传病、环境及药物导致的胎儿宫内发育异常。

附录 3　细胞遗传学诊断报告单 2

患者姓名：　　　　　　　　性别：女　　　　　　　年龄：

送检医生：

诊断指征：孕 2 个月胚胎停育 2 次，孕 50 余天自然流产 1 次

标本类型：外周血　　　　　标本采集日期：

标本编号：　　　　　　　　标本接收日期：

检查要求：染色体核型分析

方法：原位法染色体分析（320 条带），G 显带

结果：46，XX

检验者：　　　　　　　　　审核者：

日期：

注：常规染色体检查不能诊断染色体微小结构改变、单基因遗传病、多基因遗传病、环境及药物导致的胎儿宫内发育异常。

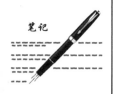

附录4 染色体核型分析报告

姓名： ×× 　性别： 女 　年龄：_____　门诊号：_____

样本类型： 外周血 　临床诊断： 不孕 　显带方法： G 显带

采样日期： ××××年××月××日

核型图：

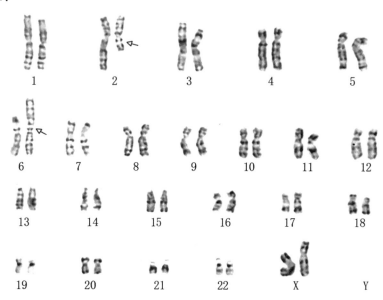

染色体核型：46，XX，t（2；6）（q13；p21.1）

（正常男性核型：46，XY；正常女性核型：46，XX）

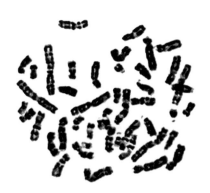

备注说明：

　染色体检查不能检测微小缺失或重复，染色体正常但有异常表型（不明原因发育迟缓、智力低下和多种体征畸形等）的患者建议做染色体微阵列分析。

　结果说明：本报告仅对此次检测标本负责，结果须结合临床并向临床医生咨询！

检测者：　　　　　　　审核者：

报告日期：

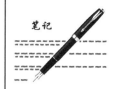

附录 5　羊膜腔穿刺术知情同意书

患者_____，_____岁，因_____需要做羊膜腔穿刺术以产前诊断胎儿有无异常。羊膜腔穿刺术是一项相对安全的妊娠中期有创性介入性产前诊断技术，存在但不局限于以下医疗风险。

（1）孕妇有发生出血、羊水渗漏、流产的可能。

（2）穿刺有损伤胎儿的可能。

（3）因孕妇子宫畸形、胎盘位于子宫前壁、腹壁太厚、羊水量少等原因，可能发生羊水穿刺失败。

（4）如术前孕妇存在隐性感染或术后卫生条件不佳，有发生宫内感染及胎儿感染死亡的可能。

（5）疼痛、紧张等刺激有诱发孕妇出现心脑血管意外的可能。

鉴于当今医学技术水平的限制、患者的个体差异以及其他无法预知的原因，即使在医务人员已履行了工作职责和严格执行操作规程的情况下，上述风险仍有可能发生。医务人员将严格按照医疗规范进行操作，尽最大努力减少上述风险的发生。

孕妇方应提供真实有效的病史材料。

孕妇方已充分了解该检查的性质、目的、风险性和必要性，对其中的疑问已得到经治医生的解答，经本人及家属慎重考虑后同意接受产前诊断并愿将本次妊娠的最终结局及时与医方沟通。为确认上述内容为双方意思的真实表达，医方已履行了告知义务，孕妇方已享有充分知情和选择的权利，签字生效。

孕妇签字：_____日期：_____

家属签字：_____与孕妇的关系：_____

医生签字：_____日期：_____

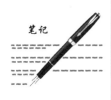

附录6　产前诊断告知书

姓名：＿＿＿＿＿＿　年龄：＿＿＿＿＿＿

一、关于产前诊断适应证的说明

孕妇因＿＿＿＿＿＿＿＿＿＿＿＿＿须行□羊膜腔穿刺术　□绒毛穿刺取材术　□脐血管穿刺术，并对穿刺标本进行

□染色体核型检测
□产前全基因组拷贝数变异检测
□5 条快速诊断检测
□基因检测
□其他检测＿＿＿＿＿＿＿＿＿

二、关于产前诊断禁忌证的说明

□无侵入性产前诊断禁忌证
有侵入性产前诊断禁忌证 □①先兆流产 □②术前两次体温（腋温）≥37.3 ℃ □③有出血倾向（血小板≤70×10^9/L） □④有盆腔或宫腔感染征象 □⑤无医疗指征的胎儿性别鉴定

三、关于产前诊断局限性的说明

1. 染色体核型检测的局限性　可检测出染色体非整倍体变异，不能检测染色体微缺失、微重复、低比例嵌合、单基因遗传病、多基因遗传病、环境及药物导致的胎儿宫内结构或形态异常。

2. 产前全基因组拷贝数变异检测的局限性　无法检测平衡易位和倒位等，更小片段的变异和点突变等引起的出生缺陷、遗传病不在此检测范围内。

3. 5 条快速诊断检测的局限性　此检测方法仅限于检测 21、18、13 号染色体及性染色体的非整倍体变异，其他染色体不在此检测范围。

4. 基因检测的局限性　该检测仅对样本进行＿＿＿＿＿＿＿基因（NM ＿＿＿＿＿）＿＿＿＿＿＿位点检测，其他位点及其他基因不在检测范围内。

5. 其他检测的局限性

四、关于产前诊断操作风险的说明

在孕期，羊膜腔穿刺术、绒毛穿刺取材术和脐血管穿刺术是相对安全的有创性产前诊断技术，存在但不限于以下医疗风险：流产、死胎；穿刺部位出血、血肿形成；宫内

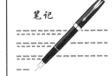

感染、胎儿感染；损伤胎儿；胎膜早破、羊水渗漏；胎盘早剥、胎死宫内；疼痛、紧张等刺激有诱发孕妇出现心脑血管意外的可能；羊水栓塞；其他未预料到的风险。

五、关于接受产前诊断后注意事项的说明

（1）可能发生的并发症。

（2）若发生腹痛、流血、流液，及时就诊。

（3）禁性生活 2 周。

（4）检测报告出具后请到遗传咨询门诊咨询。

（5）其他注意事项_____。

孕妇和（或）家属意见：以上情况医生已向我（我们）详细介绍，我（我们）确认对上述内容知情和理解，同意进行产前诊断，现签字生效。

孕妇签字：_____家属签字（关系）：_____

医生签字：_____日期：_____

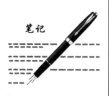

附录 7 关于胎儿染色体检查的说明

胎儿细胞培养及制备胎儿染色体是进行产前诊断的一项技术，在培养、分析过程中可能出现以下情况。

（1）培养失败。活细胞数量少、质量差或宫内感染等原因导致细胞生长较差或不生长，使培养失败。

（2）影响检测结果。细胞生长较差以及染色体可分析核型过少或形态较差会影响分析结果。

（3）常规染色体检查不能诊断染色体微小结构改变、单基因遗传病、多基因遗传病、环境及药物导致的胎儿宫内发育异常。

（4）如孕妇术前存在隐性感染，则细胞培养可能因感染而失败，无法得到产前诊断结果。如因细胞培养失败而无法得到结果，则有再次取材的可能。

鉴于当今医学技术水平的限制、患者的个体差异以及其他无法预知的原因，即使在医务人员已认真履行了工作职责和严格执行操作规程的情况下，上述情况仍有可能发生。医务人员将严格按照医疗技术规范进行操作，尽最大努力减少上述情况的发生。

孕妇方已充分了解该检查的性质，对其中的疑问已得到经治医生的解答。经本人及家属慎重考虑后同意接受胎儿染色体检查并愿将本次妊娠的最终结局及时与医方沟通。为确认上述内容为双方意思的真实表达，医方已履行了告知义务，孕妇方已享有充分知情和选择的权利，签字生效。

孕妇签字：_____ 日期：_____

家属签字：_____ 与孕妇的关系：_____

医生签字：_____ 日期：_____

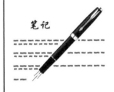

附录 8　染色体核型产前诊断申请单

孕妇姓名：_____年龄：_____出生日期：_____年____月____日

身份证号码：_____

联系电话：_____详细地址：_____

本次怀孕胎儿数：□单胎　□双胎　□多胞胎（胎数：_____）

末次月经：_____年____月____日

月经周期（不规律者需要用 B 超计算孕周）：_____天

超声测定孕周：____周____天　超声测定孕周日期：_____

孕期感染史：□否；□是_____

产前诊断指征

□母体血清学筛查高风险
□高龄孕妇
□胎儿父母为平衡易位、罗伯逊易位或染色体倒位携带者 　患者核型：_____
□21-三体、18-三体、13-三体等染色体非整倍体患儿生育史 　患儿核型：_____
□其他（自费）

申请医生：_____申请日期：_____

申请单位名称：_____组织机构代码：_____

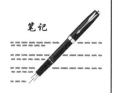

综合应用案例 1

复发性流产的遗传咨询 1

患者，女，35岁，因"自然流产3次"就诊。该患者2016年结婚，2017年因宫外孕，行药物保守治疗，2018年、2019年、2020年均于孕2月余胚胎停止发育。其中第2次自然流产时绒毛细胞遗传学检查示16号染色体三体，第3次自然流产时绒毛细胞遗传学检查示3号染色体三体。

患者自述月经规则，量少，无痛经；自然周期监测有排卵。患者丈夫精液常规示偶有少精、弱精子症，精子DNA碎片率为23%～34%。

复发性流产（RA）筛查结果：夫妻双方染色体正常，患者宫腔形态基本正常，内分泌、血栓前状态及免疫检查未发现异常。

基础内分泌：促卵泡素（FSH）8.88 IU/L，促黄体素（LH）2.16 IU/L，雌激素（E）229 pg/ml，睾酮（T）0.31 ng/ml，催乳素（PRL）11.72 ng/ml，抗米勒管激素（AMH）0.58 ng/ml。

双卵巢窦卵泡总数（AFC）：7枚。

诊断：①复发性流产；②卵巢储备功能减退；③高龄。

2021年7月，行高孕激素状态下促排卵方案，获卵4枚；ICSI正常受精2枚，形成D5囊胚2枚；NGS检测胚胎滋养外胚层细胞，结果提示可移植胚胎1枚，不可移植胚胎1枚。

2021年11月，行人工周期冷冻胚胎移植（FET），移植后11天，查出血β-hCG为532.41 IU/L；移植后34天，阴道B超显示宫内一个胚芽，见胎心。2022年3月，行羊水穿刺，染色体核型分析确认未出现染色体三体型。2022年8月，孕38周剖宫产1女，健康状况良好。

注释：

D5囊胚　指在囊胚期第5天的胚胎中，提取4～8个胚胎滋养外胚层细胞进行胚胎活检。囊胚期胚胎活检是临床上应用最多的活检方式之一。

1-1 分任务

患者就诊过程中的检测含核型检测。什么是核型？为什么要检测核型？

1-2 分任务

复发性流产筛查项目中包括染色体检查。为什么要进行染色体检查？请解释染色体检查的必要性。

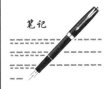

1-3 分任务

为什么要检查患者丈夫的精液常规和 DNA 碎片率?

1-4 分任务

复发性流产筛查结果之一是夫妻双方染色体正常。请写出正常情况下夫妻双方染色体的检测结果。

1-5 分任务

本案例中患者 3 次均于孕 2 月余出现胚胎停止发育,后 2 次自然流产时均对绒毛细胞进行了检测,结果分别显示 16 号染色体三体和 3 号染色体三体。请试分析 2 次自然流产可能的遗传学发生机制。

1-6 分任务

本案例中,在胚胎植入前,为什么对胚胎滋养外胚层细胞进行 NGS 检测,这种检测等同于检测胚胎的遗传物质吗?

1-7 分任务

本案例中患者于 2022 年 3 月行羊水穿刺并进行染色体核型分析,确认未出现染色体三体型。本案例在胚胎植入前已进行过遗传物质检测,即 NGS 检测,为何还需要进行羊水穿刺,对羊水中细胞的染色体进行核型分析?

【参考答案】

1-1 分任务:

答:核型是指细胞分裂中期该细胞内所有染色体组成的图像,主要包括染色体的数目、大小和形态等。检测核型的原因为习惯性流产或 35 岁以上的孕妇流产的原因中染色体异常占很大比例,将待测细胞的核型进行染色体数目、形态特征的分析,确定其是否与正常核型一致,可判断导致流产发生的因素和可能的遗传病的发病机制。

1-2 分任务:

答:染色体检查有利于明确病因并指导选择临床治疗方案,细胞遗传学检查项目之一为染色体核型分析。复发性流产时,染色体核型分析的分析对象包括夫妻双方,这是因为胚胎的遗传物质既由父方提供,也需要由母方提供。父母及其后代的核型分析有助于排除胚胎获得父源或母源染色体畸变的可能性。当染色体核型分析结果为异常时,则需要进一步判断染色体的异常类型,从而估计父方或母方提供正常配子的概率值。

1-3 分任务:

答:精子细胞核内的 DNA 是男源的遗传物质,完整的精子 DNA 是正常受精的前提。精子 DNA 碎片化程度可以反映精子遗传物质的完整性。精子 DNA 发生碎片化会对生育产生负面影响,DNA 碎片率高,说明它的完整性差,成功受精率低。碎片率高的精子,即使受精成功,妊娠过程仍有可能导致胎停、流产等情况发生。因此精子 DNA 碎片率是一个评价精子质量和预测生育能力的指标。男性精子碎片率的正常值一般小于20%，碎片率越低表明男性精子质量越好，生育能力也就越强。一般认为，精子碎片率为20%~30%属于正常值的临界范围。本案例中患者丈夫的精子DNA碎片率为23%~34%，大致属于临界范围内。

1-4分任务：

答：女方核型为46，XX。男方核型为46，XY。

1-5分任务：

答：因父母的核型正常，因此16号染色体三体和3号染色体三体都属于新发突变。可能的遗传学发生机制是，亲代提供的配子在形成过程中发生减数分裂时染色体不分离。染色体不分离常发生在母方生殖细胞，约占病例数的95%，另5%见于父方，而且主要在减数分裂第一次分裂时发生染色体不分离。这种情况下形成游离型的三体综合征，如16-三体综合征和3-三体综合征。

1-6分任务：

答：NGS是第二代DNA测序技术的简称，即NGS检测的对象是遗传物质DNA分子。对胚胎滋养外胚层细胞进行NGS检测，可以筛选掉遗传物质有异常情况的胚胎，保留遗传物质无畸变的胚胎，提高成功率。本案例中2次出现不同类型的三体综合征且女方高龄，因此自然妊娠时配子异常的概率较高。因此选择胚胎植入前遗传学检测，如NGS检测，以选出较高质量的卵子。植入前对胚胎滋养外胚层细胞进行NGS检测，等同于检测胚胎的遗传物质。检测胚胎滋养外胚层细胞的主要优势在于植入前检测对象选择胚胎滋养外胚层细胞，胚胎滋养外胚层细胞不发育为胚胎的一部分，因此，可以最大限度避免对胚胎的损伤。构成胚胎滋养外胚层细胞和胚胎细胞的子细胞来源相同，均由同一颗受精卵有丝分裂生成。所以胚胎滋养外胚层细胞的遗传物质组成能一定程度上代表胚胎细胞的遗传物质组成。

1-7分任务：

答：进行羊水穿刺，分析羊水中胎儿脱落细胞的染色体核型有其必要性。滋养外胚层细胞的核型不能完全代表胚胎细胞的核型，因为滋养外胚层细胞将分化为胎盘。受精卵发育期间任何阶段进行有丝分裂，受精卵的子细胞均可能出现染色体不分离现象，导致嵌合体现象，即受精卵的子细胞中部分细胞的核型异常，另一部分细胞的核型保持正常。

羊水穿刺获得的羊水细胞中含有胎儿脱落的体细胞，检测胎儿体细胞可以直接反映其遗传物质组成，进一步提高产前诊断的准确性。

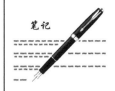
综合应用案例2

复发性流产的遗传咨询2

患者，女，27岁，以"流产2次，发现染色体异常"为主诉，就诊。

患者平素月经稀发，自然周期监测无排卵；2017年促排卵后妊娠，孕2月胚胎停止发育，行清宫，未查绒毛染色体；2018年促排卵后妊娠，孕5周生化流产，查夫妻双方染色体。

患者染色体：46，XX，t（7；11）（p14；q14）。患者丈夫染色体及精液常规均正常。

宫腔镜检查示患者宫腔形态基本正常。

基础内分泌：FSH 5.78 IU/L，LH 4.5 IU/L，E 237.52 pg/ml，T 0.62 ng/ml，PRL 4.69 ng/ml，AMH 2.66 ng/ml。双卵巢窦卵泡总数（AFC）：19枚。

诊断：①自然流产；②女方染色体携带平衡易位；③排卵障碍。

完善检查后于2018年5月行拮抗剂方案，获卵29枚；ICSI正常受精15枚，形成D5囊胚12枚；NGS检测胚胎滋养外胚层细胞，结果提示可移植胚胎4枚，不可移植胚胎8枚。

患者及其父亲均为染色体平衡易位携带者，家系调查发现患者母亲曾出现3次流产，患者坚决要求行进一步易位携带者筛查。

2018年7月，行胚胎遗传学检测——植入前遗传学单体型连锁分析（preimplantation genetic haplotyping，PGH），发现4枚可移植胚胎中易位携带型2枚、正常型2枚。

2018年8月，行人工周期FET，移植D5正常型囊胚1枚，移植后12天，查血β-hCG为870.441 U/L；移植后25天，阴道B超示宫内单胎，存活。2018年12月，行羊水穿刺，染色体核型分析确认未携带7号和11号相互易位的衍生染色体。2019年5月，患者孕41周，顺产1女，其健康状况良好。

注释：

1. 月经稀发 是指月经周期延长，比正常周期推迟1周以上，但不超过6个月，而经期及经量可正常。

2. 胚胎遗传学检测NGS 通过NGS基因检测技术对胚胎植入前染色体非整倍体异常进行检测（PGT-A）可以减少植入染色体数目异常的胚胎的发生，减少因植入异常胚胎而造成的反复种植失败、反复流产、出生缺陷等。但因检测技术的局限性，不能区分完全正常型胚胎和易位携带型胚胎。平衡易位携带者有50%的概率生育为平衡易位携带者的子女，为平衡易位携带者的子女有反复流产、生育死胎和畸形儿等风险。

3. PGH技术 使用基因芯片获得全基因组SNP基因分型，然后利用连锁分析构建携带者家系的全基因组单体型，通过定位胚胎是否携带易位染色体单体型以及易位断裂点区域是否发生同源重组，来判断胚胎的染色体状态，成功实现了正常型胚胎和易位型胚胎的精准区分。

2-1分任务

本案例中患者出现反复流产，请从医学遗传学角度分析为何要检查患者丈夫的染色体。

2-2分任务

本案例中，患者丈夫染色体结果正常，请尝试写出正常男性染色体核型分析结果。

2-3分任务

女方染色体结果为46，XX，t（7；11）（p14；q14），诊断之一为女方染色体携带平衡易位。请解释该细胞遗传学检查结果，说明为什么支持女方诊断结果。

2-4分任务

植入前对4枚可移植胚胎行进一步携带者筛查，请分析在本案例中进行携带者筛查有什么意义。

【参考答案】

2-1分任务：

答：胚胎的正常发育需要父亲和母亲分别提供一套染色体，染色体异常是自发流产的常见因素之一。细胞遗传学检查可在细胞层面上确认精子或卵子中遗传物质和染色体的完整性。因此，从医学遗传学角度必须要检查患者夫妻双方的染色体，包括检查患者丈夫的染色体组成。

2-2分任务：

答：正常男性染色体核型为46，XY。

2-3分任务：

答：女方染色体结果为46，XX，t（7；11）（p14；q14），表示女方有46条染色体，性染色体XX正常，但出现了易位，易位发生在非同源染色体之间。易位类型是相互易位，2个染色体分别出现1个断裂点，2个断裂点分别是7号染色体短臂1区4带和11号染色体长臂1区4带，2个染色体的断裂片段互换位置并重接。错误重接导致细胞内少了2条正常染色体，多了2条衍生染色体，但未发生遗传物质的丢失，因此这种染色体结构畸变属于染色体平衡易位。

2-4分任务：

答：在本案例中女方是染色体平衡易位携带者，男方正常。夫妻自然妊娠的胚胎有1/18的概率为正常，同时有1/18的概率为易位携带者。

这4枚可移植胚胎可能正常，也可能是易位携带者，但NGS技术无法判断是否存在平衡易位，因此需要进一步检测。胚胎遗传学检测PGH是新技术，可筛查出易位携带者，有利于进行正常胚胎的移植，在一定程度上避免了平衡易位染色体在该家系内的世代传递。

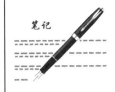

综合应用案例 3

葡萄胎的遗传咨询

患者，女，36 岁，G2P0A2，以"停经 3 个月，出现少量阴道出血 1 周"为主诉就诊。患者平常月经规律，停经 40 余天出现早孕反应，强度大，反应重，1 周前出现少量阴道出血，伴有水疱样东西。

妇科检查：子宫增大，软，宫底平脐。听诊未闻及胎心。B 超提示：宫腔内未见胎儿及胎心搏动，可见"落雪征"。

实验室检查：尿 β-hCG（+）；血 β-hCG 150 000 U/L。

诊断：葡萄胎。

记录患者家系如下图。

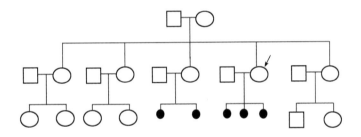

3-1 分任务

调查患者家族史，患者三姐已婚未孕，流产 2 次。请正确书写患者及其三姐的世代和序号，并在系谱图上标识。

3-2 分任务

调查患者家族史，得知患者三姐已婚未孕，流产 2 次。请正确记录患者及其三姐的孕产史。

3-3 分任务

因患者自述"阴道流出水疱样东西"，对阴道流出物进行组织学检测，结果支持葡萄胎诊断。请列出葡萄胎的主要临床表现。

3-4 分任务

因患者自述"阴道流出水疱样东西"，考虑葡萄胎。请说出提供哪些常规辅助检查项目能进一步明确诊断。

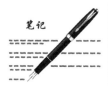

遗传与优生

3-5 分任务

某患者诊断为葡萄胎，行清宫术。因完全性葡萄胎和部分性葡萄胎的组织学鉴定难度偏大，为进一步明确诊断葡萄胎的分型，行胎囊组织 DNA 倍体分析。请简述完全性葡萄胎和部分性葡萄胎在染色体组成和来源上的差异。

3-6 分任务

葡萄胎患者强烈要求进一步明确诊断，故选择印记基因检测。请向患者解释此项检查的作用。

【参考答案】

3-1 分任务：

答：患者的世代和序号是Ⅱ8。患者三姐的世代和序号是Ⅱ6。

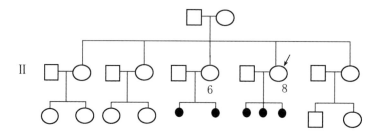

3-2 分任务：

答：患者孕产史为 G3P0A3。患者三姐孕产史为 G2P0A2。

3-3 分任务：

答：症状如下：①妊娠中期阴道出血；②腹痛；③早孕反应出现早、程度重、时间长；④先兆子痫；⑤甲状腺功能亢进。

体征如下。①子宫体积异常增大；②双侧卵巢黄素化囊肿。

3-4 分任务：

答：①β-hCG 异常升高；②超声检查发现宫腔内没有胚胎和胎儿显示，提示"落雪征"；③对阴道流出物进行病理检查；④DNA 倍体分析；⑤免疫组化检查 p57^{KIP2}。

其中 β-hCG、超声及宫腔内清除物检查属于常规辅助检查项目。DNA 倍体分析和免疫组化检查 p57^{KIP2} 属于个性化检查项目，可根据患者症状和个人意愿选做。

3-5 分任务：

答：完全性葡萄胎和部分性葡萄胎在染色体数量和来源上是不同的。完全性葡萄胎为二倍体，染色体均来源于父亲。部分性葡萄胎为三倍体，染色体来源于父亲和母亲。

3-6 分任务：

答：葡萄胎的两个亚型（完全性葡萄胎与部分性葡萄胎）相比，完全性葡萄胎患者继发持续性妊娠滋养细胞疾病的风险更大。临床上准确地诊断葡萄胎妊娠及其亚型有一定意义。印记基因检测可以辅助葡萄胎分型诊断。印记基因检测的主要对象是 *CDKNIC*

笔记

基因的产物——p57^{KIP2}，此外还有 *NLRP 7* 基因等。*CDKNIC* 基因和 *NLRP 7* 基因均为印记基因。

CDKNIC 基因产物 p57^{KIP2} 检测项目属于免疫组化染色，用于区分患者是否为完全性葡萄胎。因为完全性葡萄胎的染色体只能来源于父亲，*CDKNIC* 这种印记基因的特点是父源染色体上的 *CDKNIC* 基因被印记，不表达产物，只有母源染色体上的 *CDKNIC* 基因可以表达出产物 p57。所以 p57 免疫组化染色为阴性时，患者当次妊娠为完全性葡萄胎。

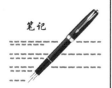

综合应用案例 4

21-三体综合征的遗传咨询

患儿，男，5 岁，父母因患儿"智力低下，语言/运动障碍，精神/感知异常"带其就诊。

父母表型均正常，否认家族遗传病史。

细胞遗传学检查：在签署知情同意书后，抽取患儿及其父母外周血样，常规进行淋巴细胞培养，染色体制片，G 显带，分析 20 个细胞分裂相。

核型结果为：47，XY，+21。

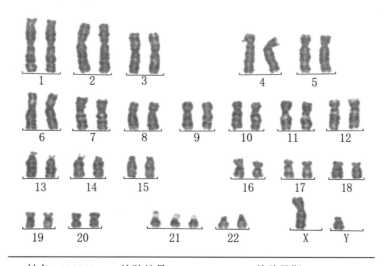

姓名：×××　　检验编号：　　　　　　检验日期：
性别：男　　　检验结果：
年龄：5 岁

请完成下列分任务。

4-1 分任务

请向患者父母解释核型结果的临床意义。

4-2 分任务

患儿行细胞遗传学检查的临床意义是什么？

4-3 分任务：

试述患儿核型 47，XY，+21 可能的遗传学发生机制。

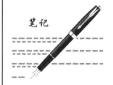

【参考答案】

4-1 分任务：

答：核型结果为 47，XY，+21。47 提示患儿有 47 条染色体，比正常染色体总数 46 条多 1 条。XY 提示患儿性染色体组成是男性，表型性别与染色体层次性别相符。+21 提示患儿细胞的染色体总数量比正常细胞的多，多出 1 条染色体，所多出的 1 条染色体是第 21 号染色体。核型结果提示该患儿患 21-三体综合征。

4-2 分任务：

答：细胞遗传学检查可在细胞层面上确认遗传物质的完整性。如遇异常个体，可检出两大类异常类型，包括染色体数目异常和染色体结构异常。

4-3 分任务：

答：21-三体综合征的可能发生机制包括遗传自父母和新发突变 2 种。

当患儿多出的第 3 条 21 号染色体遗传自父母时，提示其父或其母提供异常配子（精子或卵子）。异常配子的生成是因为发生了第 21 号染色体不分离现象，形成配子的染色体数量为 22/24。第 21 号染色体不分离既可以发生在减数分裂 I 的 2 条第 21 号同源染色体分离时，也可以发生在减数分裂 II 的同源染色体分离时。当多出 1 条 21 号染色体的配子与正常配子受精后，受精卵及其发育胚胎的核型是 47，XY（XX），+21。

当患儿多出的第 3 条 21 号染色体来自新发突变时，其父母所提供的配子大概率为正常，因而受精卵初期状态为正常。受精卵发育为胚胎时进行有丝分裂，有丝分裂过程中发生 21 号染色体不分离现象，可形成 46/45/47 嵌合体的细胞团。当 46/45 类型的细胞系未成功保留，或 46/45 类型的细胞系仅存在于胚外组织时，患者的核型是 47，XY（XX），+21。

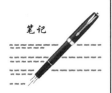

综合应用案例 5

视网膜疾病的遗传咨询

患儿，女，12 岁，因"视野狭窄，中心视力下降"就诊。

眼科一般检查：视力检查、眼底镜检查、裂隙灯眼前节检查及验光检查等。

仪器检查：静态视野检查、视网膜电图（ERG）及眼电图（EOG）检查、荧光素造影检查（FFA）等初步诊断视网膜相关疾病。

基因检测结果：

患儿基因检测报告

样本信息	采样日期	××××年××月××日		
	收样日期	××××年××月××日		
	样本类型	外周血		
临床信息	临床诊断	—		
	疾病表型	视野狭窄，中心视力下降		
	重点关注基因	—		
	病史摘要	眼部不适，视网膜疾病相关基因		
	家族史摘要	—		
家系临床信息	样本标记	××	××父亲××	××母亲××
	样本关系	本人	父亲	母亲
	样本编号	××××××	××××××	××××××
	规范化临床表型（CHPO）	眼部异常，视网膜病变	正常无表型	正常无表型
检测方法	对患者本人采用高通量测序，对其父亲采用 Sanger 验证，对其母亲采用 Sanger 验证			

分析结果

基因	染色体位置	转录本外显子	核苷酸氨基酸	纯合/杂合	正常人频率	预测	致病性分析	疾病/表型（遗传方式）	变异来源
ABCA4	chr1：94528819	NM_000350：exon12	c.1609 C>T (p. R 537C)	het	0.000077	D	致病性变异	1. 视网膜色素变性19型（AR） 2. 视锥-视杆营养不良3型（AR） 3. 年龄相关黄斑变性2型（AD） 4. Stargardt 病 1 型（AR）	父亲
ABCA4	chr1：94473808	NM_000350：exon42	c.5881 G>A (p. G 1961R)	het	0.0006418	D	致病性变异	1. 视网膜色素变性19型（AR） 2. 视锥-视杆营养不良3型（AR） 3. 年龄相关黄斑变性2型（AD） 4. Stargardt 病 1 型（AR）	父亲
ABCA4	chr1：94471094	NM_000350：exon44	c.6050 G>A (p. C 2017Y)	het	—	D	疑似致病性变异	1. 视网膜色素变性19型（AR） 2. 视锥-视杆营养不良3型（AR） 3. 年龄相关黄斑变性2型（AD） 4. Stargardt 病 1 型（AR）	母亲
ABCA4	chr1：94514424	NM_000350：exon18	c.2743 G>A (p. D 915N)	het	0.000077	B	临床意义未明的变异	1. 视网膜色素变性19型（AR） 2. 视锥-视杆营养不良3型（AR） 3. 年龄相关黄斑变性2型（AD） 4. Stargardt 病 1 型（AR）	母亲

注：预测采用蛋白功能预测软件 REVEL，D 表示预测为有害，LD 表示预测为潜在有害，B 表示预测为良性，—表示未知。

5-1 分任务

患儿因眼部异常就诊，并配合完成相应检查。开具基因检测前，请向患儿父母解释除患儿本人外，父母双方均需要提供血样进行基因检测的原因。

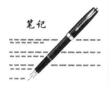

5-2 分任务

若本案例中进行的是视网膜疾病相关基因的测序分析，检测方法一栏中可看到高通量测序和 Sanger 测序两种检测方法。请尝试说明为什么选用两种检测方法。

5-3 分任务

本案例中检测报告的分析结果是一句话，"通过对疾病相关基因的测序分析，发现与疾病表型相关的高度可疑变异"，怎么理解该检测报告的结果？

5-4 分任务

分析结果中表格中的第 2 列是"染色体位置"。请说明这一列的含义。

5-5 分任务

分析结果中表格中的第 4 列第 1 行是"c. 1609C>T（p. R537C）"。请说明其含义。

5-6 分任务

本案例中患儿需要进行视网膜疾病相关基因的测序分析，请简述基因检测的一般流程。

5-7 分任务

本案例中患儿进行了视网膜疾病相关基因的高通量测序分析，高通量测序也被称为二代测序，请简述二代测序的一般流程。

5-8 分任务

二代测序可帮助案例中患儿进行视网膜疾病相关基因的测序，请简述二代测序的应用领域。

【参考答案】

5-1 分任务：

答：目前依据美国医学遗传学和基因组学学院（ACMG）在 2015 年发布的序列变异解释标准指南（简称 ACMG 指南），对患者的变异进行致病性评估，在 ACMG 指南中，明确提到有需要验证父母的情况，这对变异的致病性评估是必要的。一般情况下，每个人都携带了极少量新发变异，这些变异并不一定对人体造成损伤。但如果某一处或某几处的新发变异与患者临床表型相关，我们就需要考虑该变异是否为患者的致病原因。

例如，对新发变异的评级可以有 PS2（强证据）和 PM6（中等证据）等不同等级。

PS2：患者的新发变异，且无家族史（经双亲验证）。

PM6：未经父母样本验证的新发变异。因此，当怀疑患者检出的变异为新发变异时，对父母进行验证，可以对位点的致病性得到更准确的判断。

PM3：在隐性遗传病中，在反式位置上检测到致病性变异。这种情况必须通过患者父母或后代验证。

一个与表型相关的新发变异，可被归为 PS2 或 PM6，差别就在于父母样本的验证。

一般地，检验机构会对同一样本所检出的变异位点进行二次验证，如使用二代测序和 Sanger 测序 2 种检测方法，以保证位点检测结果的准确性。对该位点进行双亲验证，同样有验证位点准确性的作用。

综上，对于显性基因的新发变异，以及隐性基因的复合杂合变异，均需要使用父母样本进行验证，这对于位点致病性的评估至关重要。

5-2 分任务：

答：高通量测序属于二代测序技术，进行二代测序后一般均需要进行 Sanger 验证。这是因为不同原理的测序技术均有一定的优势和局限性。①Sanger 测序为直接测序，PCR 反应延伸过程中 ddNTP 直接掺入到延伸链中进而终止 DNA 链合成，操作简便；二代测序前期加入探针量，或 PCR 后再杂交，或增加建库环节，容易发生污染。②Sanger 测序后直接通过高分辨凝胶电泳判读，结果准确；二代测序或要通过软件计算，或要通过数据对比分析，增添了人为判读的误差。

综上所述，虽然 Sanger 测序通量低，但该方法目前可以对长达 1000 bp 的 DNA 片段进行测序，其读取准确率高达 99.999%，故其仍作为其他方法检测结果的验证手段，被认为是基因测序的"金标准"。

5-3 分任务：

答：本案例中检测报告的分析结果说明通过检测已发现基因变异。相关文献支持该基因变异与临床表型具有相关性，即该基因变异有致病性，且该基因变异的致病性证据较为充分。

5-4 分任务：

答：本列明确了基因的变异位点所在染色体的绝对位置。以表格第 2 列第 1 行的内容"chr1：94528819"为例，"chr1"表示变异位点所在的染色体是 1 号染色体；从 5′到 3′的顺序读取 1 号染色体的 DNA 分子的核苷酸组成，"94528819"表示变异位点是 1 号染色体中 DNA 分子的第 94 528 819 个核苷酸。

5-5 分任务：

答："c.1609C>T（p.R537C）"表明了在编码 RNA 序列水平和多肽链水平上，变异位点的绝对位置。"c.1609C>T"表明了在编码 RNA 序列的第 1609 个核苷酸这个位点发生了变异，碱基 C 突变成为碱基 T。"（p.R537C）"表明了在多肽链水平上，变异位点为第 537 个氨基酸残基，由精氨酸（R）转变为半胱氨酸（C）。

5-6 分任务：

答：第一步，受检者向医院或具有基因检测资质的机构提出检测需求；第二步，受检者选择最优方案，检测方向受检者告知检测的必要信息；第三步，受检者签署知情同意书；第四步，受检者接受样本采集；第五步，检测机构按照标准流程完成基因检测并出具检测报告；第六步，医生或专业人员对检测报告进行解读。

5-7 分任务：

答：第一步，制备文库；第二步，簇生成；第三步，测序循环；第四步，图像收集；

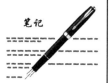

遗传与优生

第五步，碱基识别。

5-8分任务：

答：全基因组测序、转录组测序、全外显子组测序、扩增子测序和靶向测序/目标区域测序。

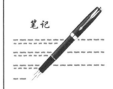

综合应用案例 6

非综合征型耳聋的遗传咨询

患儿, 女, 新生儿。

新生儿听力筛查: 耳声发射 (OAE) 和自动听性脑干反应 (AABR) 检测结果正常。

耳聋基因筛查: GJB2 基因的 235delC 位点杂合突变, 基因筛查结果见下表。

1	GJB2	35delG	野生型	
2		176del16	野生型	
3		235delC	杂合突变型	
4		299delAT	野生型	
5	GJB3	538C>T	野生型	
6	SLC26A4	2168A>G	野生型	
7		IVS7-2A>G	野生型	
8		1174A>T	野生型	
9		1226G>A	野生型	
10		1229C>T	野生型	
11		1975G>C	野生型	
12		2027T>A	野生型	
13		IVS15+5G>A	野生型	
14	12S rRNA	1494C>T	野生型	
15		1555A>G	野生型	

6-1 分任务

结合基因检测报告, 向患儿父母说明耳聋基因筛查项目中所选择的基因位点的优势。

6-2 分任务

基因检测报告的检测结果使用 "野生型" 和 "杂合突变型" 的表述, 请说明这两种表述的含义。

6-3 分任务

该病例中 GJB2 基因的筛查结果标识 "235delC" 存在 "杂合突变型", 请说明这种表述的含义。

该耳聋患儿家属已进行耳聋基因检测, 基因检测结果见下。

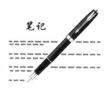

遗传与优生

基因检测报告

姓名：__×× __ 性别：_____ 年龄：_____ 门诊号：_____

简要病史：__患儿，出生 3 天，新生儿耳聋基因筛查出杂合突变__

临床诊断：__先天性语前感音神经性聋？__

样本类型：__外周血__ 样本编号：_____

芯片检测号：_____ 送检日期：__×××年××月××日__ 报告日期：__×××年××月××日__

受检者信息：

样本编号	姓名	性别	亲属关系	规范化临床表型	标本类型
	××	女	检测申请人	先天性语前感音神经性聋	全血

检测类别：全外显子组检测。

检测结论：检测到可以解释患者表型的致病性变异。

检测结果：

（1）可以解释患者表型的致病性变异或疑似致病性变异。下列变异所致的临床表型与患者临床表型吻合，遗传模式符合。变异评级为疑似致病性变异。建议临床医生高度注意，结合临床并以此进一步进行疾病管理、遗传咨询、生育风险评级/控制等的系列工作。

（2）点变异及小片段插入缺失变异。

基因	染色体位置	基因变异信息	合子类型	疾病名称	遗传模式	变异来源	变异分类
GJB2	Chr13：20763421-20763422	NM-004004.5-c.299300del（p.His100Argfs＊14）	杂合	带染色体隐性遗传性耳聋1A型（CMIM：220290）	AR	NA	致病性变异

结果解读：GJB2 基因的致病性变异可导致常染色体隐性遗传性耳聋 1A 型［autosomal deafness 1A（MIM：220290）］。该病的主要临床表型是：先天性感音神经性听力损失，不同患者的听力损失程度可因人而异，部分患者会伴有前庭功能障碍。

患者所携带的 c.235del（p.len79Cysfs＊3）变异为移码突变。在 gnomip 人群数据库中，该变异在东亚人群中的频率为 0.65%，无纯合变异个体。该位置下游有多个无效变异的报道，提示无效变异是致病的机制之一。目前，该变异已在耳聋患者中被多次报道（PMID：19043807，PMID：6061264，PMID：25266519 等）。根据目前证据，定义该变异为致病性变异。

备注：

1. 医学建议 建议临床医生参考检测报告，综合患者临床表现，完善对应检查，制订治疗方案，进行相应的临床咨询。

2. 实验室声明 全外显子组测序数据量大，结果的分析依赖于临床提供的病史信息、现有的数据库信息和已发表的文献资料，本检测结果只对本次受检样本负责，仅报告与检测项目疾病表相关的突变结果，供临床医生参考。如对本次检测结果有疑问，请与分子诊断实验室联系（电话：××××-×××× ××××）。由于标本保存有一定期限，请在自报告日期起的 20 天内提出复检申请，逾期不再受理复检。

鉴于疾病致病基因研究进展迅速，本实验室将会关注已检测病例的后续数据分析和结果解读。如进行此分析时某些特定变异的临床意义不明确，可在此报告签发 3 个月后通过送检医生申请，进行外显子测序数据重新分析以及定期的更新问询。

笔记

3. 检测方法的局限性声明

（1）采用全外显子组捕获高通量测序技术，仅对基因编码区域进行测序，数据平均覆盖 90～110x。本方法不能完全覆盖重复区域、富含 GC 区域、假基因区域等。

（2）本方法适用于点突变及小片段插入缺失突变的检测，不适用于基因大片段拷贝数变异、动态突变及复杂重组等特殊类型突变的检测，也不适用于检测基因组结构变异、大片段插入变异及位于基因调节区及内含子区±2 bp 以外的变异。

（3）本结果不排除患者表型可由多基因变异所致。

（4）对于非明确致病性变异，不宜直接作为临床决策的依据。

（5）本检测不报告所有识别的变异，仅报告已知致病基因中有证据表明能够或可能引起疾病的变异，对于良性或疑似良性的变异不会报告。

（注：本报告仅对此次检测标本负责）

6-4 分任务

该家系通过耳聋基因筛查得知先证者携带 *GJB2* 基因的"235delC"杂合突变。当先证者父母计划再生育，到门诊进行孕前遗传咨询时，请针对检测报告的条目逐一进行解答，进行检测后咨询。

基因检测报告

姓名：＿＿×× 性别：＿＿＿＿ 年龄：＿＿＿＿ 门诊号：＿＿＿＿

简要病史：患儿，出生 3 天，新生儿耳聋基因筛查出杂合突变

临床诊断：先天性语前感音神经性聋？

样本类型：＿外周血 样本编号：＿＿＿＿＿

芯片检测号：＿＿＿＿ 送检日期：＿××××年××月××日 报告日期：＿××××年××月××日

受检者信息：

样本编号	姓名	性别	亲属关系	规范化临床表型	标本类型
	××	女	检测申请人	先天性语前感音神经性聋	全血（　）

检测类别：全外显子组检测

（　　　　　　　　　　　　　　　　　　　）

检测结论：检测到可以解释患者表型的致病性变异。

检测结果：

（1）可以解释患者表型的致病性变异或疑似致病性变异。下列变异所致的临床表型与患者临床表型吻合，遗传模式符合。变异评级为疑似致病性变异。建议临床医生高度注意，结合临床并以此进一步进行疾病管理、遗传咨询、生育风险评级/控制等的系列工作。

（2）点变异及小片段插入缺失变异。

基因	染色体位置	基因变异信息	合子类型	疾病名称	遗传模式	变异来源	变异分类
GJB2（　）	Chr13：20763421－20763422（　）	NM-004004.5-c. 299300del（p. His100Argfs＊14）（　）	杂合（　）	带染色体隐性遗传性耳聋1A 型（CMIM：220290）	AR（　）	NA	致病性变异（　）

结果解读：

GJB2 基因的致病性变异可导致常染色体隐性遗传性耳聋 1A 型（MIM：220290）。该病的主要临床表型是：先天性感音神经性听力损失，不同患者的听力损失程度可因人而异，部分患者会伴有前庭功能障碍。

患者所携带的 c.235del（p.len79Cysfs*3）变异为移码突变。在 gnomip 人群数据库中，该变异在东亚人群中的频率为 0.65%，无纯合变异个体。该位置下游有多个无效变异的报道，提示无效变异是致病的机制之一。目前，该变异已在耳聋患者中被多次报道（PMID：19043807，PMID：6061264，PMID：25266519 等）。

6-5 分任务

已得知该家系先证者携带 *GJB2* 基因的"235delC"杂合突变，且先证者父母计划再生育，请给出遗传咨询建议。

【参考答案】

6-1 分任务：

答：基因筛查所选择的基因位点为中国人的热点基因，已明确为耳聋致病性变异。临床案例中耳聋基因筛查覆盖的 4 个基因的 15 个位点，是基于大规模耳聋人群分子流行病学调查确定的，属于等位基因频率高的致病性变异。我国流行病学调查显示最常见的导致耳聋的 4 个致病基因分别是 *GJB2*、*SLC26A4*、*12S rRNA* 和 *GJB3*。这 4 种基因的突变引起的耳聋占整个遗传性耳聋的 70%，正常人群的携带率高达 5%~6%。

6-2 分任务：

答：基因型的表述包括"野生型""纯合突变型"和"杂合突变型"等多种表述形式。"野生型"提示基因位点未发生突变。"杂合突变型"提示同源染色体上等位基因中，其中 1 个基因未检测到突变，另一条染色体上的等位基因待测位点发生突变。

6-3 分任务：

答：此报告基因检测结果显示，对 4 种耳聋基因 15 个常见的位点进行筛查后，检出 1 个突变位点，该位点为"235delC"的杂合突变，del 是 deletion 的缩写，表示缺失。"杂合突变型"代表同源染色体上的 2 个 *GJB2* 基因中，有 1 个正常的 *GJB2* 基因和 1 个发生缺失的 *GJB2* 基因。突变的 *GJB2* 基因发生缺失的位点定位在成熟 mRNA 的第 235 个核苷酸。与参考序列对比后得知，缺失核苷酸是胞嘧啶脱氧核糖核苷酸（C）。

6-4 分任务：

答：见下。

基因检测报告

姓名：__××__ 性别：_____ 年龄：_____ 门诊号：_____

简要病史：__患儿，出生 3 天，新生儿耳聋基因筛查出杂合突变__

临床诊断：__先天性语前感音神经性聋?__

样本类型：__外周血__ 样本编号：_____

芯片检测号：_____ 送检日期：__××××年××月××日__ 报告日期：__××××年××月××日__

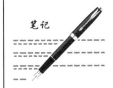
笔记

受检者信息:

样本编号	姓名	性别	亲属关系	规范化临床表型	标本类型
	××	女	检测申请人	先天性语前感音神经性聋	全血(检测血细胞的DNA)

检测类别:全外显子组检测。

(检测到导致表型的变异)

检测结论:检测到可以解释患者表型的致病性变异。

检测结果:

(1) 可以解释患者表型的致病性变异或疑似致病性变异。下列变异所致的临床表型与患者临床表型吻合,遗传模式符合。变异评级为疑似致病性变异。建议临床医生高度注意,结合临床并以此进一步进行疾病管理、遗传咨询、生育风险评级/控制等的系列工作。

(2) 点变异及小片段插入缺失变异

基因	染色体位置	基因变异信息	合子类型	疾病名称	遗传模式	变异来源	变异分类
GJB2(致病基因的名称)	Chr13:20763421−20763422(表示变异位点是13号染色体中DNA分子的第20763421到20763422个核苷酸)	NM−004004.5−c.299300del(p.His100Argfs*14)(致病基因在DNA上发生移码变异,变异定位在第299个到第300个核苷酸的位点上,属于3′−UTR区变异导致第100个氨基酸残基由组氨酸变异为精氨酸)	杂合(受检者等位基因组成:1个致病基因+1个野生型基因)	带染色体隐性遗传性耳聋1A型(CMIM:220290)(遗传性耳聋类型之一)	AR(致病基因位于常染色体上,与野生型基因共存时不导致个体患病)	NA	致病性变异(遗传物质的变异可导致耳聋)

结果解读:

*GJB2*基因的致病变异可导致常染色体隐性遗传性耳聋1A型(MIM:220290)。该病的主要临床表型是:先天性感音神经性听力损失,不同患者的听力损失程度可因人而异,部分患者会伴有前庭功能障碍。

患者所携带的c.235del(p.len79Cysfs*3)变异为移码突变。在gnomip人群数据库中,该变异在东亚人群中的频率为0.65%,无纯合变异个体。该位置下游有多个无效变异的报道,提示无效变异是致病的机制之一。目前,该变异已在耳聋患者中被多次报道(PMID:19043807,PMID:6061264,PMID:25266519等)。

6-5 分任务:

答:因为已检出该家系有携带"235delC"点突变的先证者,建议先证者父母进行已知耳聋致病基因变异位点的诊断检测,进行家系共分析。

如果检测结果提示夫妻双方均不属于*GJB2*基因"235delC"突变携带者,则自然妊娠时,后代耳聋的发生率与一般人群相当。

如果检测结果提示夫妻双方均为耳聋致病基因*GJB2*基因"235delC"突变携带者,则自然妊娠时,后代耳聋的发生率是1/4,后代中1/2是携带者,只有1/4不遗传父母的耳聋致病基因。

当耳聋致病基因携带者有再生育要求时，根据该家庭女方是否处于孕期，分情况给予如下再生育建议。

（1）如夫妻双方处于孕前准备期，可选择包括辅助生殖技术或自然妊娠的生育方式。如选择辅助生殖技术时，植入前筛选不携带耳聋致病基因的配子，辅助生殖成功后常规产检。如选择自然妊娠，妊娠早期和中期进行产前诊断，降低耳聋患儿在该家庭的出生风险。

（2）如果女方此时处于妊娠早期，可选择绒毛取样，进行胎儿耳聋基因诊断，降低耳聋患儿在该家庭的出生风险。

（3）如果女方此时处于妊娠中期，可选择羊膜腔穿刺术，进行胎儿耳聋基因诊断，降低耳聋患儿在该家庭的出生风险。

（4）如家庭中已有聋儿或症状前耳聋患者出生，应遵循治疗原则，早期发现、早期治疗、早期训练，尽可能恢复患者已丧失的听力，尽可能保存和利用其残余听力。助听器的使用和人工耳蜗的植入可以提高听力康复效果，协助孩子言语功能发育，一定程度上避免由聋致哑。

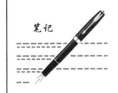

综合应用案例 7

甲基丙二酸血症的遗传咨询

患者信息

姓名：___王某___ 样本编号：___20220098063___

样本类型：___血液___ 送检科室：___内分泌___

送样日期：××××年××月××日 送检日期：××××年××月××日 报告日期：××××年××月××日

受检者信息

样本编号	姓名	性别	民族	出生日期
18B0000004	王某	—	汉	2019-11-20

临床表型：甲基丙二酸血症，合并同型半胱氨酸血症、丙酸血症、肉碱摄取障碍；小头，囟门早闭，吐奶，喂养困难，手足近甲端部位有色素沉着，乳晕及外阴有色素沉着。

亲属信息

亲缘关系	样本类型	样本编号
父亲	血液	220098064
母亲	血液	220098065

检测结果：阳性。检出与受检者临床表型相关或部分相关的基因变异；检出与受检者临床表型相关或部分相关的拷贝数变异；未检出次要发现基因致病性/疑似致病性变异；未检出线粒体基因组致病性/疑似致病性变异。

（1）可以解释患者表型的致病性变异或疑似致病性变异。

下列变异所致的临床表型与患者临床表型吻合，遗传模式符合。变异评级为疑似致病性变异。建议临床医生高度注意，结合临床并以此进一步进行疾病管理、遗传咨询、生育风险评级/控制等的系列工作。

（2）点变异及小片段插入缺失变异。

变异	基因	染色体位置	dbSNP ID	基因变异信息	ACMG变异评级	合子类型	亲属检测结果	
							父亲	母亲
M1	MMA CHC	Chr1：45973922	rs538744719	NM-015506.3；exon3：c.315C>G；p. Y105 *	致病性变异	杂合	杂合	未检出

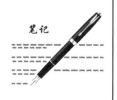

变异	染色体区带	基因组位置	变异类型	片段长度/kbp	OMIM	ACMG变异评级	亲属检测结果	
							父亲	母亲
M2	1p34.1	Chr1：45962227-45966085	杂合缺失	3.86	*MMACHC*	疑似致病性变异	未检出	杂合

结果解读：略。

疾病背景

甲基丙二酸血症（MMA）属于单基因遗传病，为常染色体隐性遗传病（AR）。支链氨基酸、奇数链脂肪酸和胆固醇在分解代谢途径中分解出甲基丙二酰辅酶 A 等代谢产物。正常情况下，甲基丙二酰辅酶 A 在甲基丙二酰辅酶 A 变位酶（MCM）及腺苷钴胺素的作用下转化成琥珀酰辅酶 A，参与三羧酸循环。由于基因突变导致甲基丙二酰辅酶 A 变位酶或腺苷钴胺素活性下降从而导致甲基丙二酰辅酶 A 代谢受阻，其旁路代谢产物甲基丙二酸、3-羟基丙酸、甲基枸橼酸等代谢物异常蓄积，引起脑、肝、肾、骨髓及心脏等多脏器损伤。由于 MCM 是定位于线粒体基质的同源二聚体，MCM 自身缺陷或其辅酶腺苷钴胺素生成障碍均会导致 MMA，MMA 包括 Mut、cblA、cblC、cblD、cblD-2 和 cblF 等亚型。根据患者血同型半胱氨酸浓度正常或增高，MMA 可分为单纯型 MMA 和合并型 MMA。单纯型 MMA 最常见的类型是 Mut 亚型。单体的前体蛋白含 750 个氨基酸，其中前 32 个氨基酸为前导肽，前导肽进入线粒体后被剪切。合并型 MMA 最常见的类型是 cblC 亚型，*MMACHC* 基因的蛋白产物位于细胞质内，*MMACHC* 基因致病性突变导致维生素 B$_{12}$ 胞内代谢的早期阶段受阻，腺苷钴胺素和甲基钴胺素均出现生成障碍而致病。MMA 患者一般起病早，临床上表现出意识减退、呼吸窘迫、反复呕吐、肌张力降低、嗜睡、低体温等症状。生化检验异常主要包括血尿中酮体升高、高血氨、低血糖及血常规的改变。新生儿、婴幼儿期病死率高。

备注

1. 医学建议　建议临床医生参考本检测报告，综合患者临床表现，完善对应检查，制订治疗方案，进行相应的临床咨询。

2. 实验室声明　以上解读基于目前对检测疾病致病基因的研究。

3. 检测方法说明及局限性声明　本检测采用 Sanger 测序对该基因的编码区及剪切区的点突变、小片段缺失/重复进行分析，不包括复杂重排、大片段缺失和重复。不排除引物结合区发生变异、基因融合所引起的假阳性、假阴性结果或不能正常检测。

本报告结果只对送检样品负责。本中心对以上检测结果保留最终解释权，如有疑义，请在收到结果后的 7 个工作日内与我们联系。

以上结论均为实验室检测数据，仅用于突变检测之目的，不代表最终诊断结果，仅供临床参考。

数据解读规则参考美国医学遗传学和基因组学学院（ACMG）相关指南。变异致病性依据现有的临床表型、文献报道和数据库及生物学信息学软件判定，受科学发展的阶段性限制。随着时间推移，我们会获得更多关于这些基因的信息，我们的解读结果有可能会发生变化。

变异命名参照 HGVS 建议的规则给出（http：//www. hgvs. org/mutnomen/）。

实验操作人：___×× ___ 报告撰写人：___×× ___ 审核人：___×× ___

（注：本报告仅对此次检测标本负责）

7-1 分任务

结合基因检测报告，向患儿父母解释为什么在家系中仅有患儿一人患病。

7-2 分任务

结合基因检测报告，向患儿父母解释家系再发风险。

7-3 分任务

根据常染色体隐性遗传病的特点，向患儿父母解释子代携带基因变异的概率，及其子代生育时的预防策略。

7-4 分任务

为该家庭提供防止再生育类似患儿的预防措施。

【参考答案】

7-1 分任务：

答：患儿基因来源于父亲的精子和母亲的卵子。遵循减数分裂的规律，父亲提供的精子含父亲 *MMACHC* 基因等位基因中随机的 1 个，母亲提供的卵子含母亲 *MMACHC* 基因 2 个等位基因中随机的 1 个。

经查询 OMIM，得知 *MMACHC* 基因的遗传方式属于常染色体隐性遗传，即每个个体均携带 1 对 *MMACHC* 基因，当其中只有 1 个 *MMACHC* 基因发生致病性变异时，该个体属于携带者，不表现出临床症状。

经基因检测，检测结果提示患儿父母的 2 个 *MMACHC* 等位基因中均有 1 个存在变异现象，即其中一个为变异的 *MMACHC* 基因，另一个为野生型 *MMACHC* 基因，患儿父母同为携带者，携带者不表现出症状但携带致病基因，表现为该家系中父母不患甲基丙二酸血症，无该病的临床症状。

检测结果显示患儿父亲 1 个 *MMACHC* 基因的第 3 个外显子上发生碱基替换，鸟嘌呤取代了胞嘧啶（c. 315C>G），这个碱基替换导致 *MMACHC* 基因的产物出现生成障碍，在第 105 个氨基酸位点的酪氨酸残基不再生成，取代酪氨酸残基的是提前出现的终止密码子（p. Y105*），即 *MMACHC* 基因的多肽链产物被截短，且这个碱基替换型的突变 *MMACHC* 基因随精子传递给患儿。

患儿母亲的 2 个 *MMACHC* 等位基因中的 1 个发生片段缺失，缺失片段长度为 3.86 kb，导致无法生成完整的 *MMACHC* 基因多肽链产物，且这个缺失型的突变 *MMACHC* 基因随卵子传递给患儿。

患儿的 2 个 *MMACHC* 等位基因均为突变型基因，这 2 个隐性致病基因的同时存在导致患儿患病。

7-2 分任务：

答：家系再发风险是指先证者家庭中新生个体为患者的概率。在不考虑新发突变的前提下，已知 MMACHC 致病基因符合常染色体隐性遗传方式。经基因检测已确定父母为携带者，则子女发病风险一致，即每个新生个体从父母处经遗传同时获得致病基因的概率均为 25%。

7-3 分任务：

答：子代携带基因变异的概率为 75%，其中 2/3 为无症状的子代（携带者），1/3 有症状（患者）。

对携带者，一般建议检测携带者配偶的 MMACHC 基因，避免携带者配偶也携带同型致病基因，降低患儿出生的风险。

对患者，应确诊后立刻治疗。患者应坚持终身治疗，成年后仍坚持药物和饮食管理，避免代谢紊乱。建议育龄期女性患者在婚前或孕前进行一级预防，避免患儿出生。

育龄期女性患者在妊娠前、妊娠期及产褥期、哺乳期采取合理药物及饮食管理，以保证胎儿健康。

7-4 分任务：

答：生育过 MMA 患儿的父母或有家族史的个体应该在再生育前进行遗传咨询，避免 MMA 再发生。"早发现、早诊断、早治疗"是孕期进行产期诊断，避免 MMA 患儿出生的原则。三级预防是对新生儿进行早期筛查、早期诊断和及时治疗。MMA 现尚无有效的治疗措施，所以避免 MMA 患儿的出生重点在一级预防和二级预防。

MMA 的二级预防即产前诊断，产前诊断包括妊娠早期的绒毛活检、妊娠中期的羊水穿刺检测和妊娠晚期的脐血穿刺检测。

MMA 的一级预防指的是婚前、孕前筛查。正常人群 MMA 致病基因变异携带率较高，约为 1/90，即每 90 个人中就有 1 个携带 MMA 致病基因。胚胎植入前遗传学检测的优势在于前移胚胎致病基因的检测端口，可在胚胎囊胚期进行检测，有效地减少了因产前诊断异常而使女性面临人工流产或引产的痛苦。

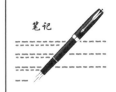

综合应用案例 8

成人型多囊肾的遗传咨询

患者，男，高血压，中度蛋白尿，肾功能差。

影像学检查：患者及其家系中其他患者的超声结果均提示双侧肾脏多发囊肿，不合并多囊肝。

家族史：患者兄妹 4 人中 III4、III5 和 III7 的超声结果均提示双侧肾脏多发囊肿，不合并多囊肝；患者母亲及其大舅也患有多囊肾。

生育史：既往因胎儿羊水穿刺提示胎儿为多囊肾患儿，患者妻子引产 2 次；患者大姐正常，生育一女正常；患者二姐生育一子正常；患者弟弟结婚，尚未生育；患者大舅生育一女正常，其余舅舅及姨妈生育孩子均正常。其家族系谱如下图。

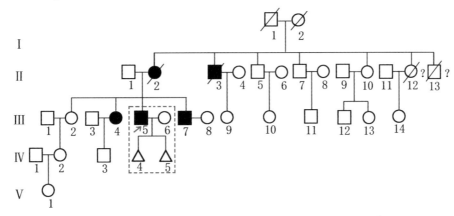

通过基因检测发现，患者携带 PKD 1 基因 c.8321T>C 杂合突变，报告见下。请完成下列分任务。

单基因遗传病基因检测报告

样本信息：

到样日期	样本编号	姓名	样本类型	性别	年龄	送检医生
	18B0000004	××	全血	男		××

临床表现：确认患者，其存在高血压、动脉硬化，尿酸、肌酐水平高，尿蛋白水平高，疲劳，易水肿，家族遗传病史未知。

检测信息

检测疾病编号：DX1102。

疾病名称：1445 项基因检测（1~9 个基因）——常染色体显性多囊肾。

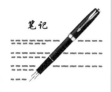

遗传与优生

检测基因：*PKD1*、*PKD2*。

检测方法：芯片捕获高通量测序。

检测结果

基因	参考序列	核苷酸变化/突变名称	氨基酸变化	基因亚区
PKD1	NM_001009944	c.8321T>C	p.Leu2774Pro	EX23/CDS23
染色体位置	变异类型	杂合性		
chr16：2153737	疑似致病性变异	杂合突变（Het）		

结果说明

本次检测，在受检者中检测到 *PKD1* 基因的 1 个疑似致病性变异 c.8321T>C（p.Leu2774Pro；Het）。*PKD1* 基因相关的成人多囊肾 1 型为常染色体显性遗传。

位点详情：*PKD1*；NM_001009944；c.8321T>C；p.Leu2774Pro；CDS23；Het；错义突变。已有该位点致病性的相关报道。该位点在人群中发生频率极低。

备注：以上解读基于目前对检测疾病致病基因的研究。

建议：受检者其他亲属可进行家系验证并接受遗传咨询。

> 本报告结果只对送检样品负责。本中心对以上检测结果保留最终解释权，如有疑义，请在收到结果后的 7 个工作日内与我们联系。
>
> 以上结论均为实验室检测数据，仅用于突变检测之目的，不代表最终诊断结果，仅供临床参考。
>
> 数据解读规则参考美国医学遗传学和基因组学学院（ACMG）相关指南。变异致病性依据现有的临床表型、文献报道和数据库及生物学信息学软件判定，受科学发展的阶段性限制。随着时间推移，我们会获得更多关于这些基因的信息，我们的解读结果有可能会发生变化。
>
> 变异命名参照 HGVS 建议的规则给出（http：//www.hgvs.org/mutnomen/）。

实验操作人：_____　报告撰写人：_____　审核人：_____　报告日期：_____

8-1 分任务

通过基因检测发现，患者及其二姐、弟弟均携带 *PKD1* 疑似致病性变异，c.8321T>C 杂合突变，结合基因检测报告，向患者及其家属解释患者的症状、病因及两者之间的关系。

8-2 分任务

结合基因检测报告，估计患者子代再发风险。为该夫妇解释再发风险估算原理。

8-3 分任务

结合家族史和多囊肾的遗传方式（AD），解释患者致病基因的可能来源。

8-4 分任务

为患者及其家庭提供预防生育多囊肾患者的措施。

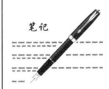

笔记

【参考答案】

8-1 分任务：

答：患者症状包括双侧肾囊肿，影像学检查提示患者双侧肾脏多发囊肿。症状还包括：

（1）高血压。囊肿压迫周围组织，激活肾素-血管紧张素-醛固酮系统，即囊肿增长和高血压的发生密切相关。

（2）中度蛋白尿。囊肿壁血管破裂导致镜下血尿，可有发作性肉眼血尿，血尿常伴有白细胞尿及蛋白尿，尿蛋白量较少。

（3）肾功能差。须定期进行血液透析。

受检者在本次检测中检测到 PKD1 基因的突变，该突变为疑似致病性突变，c.8321T>C。PKD1 基因定位于 16p13.3—p13.12，PKD1 基因相关的成人型多囊肾 1 型为常染色体显性遗传。

PKD1 基因的蛋白质产物为多囊蛋白-1。多囊蛋白-1 是一种糖蛋白，由 4302 个氨基酸残基构成，位于细胞膜上。研究表明多囊蛋白-1 在正常肾小球囊和肾小管上皮细胞均有表达，在胎肾肾小管和多囊肾衬里上皮表达显著增强，目前研究提示其作用机制与参与调节细胞内钙离子通道有关。

PKD1 或 PKD2 的突变可能导致多囊蛋白复合体及与之相关的尿流传感器功能缺失，无法感知肾小管尿流率的变化，使细胞内外 Ca^{2+} 平衡被破坏，引发一系列的细胞功能障碍，如加剧肾小管上皮细胞增生与凋亡，改变细胞的极性或分泌功能等，这都可能导致成人型多囊肾的发生。

8-2 分任务：

答：PKD1 基因定位于 16p13.3—p13.12，根据现有数据，PKD1 基因相关的成人型多囊肾 1 型为常染色体显性遗传。成人型多囊肾双亲之一的基因突变将使其子女有 50% 的可能性遗传该疾病，即子代患病率=1/2。

子代患病风险=母方携带率×父方携带率×子代患病率。

该夫妇中患者携带 PKD1 疑似致病性变异：c.8321T>C 杂合突变。父方携带率=1。自然妊娠时精子有 50% 的可能性携带突变，子代不论男女有 50% 的可能性遗传多囊肾。

患者妻子不携带 PKD1 基因的 c.8321T>C 杂合突变。自然妊娠时卵子 100% 不携带 PKD1 基因的 c.8321T>C 突变，即母方不存在携带率。

子代不论男女均有 50% 的可能性遗传多囊肾。子代患病率=1/2。

因此，自然妊娠时患者子代患病风险=母方携带率×父方携带率×子代患病率=1×（1/2）=1/2。

另有遗传咨询的注意点：

（1）遗传异质性、突变类型、修饰基因与环境因素均对成人型多囊肾患者肾脏与肾外表现的严重程度造成影响。

（2）在 PKD1 突变的患者中，突变的位置可能也与疾病严重程度有关。

8-3 分任务：

答：家系共分离分析的作用是确定变异来源并判断是否符合预期的遗传模式。通过

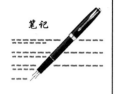
家系共分离分析，患者的 PKD 致病基因的可能来源是母源。

分析基因突变的基因型与临床表型的相关性，完成临床表型–基因型关联分析在多囊肾分子遗传学诊断中有重要价值。可应用靶向外显子捕获测序技术和 Sanger 测序法等验证可疑突变在家系成员的表达，在家系中进行基因型与临床表型的共分离分析。验证结论为该基因突变基因型和听力表型共分离，符合常染色体显性遗传特征。

在一个家系里，相同表型和基因型的连锁绑定，以及不同表型和基因型的明确区分，被称为遗传学共分离。遗传学共分离现象为判断变异的致病性提供了重要依据。

影像学检查：患者兄妹 4 人中Ⅲ4、Ⅲ5 和Ⅲ7 的超声结果均提示双侧肾脏多发囊肿。

基因检测结果提示，患者兄妹 4 人中Ⅲ4、Ⅲ5 和Ⅲ7 均携带 PKD1 疑似致病性变异：c.8321T>C 杂合突变。患者母亲及其大舅也患有多囊肾。

PKD1 基因突变基因型 c.8321T>C 杂合突变与临床表型多囊肾有高度相关性。患者的多囊肾致病基因的可能来源是母源。

8-4 分任务：

答：①有常染色体显性遗传性多囊肾家族史的人群婚配前应行肾脏、肝脏、胰腺、脾脏等脏器的超声检查，并避免双方均患本病的男女婚配，以减少子代发病率。②女性怀孕第 16 周后做羊水穿刺，检测 PKD 基因，以选择健康的后代。③夫妻在生育前进行遗传咨询，选择胚胎植入前遗传学检测（PGT）技术，挑选不携带致病性变异的胚胎进行移植，以一级预防的方式生育健康子代。

目前多囊肾尚无有效的治疗方法，因此携带者筛查、产前诊断和辅助生殖技术凸显一定的必要性。在患者家庭，需要确定先证者的基因型，通过基因测序明确其杂合突变位点。当携带者夫妻中的女方怀孕以后，应进行产前基因诊断，若胎儿携带致病基因，则建议终止妊娠，做到防止患儿出生。

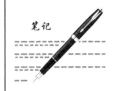

综合应用案例 9

肝豆状核变性的遗传咨询

肝豆状核变性（又称 Wilson 病，WD）是一种常染色体隐性遗传的铜代谢障碍疾病，其发病时由于致病基因 *ATP 7B*（定位于 13q14.3）突变，使其编码的一种同转运 P 型 ATP 酶蛋白（ATP7B 酶）的功能减弱或丧失，导致血清铜蓝蛋白合成减少以及胆道排铜障碍，蓄积体内的铜离子在肝、脑、肾、角膜等部位沉积，导致多脏器损害、肝硬化、神经/精神症状、角膜 K-F 环、尿铜增加等。*ATP 7B* 基因突变包括缺失突变、移码突变、错义突变、插入突变和剪接突变等类型，其中错义突变最常见，突变形式分复合杂合突变和纯合突变，其中复合杂合突变更常见。

临床病例分析

患者，男，6 岁，因入学体检发现肝功能异常，口服药物（具体不详）效果不佳来遗传门诊就诊，初步病史采集如下。

患者半年前入学体检发现肝功能异常，具体表现为转氨酶升高（ALT 799.3 U/L，AST 470 U/L）。彩超提示：①肝稍大；②肝实质回声轻度弥漫性增强；③双肾体积稍大。进一步检查发现血清铜蓝蛋白水平低（0.11 g/L），铜染色（+），考虑"肝豆状核变性可能"。为求明确诊断，患者父母带患者至本院就诊。通过基因检测发现患者携带 2 个已报道的致病性杂合突变位点（c.2333G>T，c.3451C>T），报告见下。医生对患者进行了家系分析，患者具有少见的 c.2333G>T 和 c.3451C>T 复合杂合突变，其中 c.2333G>T 遗传自母亲，c.3451C>T 遗传自父亲。患者的姐姐和弟弟均为 c.2333G>T 杂合突变。

基本信息：

姓名	性别	年龄	民族	样品编号	收样日期
×××	男	6 岁	汉	××××××	××××-××-××

疾病信息：

疾病英文名称	hepatolenticular degeneration
疾病中文名称	肝豆状核变性
遗传方式	常染色体隐性遗传
致病基因	*ATP 7B* 基因

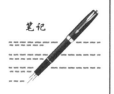

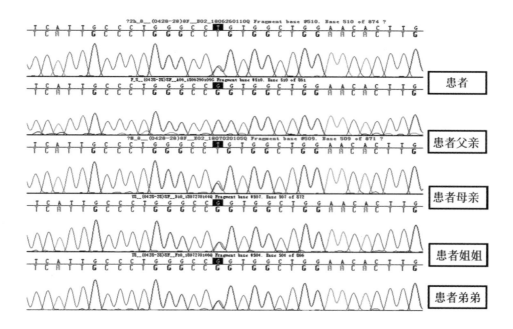

患者家系 *ATP7B*；NM_ 000053.3；c.2333G>T；p. Arg778Leu 基因测序

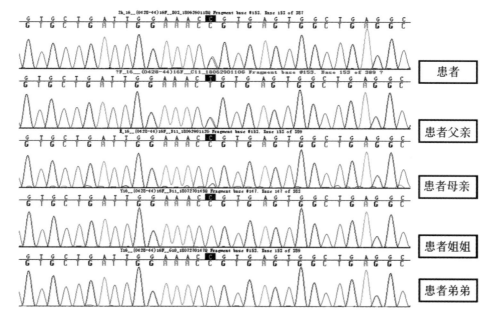

患者家系 *ATP7B*；NM_ 000053.3；c.3451C>T；p. Arg1151Cys 基因测序

检测方法：

（1）对 *ATP7B* 基因的 21 个外显子的编码区进行直接测序，与参考序列（NM_ 000053.3 与 NG_ 008806.1）进行比较，从而发现可能存在的基因突变。

（2）本方法仅能检测到外显子编码区及内含子–外显子交界处的基因突变。

（3）本方法无法检测到大片段基因缺失或重复突变，以及内含子、基因侧翼序列的点突变，可能漏检约 2% 的致病性突变。

（4）由于方法本身的限制，尚存在极小（<1%）的可能漏检发生在外显子区（编码区）序列的突变。可能的情形至少包括：引物结合区发生未知的突变导致引物与模板难以结合，扩增区 DNA 序列的特殊结构导致扩增过程中的偏好性。

检测结果

序号	突变位点	核苷酸变化/氨基酸变化	变异位置	Hom/Het
1	c.2310C>G	CTC-CTG/p.Leu770Leu	CDS8	Het
2	c.2333G>T	CGG-CTG/p.Arg778Leu	CDS8	Het
3	c.3451C>T	CGT-TGT/p.Arg1151Cys	CDS16	Het

注：Hom/Het：Hom 表示此突变位点为纯合突变，Het 表示此突变位点为杂合突变。

说明与建议：

（1）根据对×××样本的测序结果分析，发现 1 个已知报道的非致病性突变位点（c.2310C>G）；发现 2 个已知报道的致病性杂合突变位点（c.2333G>T，c.3451C>T），c.2333G>T 变异为错义突变［翻译产物蛋白质第 778 位氨基酸由脯氨酸（Pro）变为亮氨酸（Leu）］，为携带者，c.3451C>T 变异为错义突变［翻译产物蛋白质第 1151 位氨基酸由精氨酸（Arg）变为半胱氨酸（Cys）］，为携带者。

（2）患者父亲 *ATP7B* 基因第 8 号外显子 c.2333G>T 位点为野生型；患者母亲 *ATP7B* 基因第 8 号外显子 c.2333G>T 位点杂合突变，为携带者。

（3）患者父亲 *ATP7B* 基因第 16 号外显子 c.3451C>T 位点杂合突变，为携带者；患者母亲 *ATP7B* 基因第 16 号外显子 c.3451C>T 位点为野生型。

（4）*ATP7B* 基因如发生致病性变异可引起 WD，以常染色体隐性方式遗传。患者的父母往往均携带致病性变异，携带致病性变异的父母每次生育子女均有 25% 的可能生育患儿。患者父母的其他亲属亦具有携带相同致病性变异的风险。

（5）变异携带者在生育时可能将变异遗传给子女。因此，有需要时可检测患者的家属是否携带了相同的变异。具体可进行遗传咨询。

临床意义：

（1）WD 是一种常染色体隐性遗传病，目前发现的致病基因为 *ATP7B* 基因。患者的一对 *ATP7B* 等位基因通常均带有致病性突变。WD 患者的父母通常均为携带者，携带者通常没有临床表现，但可能将致病性突变遗传给下一代。

（2）值得重视的是，携带者尽管通常不会出现临床表现，但相当一部分的携带者可见铜蓝蛋白水平异常（比正常人水平略低，而高于患者水平）。

备注：

（1）本报告结果只对送检样品负责。

（2）以上结论均为实验室检测数据，仅供临床参考。

（3）本中心对以上检测结果保留最终解释权，如有疑义，请在收到结果后的 10 个工作日内与我们联系。

操作人：　　　　　审核人：　　　　　　　　　　　×××年×× 月××日

请结合报告完成以下任务。

9-1 分任务

怎样对患者进行确诊？

9-2 分任务

针对 WD 如何进行遗传咨询？

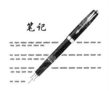
【参考答案】

9-1分任务：

答：确诊需要进行WD的定位诊断、定性诊断和基因诊断。

定位诊断：根据患者病史和体格检查，考虑到患者为学龄前儿童，结合实验室和影像学检查结果（肝功能异常，彩超提示肝实质回声轻度弥漫性增强），疾病可定位于肝脏系统。

定性诊断：儿童，铜染色（+），进一步检查示血清铜蓝蛋白水平低（0.11 g/L），24小时尿铜水平升高，临床高度怀疑WD。

临床关键点

（1）多在儿童或者青少年期发病，男性稍多于女性。

（2）多以肝病和神经精神症状起病，儿童期患者常以肝病为首发症状。

（3）WD的临床诊断需要进行角膜K-F环、铜生化、肝功能、肾功能及肝、胰、脾、肾等脏器影像学和颅脑MRI等相关检验和检查。

WD的基因诊断：通过对×××样本的测序结果分析，发现2个已知报道的致病性杂合突变位点（c.2333G>T，c.3451C>T），c.2333G>T变异为错义突变（变异后基因表达产物的第778位氨基酸由Pro变为Leu），提示患者为携带者；c.3451C>T变异为错义突变（变异后基因表达产物的第1151位氨基酸由Arg变为Cys），提示患者为携带者。综上，患者的基因突变类型属于复合杂合突变。

9-2分任务：

答：进行WD遗传咨询包括以下3个要点。

1. WD的遗传特点

（1）WD为常染色体隐性遗传，此类疾病的患者为*ATP7B*致病基因隐性纯合突变或复合杂合突变，因*ATP7B*基因位于常染色体上，所以该病的发生与性别无关，男女理论上发病机会相等。WD家族中WD患者的分布往往是分散的，看不到连续传代，有时候在整个家族中只有1个WD患者。

（2）WD患者的父母表型往往正常，但同时又都是*ATP7B*致病基因携带者，再生育后代患者的可能性为1/4。近亲结婚者子女的发病率高于非近亲结婚者，由于他们可以从共同祖先获得一对相同的等位基因。

2. WD携带者子女发病风险评估，按常染色体隐性遗传方式进行遗传咨询 在此家系中，患者为先证者，诊断WD明确，患者的父母均为*ATP7B*致病杂合突变携带者，父母双亲表型正常。患者的姐姐和弟弟均遗传了来自母亲的*ATP7B*致病基因第8号外显子上c.2333G>T杂合突变，姐弟两人表型大概率与母亲一致，为*ATP7B*致病基因杂合子携带者，建议婚配时避开*ATP7B*致病基因杂合子携带者，患者父母若再次生育要进行产前诊断。

（1）若表型正常的双亲已生育1名WD患儿，则此双亲为*ATP7B*致病基因杂合子携带者，子代再患WD的风险为1/4，为*ATP7B*致病基因杂合子携带者的机会为1/2，为*ATP7B*基因野生型的概率为1/4。

（2）若双亲之一为 WD 患者（*ATP7B* 致病基因隐性纯合子），另一方为 *ATP7B* 基因野生型纯合子，则其子女均为 *ATP7B* 致病基因杂合子携带者，但均不会患病。

（3）若双亲之一为 WD 患者（*ATP7B* 致病基因纯合子），另一方为 *ATP7B* 致病基因杂合子携带者，则子代再患 WD 的风险为 1/2。

（4）若双亲均为 WD 患者，则双亲的子代通常会患病。

3. 产前诊断　产前诊断必须建立在先证者遗传诊断明确的基础上。*ATP7B* 致病基因携带者和 WD 患者生育时可做产前诊断，如胎儿为 *ATP7B* 致病基因隐性纯合突变或者复合杂合突变，可考虑采取治疗性流产。

知识点

（1）*ATP7B* 基因检测是确诊 WD 的重要手段。

（2）WD 是常染色体隐性遗传病，应在基因检测基础上进行遗传咨询。

（3）产前诊断是 WD 有效的预防途径，发现 WD 症状前纯合子及杂合子，应给予尽早治疗。杂合子应禁忌与杂合子结婚，以避免纯合子后代出生。产前检查如发现纯合子，可进行遗传咨询，考虑是否终止妊娠。

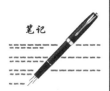

综合应用附录

附录 1　遗传咨询概述

一、遗传咨询的定义

遗传咨询（genetic counseling）是由专业人员或遗传咨询师，就咨询对象提出的家庭中遗传病的相关问题予以解答，并就咨询对象提出的婚育问题，在权衡对个人、家庭和社会的利弊基础上，给予婚姻、生育、治疗和预防等方面的医学指导。遗传咨询的目的是确定遗传病患者和携带者，并对其后代患病的危险率进行预测，以便商谈应采取的预防措施，减少遗传病患儿的出生，降低遗传病的发病率，提高人群遗传素质和人口质量。

具体内容包括帮助患者及其家庭成员梳理家族史及病史，选择合理的遗传学检测方案，解读遗传检测结果，获取详细的临床表型，分析遗传机制，告知患者可能的预后和治疗方法，评估下一代再发风险并制订生育计划。遗传咨询是预防遗传病十分重要的环节。

二、遗传咨询的对象

咨询对象为遗传病的高风险人群，包括：

（1）夫妇双方或一方家庭成员中有遗传病、出生缺陷、不明原因的智力低下、先天畸形及其他与遗传因素密切相关的疾病的患者，曾生育过明确遗传病患儿或出生缺陷儿的夫妇。

（2）夫妻双方或一方本身罹患智力低下或出生缺陷。

（3）不明原因的反复流产或有死胎、死产等病史的夫妇。

（4）孕期接触不良环境因素或患有某些慢性病的夫妇。

（5）常规检查或常见遗传病筛查发现异常者。

（6）其他需要咨询者，如婚后多年不育的夫妇或 35 岁以上的高龄孕妇。

三、遗传咨询的类别

根据咨询的主题和咨询对象的不同，遗传咨询主要分为：婚前咨询、孕前咨询、产前咨询、儿科相关遗传病咨询、肿瘤遗传咨询及其他专科咨询。

1. 婚前/孕前咨询　婚前/孕前咨询主要涉及的问题是：

（1）本人或对方家属中的某种遗传病对婚姻的影响及后代健康状况估测。

（2）男、女双方有一定的亲属关系，能否结婚，如果结婚对后代的影响有多大。

（3）双方中有一方患某种疾病，能否结婚，结婚后是否会传给后代。

2. 产前咨询　产前咨询是已婚男女在女方孕期或孕后前来进行咨询，一般提出的问

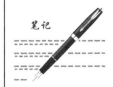

题是：

（1）双方中一方或家属为遗传病患者，生育的子女是否会得病，得相同疾病概率的大小。

（2）曾生育过遗传病患儿，再妊娠是否会生育同样患儿。

（3）双方之一有致畸因素接触史会不会影响胎儿健康。

3. 一般咨询　一般咨询涵盖儿科、肿瘤科及其他专科咨询，如神经科遗传病咨询、血液病咨询等。一般咨询常遇到的问题涉及：

（1）本人有遗传病家族史，这种病是否会累及本人或子女。

（2）习惯性流产是否有遗传方面的原因，多年不孕的原因及生育指导。

（3）有致畸因素接触史是否会影响后代。

（4）某些畸形是否与遗传有关。

（5）能否治疗已诊断的遗传病等。

四、遗传咨询的原则

在遗传咨询过程中，必须遵循以下伦理和道德原则。

1. 自主原则　尊重咨询对象的意愿和决定，确保任何决策的选择均不受来自任何压力的胁迫和暗示，尤其对于妊娠方式、妊娠结局的选择以及遗传学检测。尊重来咨询者因宗教信仰和社会背景的不同而产生的不同态度及观点。

2. 知情同意原则　遗传咨询过程中，应确保咨询对象对于所有涉及自身及家庭成员的健康状态及疾病风险、遗传学检测可能出现的临床意义不明的基因变异、不同诊疗计划的利弊均有充分的理解，并完全自主地进行医疗方案的选择。某些遗传学检测结果，尤其是一些主要检测目标以外的"额外发现"，如晚发性遗传病、肿瘤易感性等，受检者有知情权，也有选择不知情的权利。遗传咨询应在此类检测前，明确受检者对于"额外发现"的态度和承受能力，按照其意愿告知或者不告知相关结果。

3. 无倾向性原则　在遗传咨询的选择中，没有绝对正确的方案，也没有绝对错误的方案，医务人员的角色是帮助来咨询者了解不同方案的利弊，而不是替来咨询者做出选择。非指令性原则一直是医学遗传咨询遵循的原则，同时也被世界卫生组织遗传咨询专家委员会认可。

4. 守密和尊重隐私原则　保守秘密是遗传咨询的一种职业道德。在未经许可的情况下，将遗传检查结果告知除了亲属外的第三者，包括雇主、保险公司和学校等都是对这一原则的破坏。遗传学检测有可能发现某些家庭的隐私（如亲缘关系不符等），遗传咨询中应依照来咨询者的意愿，保护其隐私。

5. 公平原则　理想的状态是所有遗传学服务（包括咨询与检测）应该被平等地提供给所有需要的人。

五、遗传咨询的内容及基本流程

遗传咨询是一项提供信息的服务，内容至少包含下述 5 个方面。

（一）准确诊断

（1）和患者及家庭成员共同确认疾病的表型，即疾病的临床症状，比如认知障碍和生理缺陷等。准确诊断疾病是遗传咨询的第一步。

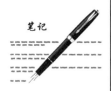

（2）遗传病的诊断主要是通过病史、家族史的收集和调查来绘制系谱图，再结合染色体核型分析、生化与基因诊断、杂合子筛查、皮纹检查及辅助性器械检查等方法确诊。

（二）确定遗传方式

（1）确定诊断后，一般遗传病的遗传方式随之明确。但应鉴别有表型模拟和遗传异质性的疾病，如遗传方式不能确定，通过家系调查等进一步确认遗传方式。

（2）以通俗易懂的语言向患者及其家庭成员普及疾病的遗传机制，即由何种遗传物质异常导致疾病发生的机制。

（三）提供医疗帮助

提供疾病治疗方案信息，即针对该疾病所能够采取的治疗手段及预后，使患者通过遗传诊断而受益。此外还应提供疾病相关协助机构方面的信息。

（四）对再发风险的估计

提供再发风险的咨询，即患者所患的遗传病在家系亲属中再发生的风险率，在明确诊断的基础上判断其遗传方式，同时也应当考虑基因型和表型可能的差异，做出遗传风险的评估，说明子代再发风险。

（五）提出对策和措施

1. 向家庭提供再生育计划咨询　即告知患者及家庭下一胎生育时应该采取的措施及生育方式上的可能选择，如自然受孕后进行产前诊断、行胚胎植入前遗传学诊断、捐精和供卵等。生育面临较高风险时，通常属于如下选择项之一。

（1）不能结婚。①直系血亲和三代以内旁系血亲；②男女双方均患有相同的遗传病，或男女双方家系中患相同的遗传病；③严重智力低下者，常有各种畸形，生活不能自理。男女双方均患病无法承担家庭义务及养育子女，其子女智力低下概率大，故不能结婚。

（2）暂缓结婚。如可以矫正的生殖器畸形，在矫正之前暂缓结婚，畸形矫正后再结婚。

（3）可以结婚，但禁止生育。①男女一方患严重的常染色体显性遗传病，如强直性肌营养不良、先天性成骨发育不全等，目前尚无特效治疗方法，子女发病率高，且产前不能做出诊断；②男女双方均患有严重的相同的常染色体隐性遗传病，如男女均患有白化病，若致病基因相同，子女发病率几乎为100%；③男女一方患多基因遗传病，如精神分裂症、原发性癫痫等，又属于该病的高发家系，后代再现风险率高。若患者病情稳定，可以结婚，但不能生育。

（4）限制生育。对于产前能够做出准确诊断或植入前诊断的遗传病，可在获确诊报告后做选择性生育。对于产前不能诊断的X连锁隐性遗传病，可在做出性别诊断后做选择性生育。

（5）过继或认领。对一些高风险的夫妇，可作为自愿选择之一。

（6）人工授精或捐卵者卵子体外受精，子宫植入。夫妇双方都是常染色体隐性遗传病的携带者，或者一方为常染色体显性遗传病患者或染色体易位的携带者，而且已生出了遗传病患儿，再次生育时该病再发风险高，又无产前诊断方法时，可采取此对策。

2. 随访　为了确证咨询者提供信息的可靠性，观察遗传咨询的效果和总结经验教训，需要对咨询者进行随访，以便改进工作。

如果从全社会或本地区降低遗传病发病率的目标出发，咨询师应利用随访的机会，在扩大的家庭成员中，就某种遗传病的传递规律、有效治疗方法和预防对策等方面，进

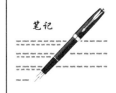

行解说、宣传，了解家庭其他成员是否患有遗传病，特别是查明家庭中的携带者，可以扩大预防效果。

附录 2　遗传病再发风险率的估计

再发风险率的估计是遗传咨询的核心内容，也是遗传咨询门诊有别于一般医疗门诊的主要特点。再发风险率又称复发风险率，是曾生育过一个或几个遗传病患儿后再生育该病患儿的概率。

一、遗传病再发风险率的一般估计

再发风险的估计一般遵循下列原则：染色体病和多基因病以其群体发病率为经验危险率，只有少数例外。单基因病则根据孟德尔规律做出再发风险的估计。

（一）染色体病

染色体是遗传物质的载体，其数目和结构的相对稳定，是个体基因组的完整及结构和功能表达正常的保证，更是维持生物遗传性状相对稳定的基础。染色体病一般均为散发性，其畸变主要发生在亲代生殖细胞的形成过程中，因此再发风险率实际上就是经验危险率或称群体发生率。临床上很少见到一个家庭中同时出现 2 个或以上染色体病患者。

双亲之一为平衡易位携带者或嵌合体时，染色体病患者子代就有较高的再发风险率。以易位型 21-三体综合征为例，如父亲或母亲的染色体核型是 45，XX（XY），−14，−21，+t（14q21q），由这种核型所产生的生殖细胞与正常生殖细胞形成受精卵时，可产生 6 种不同的核型。其中，21-单体型和 14-单体型是致死的；14/21 易位型 14-三体综合征个体也很少能成活；其余类型是平衡易位携带者或正常个体，上面三类理论上各占 1/3。但实际上 14/21 易位型 21-三体综合征的出生率要低于上述理论值，原因可能与自发流产有关。另外，母亲是平衡易位携带者，相较于父亲是平衡易位携带者，其子代风险要高，可能原因是每个排卵周期大概率只排 1 个卵细胞，参与受精过程，而参与此过程的精子数量较多，有正常精子参与时可降低异常生殖细胞受精的概率。

统计显示，大多数三体综合征的发生与母龄呈正相关，即随着母亲年龄增大，三体综合征的再发风险率增大，主要原因包括 35 岁以上女性卵巢逐步进入绝经过渡期，卵巢功能开始衰退，造成卵细胞形成过程中染色体不分离的发生频率升高。

（二）常染色体显性遗传病（AD）

在一般情况下，AD 患者多为杂合子，AD 患者子女的再发风险率为 50%。AD 患者同胞的再发风险率也为 50%，AD 患者同胞如没有发病，其同胞后代通常不发病。

1. 外显率　临床实际工作中需要注意外显率。外显率是指杂合子中的显性基因或隐性纯合子的基因导致遗传病发生的百分率。群体中，一个突变基因在一个个体中有临床表达，而在另一个个体中产生的影响不可见。当个体 100% 发生相应的遗传病为完全外显。不完全外显的外显率低于 100%。当一个个体携带某一个突变基因而无临床表现时，为不完全外显，又称外显不全。当外显率降低时会造成许多遗传病与孟德尔分离定律的预期值不相符，计算再发风险时应进行校正。已知常染色体显性遗传病的杂合子患者的子女患病概率为 1/2。若外显率为 K，则校正后常染色体显性遗传病的杂合子患者的子

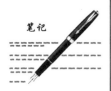

女患病概率为 $1/2K$。

在进行遗传咨询时应区别对待。某常染色体显性遗传病完全外显时，患者的子女如不发病，提示不带有致病基因，其后代也不会发病。该病外显不全时，临床上没有表现的子女，可能仍带有致病基因，其子代也仍有发病可能。

2. 新生突变　一个正常的家系中，突然出现一个新的患者。对一种完全外显的常染色体显性遗传病来说，该患者很可能是新生基因突变的结果。此患者的子代再发风险率为 50%。此患者的同胞再发风险率可参考群体发病率。

新发生基因突变者在全部患者中所占比例受该病的适合度影响。若适合度较低，则新发生基因突变者在全部患者中所占比例较小。

（三）常染色体隐性遗传病

当父母双方均为携带者时，子女有 25% 的概率患病，如已生育一个或几个患儿，再发风险不变，仍为 25%。一般在小家系中，常染色体隐性遗传病呈散发性。大家系中可见患者的同胞患病，患者的子女一般不发病。在少数情况下，患者的配偶有隐性致病基因时，患者的子女有发病可能。

（1）患者的配偶如为正常的纯合子，则子女均为杂合子，为外表正常的隐性致病基因的携带者。

（2）患者的配偶如为杂合子，则子女有 50% 的再发风险率，杂合子携带者无疾病症状。人群中杂合子的频率可根据群体患病率算出。

（3）患者配偶如同一基因座携带致病基因，则其子代通常均会发病。近亲婚配明显提高子代罹患常染色体隐性遗传病的风险。

若某遗传病具有遗传异质性，即亲代个体各自携带一个致病基因，但这两个致病基因位于不同的基因座上，则子一代在每个基因座上均为杂合子，不呈现症状，常见于白化病、先天性聋哑等。

（四）X 连锁显性遗传病

X 连锁显性遗传病较少见，女性发病率大于男性，但女性患者症状轻。男性患者与正常女性婚配所生子女中，男孩都正常，女孩都发病；女性患者与正常男性婚配所生子女中，各有 50% 可能发病。

（五）X 连锁隐性遗传病

X 连锁隐性遗传病在临床上常见的情况为杂合子女性与正常男性婚配，后代中男孩有 1/2 可能患病，女孩不发病，但有 1/2 为携带者；还可见的情况为正常女性与男性患者婚配，后代中男孩均不患病，女孩均为携带者。女性杂合子是患者致病基因的主要来源，故杂合子的检出对预防遗传病的发生具有重要意义。某些 X 连锁隐性遗传病已有杂合子检出方法：携带者筛查或扩展性携带者筛查。家系分析有助于针对性检出家系中杂合子。

X 连锁隐性遗传病一般仅见于男性，子代中男性再发风险率较高，症状较女性严重。建议适时完成产前诊断。

（六）多基因病

对于多基因病，一般采用经验再发风险（empirical recurrence risk），通常研究许多疾病家系，收集疾病再发风险的观测值并推算频率，再根据推测所得频率来估算疾病的再发风险。

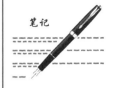

附录 3 产前遗传咨询模板

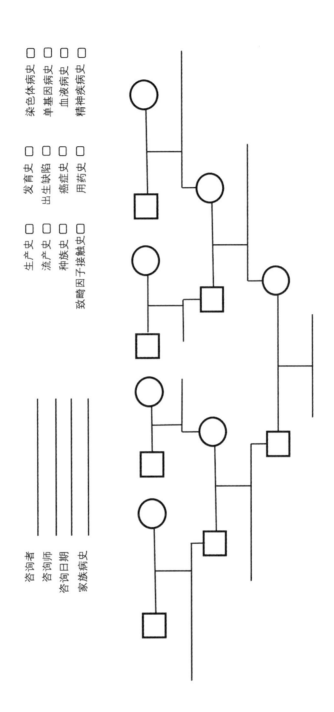

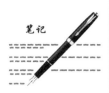
附录4　常染色体单基因遗传病的风险评估

咨询者类型	咨询内容		再发风险预估值（不涉及性别差异）/%
患者	其父是携带者的概率		100
	其母是携带者的概率		100
	其同胞是（　　）的概率	患者	25
		携带者	50
		正常	25
	其配偶是携带者时，其子女是（　　）的概率	患者	50
		携带者	50
		正常	0
	其配偶正常时，其子女是（　　）的概率	患者	0
		携带者	100
		正常	0
	其配偶是患者时，其子女是（　　）的概率	患者	100
		携带者	0
		正常	0
携带者	其配偶是携带者时，其子女是（　　）的概率	患者	25
		携带者	50
		正常	25
	其配偶正常时，其子女是（　　）的概率	患者	0
		携带者	50
		正常	50
家系中血亲	当患者血亲随机婚配时，中国人苯丙酮尿症致病基因携带频率为0.02，设 n 为亲缘系数，则患者血亲的子女是患者的概率		$0.02 \times 2^{-(n+1)}$
	当近亲婚配时，设父母与子女亲缘系数分别为 n1 和 n2，则其子女是患者的概率		$0.02 \times 2^{-(n1+n2+2)}$

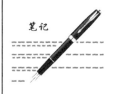

附录5 遗传印记

按照孟德尔遗传定律，当一个性状从亲代传给子代，无论携带这个性状的基因或染色体来自父方还是母方，所产生的表型效应是相同的。但临床上发现同一基因的改变，由于亲代的性别不同，传给子女时可以引起不同的效应，产生不同的表型现象，这称为遗传印记（genetic imprinting）。例如，遗传性舞蹈病患者发病年龄一般为30~50岁，但有10%的患者在20岁以前发病，且病情较重，这些患者致病基因均由父亲遗传；若由母亲遗传，子女发病年龄多为40~50岁。

遗传印记现象已在哺乳动物和人类中确认。遗传印记是对基因功能的封印作用。被封印的基因处于失活状态，造成在同一个细胞内来自双亲的某些同源染色体或等位基因存在着功能上的差异，即这种不同性别的等位基因改变引起表型差异。

遗传印记发生在生殖细胞分化过程中，一些基因在精子生成过程中被印记，另一些基因在卵子生成过程中被印记，被印记了的基因的表达受到抑制。基因印记属于表观遗传修饰方式，包括DNA甲基化、组蛋白修饰和染色质重组等方式，这些方式都不会改变基因的DNA序列。以DNA的甲基化为例，在精子和卵子中一些基因甲基化程度不同，高度甲基化的基因不表达或表达程度降低，当胚胎发育过程中发生去甲基化时，这些基因就开始表达。总之，基因的印记影响到性状或许多遗传病和肿瘤的发生，影响发病年龄、外显率、表现度，甚至遗传方式，对于某些不能用经典孟德尔遗传定律解释的遗传现象，用遗传印记可以得到合理的解释。

一、普拉德-威利综合征和遗传印记

普拉德-威利综合征（Prader-Willi syndrome，PWS）的症状通常以2个营养阶段为特征。第1阶段是肌张力低下，其特征是肌张力差，导致喂养行为不良，新生儿早期发育不良。第2阶段会出现极度食欲亢进，也称为贪得无厌的饮食和对食物的执着，通常会导致儿童早期肥胖。为什么有以上临床表现呢？

人是二倍体的，存在遗传印记的基因，例如正常个体的PWS区域，基因产物仅表达单倍剂量。母源等位基因因甲基化而失去表达活性，只有父源等位基因是活跃的。正常表型需要非印记等位基因的功能。当非印记等位基因发生异常，如有致病性变异或被甲基化时，非印记等位基因的功能丧失，个体才患病。

PWS患者基因座上出现缺陷的遗传印记就定位在15q11—q13。这个区域被称为PWS区域。正常情况下，PWS区域上的遗传印记限制了母源等位基因特异性表达。

以 SNORD 116 这个等位基因为例，SNORD 116 基因属于PWS区域的关键，是包含29个基因拷贝的基因群。该基因的表达受"印记控制区"的调控。父源染色体的印记控制区可表达，具有调控功能，未被封印的印记控制区可以产生表达产物（用实线箭头表示）。印记控制区调控下 SNORD 116 基因群可正常表达（用虚线箭头表示）。细胞功能正常，个体表型正常，不出现PWS症状。同一细胞中，母源印记控制区被印记（用实心圆表示），母源 SNORD 116 等位基因表达功能不能被印记控制区调控开启，本质上是印记控制区的序列发生了DNA甲基化，印记控制区被封印，所调控区域 SNORD 116 基因功能丧失。

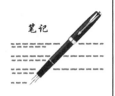
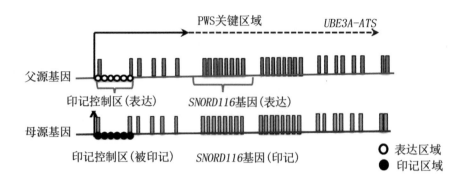

印记控制区的微小缺失足以导致 PWS。现在已经明确的引起 PWS 的分子缺陷类型主要包括四类。

第一类，父源性 15q11—q13 区域缺失，同时母源基因不表达，约占 70%。

第二类，患者 15 号染色体有 2 个，但都是母源性，这种现象被称作单亲二倍体（UPD）。患者的 2 个染色体的 15q11—q13 区域均被印记，高度甲基化，功能无法正常表达。约占 20%~25%。

第三类：患者有父源和母源 2 个 15 号染色体，但父源的 15q11—q13 区域发生突变，基因功能异常，约占 1%~3%。

第四类：极少数患者在该印记位置发生平衡易位或在 SNORD 116 基因上发生位点缺失导致 PWS。

临床链接：PWS 的预防

对于已有 PWS 患者的家庭，需要尽早进行基因诊断。了解详细的遗传学病因对遗传咨询十分重要，再发风险估计也依赖于 PWS 遗传缺陷类型。PWS 这种基因组印记异常遗传病，外显率 100%，大部分呈散发，不符合孟德尔遗传现象。基因诊断是产前诊断和遗传咨询的基础，如果及早发现、及早干预，可以减缓病情发展。有过 PWS 患儿的家庭需要进行产前诊断。对于孩子因发生缺失或 UPD 而患有 PWS，但自身染色体正常的父母，胎儿再患病的可能性不大；若孩子存在印记中心缺失，而父亲也是同型缺失携带者，则后代患病率较高，理论上为 50%。对于再发风险高者，医生应做到详细告知并提出合理的建议，通过引产避免患儿出生，或者早期干预以减轻患儿的症状。

临床链接：PWS 的检测技术

可借助特异性甲基化 PCR，即 MS-PCR 分析对该情况进行检测。需要注意的是，在进行 DNA 甲基化分析时一般用羊水细胞而不是绒毛膜滋养细胞，因为已知胎盘是低甲基化组织的来源。

无创产前检测技术（NIPT）已经可以利用胎儿游离 DNA 进行主要的三体和 PWS 微缺失等检测。如果再联合染色体芯片分析技术（CMA）进行分析，可以获得 15q11.2 缺失情况。但是 CMA 无法对 PWS 缺失的来源进行区分，且不能分析 UPD。

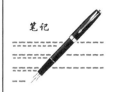

二、葡萄胎和遗传印记

囊性纤维化（cystic fibrosis，CF）是一种常染色体隐性遗传病，已发现某些 CF 患者的 2 条 7 号染色体均来自母亲，即单亲二倍体。人类的胚胎发育也有类似现象，缺失母源染色体的受精卵发育成葡萄胎，而拥有母源两套染色体的受精卵发育成卵巢畸胎瘤。

临床链接：葡萄胎的分型诊断

印记基因在临床上最重要的价值在于帮助明确葡萄胎的诊断，区分组织病理类型。

二倍体双亲葡萄胎是葡萄胎中较为特殊的一类，是家族性复发性葡萄胎的类型之一，发病率低，占患者的 0.6%~2%。依据组织中基因组的特点，基因组是二倍体，是双亲来源，这点上二倍体双亲葡萄胎不同于完全性葡萄胎，完全性葡萄胎也是二倍体基因组，但其来源都是父源。二倍体双亲葡萄胎的基因组来源和倍性都是正常的，其根本的病因是胚胎缺失印记状态的 *CDKNIC* 基因和 *NLRP 7* 基因等印记基因。

葡萄胎的类型

类型	亚类	染色体来源	发展为妊娠滋养细胞肿瘤的概率
完全性葡萄胎	双精完全性葡萄胎	父源二倍体	15%~20%
	单精完全性葡萄胎	父源二倍体	
部分性葡萄胎	双精部分性葡萄胎	二倍体	0.5%~5%
家族性复发性葡萄胎	二倍体双亲葡萄胎	二倍体，存在基因缺失	—
	其他家族性复发性葡萄胎	—	—

印记基因与葡萄胎的发生密切相关，包括 *H 19*、*IGF 2*、*CDKNIC*（p57^{KIP2}）、*PHLDA 2*（IPL）、*CTNNA 3*、*ASCL 2*（*HASH 2*）、*NESP 55* 等。其中研究最多的就是 *CDKNIC*（p57^{KIP2}），父本印记、母本表达基因 *CDKNIC* 位于染色体 11p15.5 上，*CDKNIC* 基因的产物 p57^{KIP2} 是细胞周期蛋白依赖性激酶抑制剂，缺乏母源印记基因的完全性葡萄胎在绒毛滋养细胞层和绒毛基质细胞中表达 p57^{KIP2} 缺乏（或非常有限），相反地，部分性葡萄胎或非葡萄胎妊娠有母体遗传物质组成，能在上述细胞中广泛表达。p57^{KIP2} 的差异性表达被认为是由孤雄来源的葡萄胎中缺乏母系基因组所致。因此，p57^{KIP2} 是病理学家间接证实有无母系遗传物质和区分完全性葡萄胎、部分性葡萄胎和非葡萄胎妊娠的主要辅助标记物。

NLRP 7 基因是一些种族与人群中复发性葡萄胎及复发性不良生育结局相关的主要基因。葡萄胎发病具有种族与地域的差异，种族差异主要表现在遗传差异上，这也证明遗传因素在葡萄胎的发病中起着重要作用，在不同群体中可能存在发病机制上的差异，提示中国人中葡萄胎易感基因和发病机制的研究不能完全被其他人种的同类研究替代。

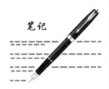

临床链接：葡萄胎的预防

患者连续出现完全性葡萄胎后，成功妊娠概率小，恶变率增加。临床上一般对葡萄胎患者进行化疗，降低恶化率。

完全性葡萄胎中大多数是二倍体精子授精，且精子的性染色体为 X 染色体。大多数部分性葡萄胎是双精授精。综上，理论上卵胞质内单精子注射（ICSI）可以起到预防作用。卵胞质内单精子注射结合植入前遗传学检测，并选择男胎可以预防绝大多数完全性葡萄胎。